中医方证代谢组学研究进展

（2021 年卷）

王喜军　主编

科学出版社

北京

内 容 简 介

本书系统介绍了 2020 年度中医方证代谢组学相关研究进展。以中医方证代谢组学研究内容为主线，系统介绍了基于生物标志物的方剂有效性评价、肠道菌群代谢及中药调控机制、中药体内显效成分分析、中药体内显效成分的效应机制、中药毒性评价及解毒机制、中药质量等领域的研究进展。书中例证翔实，图表充分，能够带领读者快速、全面地了解中医方证代谢组学研究领域的最新进展。

本书收集了作者科研团队完成的中医方证代谢组学研究成果及国内外同行的相关研究工作，力图为从事中药有效性和安全性科学问题研究的学者及研究生提供参考。

图书在版编目（CIP）数据

中医方证代谢组学研究进展 . 2021 年卷 / 王喜军主编 . —北京：科学出版社，2023.2
ISBN 978-7-03-074100-4

Ⅰ . ①中… Ⅱ . ①王… Ⅲ . ①中药学 – 药物代谢动力学 – 研究进展
Ⅳ . ①R28

中国版本图书馆 CIP 数据核字（2022）第 231183 号

责任编辑：鲍 燕 丁彦斌／责任校对：刘 芳
责任印制：肖 兴／封面设计：陈 敬

科 学 出 版 社 出版
北京东黄城根北街 16 号
邮政编码：100717
http://www.sciencep.com
北京九天鸿程印刷有限责任公司 印刷
科学出版社发行 各地新华书店经销
*
2023 年 2 月第 一 版 开本：787×1092 1/16
2023 年 2 月第一次印刷 印张：26 1/4
字数：618 000
定价：288.00 元
（如有印装质量问题，我社负责调换）

本书编委会

主　　编　王喜军

副主编　　闫广利　孙　晖　吴芳芳

编　　委　（按姓氏笔画排序）

于　欢（江西中医药大学）

马致洁（首都医科大学附属北京友谊医院）

王　涛（天津中医药大学）

王丽明（天津中医药大学）

王胜鹏（澳门大学中药质量研究国家重点实验室）

王喜军（黑龙江中医药大学）

毛　茜（江苏省中医药研究院）

方坚松（广州中医药大学）

孔　玲（黑龙江中医药大学）

卢盛文（黑龙江中医药大学）

史旭琴（南京中医药大学）

冯育林（江西中医药大学）

邢世海（安徽中医药大学）

吕海涛（上海交通大学）

任俊玲（黑龙江中医药大学）

刘　畅（黑龙江中医药大学）

刘月涛（山西大学）

刘训红（南京中医药大学）

刘洪涛（湖北中医药大学）

闫广利（黑龙江中医药大学）

闫姣姣（山西大学）

关　瑜（黑龙江中医药大学）

汤　丹（广东药科大学）

孙　晓（中国医学科学院药用植物研究所）

孙　晖（黑龙江中医药大学）

苏志恒（广西医科大学）

杜易洋（沈阳药科大学）

杜智勇（北京大学医学部）

李　鹏（澳门大学中药质量研究国家重点实验室）

李松林（江苏省中医药研究院）

李佳琪（山西大学）

杨　乐（广州中医药大学）

杨　烨（南京中医药大学）

杨文志（天津中医药大学）

吴　旭（西南医科大学）

吴芳芳（广西壮族自治区药用植物园）

何博赛（沈阳药科大学）

邹忠杰（广东药科大学）

张　丽（南京中医药大学）

张　桥（陕西中医药大学）

张爱华（黑龙江中医药大学）

陈　路（广西壮族自治区药用植物园）

陈艳琰（陕西中医药大学）

欧阳辉（江西中医药大学）

郑军平（湖北中医药大学）

赵琦琦（黑龙江中医药大学）

柯雪红（广州中医药大学第一附属医院）

姜　勇（北京大学医学部）

秦雪梅（山西大学）

钱　景（浙江大学）

高　丽（山西大学）

唐于平（陕西中医药大学）

黄林芳（中国医学科学院药用植物研究所）

曹纪亮（澳门大学中药质量研究国家重点实验室）

康舒宇（黑龙江中医药大学）

章从恩（首都医科大学附属北京友谊医院）

逯颖媛（北京大学医学部）

屠鹏飞（北京大学医学部）

彭　灿（安徽中医药大学）

彭代银（安徽中医药大学）

韩立峰（天津中医药大学）

舒尊鹏（广东药科大学）

谭光国（空军军医大学）

熊　辉（承德医学院）

Chinmedomics Builds a Bridge from Traditional to Modern Research of Traditional Chinese Medicine

（代序）

Liu Changxiao（刘昌孝院士）

"Omics" is a new research field of integrative systems biology and bioinformatics. In the post genomic era，the core scientific problem is to study the relationship between different "omics" and functions based on bioinformatics. How to apply the omics method and technology to understand the complexity of traditional Chinese medicine（TCM）is one of the hot spots in the recent decades in China. Here，first of all，we congratulate Prof. Wang xijun on his research which has made gratifying progress and which is a bridge linking the traditional theory and modern research for the study of TCM，and also congratulate on the publication of Chinmedomics by Academic Press in 2015.

Prof. Wang's Chinmedomics is one of the outstanding achievements in the field of research. After reading the article titled "Chinmedomics：Newer Theory and Application"（Wang et al.，2016），I am delighted to recommend this text to the readers.

Chinmedomics is an integral part of top-down systems biology，which aims to improve the understanding of TCM formulations and seeks to elucidate the therapeutic and synergistic properties and metabolism of the formulations using modern analytical techniques for leading to a revolution of TCM therapy in future perspectives of Chinese medicinal formulations. The integrated Chinmedomics is also a powerful challenge and strategy for new drug discovery process from traditional medicines. Prof. Wang's term introduced an innovative concept on Chinmedomics in a lot of modern researches of traditional medicines. The researchers have made a valuable contribution to the development of innovative strategy with integrative traditional and modern biological techniques.

In 2015，*Nature* elaborated that Chinmedomics integrates metabolomics with serum pharmacochemistry to mine the chemical and biological characteristics of TCM syndromes and to evaluate the efficacy of TCM formulae（Wang，2015）. Chinmedomics provides a powerful approach to evaluate the efficacy of TCM formulae. Following the principles of systems biology，which has highlighted a paradigm shift in Western medicine，the Chinmedomics approach will contribute to finding a common language to bridge TCM and Western medicine. Using the scientific，effective，and reliable Chinmedomics method for screening lead compounds in drug discovery，the usage of TCM was expanded worldwide（Xu et al.，2016）. Prof. Wang's group focuse on the newer theory and application of Chinmedomics，and has carried out systematic research and achieved the important discoveries. Their work has been widely cited by the international journals, such as *Lancet*（Devuyst et al., 2014）and *Nature Reviews Drug Discovery*（Wishart et al., 2016）. More than 20 journals, such as *Hepatology*, *TrAC Trends in Analytical Chemistry*, and *TrAC Trends in Analytical Chemistry*（Wang et al., 2013；2014；2016）, highly evaluated that the author's group introduced a serum pharmacochemistry analyzing method called Chinmedomics, which is used for new drug discovery from traditional medicines. Obviously, the author's group have achieved serial development based on this method. Devuyst et al elaborated in *Lancet*：The study of the urine metabolome is another emerging technology that can generate molecular fingerprints of diagnostic or prognostic value（Devuyst et al., 2014）. Armitage et al reviewed that considering the fingerprint as a unique pattern characterizing a snapshot of the metabolism in a particular cell line or tissue is most useful in biomarker discovery and diagnostics（Armitage et al., 2013）.

Prof. Wang's team use high-throughput, high-resolution, high-sensitivity analytical instruments, combined with bioinformatics and pattern recognition technology, to establish the characteristic metabolic patterns of jaundice syndrome and sub-types, to interpret the scientific connotation at the metabolite level. In the aspect of the analysis, serum pharmacochemistry of TCM is critical to identify these potential bioactive constituents responsible for bioactivities of TCM formulations. The method is used widely for the clarification of the possible therapeutic basis and action mechanism of TCM, through the comparison of the chemical profile of a TCM and its metabolites profile. Simultaneous quantification has demonstrated that the multiple components and drug-drug interaction by pharmacokinetics combining multiple compounds could amplify, rather than reduce, the effects of each agent. Therefore, we suggest that the establishment and implementation of Chinmedomics has made the innovative achievements in solving key scientific problems. The innovative drug design based on clinical experience, enhances the academic level and clinical efficacy and the safety of Chinese medicines.

References

Armitage EG, Rupérez FJ, Barbas C. 2013. Metabolomics of diet-related diseases using mass spectrometry. TrAC Trends Anal Chem, 52：61-73.

Devuyst O, Knoers NVAM, Remuzzi G, et al. 2014. Rare inherited kidney diseases：Challenges, opportunities, and perspectives. Lancet, 383（9931）：1844-1859.

Wang X. 2015. Inside view. Nature, 528（7582）：12-17.

Wang X, Zhang A, Sun H. 2013. Power of metabolomics in diagnosis and biomarker discovery of hepatocellular carcinoma. Hepatology, 57（5）：2072-2077.

Wang X, Zhang A, Sun H, et al. 2016. Chinmedomics：Newer theory and application. Chinese Herbal Medicines, 8（4）：299-307.

Wang X, Zhang A, Sun H, et al. 2016. Discovery and development of innovative drug from traditional medicine by integrated chinmedomics strategies in the post-genomic era. TrAC Trends Anal Chem, 76：86-94.

Wang X, Zhang A, Yan G, et al. 2014. UHPLC-MS for the analytical characterization of traditional Chinese medicines. TrAC Trends Anal Chem, 63：180-187.

Wishart DS. 2016. Emerging applications of metabolomics in drug discovery and precision medicine. Nat Rev Drug Discov, 15（7）：473-484.

Xu H, Niu H, He B, et al. 2016. Comprehensive qualitative ingredient profiling of Chinese herbal formula Wu-Zhu-Yu Decoction via a mass defect and fragment filtering approach using high resolution mass spectrometry. Molecules, 21（5）：E664.

Chinese Herbal Medicines, 2016, 8（4）：297-298.

前　　言

　　中医方证代谢组学（Chinmedomics），遵循辨证施治、方证对应的中医药理论及临床实践，整合了系统生物学与中药血清药物化学的技术和方法，通过基于证候生物标志物的方剂有效性评价及有效状态下方剂体内显效成分分析，从方证对应的有效实践中发现方剂表达临床疗效的体内药效物质，并通过药效物质调控生物标志物的化学生物学研究，聚焦中药药效物质及其作用靶点，阐明方剂作为药物形式的中药效应、效应机制及效应的物质基础。中医方证代谢组学驱动解读中医药治疗疾病的科学原理，对实现中医学与现代医学科学有效沟通，使现代医学科学家能够理解及接受中医理论的学术价值及临床经验具有实用价值。

　　证候本质是中医方证代谢组学研究的起点，利用代谢组学等系统生物学技术发现证候的生物标志物，建立基于证候代谢轮廓及生物标志物的方剂疗效生物学评价体系，实现方剂疗效的精准评价，诠释方剂整体效应机制及治疗多基因复杂性疾病的优势。肠道微生态与人体代谢调控密切相关，利用系统生物学方法揭示肠道菌群多样性及代谢变化，有助于全面揭示证候本质和方剂疗效优势。在方剂疗效评价基础上，利用中药血清药物化学方法鉴定方剂体内显效成分，筛选调控生物标志物的中药体内成分，进一步评价其生物功能，确定中药表达临床疗效的药效物质基础。由于药材来源、饮片炮制及临床不合理的配伍使用，中药安全性受到国际社会关注，然而化学药物临床前安全性评价模式不能客观评价中药毒性，中医方证代谢组学构建关联临床病证的、体现中药炮制和配伍特点的中药安全性评价新模式，科学诠释了中药毒性的相对性及中药传统应用的科学性。中药质量是其有效性和安全性的保障，利用代谢组学方法对中药化学成分进行高通量、无偏差的全面分析，从整体揭示基原、产地、药用部位、采收、炮制加工等因素对中药质量的影响，发现与中药传统生产工艺相关的质量标志物，建立中药生产过程的质量控制方法，从而保障中药临床应用的有效性和安全性，并助力促进中药生产工艺的传承和创新。

本著作围绕中医方证代谢组学研究内容及技术应用，汇聚本团队及本领域专家学者的年度研究成果编写成卷，力图使读者快速、系统地了解该领域的研究进展。从 2016 年卷开始，已连续出版五卷，本卷汇聚相关学者 2020 年度在中医证候生物标志物及方剂有效性评价、肠道微生态与中药调控、中药体内药效物质及其作用机制、中药毒性与解毒机制、中药质量等中医药关键科学问题中的研究成果，使读者能够一览该领域研究的前沿进展。本书编委排名不分先后，各编委的研究成果可详见相关章节的引用文献。

我们力求书中所有数据翔实、客观，但鉴于所载内容涉及面广，数据量浩大，且专业性强，书中难免有不妥之处，敬请读者及业内人士提出宝贵意见。

黑龙江中医药大学

2021 年 12 月

目　录

Chinmedomics Builds a Bridge from Traditional to Modern Research of Traditional Chinese Medicine（代序）

前言

第一章

中医方证代谢组学研究

中药是中医防治疾病的物质基础，也是中医理论及临床实践的有效载体。中药在临床上疗效确切，在新冠肺炎疫情防控中发挥重要作用就是其有效性的现实体现。中药确有疗效，必有其发挥功效的物质基础，在阐明中药临床效应、效应机制基础上，发现与临床疗效关联的药效物质基础是提高临床疗效、建立中药标准、创新药物及国际发展的必由之路。长期以来，囿于天然药物研究模式，以及与中医证候相关联的生物评价体系的严重缺乏，加之单味中药研究模式与临床方剂用药实践相悖，使中药药效成分研究与临床功效严重脱节。从严格意义上讲，大部分中药药效物质基础尚未阐明，严重制约了临床精准用药和建立有效的质量控制体系。因此急需一种新的符合中医理论及临床实践特征的研究方法，使发现的药效物质能与临床功效紧密关联。而方证代谢组学理论和方法的出现，实现了集阐明效应、揭示效应机制及鉴定效应成分于一体的中药有效性研究的新策略，破解了中药药效物质基础研究与临床疗效关联性不强的瓶颈。首先利用代谢组学技术表征证候生物标志物，实现了证候客观诊断，并以证候生物标志物为参数精准评价方剂效应；同时采用一体化研究，以中药血清药物化学方法鉴定方剂有效状态下进入体内的成分；最后，创建数学模型将方剂体内成分动态与证候生物标志物相关联，挖掘与证候生物标志物轨迹变化高度相关的方剂成分，作为药效物质基础并阐明其作用机制，从而形成了中药体内药效物质基础研究的系统方法学，为解决证候生物标志物、质量标志物发现等中药有效性相关的科学问题提供新方法。

第一节　证候／疾病生物标志物发现与表征

证候是中医辨证论治的核心，概括了人体生理病理反应状态。疾病的发生会引起体内代谢产物的变化，代谢组学关注的是机体在经历病理、生理刺激或基因修饰后代谢产物的整体性变化，可对整个代谢网络的低相对分子质量代谢物，特别是特征性潜在生物标志物进行描绘，进行全面、实时、系统的轮廓分析，通过"生化表型"反映生物体的整体功能状态，其全景式、整体互动性的特点与中医学"整体观""辨证论治""司外揣内"的思维模式不谋而合。

代谢组学研究方法有助于揭示中医证候及疾病的微观物质基础。金艳涛等[1]探讨艾滋病脾肾亏虚证的血液代谢组学特征，采用超高效液相色谱与四极杆飞行时间质谱仪（UPLC/Q-TOF-MS）联用技术检测代谢产物，使用主成分分析（PCA）和偏最小二乘判别分析（PLS-DA），发现艾滋病脾肾亏虚证患者与正常人的血清代谢物在得分图上有明显区分；确定差异代谢物主要是牛磺胆酸、甘氨酸、磷脂酰肌醇、甘氨胆汁酸、牛磺去氧胆酸、鹅去氧胆酸甘氨酸偶联物、葡萄糖苷酸、胆红素等。赵超群等[2]运用代谢组学技术分析乙肝肝硬化患者肝肾阴虚及肝胆湿热两种典型证候（同病异证）的血清差异代谢产物及其代谢通路，采用气相色谱 - 飞行时间质谱联用技术对乙肝肝硬化患者以及与之相匹配的健康人的血清样本进行检测，采用非监督的主成分分析、有监督的偏最小二乘判别分析及正交偏最小二乘判别分析（OPLS-DA），观察到各组之间代谢谱均有良好的区分，发现肝胆湿热及肝肾阴虚两种典型证候的共同物质 10 个，去除疾病（隐证）的信息，获得两种证候共同物质 6 个，涉及的代谢通路为甘氨酸、丝氨酸及苏氨酸代谢和苯丙氨酸代谢；同时，分别获得两种证候各自特异性的代谢物质各 8 个，分别涉及亚油酸代谢和甘氨酸、苏氨酸及丝氨酸代谢。发现肝胆湿热及肝肾阴虚不同证候之间既存在病的共同物质（同病），也存在证的差异物质（异证）。杨宇峰等[3] 通过非靶标脂质组学分析脾气虚证代谢综合征大鼠血清样本脂质代谢物，运用 UPLC/Q-TOF-MS 技术检测模型组和正常组生物样本血清的代谢轨迹，采用主成分分析和偏最小二乘判别分析寻找各组代谢物差异，筛选潜在内源性生物标志物。结果发现，潜在生物标志物主要有溶血磷脂酰胆碱、2- 羟基丁酸、棕榈酸、油酸、硬脂酸、亚油酸、花生四烯酸等。揭示脾气虚证代谢综合征大鼠模型存在明显脂质代谢紊乱，游离脂肪酸是脂质代谢中最活跃的成分，这些小分子化合物可能是中医脾气虚证候的微观物质基础。

杨宇峰等[4] 运用 UPLC/Q-TOF-MS 联用技术检测血清代谢轨迹，采用主成分分析和偏最小二乘判别分析筛选潜在内源性生物标志物，寻找代谢综合征痰湿证潜在生物标志物及相关的代谢通路，探讨其内在的生物物质基础。结果发现代谢综合征痰湿证生物模型存在氨基酸代谢、脂质代谢、胆汁酸代谢、氧化应激、磷脂代谢、碳水化合物代谢以及能量代谢紊乱。刘世刚等[5] 采用代谢组学方法探索支气管哮喘慢性持续期虚寒证和虚热证患者的小分子代谢物差异，揭示哮喘临床证候分型与小分子代谢物之间的相关性，寻找哮喘证型的潜在生物标志物。支气管哮喘慢性持续期患者与对照组相比，小分子代谢物有显著差异，哮喘虚寒证与虚热证患者相比，小分子代谢物有显著差异，4- 氨基丁酸可能是潜在鉴别支气管哮喘慢性持续期虚寒证和虚热证型的生物标志物，哮喘虚寒证组和虚热证组 β- 丙氨酸代谢通路受到扰动。姜月华等[6] 通过检测痰湿壅盛型高血压模型小鼠的血浆代谢组变化，分析挖掘该证候的潜在生物标志物，从整体角度阐释痰湿壅盛型高血压模型小鼠的代谢特征。结果共筛选出差异代谢物 125 个，差异较大的代谢物依次为磷脂酰胆碱、溶血磷脂酰胆碱、L- 异亮氨酸、乙酰肉碱等。差异代谢物主要富集于胆碱代谢、GnRH 信号通路、氨基酸的合成、FcγR 介导的吞噬作用、磷脂酶 D 信号途径等。磷脂酰胆碱、溶血磷脂酰胆碱、L- 异亮氨酸、乙酰肉碱可作为痰湿壅盛型高血压小鼠模型的特征血浆代谢标志物。苟小军等[7] 研究非酒精性脂肪性肝病（NAFLD）肝胆湿热证患者尿液中代谢物的变化，寻找其特征代谢物，采用气相色谱质谱（GC-MS）联用技术检测 NAFLD 肝胆湿热证患者尿液中小分子代谢产物。获得了 12 个有显著性差异的代谢物，包括 4- 硝基苯甲酸酯、异龙脑、1H- 吲哚、醋酸、色氨酸、古龙酸、岩藻糖、尿嘧啶、假尿苷、2, 4- 二氨基丁酸、葡萄糖、油酸。这 12 个代谢物可以作为 NAFLD 肝胆湿热证诊断的尿液中潜在的生物标志物；色氨酸代谢、赖氨酸生物合成、糖酵解或糖异生 3 条代谢通路与 NAFLD 肝胆湿热证密切相关。NAFLD 肝胆湿热证的生物学本质体现在色氨酸代谢、赖氨酸生物合成、糖酵解或糖异生等方面。李肖飞等[8] 运用代谢组学方法研究绝经后骨质疏松症常见实性证素与对照组之间的差异代谢物，并筛选绝经后骨质疏松症的潜在生物标志物。运用核磁共振氢谱（H-NMR）技术分析其血清的差异代谢物，涉及 19 种差异代谢物，发现绝经后骨质疏松症各组可区分并且存在较为明显的潜在生物标志物——甲酸，为临床治疗以及防治绝经后骨质疏松症提供了生物学依据。

第二节　中药效应精准评价

方剂有效性精准评价是挖掘和揭示中医药治疗优势的前提。代谢组学技术通过揭示药物作用于机体产生的复杂代谢产物组变化，揭示药物作用途径及相关靶点信息，阐明中药药效机制。孙丽丽等[9]运用 UPLC/Q-TOF-MS 技术探究当归补血汤（DBT）治疗 2 型糖尿病（T2DM）的作用机制，结合主成分分析和正交偏最小二乘判别分析等多元统计分析方法，筛选差异代谢物并进行鉴别。在血清中筛选出 16 种潜在的生物标志物，筛选出 7 条主要的代谢途径，分别是缬氨酸、亮氨酸和异亮氨酸的生物合成，甘油磷脂代谢，原发性胆汁酸生物合成，牛磺酸和亚牛磺酸代谢，苯丙氨酸代谢，脂肪酸代谢和不饱和脂肪酸的生物合成。T2DM 小鼠血清中甘氨胆酸、牛磺胆酸和棕榈酸等 11 种代谢物下调，亮氨酸、白三烯 E4 等 5 种代谢物上调，各给药组均能使这 16 种潜在的生物标志物有良好的回调趋势，表明 DBT 主要通过提高机体对胰岛素的敏感性、调节糖和脂质代谢紊乱以及缓解炎症来改善 T2DM 的进程。于栋华等[10]采用尿液代谢组学研究穿山龙提取物抗急性痛风性关节炎作用，寻找相关的潜在生物标志物及相关代谢通路。运用 UPLC/Q-TOF-MS 结合模式识别方法分析鉴别出 12 种共同的潜在生物标志物，分别为肌氨酸、二甲基甘氨酸、脱氧胞苷、尿酸、5- 羟色胺（5-HT）、L- 胱硫醚、4- 吡哆酸、脱氧尿苷、褪黑激素、5- 甲氧基色胺、富马酸和胞苷。穿山龙提取物对肌氨酸、尿酸、L- 胱硫醚、4- 吡哆酸、脱氧尿苷、5- 甲氧基色胺、胞苷、二甲基甘氨酸、褪黑激素、富马酸这 10 个生物标志物均表现出了纠正异常表达的趋势；与急性痛风性关节炎相关性最强的代谢通路为半胱氨酸和甲硫氨酸代谢、色氨酸代谢。穿山龙提取物可能是通过促进半胱氨酸和甲硫氨酸代谢中胱硫醚向半胱氨酸的转化水平，上调色氨酸代谢中褪黑激素水平，实现对痛风性关节炎的防治作用。

吴天敏等[11]观察中医化湿泻浊法治疗原发性高血压痰湿壅盛证患者的有效性，采用 ¹H-NMR 结合偏最小二乘判别分析研究中青年痰湿壅盛证的原发性高血压患者的血清代谢组学，揭示该证内涵。通过分析比较对照组与痰湿壅盛型原发性高血压患者的相关指标，发现痰湿壅盛型患者乳酸、丝氨酸、葡萄糖、甲硫氨酸（蛋氨酸）、丙氨酸含量减少，极低密度脂蛋白、低密度脂蛋白、丙酮含量增多。化湿泻浊法能有效降低痰湿壅盛型原发性高血压患者的血压并改善其临床症状。邓小颖等[12]研究中药黄芪对小鼠心脏、大脑及血液代谢稳态的影响，从代谢调控角度阐明黄芪"修心健脑"的作用机制。采用液相色谱 - 质谱（LC-MS）和 GC-MS 联用技术全面表征小鼠血清、心脏和脑组织代谢指纹图谱，结合多元统计分析与非参数检验筛选、鉴定差异代谢物，聚焦相关代谢通路。多元统计分析表明，与对照组相比，黄芪干预后小鼠机体的代谢轮廓变化显著，在血清、心脏、脑组织中分别鉴定出 15、19 和 17 种差异代谢物，其中差异代谢物棕榈酸和 LysoPC（20 ∶ 3）为 3 种生物样本共有且变化趋势一致。代谢通路富集分析结果显示，氨基酸代谢、磷脂代谢、脂肪酸代谢和三羧酸循环等通路受到显著影响。研究结果显示，黄芪可能通过调节能量代谢、氨基酸代谢及脂质代谢稳态发挥心脑血管保护作用，从代谢调控角度初步阐明了黄芪"修心护脑"的作用机制。

王妮等[13]基于 UPLC/Q-TOF-MS 联用技术的非靶向代谢组学探究人参干预脾气虚体质

患者作用机制，结果发现并鉴定了 13 种潜在差异性生物标志物，差异性生物标志物主要参与机体的抗氧化及免疫功能、甘油代谢、脂肪酸代谢、糖代谢以及胆汁酸代谢等方面。何娟等[14] 利用 GC-MS 联用技术对中药复方圣愈汤抗缺氧作用及代谢反应途径进行研究，寻找并分析阐明产生抗缺氧作用的代谢通路。运用 GC-MS 联用技术分析血清中代谢物，进行多元统计分析获取差异性代谢物信息、构建通路，并对抗缺氧原因进行解释。结果显示，圣愈汤各剂量组抗缺氧死亡时间较模型组均有明显延长，确定 17 个差异代谢物与该模型有关。圣愈汤具有明显的抗缺氧作用，获得的关键代谢通路涉及丙酮酸代谢，甘氨酸、苏氨酸、丝氨酸代谢，丙氨酸、天冬氨酸、谷氨酸代谢，三羧酸循环，以及糖酵解或糖异生。李自辉等[15] 采用代谢组学方法分析玄参对脾虚水湿不化大鼠脾脏代谢产物的影响，探讨其相关作用机制。应用 UPLC/Q-TOF-MS 联用技术寻找潜在的关键性生物标志物，并分析其相关代谢通路。结果发现玄参可改善脾虚水湿不化大鼠的脾脏代谢产物，共鉴定出与脾虚水湿不化模型及玄参干预后具有共同差异的生物标志物 15 个，涉及 19 条相关的代谢通路，影响最为广泛的代谢通路可能是甘油磷脂代谢、嘌呤代谢、鞘脂代谢、嘧啶代谢及花生四烯酸代谢。表明玄参对脾虚水湿不化模型大鼠的脾脏代谢产物具有调节作用，该机制可能与玄参具有的利湿功效有关。

唐孟秋等[16] 基于 ^{1}H-NMR 探讨人参煎对 2 型糖尿病模型大鼠血清和尿液代谢组学的影响。模型组大鼠血清中的甲硫氨酸、牛磺酸、α-葡萄糖、β-葡萄糖含量极显著升高，3-羟基丁酸、乳酸、不饱和脂肪酸含量极显著降低；模型组大鼠尿液中的氧化三甲胺、甘氨酸、α-葡萄糖、β-葡萄糖、牛磺酸、磷酸胆碱的含量显著升高，肌酸、乳酸、乙酸、柠檬酸的含量显著下降。与模型组比较，给药组大鼠血清中的 3-羟基丁酸、不饱和脂肪酸含量显著上升，牛磺酸、α-葡萄糖、β-葡萄糖含量极显著下降；给药组大鼠尿液中的乳酸、牛磺酸、肌酸的含量显著上升，氧化三甲胺、甘氨酸、α-葡萄糖、β-葡萄糖、磷酸胆碱的含量极显著下降。揭示人参煎可以调节代谢紊乱，促进新陈代谢表型回归到正常范围，对 2 型糖尿病胰岛素抵抗大鼠具有治疗作用。赖丽嫦等[17] 基于 UPLC/Q-TOF-MS 联用技术探讨广金钱草水提物对肾草酸钙结石大鼠血清中内源性生物标志物的影响，从血清代谢组学角度阐释广金钱草水提物抗肾草酸钙结石的分子机制。结果共筛选和鉴定出与肾草酸钙结石密切相关的 16 个生物标志物，以及 14 条代谢通路。广金钱草可能通过对氨基酸代谢、甘油磷脂代谢、泛酸和辅酶 A 代谢等多条代谢通路发挥调节作用，可回调酪氨酸、色氨酸、苯丙氨酸、异亮氨酸、甜菜碱、尿苷、泛酸等 12 个代谢物，阐明广金钱草水提物抗肾草酸钙结石的作用可能与其通过多条代谢通路改善内源性代谢物的水平，恢复机体正常代谢活动有关。姜丽等[18] 基于 UPLC/Q-TOF-MS 联用技术探讨黄连解毒汤对动脉粥样硬化大鼠血浆中内源性生物标志物的影响，旨在寻找差异的潜在生物标志物群，以阐释黄连解毒汤抗动脉粥样硬化的分子机制。鉴定出 35 个潜在生物标志物。与模型组比较，黄连解毒汤可显著上调乙内酰脲 -5-丙酸、3-羟基 -N^6，N^6，N^6-三甲基 -L-赖氨酸、5-L-谷氨酰基 -牛磺酸、3-脱氧肉毒碱、3-羟基 -9Z-十八碳烯酰肉毒碱、苏氨酰亮氨酸等 20 个生物标志物，下调原卟啉 IX、17-羟基二十二碳六烯酸、19，20-二羟基 -二十二碳五烯酸、肉桂酰甘氨酸、褪黑素等 10 个生物标志物。主要影响色氨酸代谢、牛磺酸和亚牛磺酸代谢、组氨酸代谢、赖氨酸降解、卟啉与叶绿素代谢等 5 条代谢通路；原卟啉 IX、乙内酰脲 -5-丙酸、3-羟基 -N^6，N^6，N^6-三甲基 -L-赖氨酸、5-L-谷氨酰基 -牛磺酸和褪黑素等代谢物是与代谢通路密切相关的关键潜在生物标志物。提示黄连解毒汤对高脂饮食诱导的动脉粥样硬化的治疗作用可能与其改善血浆中内源性代谢物水平，恢复体内正常代谢活动有关。陈德琪等[19]研究陈皮藿香汤及其单味药对腹泻大鼠血清代谢组的影响，并初步探讨其作用通路。与模型组比较，陈皮藿香汤组、陈皮组和广藿香组的血清样本中分别发现了11、12和10个差异代谢物。差异代谢物主要与丁酸代谢以及酮体的合成和降解通路有关。陈皮藿香汤及其单味药能够改善腹泻模型大鼠血液代谢，主要与丁酸代谢以及酮体代谢有关，从而影响体内能量物质的代谢。

董宇等[20]通过非靶向代谢组学技术结合生物通路分析探讨益胃饮干预胃癌前病变的潜在作用机制。采用UPLC/Q-TOF-MS联用技术检测并表征大鼠血清代谢物，筛选模型组和益胃饮组大鼠血清中具有显著变化的代谢物，预测其潜在作用靶点与机制。结果发现益胃饮可有效干预大鼠胃癌前病变进程；胃癌前病变模型大鼠血清中有23个代谢物有显著变化，益胃饮可显著回调其中13个代谢物趋于正常水平，主要涉及不饱和脂肪酸的生物合成，缬氨酸、亮氨酸、异亮氨酸的生物合成，鞘脂代谢，花生四烯酸代谢，类固醇激素合成等代谢途径；益胃饮干预胃癌前病变与抑制机体内皮素-1（ET-1）和白介素-8（IL-8）信号途径密切相关。益胃饮可通过回调花生四烯酸代谢等代谢途径和抑制ET-1、IL-8信号传导途径改善炎性环境，从而抑制胃癌前病变进程。孟胜喜等[21]基于尿代谢组学探讨恒清Ⅱ号方治疗阿尔茨海默病（AD）小鼠的作用机制。通过对生物标志物的分析，发现恒清Ⅱ号方的抗AD作用主要涉及氨基酸的生物合成、氨基酸代谢以及能量代谢等途径。结论显示恒清Ⅱ号方可以改善AD小鼠的认知功能，且量效关系呈正相关；其剂量与AD小鼠尿液潜在生物标志物α-生育三烯酚、鞘氨醇激酶、多巴胺含量呈正相关，与胆固醇含量呈负相关，其作用与氨基酸的生物合成、氨基酸代谢以及能量代谢等代谢通路有关。闫君等[22]从代谢组学角度研究合煎与单煎厚朴温中汤对脾胃虚寒大鼠的影响，寻找相关潜在生物标志物及其代谢通路，探讨两者异同点。结果发现厚朴温中汤合煎组与单煎组共同调节13个潜在生物标志物，包括磷脂酰胆碱、溶血磷脂酸（LysoPA）和胆酸等，通过影响甘油磷脂代谢、甘油酯代谢、磷脂酰肌醇信号系统、酪氨酸代谢和甾体激素生物合成等代谢通路起到治疗脾胃虚寒的作用。厚朴温中汤合煎组与单煎组均能够使脾胃虚寒大鼠的体重、胃动素和胃泌素含量基本恢复至正常水平。从代谢组学结果来看，合煎比单煎效果稍优，提示厚朴温中汤单煎配方颗粒代替传统汤剂临床应用具有一定的可行性。

刘洋等[23]基于中医代谢组学特征探讨参苓白术丸联合黄芪颗粒干预肺纤维化的作用机制。推测出在正离子模式下，磷脂酰胆碱、溶血磷脂酸、基质金属蛋白酶1、白三烯4、脂氧素15-epi-LXB4、15-羟基二十碳四烯酸6种物质为肺纤维化组干预后的差异性代谢物，神经酰胺酶、磷脂酶为其主要代谢通路。参苓白术丸联合黄芪颗粒治疗肺纤维化后对脂类代谢物质（磷脂酰胆碱、溶血磷脂酸、脂氧素15-epi-LXB4）改善显著，表明脂类代谢异常与肺纤维化的发生发展有密切联系。参苓白术丸联合黄芪颗粒能显著改善肺纤维化患者临床症状，通过神经酰胺酶、磷脂酶通路参与肺纤维化发病过程，表明神经酰胺酶、磷脂酶类代谢通路的差异性是肺纤维化炎症等症状存在的基础，进一步证实了以神经酰胺酶、磷脂酶为代表的鞘磷脂类代谢通路的差异性是参与肺纤维化疾病发展过程中的主要通路所在。Jiao等[24]采用UPLC/Q-TOF-MS联用技术对交泰丸的主要化学成分进行了定性分析，建立了慢性不可预知轻度应激大鼠抑郁模型，并用交泰丸进行干预。此外，利用非靶向代谢组学分析大鼠血清样品的代谢物的变化。主成分分析和偏最小二乘判别分析表明，交泰丸改善了抑郁症代谢表型。此外，热图分析确定了抑郁症最重要的 10 个生物标志物。根据通路分析，交泰丸对抑郁症的治疗作用可能涉及氨基酸代谢、甘油磷脂代谢和能量代谢的调节。Liu 等[25]采用基于 UPLC/Q-TOF-MS 联用的粪便代谢组学方法，寻找异丙肾上腺素诱导的慢性心力衰竭大鼠的潜在生物标志物，并探讨芪参颗粒治疗慢性心力衰竭的可能机制。分析芪参颗粒对慢性心力衰竭大鼠的治疗作用及代谢变化。共鉴定出 17 个潜在的生物标志物，涉及胆汁酸代谢、脂肪酸代谢、炎症反应和氨基酸代谢。基于胆汁酸代谢进行定量分析，发现芪参颗粒治疗后，熊去氧胆酸、甘脱氧胆酸等胆汁酸含量与健康组相近。从代谢途径的角度了解异丙肾上腺素致慢性心力衰竭的发病机制及芪参颗粒的治疗机制。

第三节　中药药效物质研究

中药药效物质基础是指中药中含有的能够表达药物临床疗效的化学成分总称。中医方证代谢组学理论基于方证对应的临床实践，整合中药血清药物化学方法和代谢组学技术，设计了在有效性评价基础上鉴定中药体内显效成分，并与病证生物标志物进行关联分析，发现中药药效物质基础的研究策略。该研究设计解决了中药药效物质研究与方剂临床疗效脱节的技术瓶颈，从而能够发现中药真正表达临床疗效的药效物质。

曾威等[26]应用 UPLC/Q-TOF-MS 联用技术，揭示广陈皮干预高脂血症模型的代谢物靶点，构建广陈皮体内成分与内源性生物标志物的关系网络，阐明广陈皮干预高脂血症大鼠模型的作用机制。对广陈皮体外化学成分和口服给药后的血中移行成分进行分析鉴定；运用代谢组学技术分析广陈皮对高脂血症大鼠作用的代谢物靶点；构建入血成分与内源性生物标志物关联的数理模型，发掘广陈皮防治高脂血症潜在的药效物质基础。共鉴定出 11 个入血的化学成分，最终确认高脂血症大鼠口服广陈皮后入血的 11 个化学成分，其中 8 个为广陈皮的原型成分；3 个为广陈皮的代谢成分，分别来源于 5- 去甲川陈皮素、二氢川陈皮素、5- 羟基 -3，7，3′，4′- 四甲氧基黄酮。血清代谢组学分析得到 19 个高脂血症模型生物标志物，其中 11 个为广陈皮干预后具有回调趋势的代谢物，代谢路径分析显示特异性生物标志物主要影响了鞘脂代谢、精氨酸代谢和甘油酯代谢等代谢通路；与模型组比较，有 4 个代谢物的回调作用差异具有统计学意义。将 11 个血中移行成分与 11 个特异性生物标志物经过 PCMS 关联分析，入血成分中川陈皮素和 5- 去甲川陈皮素葡萄糖醛酸代谢物与内源性生物标志物具有较高的关联性，认为是潜在的药效物质。广陈皮抗高脂血症的作用机制可能与调节鞘脂代谢和甘油酯代谢有关。Wang 等[27]采用代谢组学结合网络药理学探索清燥救肺汤治疗急性肺损伤的质量标志物。在体外和体内分别鉴定出 121 个和 33 个化合物，筛选出 33 个吸收的原型化合物，构建了清燥救肺汤抗急性肺损伤的 20 个组分 -47 个靶点 -113 个通路的三维网络，预测主要机制与白细胞浸润、细胞因子、内源性代谢相关。接下来比较药代动力学行为，从 20 个分析物中保留 18 个可测量组分。通过药代动力学 - 药效动力学（PK-PD）分析，从 18 个药代动力学（PK）标志物中进一步筛选出 15 个主要有效成分，又从主要有效成分中筛选出 9 个代表性质量标志物。采用逐步整合策略可筛选与中医方剂治疗作用有关的质量标志物。

Zhang 等[28]以冠心静胶囊为模型，通过鉴别活性标志物和发现生物标志物，为寻找与中药疗效相关的质量标志物提供一种新的策略。首先，采用 UPLC/Q-TOF-MS 对冠心静胶囊进行了化学分析，共鉴定出 148 个化合物。随后，去除强度相对较低、口服生物利用度较低和药物相似性不合适的化合物。此外，通过整合候选化合物基因和疾病基因的网络方法，进一步筛选出潜在的抗冠心病活性化合物，最终确定 7 个化合物为潜在的生物活性标志物。此外，为确保冠心静胶囊的批间一致性，采用基于非靶向 UPLC/Q-TOF-MS 的代谢组学方法和多元统计分析，确定了 5 种化合物作为潜在的差异标志物。利用该策略筛选出冠心静胶囊中 11 个化合物作为质量标志物，为其质量控制奠定基础。Zhao 等[29] 采用中医方证代谢组学的方法开展了四君子汤治疗脾气虚模型大鼠的效应评价及药效物质研究，发现脾气虚证大鼠模型在尿液及血液代谢层面上的疾病标志物，初步鉴定了 21 个差异代谢物，明确了可以代表脾气虚证的代谢标志物群；采用方证代谢组学方法，在四君子汤显效状态下寻找被脾气虚大鼠模型吸收入血的药物原型成分，研究结果表明脾气虚大鼠模型体内主要血中移行成分大部分来源于药材人参及甘草，将 18 个血中移行成分与脾气虚模型大鼠的尿液 / 血液代谢标志物群进行双变量相关性分析，挖掘可能与方剂药效相关原型成分，表征四君子汤方剂配伍条件下发挥相关药效作用的质量标志物，揭示了人参中的丙二酰基人参皂苷 Rb1、人参皂苷 Ro，茯苓中的去氢土莫酸、3β，16α- 二羟基羊毛甾 -8，24- 二烯 -21- 酸，甘草中的甘草酸、甘草内酯、甘草次酸，白术中的白术内酯 2 为四君子汤的质量标志物。其中，源自人参中的丙二酰基人参皂苷 Rb1 可与前列腺素 A2、鹅去氧甘氨胆酸、溶血酰磷脂及牛磺胆酸呈高度相关，与棕榈酸、花生四烯酸呈极度相关；人参皂苷 Ro 与溶血酰磷脂呈高度相关，与棕榈酸、花生四烯酸、油酰胺呈极度相关。

第四节 代表性研究——基于临床和动物实验整合的中医方证代谢组学研究揭示茵陈蒿汤治疗黄疸的体内药效物质及潜在作用靶点

胆汁淤积性黄疸是由于肝内外胆管梗阻或肝细胞受损导致胆汁酸异常积聚而引起的临床病症，主要表现为黄疸。茵陈蒿汤首载于东汉张仲景《伤寒论》，是治疗胆汁淤积性黄疸的经典方剂，全方由茵陈蒿、栀子、大黄三味药组成。大量临床和动物研究表明，茵陈蒿汤在利胆退黄、抗肝损伤、抗肝纤维化、抗炎、胰腺保护和抗肿瘤等方面具有显著疗效。虽然茵陈蒿汤治疗胆汁淤积性黄疸的动物和其临床疗效已得到广泛证实，且无明显毒副作用，但中药复杂性和多样性的问题仍严重阻碍了对其药效物质、保肝机制的认识。

本研究我们进一步完善了中医方证代谢组学技术体系，开发了基于中药血清药物化学方法、代谢组学技术、网络药理学方法和实验验证于一体，整合临床和动物实验，破译中药方剂药效物质和核心靶标的新策略，研究设计的思路如图 1-1 所示。首先我们招募了 226 名受试者，并制备了小鼠模型，从临床和动物两个方面通过非靶向代谢组学技术揭示疾病生物标志物并评价方剂疗效。其次通过中药血清药物化学方法发现茵陈蒿汤的体内显效成分，并借助包括数据库挖掘、MetaboAnalyst 通路分析（MetPA）和 IPA 组学分析平台的综合网络分析方法确定了其潜在作用靶点。鉴于小鼠和人类生物过程之间的高度相似性，进一步整合临床和动物实验数据揭示疾病核心生物标志物、茵陈蒿汤药效物质和作用靶标。最后，对关键成分和靶标进行实验验证，证明该研究策略发现方剂药效物质的可行性和准确性[30]。

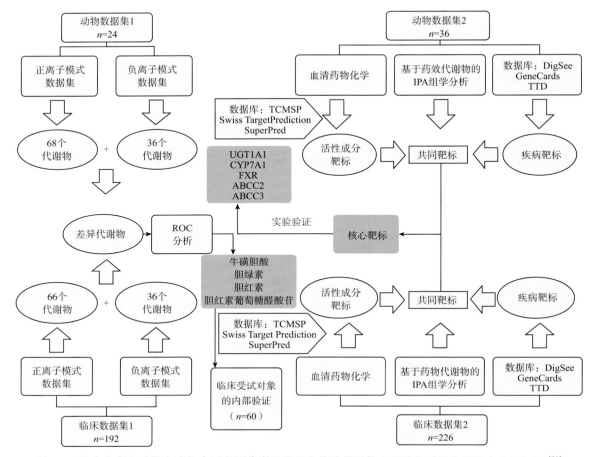

图 1-1　整合临床和动物实验的中医方证代谢组学研究茵陈蒿汤体内药效物质及作用靶点的框架图[30]

一、茵陈蒿汤治疗黄疸的临床疗效评价

（一）临床受试者与给药方案

自 2016 年到 2018 年在黑龙江中医药大学第一附属医院共纳入黄疸患者 106 例，健康受试者 120 例。纳入病例标准：血清总胆红素水平约为 171μmol/L，同时血清碱性磷酸酶（ALP）、γ-谷氨酰转肽酶（γ-GT）和直接胆红素水平也升高，临床可以明显观察到皮肤组织黄染。排除病例标准：妊娠及哺乳期妇女、参加其他药物试验或资料不全等影响疗效性和安全性判断者、肾或造血系统等严重原发性疾病者、精神病者。茵陈蒿汤由黑龙江中医药大学第一附属医院熬制包装。黄疸患者连续 15 天口服茵陈蒿汤治疗，每天两次，每次 100ml。受试对象分为两类数据集，数据集 1 包含 120 例健康受试者和 72 例黄疸患者，数据集 2 包含 120 例健康受试者、72 例黄疸患者和 34 例接受茵陈蒿汤治疗的患者。

（二）疗效评价

临床受试者的基本信息和临床化学检验结果见表 1-1。数据集 1 中与健康对照组比较，黄疸组年龄、性别和体重指数、肝功能检查的各项指标［前白蛋白（PA）、球蛋白（GLB）、白蛋白（ALB）、血清总蛋白（TP）] 均无显著差异，而 ALP、谷丙转氨酶（ALT）、谷草转氨酶（AST）、总胆红素（TBIL）、间接胆红素（IBIL）、直接胆红素（DBIL）、胆碱酯酶（CHE）、γ-GT 存在极显著差异（$P < 0.01$），说明临床所采集的黄疸病例均满足诊断标准，可用于本实验研究。数据集 2 包含 120 例健康受试者、72 名黄疸患者和 34 名接受茵陈蒿汤治疗的黄疸患者。茵陈蒿汤治疗后患者 ALT、AST、ALP、TBIL、DBIL、IBIL 表达水平明显下降（$P < 0.01$ 或 $P < 0.05$），皮肤黄染有所缓解。

表 1-1　临床受试者的临床化学检验和人口统计数据[30]

项目	健康人	黄疸患者	
		未治疗	茵陈蒿汤治疗
人数	120	72	34
年龄（岁）	48.5±10.3	54.8±12.6	50.8±10.5
性别（女/男）	26/94	22/50	12/22
体重指数（kg/m²）	23.1±9.4	20.5±10.7	21.4±5.5
ALT（U/L）	41.5±27.9	232.9±112.5**	99.2±48.5#
AST（U/L）	23.9±13.5	185.2±84.4**	82.4±48.1#
ALP（U/L）	102.7±51.2	237.9±77.3**	131.4±64.1#
CHE（U/L）	7422.3±474.5	4376.9±1822.0**	3672.5±1158.7
γ-GT（U/L）	36.2±13.5	312.6±143.9**	276.6±119.7
TBIL（μmol/L）	13.2±4.2	158.8±52.4**	87.8±42.1#
DBIL（μmol/L）	5.5±1.5	83.8±58.6**	20.9±14.45#
IBIL（μmol/L）	9.1±3.8	55.8±19.1**	23.52±9.4##
TP（g/L）	72.3±4.8	70.5±4.3	68.3±4.0
ALB（g/L）	55.3±5.0	29.5±9.9	35.6±4.6
GLB（g/L）	19.0±4.0	32.5±6.7	28.3±4.4
PA（mg/L）	101.7±41.6	91.2±26.9	124.7±36.8

* $P < 0.05$；** $P < 0.01$，与健康人比较。# $P < 0.05$；## $P < 0.01$，与未治疗黄疸患者比较

二、茵陈蒿汤治疗黄疸小鼠模型的疗效评价

（一）给药方案

SPF 雄性 Balb/c 小鼠（体重 20g±2g）购自上海斯莱克实验动物有限责任公司。将 60 只动物分为两类数据集，数据集 1 包括对照组和黄疸组，数据集 2 包括对照组、黄疸组和茵陈蒿汤组，每组 12 只。按 0.1ml/10g 给药体积灌胃给予 0.13g/kg 的干姜溶液和 12.5% 的乙醇溶液，连续 14 天，第 15 天给予 15mg/kg 的 α-萘基异硫氰酸酯（ANIT）橄榄油溶液，第 16 天给予 10mg/kg 的 ANIT 橄榄油溶液。空白组按 0.1ml/10g 灌胃生理盐水，连续 14 天，第 15 天、16 天给予橄榄油。自第 17 天起茵陈蒿汤组连续 7 天灌胃 10mg/kg 茵陈蒿汤溶液（5g/mL），而对照组按 0.1ml/10g 灌胃蒸馏水。

（二）疗效评价

按各试剂盒说明书操作检测 ALP、ALT、AST、DBIL、TBIL、γ-GT、总胆汁酸（TBA）、谷胱甘肽过氧化物酶（GSH-Px）、丙二醛（MDA）、血清总超氧化物歧化酶（T-SOD）的值，检测结果见表 1-2 和表 1-3。与对照组比较，黄疸组小鼠血清 AST、DBIL、TBIL、ALP、ALT、γ-GT、TBA 含量明显升高（$P < 0.01$ 或 $P < 0.05$），而 T-SOD 含量明显下调（$P < 0.05$）；肝组织中 MDA 含量上调不明显，GSH-Px 含量明显下调（$P < 0.01$）。

表 1-2　茵陈蒿汤治疗黄疸小鼠模型肝功能指标分析（Mean±SD，n=12）[30]

分组	ALT（U/L）	AST（U/L）	ALP（U/L）	DBIL（μmol/L）	TBIL（μmol/L）	γ-GT（U/gprot）	TBA（μmol/L）
对照组	100.0±15.42	159.4±32.78	107.0±25.49	1.75±0.21	1.88±0.39	7.81±0.93	5.15±1.00
黄疸组	153.3±41.09*	246.2±58.99*	237.3±19.99**	3.22±0.46**	3.43±0.46**	10.64±1.04**	8.11±1.09**
茵陈蒿汤组	103.0±11.97#	169.5±25.05#	191.1±35.64#	2.44±0.51##	2.67±0.50##	9.08±0.94##	6.04±1.58##

*$P < 0.05$；**$P < 0.01$，与对照组比较。#$P < 0.05$；##$P < 0.01$，与黄疸组比较

表 1-3　茵陈蒿汤治疗黄疸小鼠模型氧化应激功能指标分析（Mean±SD，n=12）[30]

分组	T-SOD（U/mgprot）	MDA（nmol/mgprot）	GSH-Px（μmol/L）
对照组	21.54±2.29	102.08±6.66	208.31±26.10
黄疸组	18.42±1.19*	128.96±26.84	131.56±18.99**
茵陈蒿汤组	20.26±0.90#	116.44±18.43	216.72±40.87##

*$P < 0.05$；**$P < 0.01$，与对照组比较。#$P < 0.05$；##$P < 0.01$，与黄疸组比较

小鼠采血后肝组织用苏木精 - 伊红染色，在光学显微镜下进行组织病理学观察，检查结果见图 1-2。组织病理学结果显示，黄疸组肝细胞出现大面积水肿现象，肝小叶结构紊乱，肝细胞已高度水肿至气球样病变，局部伴有炎细胞浸润现象；与黄疸组相比，茵陈蒿汤组坏死面积明显减小，水肿程度减小，肝脏各组织结构清晰（肝小叶，肝板，血窦，肝小叶中央静脉，叶间静脉，动脉，胆管）且未见明显异常，偶见少量炎细胞分布其中。临床化学和组织病理检查结果说明茵陈蒿汤治疗胆汁淤积性黄疸疗效显著。

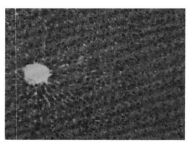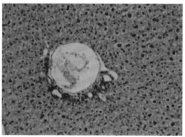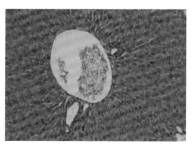

A　　　　　　　　　　　B　　　　　　　　　　　C

图 1-2　茵陈蒿汤治疗黄疸小鼠模型肝脏组织苏木精 - 伊红染色病理检查[30]

A. 对照组　B. 黄疸组　C. 茵陈蒿汤组

三、整合临床患者和动物模型的黄疸生物标志物研究

（一）代谢组学数据采集与处理方法

1. 样品制备

小鼠摘眼球取血，临床受试者静脉取血，新鲜血液样品静置30min后离心（4℃，3000r/min，15min），取上清液 –80℃储存。样品分析前室温解冻，取小鼠200μl血清加600μl甲醇，涡旋30s，静置30min，于4℃、13 000r/min离心5min，移取上清液2μl用于血液代谢分析。

临床血清样本2ml，加入40μl磷酸溶液，涡旋30s混匀，上样到预先活化和平衡好的固相萃取柱上，用1ml水淋洗，弃去淋洗液，再以2ml甲醇进行洗脱，收集洗脱液并于45℃氮气下吹干，150μl甲醇复溶残渣，离心15min（13 000r/min，4℃），上清液过0.22μm滤膜后，进样5μl供血中移行成分分析。小鼠血清样本处理方式与临床血清样本一致。

2. 代谢组学数据采集与处理

检测系统为 Waters ACQUITY™ UPLC 液相色谱仪和 Waters Synapt™ G2Si-HDMS 质谱仪，采集正负离子模式下的 UPLC/Q-TOF-MS 总离子流色谱图，采集离子质量范围50～1200Da。利用 Waters Pregenesis QI 组学数据处理软件进行峰提取和标准化，利用 EZinfo 软件进行多变量统计分析。通过分子离子峰精确质量（i-FIT 值趋于零，偏差小于 5ppm）计算分子式，结合二级碎片离子的质谱裂解规律解析和 HMDB、ChemSpider、KEGG 和METLIN 数据库进行代谢物鉴定。为了挖掘黄疸相关的核心代谢通路，利用 MetaboAnalyst 3.0软件 Pathway Analysis 模块对回调血液标志物涉及的代谢通路进行富集分析，将其可视化并功能注释。

（二）代谢轮廓分析

采集各组血清样品 UPLC/Q-TOF-MS 色谱图，提取各样品离子多维数据，进一步利用EZinfo 软件进行多变量统计分析。EZinfo 软件通常用于对数据进行非监督型 PCA，以便获得不同组代谢轨迹的直观聚类信息。如图1-3所示，从人和小鼠的二维（2D）PCA 和三维（3D）

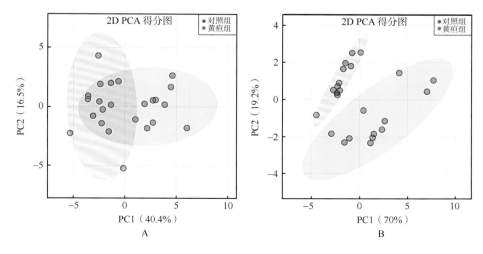

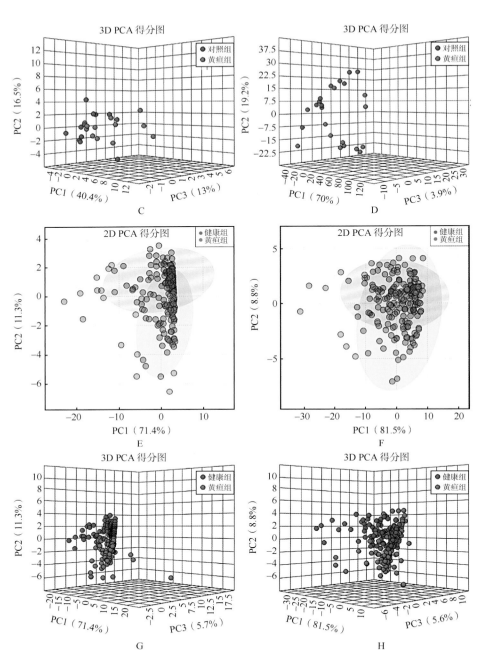

图 1-3　小鼠（A、B、C、D）和临床受试者（E、F、G、H）代谢轮廓 PCA 得分图[30]

A、C、E、G. ESI⁻，B、D、F、H. ESI⁺

PCA 得分图中观察到黄疸组和对照组、健康组之间的代谢轮廓明显分离，说明黄疸患者及动物模型代谢网络发生紊乱。茵陈蒿汤治疗后，无论临床黄疸患者还是黄疸模型小鼠均出现了明显的回调，表明茵陈蒿汤可以有效恢复黄疸的病理进程，如图 1-4 所示。

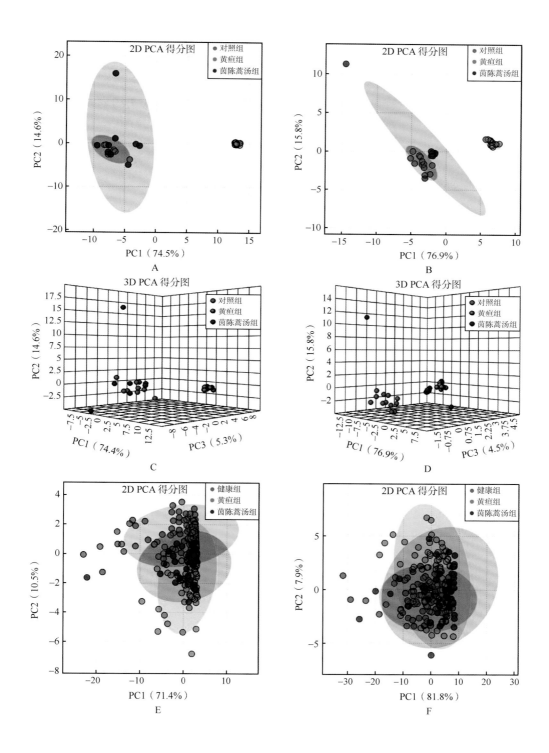

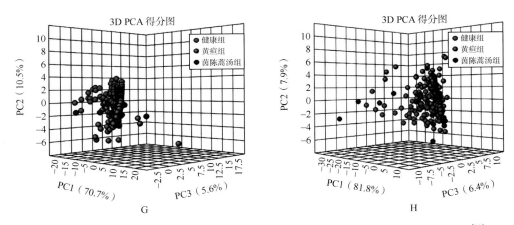

图1-4　小鼠（A、B、C、D）和临床受试者（E、F、G、H）代谢轮廓 PCA 得分图[30]

A、C、E、G.ESI⁻，B、D、F、H.ESI⁺

（三）生物标志物鉴定和代谢途径分析

进一步进行 OPLS-DA，获得正负离子扫描模式下的得分图、VIP 散点图和 S-plot 图，筛选出在两组间表达存在显著性差异（$P < 0.05$）且对分组贡献度大（VIP > 1.0）的内源性离子作为候选离子。最终根据数据库和二级碎片信息，确定了小鼠的 12 个生物标志物，以及来自临床受试者的 14 个生物标志物。为了直观地阐述茵陈蒿汤如何影响代谢变化并明确回调的核心生物标志物，进一步绘制了生物标志物相对强度的散点图和热图，如图1-5 和图1-6 所示。同时为了验证已鉴定代谢物的分类能力，以这些代谢物为评价基础，从 192 名受试者中随机选择 60 个临床样本进行代谢轮廓分析。结果显示数据集被分为两个聚类，其中 32 个样本被归为组 1，28 个样本被归为组 2。通过观察两组中每个样本的信息，发现组 1 和组 2 中的样本分别是健康组和黄疸组受试者，我们再次初步验证了筛选生物标志物的适用性，如图1-7 所示。

为了减少用于临床诊断和分析应用的代谢物数量，以 ROC 曲线中 AUC 大于 0.9 为筛选原则，我们对临床受试者的 14 个生物标志物和小鼠的 12 个生物标志物进行了指标数降低。按照 AUC 值排序，在临床受试者中排名靠前的牛磺胆酸、胆红素葡萄糖醛酸苷、胆红素和胆绿素被认为是核心生物标志物（图1-8A），在模型组小鼠中排名靠前的是磷脂酰胆碱（16：0/16：0）、胆红素、磺甘胆酸盐（2−）、溶血磷脂酰胆碱（18：1（9Z））、胆绿素和牛磺胆酸（图1-8B）。巧合的是，胆红素、胆绿素和牛磺胆酸在临床受试者和小鼠样本均被发现。聚焦临床核心标志物胆红素、胆绿素、胆红素葡萄糖醛酸苷、牛磺胆酸，借助 MetaboAnalyst 3.0 软件 Pathway Analysis 模块进行通路富集分析，我们发现主要涉及卟啉和叶绿素代谢以及初级胆汁酸生物合成。我们进一步借助 KEGG 数据库构建代谢通路和生物标志物的关联网络，如图1-9 所示。

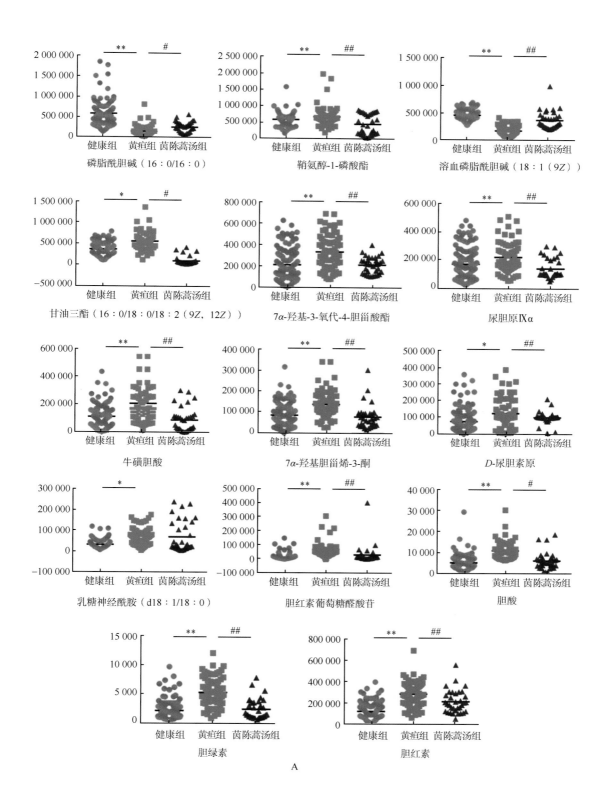

A

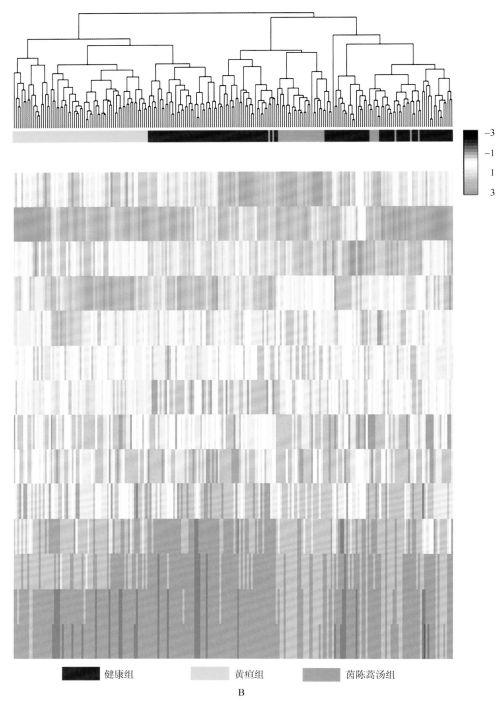

图 1-5　临床受试者数据集 1 各组血液代谢物含量的变化图[30]

A. 各组样品中生物标志物相对强度散点图（*$P < 0.05$，**$P < 0.01$，与健康组比较；#$P < 0.05$，##$P < 0.01$，与黄疸组比较）；

B. 各组样品中生物标志物相对强度热图

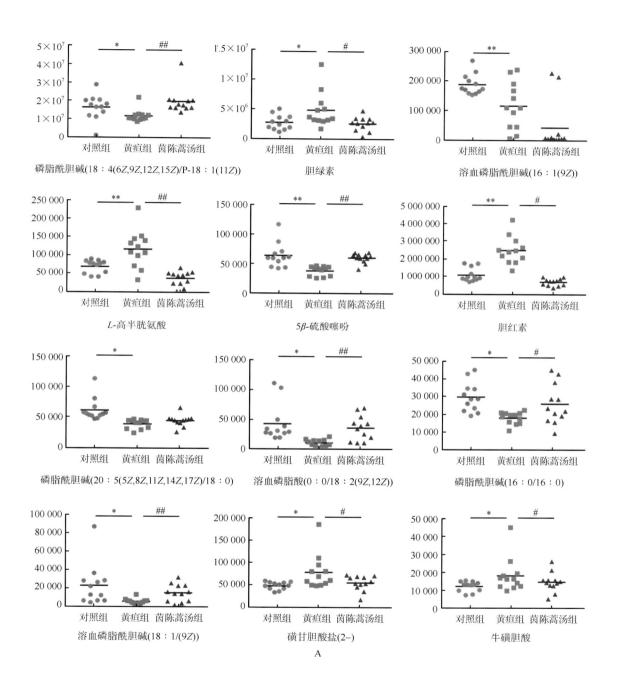

A

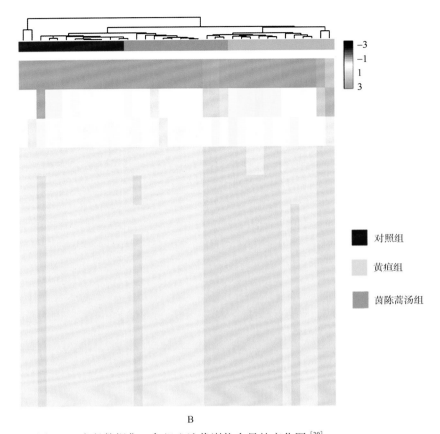

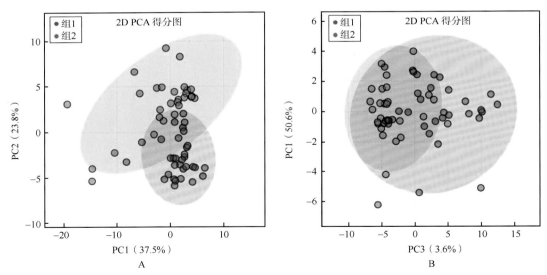

图 1-6　小鼠数据集 2 各组血液代谢物含量的变化图 [30]

A. 各组样品中生物标志物相对强度散点图（*P < 0.05，**P < 0.01，与对照组比较；#P < 0.05，##P < 0.01，与黄疸组比较）；
B. 各组样品中生物标志物相对强度热图

图 1-7　基于 14 个生物标志物的 60 个临床患者 PCA 得分图 [30]

A. ESI⁻；B. ESI⁺

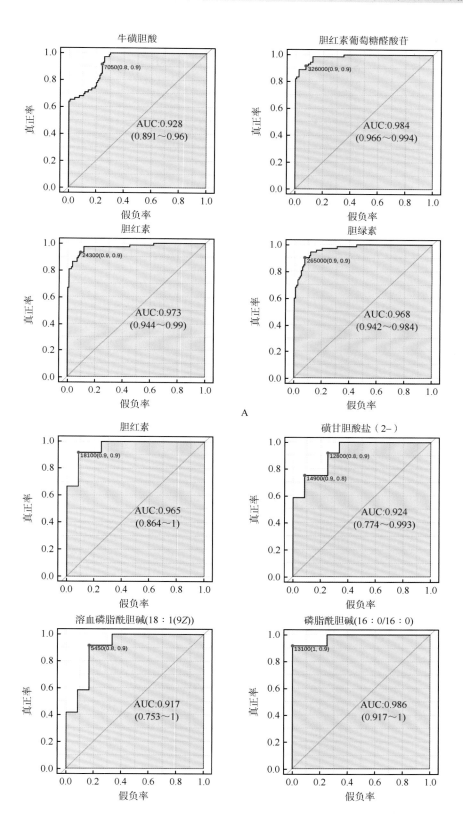

A

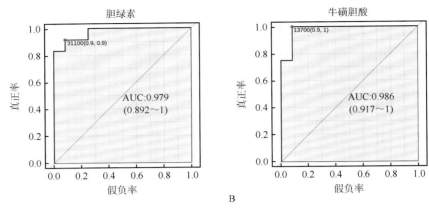

图 1-8　生物标志物在临床患者（A）和小鼠模型（B）中的 ROC 曲线[30]

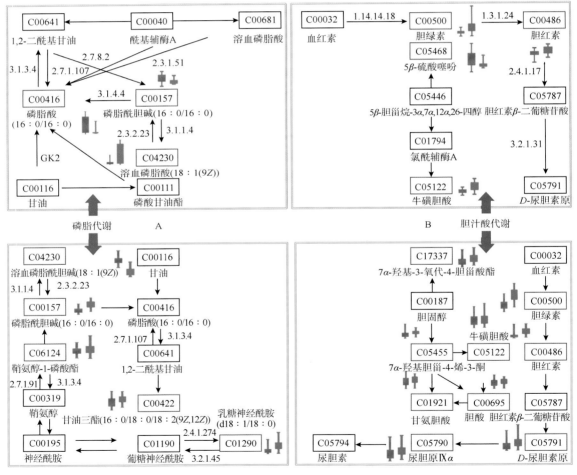

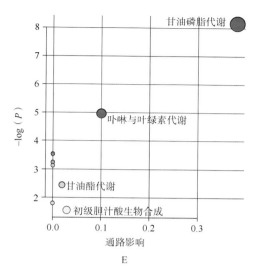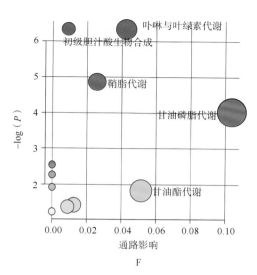

图 1-9　临床黄疸患者和黄疸模型小鼠相关代谢通路网络图[30]

A、B. 黄疸小鼠模型；C、D. 黄疸患者；E. 黄疸小鼠模型代谢通路富集图；F. 黄疸患者代谢通路富集图

（四）潜在靶标预测

为了进一步挖掘黄疸的潜在功能机制，我们借助 IPA 组学分析平台，识别出核心生物标志物牛磺胆酸、胆酸、胆红素葡萄糖醛酸苷、胆红素和胆绿素参与胆汁淤积相关的胆汁酸生物合成、血红素降解、IL-10 信号转导和 FXR/RXR 的激活，并构建了生物标志物预测网络。根据典型代谢通路和关联网络模块分析结果，我们发现 UGT1A1、ABCC3 等下游蛋白参与血红素降解通路，调节胆红素的表达，下游蛋白 ABCC3、FXR 以及上游蛋白 CYP7A1 参与初级胆汁酸生物合成和 FXR/RXR 的活化，调节牛磺胆酸的表达。给药治疗后，发现茵陈蒿汤能激活 FXR、ABCC3 和 UGT1A1，抑制 CYP7A1 的活性，表明这三类通路在调节胆汁酸平衡中起着至关重要的作用（图 1-10 和图 1-11）。代谢组学结合 IPA 组学分析平台，可以推断茵陈蒿汤可能通过调节胆汁酸的初级生物合成、血红素降解和 FXR/ RXR 途径，以阻止小鼠和人类黄疸的发生发展。

四、茵陈蒿汤治疗黄疸体内显效成分分析

（一）数据采集与处理方法

利用固相萃取法处理血清除蛋白，利用 Waters UPLC Synapt G2Si-HDMS 液质联用系统进行检测。在 Waters ACQUITY UPLC HSS C$_{18}$ 色谱柱（100mm×2.1mm，1.8m）上分离，流速 0.4ml/min，柱温 45℃，分别在正负离子模式下采集总离子流色谱图。借助 Progenesis QI 软件结合元素组成模块及二级碎片对血中移行成分进行表征。

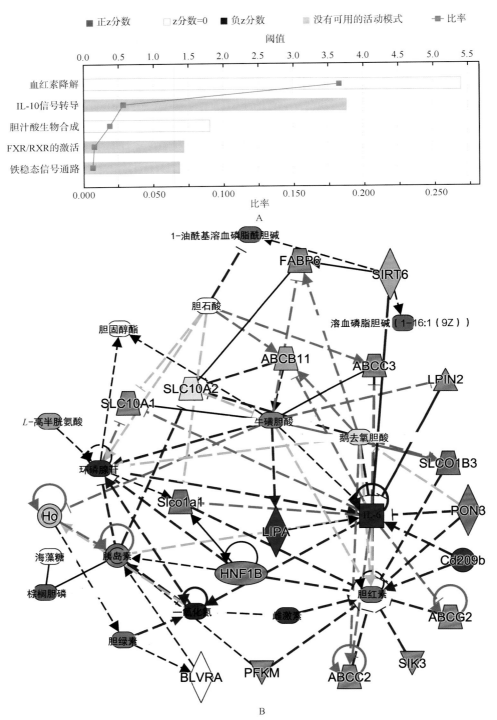

图 1-10　基于 IPA 组学分析平台构建的茵陈蒿汤治疗黄疸小鼠后富集的生物标志物 - 蛋白质网络[30]

A. 黄疸小鼠富集的核心通路；B. 黄疸小鼠生物标志物的预测网络

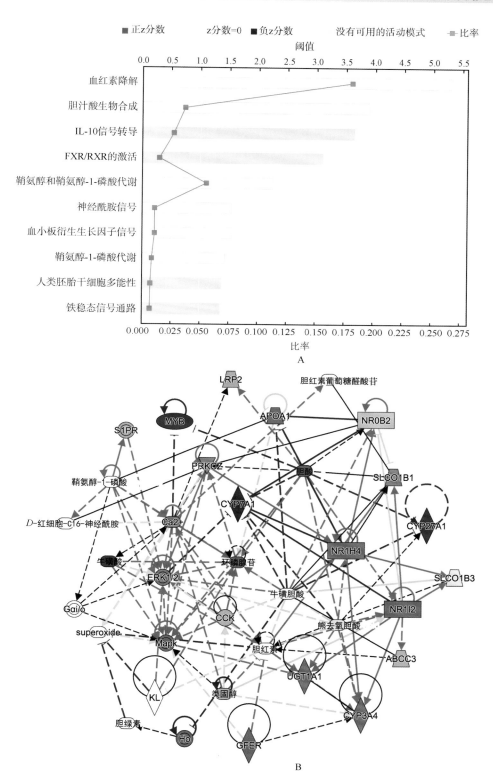

图 1-11 基于 IPA 组学分析平台构建的茵陈蒿汤治疗黄疸受试者后富集的生物标志物 - 蛋白质网络[30]

A. 黄疸受试者富集的核心通路；B. 黄疸受试者生物标志物的预测网络

（二）茵陈蒿汤血中移行成分分析

空白血清和含药血清 UPLC/Q-TOF-MS 数据导入 Progenesis QI 软件进行预处理，通过 PCA 和有监督的正交 OPLS-DA 筛选变量（图 1-12）。一般我们认为模型组中不存在但给药组中存在的变量被视为潜在的入血成分。结合先前茵陈蒿汤体外成分分析结果，在临床受试者中共表征了 26 种原型成分和 3 种代谢物，在模型小鼠中共表征了 33 种原型成分和 3 种代谢物（表 1-4 和表 1-5）。

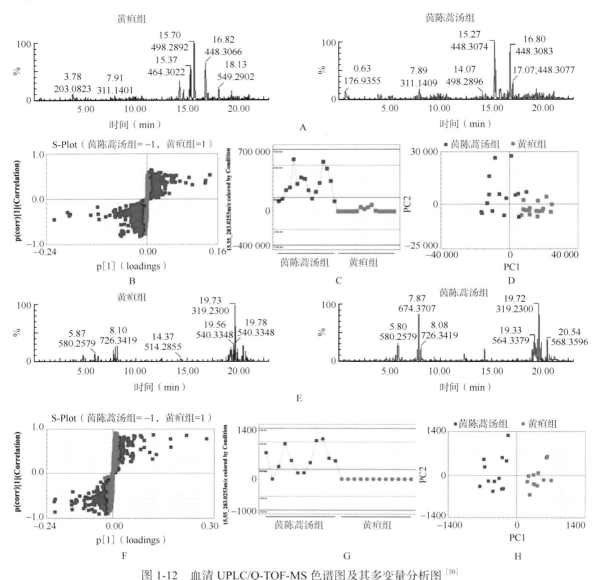

图 1-12　血清 UPLC/Q-TOF-MS 色谱图及其多变量分析图 [30]

A、B、C、D. 小鼠血清色谱图、S-Plot 图、代表性化合物 15.55_283.0253 的趋势图、PCA 得分图；E、F、G、H. 人血清色谱图、S-Plot 图、代表性化合物 15.55_283.0253 的趋势图、PCA 得分图

表1-4　茵陈蒿汤在黄疸小鼠体内的入血成分[30]

序号	保留时间（min）	化合物名称	负离子质荷比	正离子质荷比	负离子二级碎片离子	正离子二级碎片离子	来源
1	3.33	山栀苷	391.1247	—	109/121/149/167/229	—	G
2	3.39	栀子酮苷	373.1140	—	139/152/165/167/196	—	G
3	3.45	京尼平苷酸	373.1123	—	123/149/167/241//353	—	G
4	4.09	京尼平尼酸	241.0708	—	101/127/161/191/241	—	G
5	4.82	4-甲基伞形酮葡萄糖苷	351.0722	—	85/133/191/215	—	A/G
6	4.82	绿原酸	353.086	355.1023	85/127/135/161/173/191	109/129/145/163/175	A/G
7	5.09	对乙酰氨基酚	353.0883	—	85/111/173/191/307	—	A/G
8	5.28	新绿原酸	549.1825	—	68/123/147/193/225/517	—	A/G
9	5.33	京尼平龙胆双糖苷	191.0358	—	131/145/176/191	—	G
10	6.08	莨菪亭	387.1223	—	101/123/163/225	—	G
11	6.08	京尼平苷	225.0765	—	147/207/225	—	G
12	6.23	京尼平	593.1503	595.1663	297/325/353/383/395/473/503	283/295/379/391/457/481/523/541/559	A
13	7.84	红花黄色素 A	463.0923	465.1030	151/178/243/255/271/300	165/229/257/285/303	A
14	7.92	异槲皮苷	—	303.0506	—	121/153/165/173/187/201/229/274/285	A
15	8.18	槲皮素	287.0561	287.0561	—	121/165/185/213/241/258	R
16	8.22	木犀草素	223.0611	—	—	163/207/223	A
17	8.55	6,8-二甲氧基-7-羟基香豆素	287.0545	287.0545	—	153/195/245/287	A/R/G
18	9.17	山柰酚	207.066	207.066	—	77/107/135/146/151/191/207	A
19	9.22	6,7-二甲氧基香豆素	447.0921	447.0921	151/178/243/255/271/300	—	A
20	9.25	槲皮苷	—	447.0921	—	128/158/207/273/301/447	A
21	12.25	葡萄糖大黄酸	271.0620	271.0758	91/119/145/153/243	—	R
22	12.31	大黄酸-9-蒽酮	271.0618	273.0758	65/83/107/119/151/177/187	91/119/147/153/181/198/255	A
23	12.68	柚皮素	301.0715	303.0873	108/151/164/201/241/286	117/145/153/177/287	A
24	12.87	橙皮素	285.0389	287.1976	108/147/177/192/257	115/137/153/171/195/245/259/269	A

续表

序号	保留时间（min）	化合物名称	负离子质荷比	正离子质荷比	负离子二级碎片离子	正离子二级碎片离子	来源
25	13.04	6-去甲氧基茵陈色原酮	299.0565	301.0719	117/153/195/213/259/269	153/168/229/258/286	A
26	13.23	茵陈色原酮	315.0506	317.0676	135/163/178/192/206/300	121/139/166/210/260/302	A
27	14.72	大黄酚	253.0504	—	182/210/225	—	R
28	14.89	蓟黄素	315.0882	313.0726	165/255/283/298/313	117/135/183/227/269/283/297	A
29	14.93	6-羟基茵芹素大黄素-8-单甲醚	299.0567	—	268/283/299	—	R
30	14.95	3,7-二甲基鼠李素	329.0669	331.0825	136/199/227/271/299/314	148/166/210/316	R/G
31	15.08	5,3',4'-三羟基-6,7-二甲氧基黄酮	329.0671	331.0826	180/215/243/255/271/299/314	121/157/197/213/242/270/287/316/331	A
32	15.58	二羟基蒽醌	239.0348	—	117/187/211	—	R
33	15.58	大黄酸	283.0252	—	155/167/183/211/239	—	R
34	15.76	茵陈香豆酸A	315.1626	—	297, 285, 271, 253, 198, 186	—	A
35	16.28	鼠李柠檬素	301.0724	299.0570	165/243/256/271/243/299	—	A
36	17.57	大黄素	269.0449	—	116/225/241/269	—	R

G. 栀子 Gardenia jasminoides Ellis；A. 茵陈蒿 Artemisia capillaris Thunb.；R. 大黄 Rheum officinale Baill.

表 1-5　茵陈蒿汤在黄疸患者体内的入血成分[30]

序号	保留时间（min）	化合物名称	负离子质荷比	正离子质荷比	负离子二级碎片离子	正离子二级碎片离子	来源
1	3.33	山栀苷	391.1247	—	109/121/149/167/229	—	G
2	3.45	京尼平苷酸	373.1123	—	123/149/167/241/353	—	G
3	4.09	京尼平尼酸	241.0708	—	101/127/161/191/241	—	G
4	4.82	4-甲基伞形酮葡萄糖苷	351.0722	—	85/133/191/215	—	A/G
5	4.82	绿原酸	353.086	355.1023	85/127/135/161/173/191	109/129/145/163/175	A/G
6	5.09	新绿原酸	353.0883	—	85/111/173/191/307	—	A/G
7	5.28	京尼平龙胆双糖苷	549.1825	—	68/123/147/193/225/517	—	G

续表

序号	保留时间（min）	化合物名称	负离子质荷比	正离子质荷比	负离子二级碎片离子	正离子二级碎片离子	来源
8	6.08	京尼平苷	387.1223	—	101/123/163/225	—	G
9	6.08	京尼平	225.0765	—	147/207/225	—	G
10	6.23	红花黄色素 A	593.1503	595.1163	297/325/353/383/395/473/503	283/295/379/391/457/481/523/541/559	A
11	7.71	大黄酸苷 A	609.1459	—	151/178/255/271/300/609	—	R
12	7.84	异槲皮苷	463.0923	465.1030	151/178/243/255/271/300	165/229/257/285/303	A
13	7.92	槲皮素	—	303.0506	—	121/153/165/173/187/201/229/274/285	A
14	8.55	山柰酚	—	287.0545	—	153/195/245/287	A
15	9.07	异鼠李素 -3-O- 葡萄糖苷	477.1029	—	116/301/315/435/477	—	A
16	9.14	芦荟大黄素	269.0443	—	239/240	—	R
17	9.15	大黄素 -8-β-D- 吡喃葡萄糖苷	431.0983	—	225/240/269	—	R
18	9.17	6,7- 二甲氧基香豆素	—	207.0660	—	77/107/135/146/151/191/207	A
19	9.22	槲皮苷	447.0921	—	151/178/243/255/271/300	—	A
20	9.33	大黄酸 -8-O-β-D- 吡喃葡萄糖苷	—	447.0921	—	128/158/207/273/301	A
21	12.25	大黄酸 -9- 蒽酮	271.0620	—	91/119/145/153/243	—	R
22	12.31	柚皮素	271.0618	273.0758	65/83/107/119/151/177/187	91/119/147/153/181/198/255	A
23	12.87	6- 去甲氧基茵陈色原酮	285.0389	287.1976	108/147/177/192/257	115/137/153/171/195/245/259/269	A
24	13.18	异鼠李素	—	317.0672	—	139/210/302	A
25	13.23	茵陈色原酮	315.0506	317.0676	135/163/178/192/206/300	121/139/166/210/260/302	A
26	13.75	当药黄素	445.1136	—	212/240/283/292	—	R
27	15.58	二羟基蒽醌	239.0348	—	117/187/211	—	R
28	15.58	大黄酸	283.0252	—	155/167/183/211/239	—	R
29	19.58	高蒿酸	295.2271	—	295, 277, 259, 195, 183, 171	—	A

G. 栀子 *Gardenia jasminoides* Ellis；A. 茵陈蒿 *Artemisia capillaris* Thunb.；R. 大黄 *Rheum officinale* Baill.

（三）网络药理学靶标分析

本部分整合网络药理学和血清药物化学的方法，首先通过数据库搜索入血成分作用靶标以及黄疸疾病相关靶标，两者取交集，小鼠和人类均鉴定出 79 个共同靶标。为了阐明茵陈蒿汤的潜在功能机制，构建了方剂 - 单味药 - 化合物 - 靶点 - 黄疸网络，如图 1-13 所示。进一步提取共同靶标用于 GO 和 KEGG 富集分析，按照 $-\lg P$ 的降序排序以区分差异。使用在线绘图网站 OmicShare 工具可以看到排名靠前的位置。小鼠和临床受试者 GO 富集分析的结果显示，主要定位在生物过程中，如对化学物质的反应、对化学刺激的细胞反应和对脂质的反应；细胞成分中细胞部分和细胞外区部分的 $-\lg P$ 评分和基因数量最高；分子功能分析中酶结合和蛋白质结合突出。根据 KEGG 通路富集分析的气泡图，我们发现排名靠前的主要代谢通路包括胆汁分泌、卟啉和叶绿素代谢以及初级胆汁酸生物合成，动物和临床试验结果相互验证。

五、整合分析与验证

（一）数据处理方法

首先利用 TCMSP、SwissTargetPrediction 和 SuperPred 数据库搜索入血成分靶点信息，并利用 GeneCards、TTD、OMIM 数据库搜索与胆汁淤积性黄疸相关的靶点，将作用靶点名称进行规范，合并去重。把药物成分与疾病的交集基因通过 Cytoscape 3.0 软件绘制"活性成分 - 靶点 - 疾病"关系网络图。为了便于合理解释生物过程、分子功能和细胞成分中所涉及的功能靶点，借助 STRING 数据库进行 GO 富集分析和 KEGG 通路富集分析预测其作用机制。进一步整合 MetaboAnalyst 3.0 和 IPA 组学分析平台挖掘已鉴定生物标志物涉及的代谢通路，分析包括基因、蛋白质、生物标志物在内的各种小分子互作网络。我们通过网络药理学和血清药物化学相结合方式捕捉入血成分富集的代谢靶标和代谢通路，整合代谢组学数据分析平台的分析结果，最终构建茵陈蒿汤活性成分 - 靶点 - 代谢物关联的核心机制网络图。

（二）整合分析

通过对基于血清药物化学的网络药理学和血液代谢组学数据之间的交叉分析，我们推测卟啉和叶绿素代谢、胆汁分泌和初级胆汁酸生物合成可能与胆汁淤积性黄疸的发病机制及茵陈蒿汤的作用机制有关。从人体和动物两个维度，聚焦生物标志物和上游靶点，我们提取了两类受试对象共同的核心靶点，包括 ABCC2、ABCC3、UGT1A1、FXR 和 CYP7A1。与核心靶标相关的活性成分包括京尼平苷、滨蒿内酯、异鼠李素、槲皮素、柚皮素、大黄酸、绿原酸和山柰酚。与上述相关的胆红素、胆绿素、胆红素葡萄糖醛酸苷和牛磺胆酸代谢物可作为胆汁淤积性黄疸核心生物标志物，由此构建了茵陈蒿汤的功能机制图，如图 1-14 所示。以胆红素、胆绿素、胆红素葡萄糖醛酸苷和牛磺胆酸在内的 4 种临床关键代谢物为基础模型作一个内部验证，从 226 名受试者中随机抽取 60 名受试者进行 PCA。结果表明构建的模型可以有效区分健康受试者和黄疸患者整体代谢轮廓（图 1-15A）。此外，ROC 分析显示 AUC 值等于 0.996，表明所选代谢物的模型可用作诊断黄疸方法的有效补充（图 1-15B）。

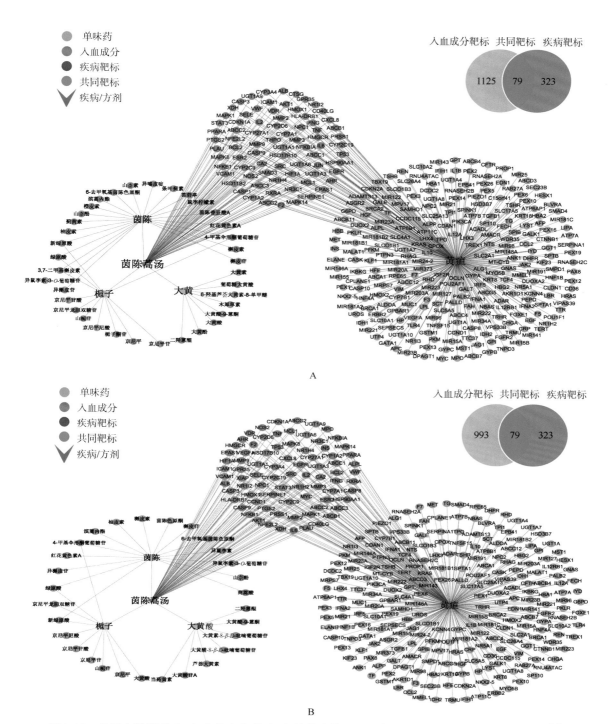

图 1-13 基于小鼠模型（A）和临床患者（B）的茵陈蒿汤入血成分和黄疸共同作用靶标网络图[30]

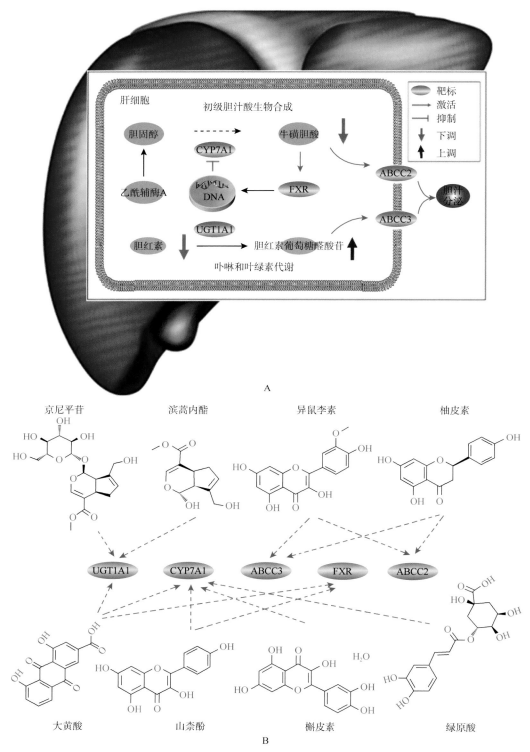

图 1-14　整合代谢组学、血清药物化学和网络药理学策略发现茵陈蒿汤潜在靶标和活性化合物[30]

A. 茵陈蒿汤治疗黄疸的功能机制图；B. 新的作用靶标和潜在活性化合物之间的互作关系

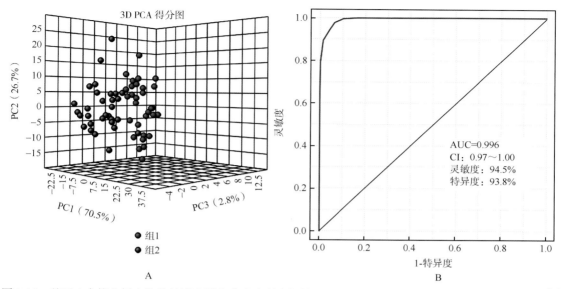

图 1-15　基于 4 个核心标志物的健康人群和黄疸患者之间的 PCA 得分图（A）和 ROC 分析诊断结果（B）[30]

（三）靶标验证

为了对预测靶标进行验证，我们采用了 ELISA 试剂盒对靶蛋白表达水平进行检测。与健康组相比，黄疸患者血清中 ABCC2、ABCC3、UGT1A1 和 FXR 表达水平显著降低，CYP7A1 表达水平显著升高（$P < 0.01$ 或 $P < 0.05$）。给药治疗能回调相应靶蛋白的表达（图 1-16）。因此我们可以推断茵陈蒿汤可能通过调节 CYP7A1、ABCC2、ABCC3、UGT1A1 和 FXR 的活性来促进胆汁分泌和抑制胆汁酸生物合成，达到治疗黄疸的效果。

六、讨论与结论

胆汁淤积性黄疸患者肝细胞内的胆汁流阻滞，导致有毒胆汁酸积聚，从而加重黄疸症状。研究发现通过抑制胆汁生成、刺激胆汁分泌可改善肝细胞功能，减轻机体胆汁酸代谢紊乱[31～34]。基于此，我们认为茵陈蒿汤可能通过调节胆汁酸的生成和分泌来发挥治疗作用。大量研究发现，茵陈蒿汤能明显改善黄疸症状，相关黄疸生物标志物也有所回调。本课题组前期通过 IPA 组学分析平台和 PCMS 代谢组学分析平台挖掘出了茵陈蒿汤的潜在靶点和活性成分。然而，茵陈蒿汤治疗胆汁淤积性黄疸的潜在机制尚未清楚阐明[35, 36]，这些结果只是在相关动物模型中探究出来的，需要进一步结合临床加以验证。为此本课题从临床和动物两个角度建立整合中药血清药物化学、网络药理学和代谢组学的研究策略对其进行探究。疾病的表型是机体内源性异常紊乱整体作用的结果，因而疾病表型的研究需要从系统水平上进行全面的多角度分析，进行深度数据挖掘，才能逐步被转化为点对点的靶向验证。

基于临床和动物的多层次分析，我们建立了一个茵陈蒿汤潜在功能机制的网络图（图 1-13A、B）。有趣的是，通过对两类研究对象的富集分析，我们均推断出 ABCC2、ABCC3、CYP7A1、UGT1A1 和 FXR 可能是茵陈蒿汤的作用靶点，其生物活性成分可能调节多条信号通路，从而在黄疸的治疗中表现出协同增效的作用。这些发现阐明了茵陈蒿汤治疗胆汁淤积性黄疸新的分子机制。此外，从代谢组学角度，对这两类受试对象通过多步实验进行了系统验证，发现胆红素、胆绿素和牛磺胆酸可作为诊断胆汁淤积性黄疸病理变化的新型潜在生物标志物。牛磺胆酸是胆汁分泌的重要信号分子，被认为是胆汁淤积性黄疸期间胆汁酸排泄异常的临床诊断指标，同时具有免疫调节和抗炎作用[37]。在这些鉴定的生物标志物中胆红素和胆绿素也在临床黄疸诊断中发挥了重要作用[38]。胆红素是胆绿素通过胆绿素还原酶合成的代谢产物，在胆汁淤积性黄疸期间，胆汁酸的积累导致线粒体功能障碍和胆红素葡萄糖醛酸化阻滞，会刺激胆绿素转化为胆红素，以发挥抗氧化和细胞保护作用[39]。几项研究表明，与黄疸疾病相关的代谢物，包括犬尿烯酸和 D- 葡萄糖醛酸在动物血清和尿液中均被检测到异常表达[33, 40]。当前研究明确了胆红素、牛磺胆酸、胆红素葡萄糖醛酸苷和胆绿素在预测和诊断临床黄疸疾病中的作用。当然，其他相关代谢物包括 L- 同型半胱氨酸、胆酸、溶血磷脂酰胆碱（18：1（9Z））和溶血磷脂酰胆碱（16：1（9Z））在人和小鼠之间存在差异，这可能归因于物种之间的内在差异。

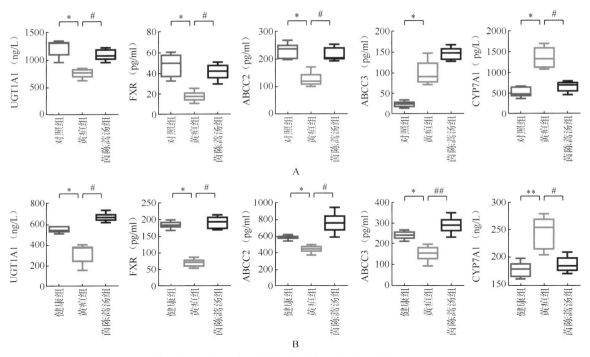

图 1-16　采用 ELISA 法测定小鼠血清（A）和临床受试者血清（B）中 ABCC2、ABCC3、FXR、UGT1A1
和 CYP7A1 的含量[30]

结果以平均值 ± 标准偏差表示。与对照组或健康组相比，*$P < 0.05$，**$P < 0.01$；与黄疸组相比，#$P < 0.05$，##$P < 0.01$

　　整合中药血清药物化学、网络药理学和代谢组学研究，不仅进一步验证了茵陈蒿汤的疗效，而且有助于更好地挖掘其功能机制。基于此，我们通过实验发现了一种新的代谢机制参与茵陈蒿汤的治疗。临床黄疸受试者和黄疸小鼠鉴定的代谢物均显示胆汁酸和脂质代谢紊乱，与胆汁酸生物合成和胆汁分泌失调有关。实验结果显示黄疸患者或黄疸小鼠胆汁酸水平高于对照组，说明胆汁酸生物合成和胆汁分泌异常与胆汁淤积性黄疸密切相关。调研大量文献时发现，抑制胆汁酸合成，促进胆汁分泌有利于改善胆汁淤积性黄疸的症状[41]。

网络药理学进一步证明，茵陈蒿汤参与调节胆汁酸的分泌和合成，涉及的作用靶标包括ABCC2、ABCC3 和 CYP7A1。多药耐药相关蛋白（MRP）家族，属于三磷酸腺苷结合盒转运体（ABC）的一类有机阴离子转运体超家族，包括 ABCC2、ABCC3 等，负责葡萄糖醛酸苷的转运[42, 43]。ABCC2 又称多药耐药相关蛋白 2（MRP2），参与肝细胞内胆红素、胆汁酸硫酸盐等多种两亲性阴离子的分泌，以维持胆汁酸稳态，在胆汁分泌中起着举足轻重的作用[44]。CYP7A1 是胆汁酸生物合成经典途径中的限速酶，具有调节胆固醇稳态和胆汁酸合成的功能。与大量黄疸模型实验结论一致，与对照组相比，黄疸组 ABCC2 的表达水平显著降低，CYP7A1 的表达水平显著升高，茵陈蒿汤治疗后有所回调，这一结果在本实验的动物和临床数据中得到进一步支持[45]。由于 ABCC2 的激活，二价胆盐在胆管侧膜细胞的分泌能力增强，这可以解释为什么茵陈蒿汤组血清胆汁酸水平下调。ABCC3 通常不在正常肝细胞膜中表达，一旦发生胆汁淤积，肝细胞基底膜中 ABCC3 的表达水平会明显升高。此外，由于 ABCC3 转运底物与 ABCC2 转运底物具有广泛的同源性，一般认为 ABCC3 的高表达水平可补偿 ABCC2，以减轻胆汁淤积性黄疸期间胆碱诱导的肝毒性损伤[46]。说明 ABCC3 在保护胆汁淤积性黄疸患者中的重要作用，正如我们的实验从不同组间 ABCC3 蛋白表达水平的比较中所证实的那样。

胆汁生成、分泌和排泄障碍导致胆汁酸积聚，发生肝内胆汁淤积。相应地，胆汁流不能正常输送到十二指肠，而是流回血液，增加了血液中胆汁酸的水平。胆汁酸含量过高会激活FXR，直接降低 CYP7A1 活性，从而抑制胆汁酸生物合成[47, 48]。FXR 是激素核受体超家族的一员，通过诱导特殊靶基因的表达，在胆汁酸的合成、转运和分泌中发挥关键作用。激活FXR 能抑制胆汁酸生物合成，并促进胆汁酸分泌到胆管，从而保护肝细胞免受胆汁酸的损伤[49, 50]。当前实验结果证实茵陈蒿汤通过激活 FXR 来协同调节 CYP7A1 活性，从而改善胆汁淤积性黄疸的症状并恢复胆汁酸代谢平衡。到目前为止，众多的证据表明胆汁酸的改变可以激活或抑制 FXR 来调节 CYP7A1 活性[51, 52]。此外，与黄疸组相比，茵陈蒿汤治疗后的黄疸受试者中观察到 CYP7A1 下调和 FXR 上调的相反变化，支持了两者之间存在一定的关联。

黄疸内源性病理机制复杂，本实验研究发现茵陈蒿汤通过调节卟啉和叶绿素代谢，可减轻小鼠和人类黄疸的严重程度，因为胆汁淤积性黄疸的病理变化主要是由胆红素功能障碍引起的。进一步分析发现，茵陈蒿汤同时调节卟啉和叶绿素代谢中的胆红素、胆绿素和胆红素葡萄糖醛酸苷表达。UGT1A1 作为卟啉和叶绿素代谢的关键限速酶，能促进肝脏中胆红素葡萄糖醛酸苷的形成及 ABCC2 或 ABBC3 介导的胆汁分泌[53, 54]。从这个角度来看，UGT1A1 和 ABC 转运蛋白在肝脏胆红素代谢异常的功能调节中发挥核心作用。抑制 UGT1A1 可以阻止胆红素和葡萄糖醛酸的结合，从而导致胆红素水平升高。靶向卟啉和叶绿素代谢的药物将阻断它们的过表达，可作为治疗黄疸的候选药物[55]，UGT1A1 可能成为发现黄疸药物的有效靶点。茵陈蒿汤治疗后显著增加 UGT1A1 的活性，促进胆红素的下调和胆红素葡萄糖醛酸苷的上调，同时，ABCC2 或 ABCC3 介导的胆红素葡萄糖醛酸苷分泌的改善对于黄疸症状的缓解也至关重要。

综上，本研究利用中医方证代谢组学研究策略，鉴定人类和小鼠生物样本中胆汁淤积性黄疸的代谢紊乱生物标志物，发现茵陈蒿汤中的 8 种活性成分可以靶向调控核心靶标CYP7A1、ABCC2、ABCC3、UGT1A1 和 FXR，参与调节胆汁酸的初级生物合成、卟啉和叶绿素代谢以及胆汁分泌代谢途径。

参 考 文 献

[1] 金艳涛，杨春玲，袁君，等.艾滋病脾肾亏虚证患者血液代谢组学特征分析[J].中华中医药杂志，2020，35（11）：5827-5830.

[2] 赵超群，蔡虹，陈龙，等.乙肝肝硬化肝胆湿热及肝肾阴虚证物质基础研究[J].世界科学技术-中医药现代化，2020，22（4）：1121-1131.

[3] 杨宇峰，刘军彤.脾气虚证代谢综合征大鼠血清脂质代谢生物标志物代谢组学研究[J].中医药导报，2020，26（6）：19-22.

[4] 杨宇峰，刘军彤.基于代谢组学的代谢综合征痰湿证生物标志物研究[J].时珍国医国药，2020，31（2）：509-512.

[5] 刘世刚，李萌，张九卿，等.基于小分子代谢标志物探讨支气管哮喘寒热证型的辨证特点[J].北京中医药大学学报，2019，42（12）：1043-1048.

[6] 姜月华，陶燕楠，亓英姿，等.基于UPLC-MS探讨痰湿壅盛型高血压病小鼠血浆代谢组学特点[J].中华中医药杂志，2020，35（5）：2671-2676.

[7] 苟小军，刘丽萍，马诗瑜，等.非酒精性脂肪性肝病肝胆湿热证患者尿液代谢组学研究[J].中华中医药杂志，2020，35（8）：3846-3853.

[8] 李肖飞，徐琬梨.基于证素辨证的绝经后骨质疏松症代谢组学研究[J].吉林中医药，2020，40（5）：620-624.

[9] 孙丽丽，白海英，郑文惠，等.基于UHPLC-Q-TOF-MS的当归补血汤治疗2型糖尿病小鼠的代谢组学研究[J].中国中药杂志，2020，45（3）：636-644.

[10] 于栋华，宋明洋，王霄阳，等.穿山龙提取物抗急性痛风性关节炎的尿液代谢组学分析[J].中国实验方剂学杂志，2020，26（8）：130-137.

[11] 吴天敏，陈金水，薛文娟，等.化湿泄浊法治疗痰湿壅盛型中青年原发性高血压病及其证的内涵研究[J].光明中医，2020，35（16）：2482-2486.

[12] 邓小颖，杨旭萍，刘佩芳，等.黄芪对小鼠心脑血管系统代谢稳态的影响[J].中国药科大学学报，2020，51（4）：494-501.

[13] 王妮，张娜，李铁，等.人参干预脾气虚体质的非靶向代谢组学研究[J].中国中药杂志，2020，45（2）：398-404.

[14] 何娟，杨茜，肖炳坤，等.圣愈汤抗缺氧作用的血清代谢组学研究[J].军事医学，2020，44（1）：64-67.

[15] 李自辉，张宁，李建华，等.玄参干预脾虚水湿不化大鼠的脾脏代谢组学研究[J].中药新药与临床药理，2020，31（8）：960-968.

[16] 唐孟秋，林卫东，贤明华，等.基于^{1}H-NMR的人参煎治疗2型糖尿病的血清和尿液代谢组学研究[J].中国中药杂志，2020，45（9）：2186-2192.

[17] 赖丽嫦，陈丰连，王术玲，等.基于UPLC-Q/TOF-MS的广金钱草水提物抗肾草酸钙结石大鼠的血清代谢组学研究[J].中药新药与临床药理，2020，31（8）：950-959.

[18] 姜丽，李艳，李冰涛，等.基于UPLC-Q-TOF/MS的黄连解毒汤抗动脉粥样硬化大鼠血浆代谢组学研究[J].中药新药与临床药理，2020，31（6）：694-701.

[19] 陈德琪，陈淑婷，毋福海.基于代谢组学的陈皮藿香汤及其单味药对腹泻大鼠的干预作用研究[J].中药新药与临床药理，2020，31（6）：702-707.

[20] 董宇，赵丽沙，邱萍，等.基于代谢组学和生物信息学的益胃饮干预胃癌前病变机制研究[J].中草药，2020，51（21）：5478-5486.

[21] 孟胜喜，霍清萍，王兵，等.基于尿代谢组学的恒清Ⅱ号方治疗阿尔茨海默病作用及其机制的实验研究[J].中西医结合心脑血管病杂志，2020，18（17）：2794-2800.

[22] 闫君，邬思芳，刘莉，等.基于尿液代谢组学比较厚朴温中汤合煎与单煎对脾胃虚寒大鼠的影响[J].中国实验方剂学杂志，2020，26（20）：117-123.

[23] 刘洋，郑彩霞，韩金花，等.基于中医代谢组学特征探讨参苓白术丸联合黄芪颗粒干预肺纤维化的作用机制[J].广州中医药大学学报，2020，37（6）：1018-1023.

[24] Jiao ZY，Zhao H，Huang W，et al. An investigation of the antidepressant-like effect of Jiaotaiwan in rats by nontargeted metabolomics based on ultra-high-performance liquid chromatography quadrupole time-of-flight mass spectrometry[J]. J Sep Sci，2020. doi：10.1002/jssc.202000576.

[25] Liu S，Pi Z，Liu Z，et al. Fecal metabolomics based on mass spectrometry to investigate the mechanism of qishen granules against isoproterenol-induced chronic heart failure in rats[J]. J Sep Sci，2020，43（23）：4305-4313.

[26] 曾威，罗艳，黄可儿，等.广陈皮抗高脂血症的血清代谢组学研究[J].中药新药与临床药理，2020，31（1）：72-79.

[27] Wang TY，Lin S，Li H，et al. A stepwise integrated multi-system to screen quality markers of Chinese classic prescription Qingzao Jiufei decoction on the treatment of acute lung injury by combining 'network pharmacology-metabolomics-PK/PD modeling'[J]. Phytomedicine，2020，78：153313.

[28] Zhang GH，Wang Q，Liu X，et al. An integrated approach to uncover quality markers of Traditional Chinese medicine underlying chemical profiling，network target selection and metabolomics approach：Guan-Xin-Jing capsule as a model[J]. J Pharm Biomed Anal，2020，190：113413.

[29] Zhao QQ，Gao X，Yan GL，et al. Chinmedomics facilitated quality-marker discovery of Sijunzi decoction to treat spleen qi deficiency syndrome[J]. Front Med，2020，14（3）：335-356.

[30] Xiong H，Zhang AH，Guo YJ，et al. A clinical and animal experiment integrated platform for small-molecule screening reveals potential targets of bioactive compounds from a herbal prescription based on the therapeutic efficacy for jaundice syndrome[J]. Engineering，2021，7（9）：1293-1305.

[31] Wang WF，Li SM，Ren GP，et al. Recombinant murinefibroblast growth factor 21 ameliorates obesity-related inflammation inmonosodium glutamate-induced obesity rats[J]. Endocrine，2015，49（1）：119-129.

[32] Cheng HY，Lin LT，Huang HH，et al. Yin Chen Hao Tang，a Chinese prescription，inhibits both herpes simplex virus type-1 and type-2 infectionsin vitro[J]. Antiviral Res，2008，77（1）：14-19.

[33] Wang B，Sun MY，Long AH，et al. Yin-Chen-Hao-Tangalleviates biliary obstructive cirrhosis in rats by inhibiting biliary epithelialcell proliferation and activation[J]. Pharmacogn Mag，2015，11（42）：417-425.

[34] Sun Q，Fang F，Lu GC，et al. Effects of different drainage methods on serum bile acid and hepatocyte apoptosis and regeneration after partial hepatectomy in rats with obstructive jaundice[J]. J Biol Regul Homeost Agents，2019，33（2）：571-579.

[35] Sun H，Yang L，Li MX，et al. UPLC-G2Si-HDMS untargeted metabolomics for identification of metabolic targets of Yin-Chen-Hao-Tang used as a therapeutic agent of dampness-heat jaundice syndrome[J]. J Chromatogr B Analyt Technol Biomed Life Sci，2018，1081-1082：41-50.

[36] Zhu G，Feng F. UPLC-MS-based metabonomic analysis of intervention effects of Da-Huang-Xiao-Shi decoction on ANIT-induced cholestasis[J]. J Ethnopharmacol，2019，238：111860.

[37] Nandi S，Biswas S. A recyclable post-synthetically modified Al（Ⅲ）based metalorganic framework for fast and selective fluorogenic recognition of bilirubin inhuman biofluids[J]. Dalton Trans，2019，48（25）：9266-9275.

[38] Gonzalez-Sanchez E，Perez MJ，Nytofte NS，et al.Protective role of biliverdin against bile acid-induced oxidative stress in livercells[J]. Free Radic Biol Med，2016，97：466-477.

[39] Sun H，Zhang AH，Song Q，et al. Functional metabolomics discover pentose and glucuronate intercon-

version pathways as promising targets for Yang Huang syndrome treatment with Yinchenhao Tang[J]. RSC Adv, 2018, 8（64）: 36831-36839.

[40] Zhao SS, Li NR, Zhao WL, et al. D-chiro-inositol effectively attenuates cholestasis in bile duct ligated rats by improving bileacid secretion and attenuating oxidative stress[J]. Acta Pharmacol Sin, 2018, 39（2）: 213-221.

[41] El Kasmi KC, Vue PM, Anderson AL, et al. Macrophage-derived IL-1β/NF-κB signaling mediates parenteral nutrition-associated cholestasis[J]. Nat Commun, 2018, 9（1）: 1393.

[42] Zhang AH, Sun H, Yan GL, et al. Metabolomics study of type 2 diabetes using ultra-performance LC-ESI/quadrupole-TOF high-definition MS coupled with pattern recognition methods[J]. J Physiol Biochem, 2014, 70（1）: 117-128.

[43] Blazquez AMG, Macias RIR, Cives-Losada C, et al. Lactation during cholestasis: role of ABC proteins in bile acid traffic acrossthe mammary gland[J]. Sci Rep, 2017, 7（1）: 7475.

[44] Chai J, Cai SY, Liu X, et al. Canalicular membrane MRP2/ABCC2 internalization is determined by Ezrin Thr567 phosphorylation in human obstructive cholestasis[J]. J Hepatol, 2015, 63（6）: 1440-1448.

[45] Keppler D. The roles of MRP2, MRP3, OATP1B1, and OATP1B3 in conjugated hyperbilirubinemia[J]. Drug Metab Dispos, 2014, 42（4）: 561-565.

[46] Henkel SA, Squires JH, Ayers M, et al. Expanding etiology of progressive familial intrahepatic cholestasis[J]. World J Hepatol, 2019, 11（5）: 450-463.

[47] Zhang A, Liu Q, Zhao H, et al. Phenotypic characterization of nanshi oral liquid alters metabolic signatures during disease prevention[J]. Sci Rep, 2016, 6（1）: 19333.

[48] Feldman AG, Sokol RJ. Neonatal cholestasis: emerging molecular diagnostics and potential novel therapeutics[J]. Nat Rev Gastroenterol Hepatol, 2019, 16（6）: 346-360.

[49] Zhang AH, Sun H, Qiu S, et al. Recent highlights of metabolomics in Chinese medicine syndrome research[J]. J Evidence-Based ComplementaryAltern Med, 2013, 2013: 402159.

[50] Wei J, Chen J, Fu L, et al. Polygonum multiflorum Thunb suppress bile acid synthesis by activating Fxr-Fgf15 signaling in theintestine[J]. J Ethnopharmacol, 2019, 235: 472-480.

[51] Qiu S, Zhang AH, Guan Y, et al. Functional metabolomics using UPLC-Q/TOF-MS combined with ingenuity pathway analysis as apromising strategy for evaluating the efficacy and discovering amino acidmetabolism as a potential therapeutic mechanism-related target forgeniposide against alcoholic liver disease[J]. RSC Adv, 2020, 10（5）: 2677-2690.

[52] Kringen MK, Piehler AP, Grimholt RM, et al. Serum bilirubin concentration in healthy adult North-Europeans is strictly controlledby the UGT1A1 TA-repeat variants[J]. PLoS ONE, 2014, 9（2）: e90248.

[53] Memon N, Weinberger BI, Hegyi T, et al. Inherited disorders of bilirubin clearance[J]. Pediatr Res, 2016, 79（3）: 378-386.

[54] Fujimori N, Komatsu M, Tanaka N, et al. Cimetidine/lactulose therapy ameliorates erythropoietic protoporphyria related liver injury[J]. Clin J Gastroenterol, 2017, 10（5）: 452-458.

[55] Zhang AH, Fang H, Wang YY, et al. Discovery and verification of the potential targets from bioactive molecules by network pharmacology-based target prediction combined with high-throughput metabolomics[J]. RSC Adv, 2017, 7（81）: 51069-51078.

（张爱华　熊　辉）

第二章

基于生物标志物的方剂有效性研究

　　方剂有效性的阐明是沟通中医学与现代医学科学的桥梁，是提升中医药认知度，促进中医药国际化发展的关键。然而，证候的模糊性及方剂组成的复杂性严重地制约了有效性的阐明和药效物质基础的发现，以往用中医术语或有限的药理学指标来说明方剂疗效或效应，难以科学完整地表达方剂有效性。代谢组学从人体代谢变化的角度反映出方剂的药效作用，从时空动态性和全面整体性上符合方剂的作用规律特点。中医方证代谢组学就是利用代谢组学技术，从整体入手揭示证候生物标志物、方证对应有效实践的效应生物标志物，实现方剂疗效的精准评价，阐释方剂效应及效应机制。

　　本年度国内外研究人员利用代谢组学方法对中药经典方剂进行了药效评价及作用机制研究。在四逆汤的研究中，通过比较分析四逆汤及缺味方对模型相关紊乱代谢通路的干预作用，构建了"四逆汤 - 药材 - 代谢通路"相互关联网络，证实附子、干姜、甘草配伍协同产生显著的抗多柔比星诱导心力衰竭作用机制，阐释了四逆汤"君、臣、佐、使"配伍规律的科学内涵；在当归四逆汤的研究中，采用时空动态方式分析了当归四逆汤对寒凝血瘀证的代谢调节作用，从代谢组学角度观察到中药起效缓慢的特征；在当归补血汤的研究中，采用皮尔逊关联分析法对药效学指标、差异性小分子代谢物和差异性蛋白进行关联分析，解释当归补血汤对失血性贫血能量代谢的调节作用，同时借助极性代谢组学与非极性脂质组学全面、深入地探讨当归补血汤改善血虚的作用机制；在桃红四物汤的研究中，发现桃红四物汤可通过下调花生四烯酸的水平来缓解子宫异常出血的炎症反应；在补脏通络方的研究中，通过代谢组学与转录组学的联合研究，确定了与血管新生相关的主要代谢通路及补脏通络方的潜在作用靶点，证实了补脏通络方可能通过体内代谢组学变化正向调节糖尿病状态下的缺血症状；在黄连解毒汤的研究中，发现黄连解毒汤通过调节甘油磷脂代谢、亚油酸代谢、脂肪酸 β-氧化、糖代谢和谷胱甘肽代谢实现对糖尿病脑病的干预作用；在酸枣仁汤的研究中，发现酸枣仁汤可通过调节色氨酸代谢通路、苯丙氨酸代谢通路、嘌呤代谢通路及花生四烯酸代谢通路对失眠产生调节作用；在葛根芩连汤的研究中，采用核磁代谢组学、转录组学、网络药理学等方法，系统阐释了葛根芩连汤改善急性肺损伤的分子机制。

第一节　多柔比星诱导心力衰竭大鼠生物标志物及四逆汤有效性研究

　　四逆汤出自《伤寒论》，由附子、干姜、甘草组成，质量比为 3 ∶ 2 ∶ 3，具有回阳救逆之功效。现代研究表明四逆汤能显著改善心力衰竭后心脏功能，是临床上常用的治疗心力衰竭的有效复方。目前对四逆汤抗心力衰竭的配伍机制研究较少，本研究采用多平台血清代谢组学的方法，研究四逆汤抗心力衰竭的治疗作用和配伍机制。

（一）多柔比星诱导心力衰竭大鼠模型复制及四逆汤药效评价

本实验采用多柔比星（DOX）诱导心力衰竭大鼠模型。48 只雄性 SD 大鼠随机分成 6 组（$n=8$）：对照组、模型组、四逆汤组（SND）、去附子四逆汤组（ACFD）、去干姜四逆汤组（ZOFD）、去甘草四逆汤组（GUFD）。除对照组外，其他各组大鼠均经腹腔注射多柔比星造模（每周注射 3 次，每次 2.5mg/kg，连续 2 周，多柔比星总剂量为 15mg/kg）。四逆汤根据 2015 年版《中国药典》记载方法制备，去附子四逆汤、去干姜四逆汤、去甘草四逆汤提取物采用四逆汤类似方法制备。四逆汤组、去附子四逆汤组、去干姜四逆汤组、去甘草四逆汤组大鼠，分别灌胃给予相应提取物 3 周，其中 1 周在多柔比星造模前，2 周与多柔比星造模同步给药，1 次 / 天，每次剂量为 10g（原药材）/kg 体重。对照组和多柔比星模型组给予相应体积的生理盐水灌胃。最后一次注射多柔比星后，进行血流动力学评估，并收集血清进行生化检测和代谢组学分析，同时摘取心脏组织进行病理形态分析。

心力衰竭的本质是心功能受损后引起的血流动力学紊乱。血流动力学测定结果表明（表 2-1），与对照组相比，多柔比星诱导的心力衰竭模型组大鼠左心室舒张末期压（LVEDP）显著增加，而左心室收缩压（LVSP）、左心室内压最大上升速率（$+dp/dt_{max}$）、左心室内压最大下降速率（$-dp/dt_{max}$）显著下降（$P < 0.05$）。说明腹腔注射多柔比星可成功建立心力衰竭大鼠模型。灌胃四逆汤、去甘草四逆汤、去干姜四逆汤后，大鼠左心室舒张末期压明显降低，且与模型组有显著差异。然而，去附子四逆汤组对大鼠血流动力学参数没有显著的调节作用。基于血流动力学分析结果，我们发现不同组的保护作用呈现四逆汤组 > 去甘草四逆汤组 > 去干姜四逆汤组 > 去附子四逆汤组的趋势。

表 2-1　不同组大鼠的血流动力学参数测定值[1]

组别	左心室收缩压（mmHg）	左心室舒张末期压（mmHg）	左心室内压最大上升速率（mmHg/s）	左心室内压最大下降速率（mmHg/s）
对照组	123.3±10.4	3.98±2.01	10 542±588	12 675±325
模型组	91.3±7.6###	30.06±8.376###	8 390±2 116###	8 531±253###
四逆汤组	110.4±7.1***	6.35±2.06***	10 080±432***	10 102±400***
去附子四逆汤组	97.1±6.7	23.46±5.09	8 658±407	8 789±289
去干姜四逆汤组	103.9±6.2*	17.35±3.87*	9 177±365**	9 237±321**
去甘草四逆汤组	104.3±7.3*	12.74±3.89**	9 598±349**	9 645±283***

与对照组相比，### $P < 0.001$；与模型组相比，* $P < 0.05$；** $P < 0.01$；*** $P < 0.001$

左心室马松染色的病理切片显示（图 2-1），多柔比星能够诱导产生心肌纤维化，然而，四逆汤、去附子四逆汤、去干姜四逆汤和去甘草四逆汤治疗，对多柔比星诱导产生的心肌纤维化均有不同程度的回调。为定量描述不同配伍的治疗作用差异，对心肌损伤血清标志物乳酸脱氢酶、肌酸激酶同工酶和心肌肌钙蛋白 I 进行测定。结果显示（图 2-2），与对照组相比，模型组血清中乳酸脱氢酶、肌酸激酶同工酶和心肌肌钙蛋白 I 显著升高。并且，血清生化分析与血流动力学结果相似，不同的给药组合对心肌损伤三种血清标志物的回调作用呈现四逆汤组＞去甘草四逆汤组＞去干姜四逆汤组＞去附子四逆汤组的趋势。

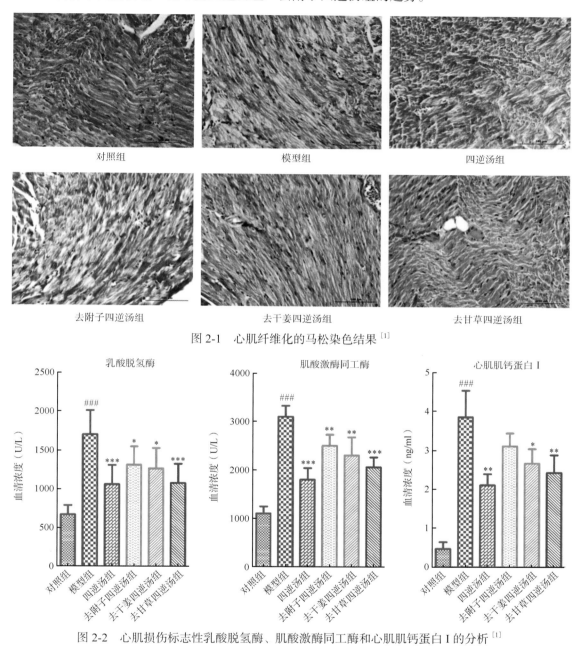

图 2-1 心肌纤维化的马松染色结果[1]

图 2-2 心肌损伤标志性乳酸脱氢酶、肌酸激酶同工酶和心肌肌钙蛋白 I 的分析[1]
与对照组相比，### $P < 0.001$；与模型组相比，* $P < 0.05$；** $P < 0.01$；*** $P < 0.001$

（二）多柔比星诱导心力衰竭大鼠代谢轮廓变化及四逆汤配伍调控作用评价

本实验联合 GC-MS 和 UPLC-Q-TOF-MS 技术对采集的所有血清样品进行分析，大鼠血清典型总离子流图见图 2-3。为了评价四逆汤不同配伍的治疗作用，首先采用无监督 PCA 进行多元统计分析。质控样品在 PCA 得分图中紧密聚集（图 2-4），表明分析平台的稳定性良好。在此基础上，将 UPLC-Q-TOF-MS 正、负离子代谢谱数据集联合构建新的 LC-MS 数据集。再采用有监督 PLS-DA 对 GC-MS 和 LC-MS 数据集分别进行分析。两种分析平台的 PLS-DA 得分图表明（图 2-5），模型组明显偏离对照组，四逆汤组更接近于对照组，而明显远离模型组。去附子四逆汤组明显偏离对照组，更接近于模型组，去甘草四逆汤组和去干姜四逆汤组都不同程度地偏离模型组。从得分图的定性分析，可以看出附子是四逆汤治疗多柔比星心力衰竭不可缺少的药材。为进一步定量描述四逆汤的不同配伍作用，我们利用 PLS-DA 多维空间变量相对平均距离定量评价四逆汤的配伍作用（表 2-2）。基于 LC-MS 数据集的 PLS-DA 多维空间相对平均距离计算显示，四逆汤组、去甘草四逆汤组、去干姜四逆汤组、去附子四逆汤组到对照组的相对平均距离分别是 0.56、1.09、1.20、1.76，并呈现增加趋势，而到达模型组的相对平均距离分别是 0.73、0.61、0.46、0.43，呈现下降趋势。同样，基于 GC-MS 数据

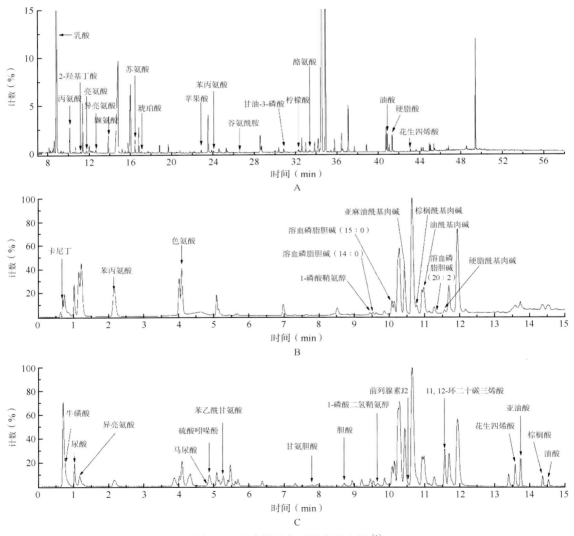

图 2-3　血清样品典型总离子流图 [1]

A. GC-MS 总离子流图；B. UPLC-Q-TOF-MS 正离子模式总离子流图；C. UPLC-Q-TOF-MS 负离子模式总离子流图

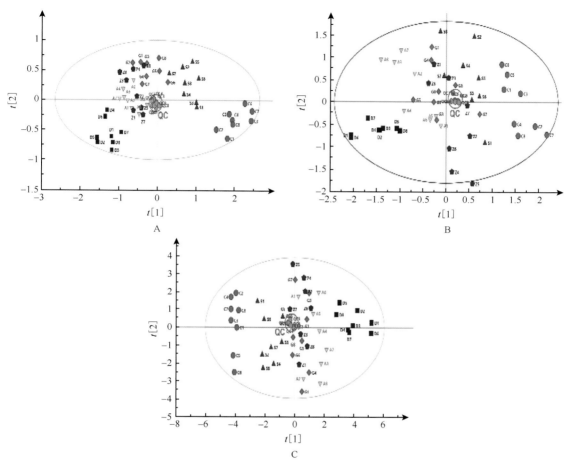

图 2-4　各组大鼠血清 GC-MS（A）、UPLC-Q-TOF-MS 正离子模式（B）和 UPLC-Q-TOF-MS 负离子模式（C）代谢谱 PCA 得分图 [1]

C. 对照组；D. 模型组；S. 四逆汤组；A. 去附子四逆汤组；Z. 去干姜四逆汤组；G. 去甘草四逆汤组

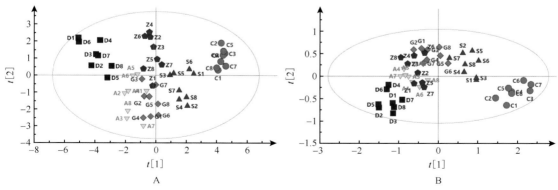

图 2-5　各组大鼠血清 GC-MS（A）和 LC-MS（B）代谢谱 PLS-DA 得分图 [1]

C. 对照组；D. 模型组；S. 四逆汤组；A. 去附子四逆汤组；Z. 去干姜四逆汤组；G. 去甘草四逆汤组

表 2-2   基于 PLS-DA 多维空间相对平均距离定量评价四逆汤配伍作用[1]

数据集	组别	表观距离值			相对距离值		
		模型组→对照组	不同药物组→对照组	不同药物组→模型组	不同药物组→对照组（M）	不同药物组→模型组（N）	归一化相对距离（M/N）
LC-MS	四逆汤组	8.46	3.44	6.14	0.41	0.73	0.56
	去附子四逆汤组		6.34	3.61	0.75	0.43	1.76
	去干姜四逆汤组		4.70	3.91	0.56	0.46	1.20
	去甘草四逆汤组		5.65	5.17	0.67	0.61	1.09
GC-MS	四逆汤组	3.19	1.33	2.16	0.42	0.68	0.62
	去附子四逆汤组		2.64	0.80	0.83	0.25	3.32
	去干姜四逆汤组		2.56	0.97	0.80	0.30	2.63
	去甘草四逆汤组		2.30	1.46	0.72	0.46	1.57

集的 PLS-DA 多维空间相对平均距离计算显示，四逆汤组、去甘草四逆汤组、去干姜四逆汤组、去附子四逆汤组到达对照组的相对平均距离分别是 0.62、1.57、2.63、3.32，呈现增加趋势，而到达模型组的相对平均距离分别是 0.68、0.46、0.30、0.25，呈现下降趋势。这些结果都表明不同组的保护作用呈现四逆汤组＞去甘草四逆汤组＞去干姜四逆汤组＞去附子四逆汤组的趋势。

（三）多柔比星诱导心力衰竭大鼠生物标志物及四逆汤作用机制研究

为鉴定多柔比星心力衰竭模型的生物标志物，采用正交偏最小二乘判别分析（OPLS-DA）对模型组和对照组代谢谱数据做进一步分析，结果显示对照组和模型组分离良好（图 2-6），并对 OPLS-DA 模型的过拟合情况进行了 200 组排列检验，发现模型无过拟合现象，表明模型具有良好的预测能力。根据 VIP 值＞ 1.0，单变量统计分析 $P < 0.05$ 和倍数变化＞ 1.5 的预设要求，在 LC-MS 数据集中，鉴定了 26 种多柔比星心力衰竭相关的生物标志物（表 2-3），在 GC-MS 数据集中，鉴定了 17 种多柔比星心力衰竭相关的生物标志物（表 2-4）。其中 4 种生物标志物在 GC-MS 和 LC-MS 分析平台都被鉴定，因此最终鉴定了 39 种多柔比星心力衰竭生物标志物。方差分析显示，四逆汤组、去甘草四逆汤组、去干姜四逆汤组和去附子四逆汤组给药后分别对 39 种生物标志物中的 32 种、24 种、15 种和 9 种代谢物有明显的回调作用。

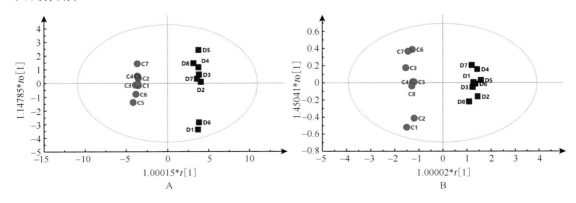

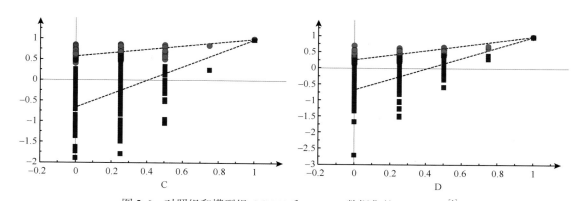

图 2-6　对照组和模型组 GC-MS 和 LC-MS 数据集的 OPLS-DA[1]

A. GC-MS 数据集分析的得分图；B. LC-MS 数据集分析的得分图；C. GC-MS 数据集 OPLS-DA 的排列检验（n=200）；D. LC-MS 数据集 OPLS-DA 的排列检验（n=200）

使用 MetaboAnalyst 3.0 和 KEGG 数据库对对照组、四逆汤组、去甘草四逆汤组、去干姜四逆汤组、去附子四逆汤组与模型组之间具有显著差异变化的代谢物进行代谢途径分析（图 2-7）。多柔比星诱导的心肌损伤对机体的 16 条代谢通路有显著的扰动作用，包括苯丙氨酸、酪氨酸和色氨酸生物合成，亚油酸代谢，缬氨酸、亮氨酸和异亮氨酸生物合成，牛磺酸和次牛磺酸代谢，苯丙氨酸代谢，花生四烯酸代谢，甘油醛和二羧酸代谢，色氨酸代谢，丙氨酸、天冬氨酸和谷氨酰胺代谢，酪氨酸代谢，甘油磷脂代谢，三羧酸循环，初级胆汁酸代谢，鞘脂代谢，甘油酯代谢和嘌呤代谢。四逆汤给药后对其中的 12 条代谢通路具有明显的回调作用，包括亚油酸代谢，缬氨酸、亮氨酸和异亮氨酸生物合成，苯丙氨酸、酪氨酸和色氨酸生物合成，苯丙氨酸代谢，花生四烯酸代谢，甘油醛和二羧酸代谢，色氨酸代谢，丙氨酸、天冬氨酸和谷氨酰胺代谢，三羧酸循环，甘油磷脂代谢，鞘脂代谢和嘌呤代谢。去甘草四逆汤组给药对其中的 10 条代谢通路具有明显的回调作用，包括亚油酸代谢，缬氨酸、亮氨酸和异亮氨酸生物合成，苯丙氨酸、酪氨酸和色氨酸生物合成，苯丙氨酸代谢，花生四烯酸代谢，色氨酸代谢，丙氨酸、天冬氨酸和谷氨酰胺代谢，鞘脂代谢，甘油磷脂代谢和三羧酸循环。去干姜四逆汤组给药对其中的 7 条代谢通路具有明显的回调作用，包括苯丙氨酸、酪氨酸和色氨酸生物合成，苯丙氨酸代谢，缬氨酸、亮氨酸和异亮氨酸生物合成，甘油醛和二羧酸代谢，色氨酸代谢，三羧酸循环和甘油磷脂代谢。去附子四逆汤组给药对其中的 6 条代谢通路有明显的回调作用，包括亚油酸代谢，缬氨酸、亮氨酸和异亮氨酸生物合成，苯丙氨酸、酪氨酸和色氨酸生物合成，苯丙氨酸代谢，花生四烯酸代谢，甘油醛和二羧酸代谢。根据 KEGG 数据库和已知的生物化学信息，进一步构建了多柔比星心力衰竭代谢调控网络和四逆汤、去甘草四逆汤、去干姜四逆汤、去附子四逆汤等给药对代谢标志物和代谢途径之间的相互调控网络（图 2-8）。

表2-3　基于 UPLC-Q-TOF-MS 平台的潜在标志物鉴定结果[1]

序数	保留时间(min)	加合物	检测质荷比(m/z)	理论质荷比(m/z)	偏差(ppm)	MS/MS 碎片离子	代谢物	元素组成	VIP值	倍数变化a	z-分数b				
											DOX	去附子四逆汤	去干姜四逆汤	去甘草四逆汤	四逆汤
1	0.70	M+H	162.1124	162.1130	-3.70	103.0391, 60.0814	卡尼丁	C$_7$H$_{15}$NO$_3$	1.29	0.53	-3.4#	-3.2	-1.4	-2.5	-0.9*
2	2.17	M+H	166.0861	166.0868	-4.21	131.0495, 120.0811	苯丙氨酸	C$_9$H$_{11}$NO$_2$	4.88	1.59	3.2#	0.9*	0.7	0.6*	0.5*
3	4.09	M+H	205.0971	205.0977	-2.93	187.0759, 145.9287	色氨酸	C$_{11}$H$_{12}$N$_2$O$_2$	5.46	1.73	4.5#	1.6*	1.3*	0.8*	0.7
4	9.45	M+H	380.2563	380.2565	-0.53	300.2895	1-磷酸鞘氨醇	C$_{18}$H$_{38}$NO$_3$P	1.12	1.61	4.4#	3.3	2.3	1.4*	0.7
5	9.53	M+H	468.3089	468.3090	-0.21	450.2953, 184.0744	溶血磷脂酰胆碱（14：0）	C$_{22}$H$_{46}$NO$_7$P	1.29	1.65	3.8#	2.6	1.8*	1.1	0.9*
6	10.07	M+H	482.3247	482.3246	0.21	464.3120, 184.0747	溶血磷脂酰胆碱（15：0）	C$_{23}$H$_{48}$NO$_7$P	1.38	1.66	2.7#	1.5	1.1	0.9*	0.6*
7	10.43	M+H	424.3424	424.3426	-0.47	144.1018, 85.0287, 60.0812	亚麻油酰基肉碱	C$_{25}$H$_{45}$NO$_4$	1.37	1.57	6.9#	3.9	3.3*	1.7	1.1
8	10.78	M+H	400.3425	400.3426	-0.25	144.1019, 85.0285, 60.0811	棕榈酰基肉碱	C$_{23}$H$_{45}$NO$_4$	1.86	1.58	6.7#	4.3*	1.2	0.6*	0.5*
9	11.00	M+H	426.3582	426.3583	-0.23	144.1015, 85.0290	油酰基肉碱	C$_{25}$H$_{47}$NO$_4$	1.77	1.64	5.7#	1.9*	1.2*	1.7	0.9*
10	11.31	M+H	548.3715	548.3716	-0.18	184.0738, 104.1071	溶血磷脂酰胆碱（20：2）	C$_{28}$H$_{54}$NO$_7$P	1.19	0.62	3.4#	2.4	0.5*	0.4*	0.1*
11	11.64	M+H	428.3737	428.3739	-0.47	85.0287, 60.0810	硬脂酰基肉碱	C$_{25}$H$_{49}$NO$_4$	1.04	1.64	4.3#	1.1*	1.5*	2.8	0.8*
12	0.71	M-H	124.0073	124.0068	4.03	80.0021	牛磺酸	C$_2$H$_7$NO$_3$S	2.22	0.63	-1.7#	-1.3	-1.2	-1.2	-1.1
13	0.89	M-H	167.0212	167.0205	4.19	83.0122	尿酸	C$_5$H$_4$N$_4$O$_3$	6.87	1.65	3.8#	0.7*	2.6	2.9	0.7
14	1.19	M-H	130.0873	130.0868	3.84	71.0731	异亮氨酸	C$_6$H$_{13}$NO$_2$	3.12	0.54	-4.2#	-2.6	-2.3*	-1.4*	-0.8*
15	4.81	M-H	178.0509	178.0504	2.81	134.0615	马尿酸	C$_9$H$_9$NO$_3$	1.80	0.59	-1.8#	0.0*	-1.1	-0.1	0.0*
16	4.87	M-H	212.0024	212.0017	3.30	132.0459, 80.9661	硫酸吲哚酚	C$_8$H$_7$NO$_5$S	6.92	0.58	-4.7#	-3.6	-2.7	-2.5	-1.3*
17	5.22	M-H	192.0666	192.0660	3.12	174.0551, 166.0501	苯乙酰甘氨酸	C$_{10}$H$_{11}$NO$_3$	2.99	1.80	4.5#	3.4	3.5	3.5	2.4
18	7.79	M-H	464.3020	464.3012	1.72	446.2903, 74.0239	甘氨胆酸	C$_{26}$H$_{43}$NO$_6$	2.86	1.83	4.3#	2.8	2.6	2.9	2.6
19	8.71	M-H	407.2807	407.2797	2.46	343.2640, 289.2171	胆酸	C$_{24}$H$_{40}$O$_5$	2.66	1.53	4.2#	4.1	2.9	3.0	2.9
20	9.66	M-H	380.2570	380.2565	1.31	300.2901, 96.9689	1-磷酸二氢鞘氨醇	C$_{18}$H$_{40}$NO$_5$P	1.85	1.76	5.0#	3.3	3.3	2.1*	1.3*
21	10.46	M-H	333.2068	333.2066	0.60	285.1490, 273.1852	前列腺素 J2	C$_{20}$H$_{30}$O$_4$	1.06	1.69	3.8#	2.8	2.6	1.8*	1.0*

续表

序数	保留时间(min)	加合物	检测质荷比(m/z)	理论质荷比(m/z)	偏差(ppm)	MS/MS碎片离子	代谢物	元素组成	VIP值	倍数变化a	z-分数b				
											DOX	去附子四逆汤	去干姜四逆汤	去甘草四逆汤	四逆汤
22	11.57	M-H	319.2283	319.2273	3.13	257.2833, 167.1451	11,12-环二十碳三烯酸	$C_{20}H_{32}O_3$	7.58	0.65	-5.0#	-3.7*	-3.9*	-2.7*	-1.1*
23	13.58	M-H	303.2333	303.2324	2.97	286.2296, 273.1851	花生四烯酸	$C_{20}H_{32}O_2$	7.66	1.63	4.9#	4.0*	3.1*	2.7*	1.4*
24	13.74	M-H	279.2334	279.2324	3.58	261.2217, 233.2268	亚油酸	$C_{18}H_{32}O_2$	4.40	1.60	4.4#	3.4*	3.0*	1.7*	1.5*
25	14.36	M-H	255.2331	255.2324	2.74	237.1029	棕榈酸	$C_{16}H_{32}O_2$	3.97	1.77	3.2#	2.5*	1.7	0.4*	0.8*
26	14.53	M-H	281.2488	281.2480	2.84	263.2874, 245.2267	油酸	$C_{18}H_{34}O_2$	7.98	1.64	3.8#	2.6*	2.0*	1.2	0.8*

a. 模型组与对照组峰强度倍数变化; b. z-分数=(不同组峰强度均值-对照组峰强度均值)/对照组标准差; 与对照组比较,#$P<0.05$; 与模型组比较,*$P<0.05$。

颜色标识: -5< $\quad$ 0 $\quad$ <5

表2-4 基于GC-MS平台的潜在标志物鉴定结果[1]

序数	保留时间(min)	代谢物	基峰质荷比	质谱碎片	VIP值	倍数变化a	z-分数b				
							DOX	去附子四逆汤	去干姜四逆汤	去甘草四逆汤	四逆汤
1	8.90	乳酸	73.0	191, 147, 117	4.55	2.13	8.1#	6.5	5.4	4.0*	2.6*
2	10.15	丙氨酸	116.1	190, 147, 73	1.24	1.95	5.2#	2.7	4.8	2.4	1.9*
3	11.02	2-羟基丁酸	152.1	147, 116, 73	1.20	1.57	2.9#	2.3	2.4	2.2	1.7
4	11.75	亮氨酸	86.1	188, 147, 73	1.16	0.58	-3.3#	-2.4	-2.0	-1.4	-0.6*
5	12.39	异亮氨酸	86.1	188, 147, 117, 73	1.27	0.55	-4.4#	-3.4	-2.9*	-2.4	-1.9*
6	13.88	缬氨酸	144.1	218, 73	1.90	0.51	-2.4#	-1.4*	-1.2	-1.0	-0.8*
7	16.47	苏氨酸	73.0	158, 142, 117	1.11	1.59	3.2#	2.2	1.1*	0.9*	0.9*
8	17.05	琥珀酸	247.1	147, 75, 73	1.05	1.72	5.2#	2.9	1.9*	0.7*	0.6*
9	22.86	苹果酸	73.0	233, 189, 147	1.24	1.88	6.5#	4.6	3.5	2.1*	1.2*
10	24.04	苯丙氨酸	120.1	146, 91, 73	1.23	1.79	6.4#	4.7*	3.3*	2.6*	2.6*

续表

序数	保留时间（min）	基峰质荷比	代谢物	质谱碎片	VIP 值	倍数变化 [a]	DOX	去附子四逆汤	去干姜四逆汤	去甘草四逆汤	四逆汤
								z-分数 [b]			
11	26.57	218.1	谷氨酰胺	246，147，128，73	1.17	1.71	3.0#	0.9*	2.3	0.7*	0.6*
12	30.83	299.1	甘油 -3- 磷酸	357，147，73	1.28	1.58	5.5#	5.3	5.7	4.5	3.5
13	32.24	273.1	柠檬酸	147，73	1.19	0.61	-3.0#	-2.1	-1.6*	-1.8	-1.1*
14	33.36	179.1	酪氨酸	208，73	1.18	0.61	-2.2#	-1.7	-1.6	-1.7	-1.5
15	40.86	73.0	油酸	339，129，117	1.09	1.62	2.5#	2.0	1.3	1.1	0.5*
16	41.35	117.0	硬脂酸	341，145，129	1.15	1.70	2.0#	1.7	1.5	1.4	0.6*
17	43.11	93.1	花生四烯酸	133，117，91	1.23	1.58	8.6#	5.9	4.7	2.5*	1.5*

a. 模型组与对照组峰度变化；b. z- 分数 =（不同组峰强度均值 - 对照组峰强度均值）/ 对照组标准差；与对照组比较，#$P < 0.05$；与模型组比较，*$P < 0.05$

颜色标识： -5 <　　　　　0　　　　　< 5

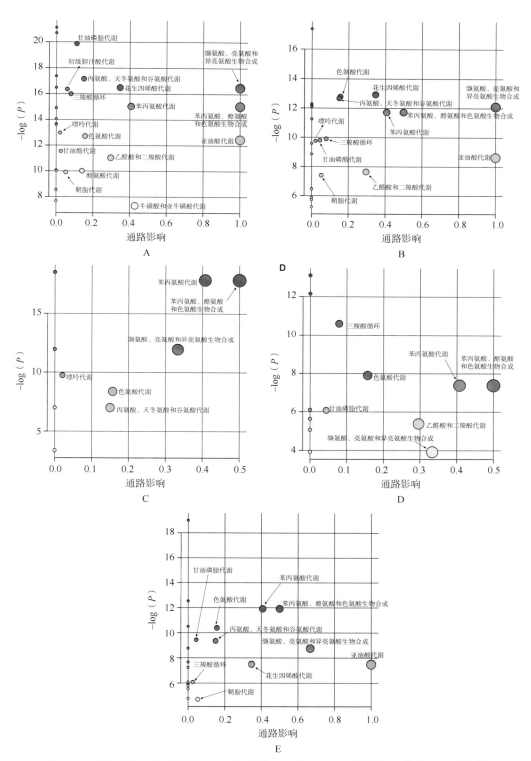

图 2-7 多柔比星心力衰竭模型及不同给药组显著回调差异代谢物的代谢通路分析[1]

A. 多柔比星心力衰竭主要改变代谢途径；B. 四逆汤靶向的主要代谢途径；C. 去附子四逆汤靶向的主要代谢途径；D. 去干姜四逆汤靶向的主要代谢途径；E. 去甘草四逆汤靶向的主要代谢途径

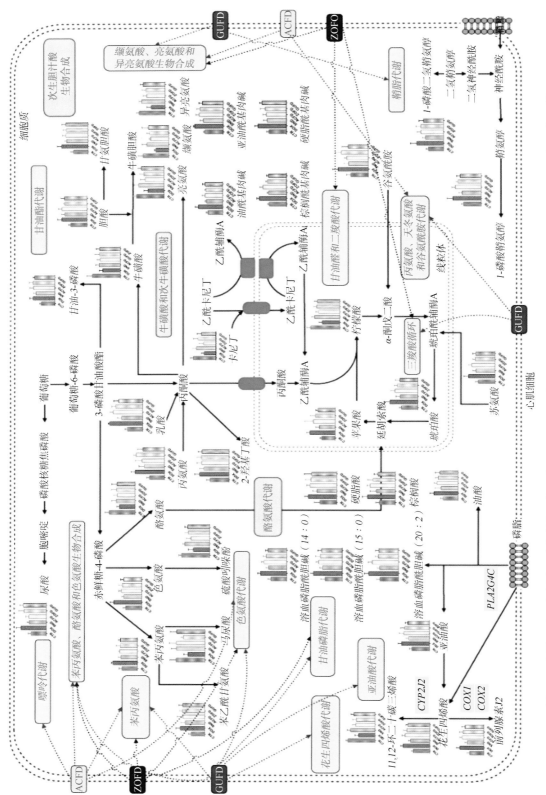

图 2-8 多柔比星心力衰竭差异代谢物调控网络及四逆汤、去附子四逆汤、去干姜四逆汤和去甘草四逆汤组调控示意图 [1]

从构建的代谢调控网络中可以看出，39 种多柔比星心力衰竭生物标志物中有 10 种代谢物涉及甘油磷脂代谢和花生四烯酸代谢［包括溶血磷脂酰胆碱（14：0）、溶血磷脂酰胆碱（15：0）、溶血磷脂酰胆碱（20：2）、亚油酸、棕榈酸、油酸、硬脂酸、花生四烯酸、前列腺素 J2 和 11，12- 环二十碳三烯酸］。为确证代谢组学研究结果，本研究进一步采用实时定量 PCR 技术，对心肌组织中调控甘油磷脂代谢的关键基因磷脂酶 PLA2G4C，调控花生四烯酸代谢关键基因环氧化酶 1、环氧化酶 2 和细胞色素 CYP2J2 进行测定。结果显示（图 2-9），与对照组相比，多柔比星诱导的心力衰竭大鼠心脏组织中磷脂酶 PLA2G4C、环氧化酶 1 和环氧化酶 2 显著上调，细胞色素 CYP2J2 显著下调。与模型组相比，服用四逆汤、去干姜四逆汤和去甘草四逆汤能够显著下调心脏组织中磷脂酶 PLA2G4C，而环氧化酶 1、环氧化酶 2 和细胞色素 CYP2J2 仅在四逆汤组和去甘草四逆汤组中显著回调。可见，四逆汤和去甘草四逆汤能够抑制磷脂酶 PLA2- 环氧化酶通路，并激活磷脂酶 PLA2- 细胞色素 CYP 通路，拮抗多柔比星诱导的心肌损伤作用；去干姜四逆汤能调控磷脂酶 PLA2- 环氧化酶通路，拮抗多柔比星诱导的心肌损伤；然而去附子四逆汤对磷脂酶 PLA2- 环氧化酶通路和磷脂酶 PLA2- 细胞色素 CYP 通路都没有显著调节作用。

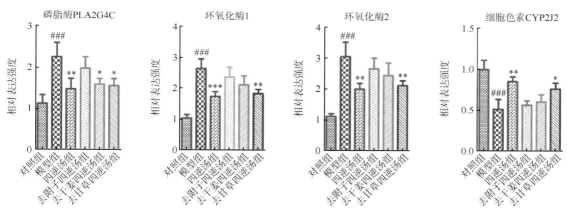

图 2-9　不同组心肌组织中磷脂酶 PLA2G4C，环氧化酶 1，环氧化酶 2 和细胞色素 CYP2J2 基因表达分析[1]
　　　　内参基因为 β-actin；与对照组相比，###$P < 0.001$；与模型组相比，*$P < 0.05$，**$P < 0.01$，***$P < 0.001$

通过比较去附子四逆汤、去干姜四逆汤和去甘草四逆汤组靶向调控代谢通路与四逆汤靶向调控代谢通路，我们发现四逆汤、去附子四逆汤、去干姜四逆汤、去甘草四逆汤共同调控的代谢通路包括缬氨酸、亮氨酸和异亮氨酸生物合成，苯丙氨酸、酪氨酸和色氨酸生物合成，苯丙氨酸代谢和色氨酸代谢。附子在协同调控亚油酸代谢，鞘脂代谢，甘油磷脂代谢，甘油醛和二羧酸代谢，三羧酸循环和花生四烯酸代谢途径中起显著作用。干姜在协同调控亚油酸代谢，花生四烯酸代谢，丙氨酸、天冬氨酸和谷氨酰胺代谢，鞘脂代谢和嘌呤代谢中起显著作用。甘草在协同调控甘油醛和二羧酸代谢、嘌呤代谢中起显著作用。根据比较分析结果，我们构建了"四逆汤 - 药材 - 代谢通路"相互关联网络（图 2-10），证实附子、干姜、甘草配伍协同产生显著的抗多柔比星心力衰竭作用，为四逆汤"君、臣、佐、使"的配伍规律的科学阐释提供了重要的科学证据。

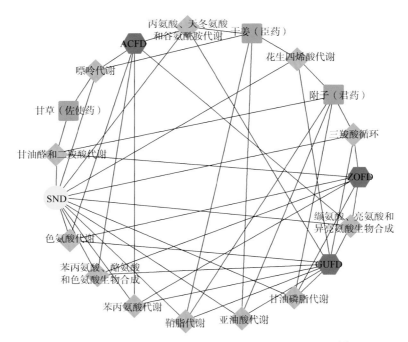

图 2-10　"四逆汤 - 药材 - 代谢通路"相互关联网络[1]

第二节　寒凝血瘀证模型大鼠生物标志物及当归
四逆汤有效性研究

当归四逆汤由桂枝汤衍化而来，出自《伤寒论》，此方由药材当归、桂枝、白芍、细辛、通草、炙甘草、大枣组成，具有"温经散寒、养血通脉"之功效。当归四逆汤是温经通脉之经典方剂，现代应用广泛，其中对类风湿关节炎、糖尿病周围神经病变、血栓闭塞性脉管炎、痛经等寒凝血瘀证有着良好的改善作用，临床疗效确切。本实验采用代谢组学方法研究了当归四逆汤对寒凝血瘀证治疗作用的相关机制。

（一）寒凝血瘀证模型大鼠复制及当归四逆汤药效评价

本试验研究了当归四逆汤（DSD）及其缺味药配伍对寒凝血瘀证（BSS）模型大鼠的治疗作用。适应环境1周后将大鼠随机分组（$n=8$）：对照组（Control）、模型组（Model）、当归四逆汤全方组（DSD）、当归四逆汤缺君药组（当归四逆汤缺君药）、当归四逆汤缺臣药组（NC）和当归四逆汤缺佐药组（NZ）。本研究采用冷水浴结合肾上腺素皮下注射构建寒凝血瘀证大鼠模型，造模周期14天。每日将大鼠置于冰水浴（0～2℃）中经受寒冷刺激5～10min，当大鼠出现反应迟钝、呼吸微弱、腿部僵直欲沉时救出。在第10天，大鼠皮下注射0.8mg/kg盐酸肾上腺素2次，间隔时间4h。首次注射2h后接受5min冰水浴刺激。采用寒凝血瘀证大鼠症状和体征量化评分表评价大鼠日常体征变化。当归四逆汤按照当归：桂枝：白芍：细辛：通草：炙甘草：大枣为12：9：9：3：6：6：12比例进行回流提取，减压浓缩至2.0g/ml（2g生药量/1ml）。同操作制备当归四逆汤缺君药（剔除当归、桂枝）、当归四逆汤缺臣药（剔除细辛、白芍）、当归四逆汤缺佐药（剔除通草、炙甘草、大枣）提取液。当归四逆汤、当归四逆汤缺君药、当归四逆汤缺臣药和当归四逆汤缺佐药组大鼠灌胃给予对应的复方提取液（1.8mg/g）；对照组与模型组则给予等量纯净水灌胃，每天 1 次，持续 14 天。14 天后腹主动脉采血进行血液流变学参数分析。

观察大鼠体征变化：表 2-5 中，每项症状和体征轻度计为 1 分，中度计为 2 分，重度计为 3 分，其中总分 1～7 分为轻度寒凝血瘀表现，8～14 分为中度寒凝血瘀表现，15～21 分为重度寒凝血瘀表现，未出现上述症状和体征者计为 0 分。按照以上评分内容及评分标准，观察并记录各组大鼠的各项指标得分，以初步评价本实验寒凝血瘀大鼠模型构建成功与否。

表 2-5　寒凝血瘀证模型大鼠症状和体征量化评分表[2]

症状	轻度	中度	重度
畏寒蜷缩，竖毛	喜扎堆，活动量减少，尚无寒战竖毛	喜扎堆，蜷缩少动，弓背竖毛，偶有寒战	喜扎堆，蜷缩少动，弓背竖毛，偶有寒战
食少纳呆	进食量减少＜ 1/3	进食量减少 1/3～2/3	进食量减少＞ 2/3
形体消瘦	体重增长缓慢（0.05～0.07g/d）	体重增长缓慢（0.03～0.05g/d）	体重增长缓慢甚至减轻（＜0.03g/d）
毛发情况	毛发稍有不整，毛色白尚有光泽	毛发不整，毛色黯无光泽	毛色枯槁或散乱竖毛
小便清长（垫料情况）	垫料略湿，每 3 天更换	垫料较湿，每 2 天更换	垫料明显潮湿，需每日更换
大便情况	大便量稍增多，湿度尚正常	大便量明显增多，粪质变软，尚成形	大便量明显增多，粪质软，不成形
脉络瘀血（口周、齿龈爪甲、耳缘、肛周紫黯）	1 个部位少量脉络瘀血	2～3 个部位脉络瘀血	3 个以上部位严重脉络瘀血或针刺部位皮下瘀斑明显

经过 14 天的模型构建，根据寒凝血瘀大鼠构建的等级评分内容和标准（表 2-5）进行评价，最终各组大鼠的症状和体征量化评分结果见表 2-6。结果表明，在经过连续 14 天的造模后，模型组大鼠出现喜扎堆，蜷缩少动，弓背竖毛，偶有寒战，体重增长缓慢、被毛无光泽、小便清、大便稀烂且频繁、爪尾部紫黯、耳色暗红等症状，评分总分为 16 分，即达到了重度寒凝血瘀表现，表明连续冷水浴联合皮下注射盐酸肾上腺素的方法构建寒凝血瘀大鼠模型是切实可行的。在当归四逆汤各配伍组（当归四逆汤、当归四逆汤缺君药、当归四逆汤缺臣药、当归四逆汤缺佐药）干预下，模型组大鼠寒凝血瘀症状均得到了不同程度的改善，其中当归四逆汤组大鼠的评分总分为 3 分，即轻度寒凝血瘀表现；当归四逆汤缺君药组大鼠的评分总分为 10 分，即中度寒凝血瘀表现；当归四逆汤缺臣药组大鼠的评分总分为 9 分，即中度寒凝血瘀表现；当归四逆汤缺佐药组大鼠的评分总分为 12 分，即中度寒凝血瘀表现，表明当归四逆汤各配伍组均能够改善大鼠寒凝血瘀的症状。

表 2-6　各组大鼠的症状和体征量化评分表[3]

组别	畏寒蜷缩，竖毛	食少纳呆	形体消瘦	毛发情况	小便清长（垫料情况）	大便情况	脉络瘀血（口周、齿龈爪甲、耳缘、肛周紫黯）	总分
对照组	0	0	0	0	0	0	0	0
模型组	2	2	1	3	2	3	3	16
当归四逆汤全方组	1	0	0	1	0	1	0	3

组别	畏寒蜷缩，竖毛	食少纳呆	形体消瘦	毛发情况	小便清长（垫料情况）	大便情况	脉络瘀血（口周、齿龈爪甲、耳缘、肛周紫黯）	总分
当归四逆汤缺君药组	2	1	1	1	1	2	2	10
当归四逆汤缺臣药组	1	1	1	1	1	2	2	9
当归四逆汤缺佐药组	1	1	3	2	1	2	2	12

观察血液流变学指标变化：全血黏度（WBV）和红细胞聚集指数是用来评估血瘀程度和药物治疗效果的指标之一。当归四逆汤各配伍组对寒凝血瘀模型大鼠的全血黏度和红细胞聚集指数指标的干预效果见表 2-7。结果显示，在经过连续 14 天的造模后，与对照组相比，模型组大鼠的全血在高（$200s^{-1}$）、中（$50s^{-1}$，$30s^{-1}$）、低剪切率（$5s^{-1}$，$1s^{-1}$）下的全血黏度和红细胞聚集指数均显著性升高（$P < 0.01$）；与模型组相比，缺功能单元组（当归四逆汤缺君药、当归四逆汤缺臣药、当归四逆汤缺佐药）全血的中剪切率（$50s^{-1}$，$30s^{-1}$）和低剪切率（$5s^{-1}$，$1s^{-1}$）下的全血黏度和红细胞聚集指数均显著性回调（$P < 0.01$）；但高剪切率（$200s^{-1}$）下的全血黏度虽有回调趋势但无统计学意义。而当归四逆汤组大鼠全血各剪切率下全血黏度和红细胞聚集指数均显著回调（$P < 0.01$）。

表 2-7　各组大鼠全血的全血黏度和红细胞聚集指数的变化趋势[4]（$\bar{x} \pm s$，$n=8$）

组别	全血黏度（mPa·s）					红细胞聚集指数
	200（s^{-1}）	50（s^{-1}）	30（s^{-1}）	5（s^{-1}）	1（s^{-1}）	
对照组	5.42±0.39	6.87±0.48	7.79±0.55	15.08±1.06	38.00±2.76	7.01±0.26
模型组	6.03±0.56**	7.94±0.68**	9.18±0.75**	19.23±1.37**	52.12±3.36**	8.67±0.45**
当归四逆汤全方组	5.26±0.22##	6.54±0.28##	7.35±0.32##	13.66±0.63##	33.11±1.68##	6.29±0.17##
当归四逆汤缺君药组	5.76±0.44▲	7.23±0.58##▲▲	8.10±0.67##▲▲	15.4±1.39##▲	38.3±3.79##▲▲	6.64±0.24##▲
当归四逆汤缺臣药组	5.70±0.32▲	7.12±0.43##▲	8.01±0.5##▲	15.01±1.10##▲	36.67±3.16##▲	6.43±0.30##
当归四逆汤缺佐药组	5.74±0.33▲	7.13±0.42##▲	8.02±0.48##▲	14.98±0.98##▲	36.26±2.67##▲	6.32±0.24##

与对照组比较，**$P < 0.01$；与模型组比较，##$P < 0.01$；与当归四逆汤全方组比较，▲▲$P < 0.01$，▲$P < 0.05$

以上研究揭示了在当归四逆汤各配伍组的干预下寒凝血瘀证大鼠的体征变化和血液流变学指标异常均得到了不同程度的改善。当归四逆汤组大鼠的体重增长不受模型刺激的影响，其增长随着时间的增加呈现上升趋势，且其日平均体重增长量高于对照组；此外，当归四逆汤能显著改善由寒凝血瘀引起的异常的全血黏度指标和红细胞聚集指数指标，表明当归四逆汤能够预防寒凝血瘀的发生发展。而各缺功能单元组（当归四逆汤缺君药、当归四逆汤缺臣药、当归四逆汤缺佐药）虽能发挥干预效果，但预防效果不及当归四逆汤；特别是高剪切率下的全血黏度指标，虽有改善作用，但并无统计学意义，表明缺功能单元组对由于连续冷水浴联合皮下注射盐酸肾上腺素造成的大鼠机体循环系统阻力增大并不能显著缓解。此外，当归四逆汤缺佐药组大鼠的体重增长趋势与其他配伍组不同，当归四逆汤缺佐药组大鼠的体重总体呈现减轻趋势。当归四逆汤发挥温经通脉的功效正是方中君、臣、佐、使相互作用的结果，因此当归四逆汤全方组对寒凝血瘀发生发展的预防效果是最明显的，其他缺功能单元配伍组虽对寒凝血瘀发生发展有一定程度的预防疗效，但因方剂中缺少相关功能单元，使得方剂中各药味的协同整合疗效降低，从而表现为药物疗效的降低。

（二）寒凝血瘀证大鼠代谢轮廓及当归四逆汤调控作用评价

在研究当归四逆汤对寒凝血瘀证治疗效果的基础上，本研究采用 UPLC-Q-TOF-MS 分析技术结合多元统计分析对不同时间节点下（第 0，5，10，14 天）各组大鼠尿液样本进行动态代谢组学分析，揭示当归四逆汤干预寒凝血瘀证大鼠的作用机制。为了总览模型组与对照组大鼠的尿液代谢轮廓，本实验对不同时刻采集的模型组、对照组的大鼠尿液样本以及质量控制样本分别建立了 PCA 模型（图 2-11），图中显示质量控制样本均紧密聚集。在实验的第 0 天，模型组与对照组的样本点相互重叠说明此时代谢轮廓相似。接着，随着寒凝血瘀证的逐渐发展，在第 5，10，14 天时，两组间的样本数据集分成了明显的两簇，代谢轮廓发生了明显的区分。PCA 轨迹分析图（图 2-12）表明，当归四逆汤可缓慢调控寒凝血瘀证代谢轮廓的紊乱。图中第 5 和 10 天样本点，当归四逆汤组与模型组仍有重叠部分。到第 14 天时，两组的样本点呈现出最大的分离，说明当归四逆汤对寒凝血瘀证有着明显的调控作用且随着时间的推移而逐渐显现，这也体现着中药起效缓慢的特征。当归四逆汤的缺味配伍组对寒凝血瘀证也均有干预作用。PLS-DA 得分图中（图 2-13）可见在 5，10，14 天模型组及给药组的代谢轮廓明显区分，说明当归四逆汤及其配伍组在不同时间点下对寒凝血瘀证大鼠的尿液代谢轮廓均产生了调控作用。

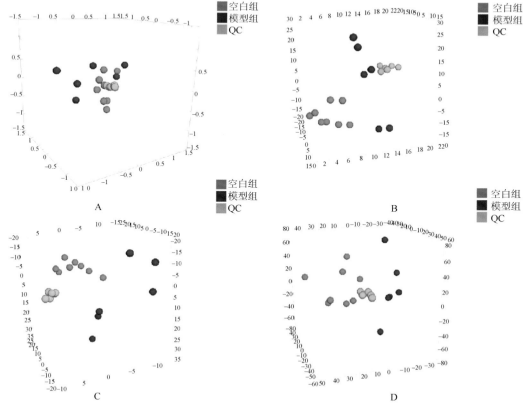

图 2-11　尿液样本正离子模式下 PCA 得分图，分别在第 0（A），5（B），10（C），14（D）天进行采集（QC：质量控制样本组）[5]

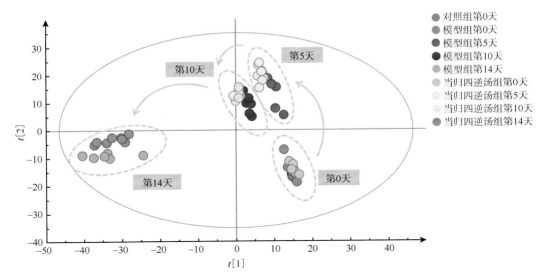

图 2-12　对照组、模型组、当归四逆汤组大鼠尿液样本的 PCA- 轨迹分析图[5]（图中圆点的轨迹代表着代谢物在不同时间点的变化）

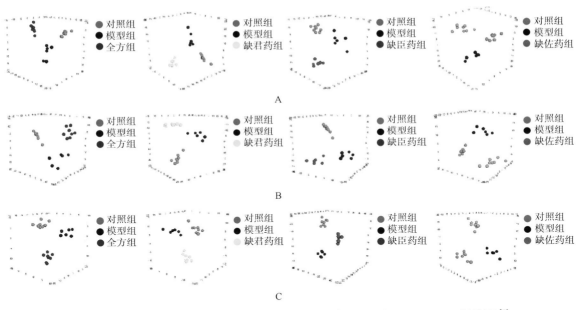

图 2-13　不同时间点下收集的对照组、模型组以及各干预组的 PLS-DA 3D 得分图[5]

A. 第 5 天；B. 第 10 天；C. 第 14 天

（三）寒凝血瘀证大鼠生物标志物及当归四逆汤作用机制研究

本实验构建 OPLS-DA 模型，筛选并鉴定不同时刻下模型组和对照组之间的差异代谢物。OPLS-DA 模型采用置换检验进行模型检验（$n=200$）。置换结果表明左侧拟预测性 Q^2 均在 0 以下，与实际结果的 Q^2（右侧）相差甚远，说明所建立的模型并没有过拟合（图 2-14）。以 VIP > 1，t 检验 $P < 0.05$ 筛选差异变量并鉴定，结果共鉴定出 23 个与寒凝血瘀证动态发展相关的差异代谢物（表 2-8）。潜在生物标志物的含量变化箱式图如图 2-15 所示。

与对照组相比，模型组第 5 天有 8 个代谢物含量下降：1- 甲基鸟嘌呤、3- 羟基邻氨基苯甲酸（3-HAA）、吲哚啉、黄尿酸、苯乙酰甘氨酸、四氢皮质酮和 2 种未知代谢物（m/z 值分别为 182.1181 和 425.2169）；同时，马尿酸和 5- 甲氧基吲哚乙酸酯的含量增加。

与对照组相比，模型组第 10 天，有 12 个代谢物表现出显著降低：1- 甲基烟酰胺、肌酸酐、N- 甲基组氨酸、1- 甲基腺嘌呤、5- 甲基胞嘧啶、3-HAA、吲哚啉、黄尿酸、核黄素、皮质酮、四氢皮质酮、m/z 值分别为 182.1181 和 425.2169 的两个未知代谢物。与此相反，在第 10 天，酪胺葡萄糖苷酸、亮氨酸 - 脯氨酸、2- 甲基 -1，2，3，4- 四氢 -6，7- 异喹啉二醇、3- 吲哚羧酸葡萄糖醛酸含量增加。

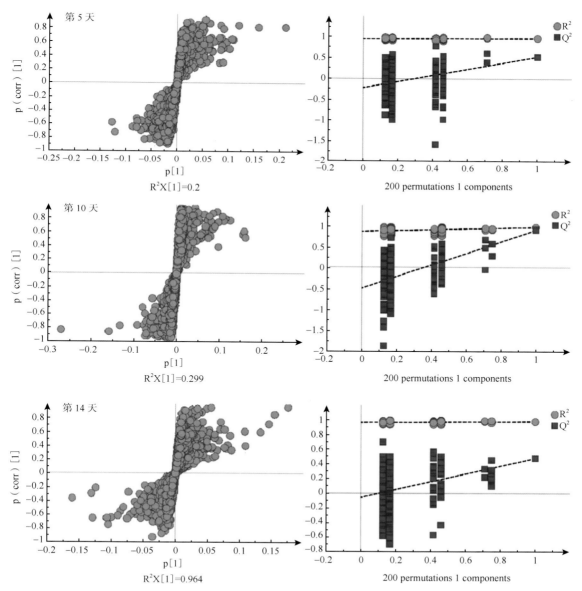

图 2-14　不同时间点尿液数据的正交偏最小二乘判别分析（OPLS-DA）S-plot 图以及置换检验结果[5]（n=200）

表 2-8 UPLC/MS 正离子模式下与寒凝血瘀证发生发展相关的尿液内源性代谢物[5]

序号	KEGG号	保留时间(min)	代谢物	分子式	离子类型	精确质量(测定值)	误差(ppm)	模型组第5天 vs 对照组第5天				模型组第10天 vs 对照组第10天				模型组第14天 vs 模型组第10天				通路
								模型组/对照组	全方组/模型组	缺君组/模型组	缺臣药组/模型组	模型组/对照组	全方组/模型组	缺君药组/模型组	缺臣药组/模型组	模型组/对照组	全方组/模型组	缺君药组/模型组	缺臣药组/模型组	
1*	C02918	0.70	1-甲基烟酰胺	$C_7H_9N_2O$	$[M+H]^+$	137.0727	6.60	—	—	—	—	↓##	↓	—	↓**	—	—	—	—	烟酸和烟酰胺代谢
2*	C00791	0.76	肌酸酐	$C_4H_7N_3O$	$[M+H]^+$	114.0677	8.80	—	—	—	—	↓#	↓**	—	↓**	—	—	—	—	精氨酸和脯氨酸代谢
3*	C01152	1.07	N-甲基组氨酸	$C_7H_{11}NO_2$	$[M+H]^+$	170.0935	0.00	—	↑	—	↓*	↑	↓	—	↓	—	—	—	—	组氨酸代谢
4	C03033	1.39	酪胺葡萄糖醛酸苷酸	$C_{14}H_{19}NO_7$	$[M+H]^+$	314.1242	0.60	—	—	—	↑##	↓	—	↓	—	—	—	—	戊糖和葡萄糖醛酸转化；淀粉和蔗糖代谢
5*	C04152	1.73	1-甲基鸟嘌呤	$C_6H_7N_5O$	$[M+H]^+$	166.0732	1.80	↓#	↑	↑	↓#	↓	↓	—	↓	—	—	—	—	
6*	C04153	1.97	1-甲基腺嘌呤	$C_6H_7N_5$	$[M+H]^+$	150.7883	2.00	—	—	↑	↓##	↓	↑	—	↓	—	—	—	—	
7*	C02376	2.24	5-甲基胞嘧啶	$C_5H_7N_3O$	$[M+H]^+$	126.0671	3.20	↓#	↓*	↑	↓##	↓	↓	—	↓	—	—	—	—	
8*	C00632	2.51	3-羟基邻氨基苯甲酸	$C_7H_7NO_3$	$[M+H]^+$	154.0506	1.30	—	—	—	↑##	↓	↓**	↓**	↓*	—	—	—	—	色氨酸代谢
9*	C00632	2.59	亮氨酸-脯氨酸	$C_{11}H_{21}N_2O_3$	$[M+H]^+$	229.1547	-2.20	—	—	—	↑##	↑*	↑	—	↓	—	—	—	—	

续表

序号	KEGG号	保留时间(min)	代谢物	分子式	离子类型	精确质量数(测定值)	误差(ppm)	模型组第5天 vs 对照组第5天					模型组第10天 vs 对照组第10天					模型组第14天 vs 对照组第14天					通路
								模型组/对照组	全方组/模型组	缺君药组/模型组	缺臣药组/模型组	缺佐药组/模型组	模型组/对照组	全方组/模型组	缺君药组/模型组	缺臣药组/模型组	缺佐药组/模型组	模型组/模型组	全方/模型组	缺君药组/模型组	缺臣药组/模型组	缺佐药组/模型组	
10*	C02505	2.63	2-苯基乙酰胺	C_8H_9NO	$[M+H]^+$	136.0765	1.5	—	—	—	—	—	↑##	↑	↓	↓	↓	—	—	—	—	↑	苯丙氨酸代谢
11		3.06	吲哚啉	C_8H_9N	$[M+H]^+$	120.0819	5.00	↓#	↓	↓	→	→	↓#	↑*	↓*	↓*	↓*	—	—	—	—	—	
12*		3.96	2-甲基-1,2,3,4-四氢-6,7-异喹啉二醇	$C_{10}H_{13}NO_2$	$[M+H]^+$	180.1205	1.70	—	↑	↑	—	—	↑##	↑**	↑**	↑*	↓**	↑	↑**	↑	↑	↑	
13	C02470	4.39	黄尿酸	$C_{10}H_7NO_4$	$[M+H-CO]^+$	178.0500	-2.20	↓#	↓	↑	↑	—	↓##	↓	↓	↓	↓	—	—	—	—	—	色氨酸代谢
14		5.28	3-吲哚胺酸葡萄糖醛酸	$C_{15}H_{15}NO_8$	$[M+H]^+$	338.0876	2.70	—	—	↑	—	—	↑	↑**	↓*	↓	↓	↑	↑	↑	↑	↑	
15	C01586	5.33	马尿酸	$C_9H_9NO_3$	$[M+H]^+$	180.0660	-0.60	↑##	↑	↑*	*	*	↑#	↑**	↑**	↑**	↑*	↑	↑**	—	—	—	苯丙氨酸代谢
16*	C00255	5.84	核黄素	$C_{17}H_{20}N_4O_6$	$[M+H]^+$	377.1468	1.90	—	—	—	—	—	—	—	—	—	—	—	—	—	—	—	核黄素代谢
17*	C05598	5.94	苯乙酰甘氨酸	$C_{10}H_{11}NO_3$	$[M+H]^+$	194.0816	-0.50	↑##	↑	↓**	↑	↓*	↑	↑**	↓**	↑	↓*	↑	↑**	↑	↑	—	苯丙氨酸代谢
18	C05660	10.55	5-甲氧基吲哚乙酸酯	$C_{11}H_{11}NO_3$	$[M+H-2H_2O]^+$	170.0608	1.20	↓#	↓**	↓**	**	—	↓#	↓	↓	↓	↓	↓	↓	↓	↓	↓	色氨酸代谢
19		12.46	未鉴定	$C_{10}H_{15}NO_2$	—	182.1181	0.00	↓#	↑	↓**	**	↓**	↓#	↑	↓	↓	↓	—	—	—	—	—	

续表

序号	KEGG号	保留时间(min)	代谢物	分子式	离子类型	精确质量数(测定值)	误差(ppm)	模型组第5天 vs 对照组第5天					模型组第10天 vs 对照组第10天					模型组第14天 vs 对照组第14天					通路
								模型组/对照组	全方组/模型组	缺君药组/模型组	缺臣药组/模型组	缺佐药组/模型组	模型组/对照组	全方组/模型组	缺君药组/模型组	缺臣药组/模型组	缺佐药组/模型组	模型组/对照组	全方组/模型组	缺君药组/模型组	缺臣药组/模型组	缺佐药组/模型组	
20	C02140	12.68	皮质酮	$C_{21}H_{30}O_4$	$[M+H]^+$	347.2223	0.30	↓#	—	—	—	—	↓#	↓	↑	↑**	↓	—	—	—	—	—	类固醇激素的生物合成
21*		12.97	别胆酸	$C_{48}H_{80}O_{10}$	$[2M+H]^+$	817.5819	−1.30	—	—	—	—	—	—	—	—	↑	—	—	↑	↑	—	—	类固醇激素的生物合成
22	C05476	13.06	四氢皮质酮	$C_{21}H_{34}O_4$	$[M+H]^+$	333.2430	2.10	↓##	↑	↑*	↑	↑	↓##	↑	↑	↑	↑	—	—	—	—	—	类固醇激素的生物合成
23		13.98	未鉴定	$C_{22}H_{34}O_8Na$	$[M+Na]^+$	425.2169	−1.40	↓#	↑	↑	↑	↑	↓#	↓	↑	↑	↑	—	—	—	—	—	

与对照组相比: #$P < 0.05$, ##$P < 0.01$; 与模型组相比: *$P < 0.05$, **$P < 0.01$

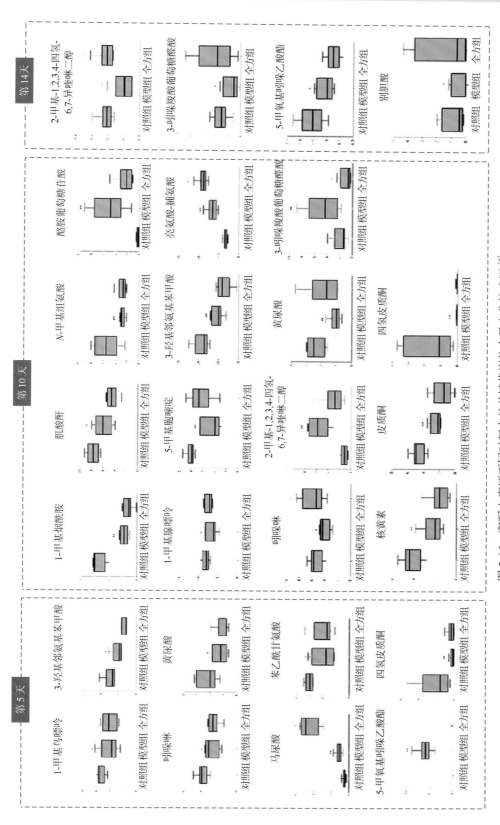

图 2-15　寒凝血瘀证不同时间点的关键代谢物含量变化箱式图 [5]

分别在第 5、10、14 天，一共筛选出 21 个尿液代谢物。与对照组相比，#P < 0.05，##P < 0.01；与模型组相比，*P < 0.05，**P < 0.001

第 14 天，2- 甲基 -1，2，3，4- 四氢 -6，7- 异喹啉二醇、3- 吲哚羧酸葡萄糖醛酸、5- 甲氧基吲哚乙酸酯和别胆酸的含量降低。通过分析当归四逆汤组中差异代谢物所对应的含量，发现 4 种代谢物相对于模型组来说能被当归四逆汤显著回调，且作用在不同的时期：5- 甲氧基吲哚乙酸酯、吲哚啉在第 5 天被当归四逆汤所回调；3- 吲哚羧酸葡萄糖醛酸在第 10 天被当归四逆汤所回调；2- 甲基 -1，2，3，4- 四氢 -6，7- 异喹啉二醇在第 10、14 天被当归四逆汤所回调。

第 5 天的四氢皮质酮，第 10 天的 1- 甲基烟酰胺、1- 甲基鸟嘌呤、5- 甲基胞嘧啶、3-HAA、黄尿酸、核黄素、皮质酮和四氢皮质酮，第 14 天的 2- 甲基 -1，2，3，4- 四氢 -6，7- 异喹啉二醇有着高灵敏度，且受试者特征曲线（ROC）下面积（AUC）值＞ 0.9，被认为是寒凝血瘀诊断的潜在生物标志物（图 2-16）。

基于在线 MetaboAnalyst 4.0 平台（www.metaboanalyst.ca）富集到 8 条代谢通路与寒凝血瘀证的发生发展相关（图 2-17），结果提示，色氨酸代谢，烟酸和烟酰胺代谢及戊糖和葡萄糖醛酸转换通路可能是与寒凝血瘀证较为相关的代谢通路。基于代谢物 - 代谢途径之间的相互关系，我们根据已辨识的潜在生物标志物来绘制与寒凝血瘀证发展相关的动态代谢网络图（图 2-18）。

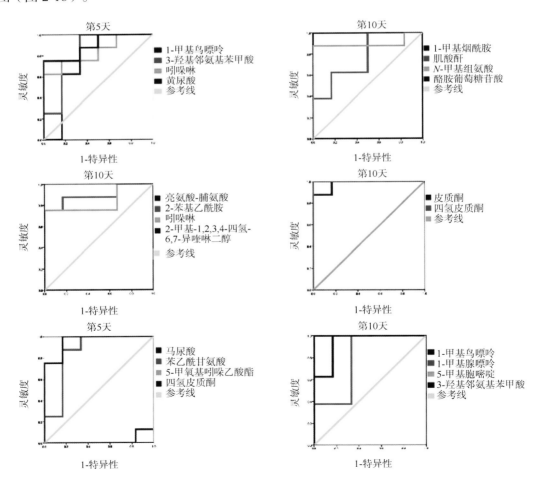

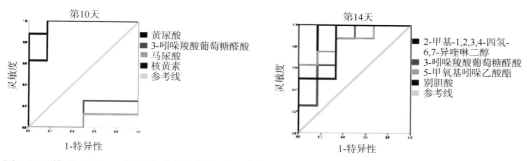

图 2-16　第 5、10、14 天筛选出的寒凝血瘀证潜在生物标志物的受试者特征曲线分析其诊断能力 [5]

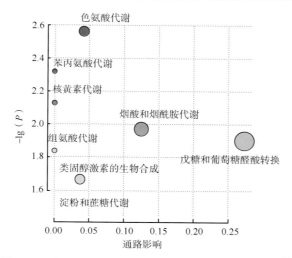

图 2-17　基于 MetaboAnalyst 4.0 平台的通路分析结果 [5]

每个点代表一个代谢通路

　　色氨酸（TRY）在哺乳动物蛋白质生物合成中起着不可或缺的作用，涉及两个主要的分解代谢途径：首先，犬尿氨酸代谢途径为主要途径，对许多重要生物活性代谢产物（如拮抗剂犬尿氨酸、神经活性犬尿氨酸和锌结合化合物吡啶酸）的产生至关重要。代谢物黄嘌呤酸是甲基转移酶的底物，在色氨酸代谢物途径中具有光化学活性。3- 羟基邻氨基苯甲酸（3-HAA）是 TRY 通路中的中间产物。在我们的研究中，与第 5 天和第 10 天的对照组大鼠相比，模型组大鼠中的黄嘌呤酸和 3-HAA 降低，可直接影响 3-HAA 向喹诺酮类化合物的转化水平。而喹诺酮类化合物是连接色氨酸代谢和烟酸、烟酰胺代谢的关键环节。其次，色氨酸是合成 5- 羟色胺不可缺少的前体。5- 羟色胺是一种神经递质，在情绪、应激反应等方面发挥重要作用。在尿液样本中，下游产物 5- 羟色胺和 5- 甲氧基吲哚乙酸酯在第 5 天模型组中增加，而在第 14 天减少，提示 5- 甲氧基吲哚乙酸酯受到短期刺激影响。5- 甲氧基吲哚乙酸酯水平在第 5 天升高，这可能与其参与血管收缩有关，而血管收缩是寒冷环境下正常生理调节过程的一部分。然而，在第 14 天，5- 羟色胺降低，提示机体的调节功能可能受损，导致 5- 甲氧基吲哚乙酸酯减少。烟酸和烟酰胺的代谢是生物体内重要的代谢途径。烟酰胺是烟酸的酰胺化形式，具有抗氧化应激和抗炎作用。它参与细胞能量代谢，有效地保护细胞膜免受自由基损伤，并防止

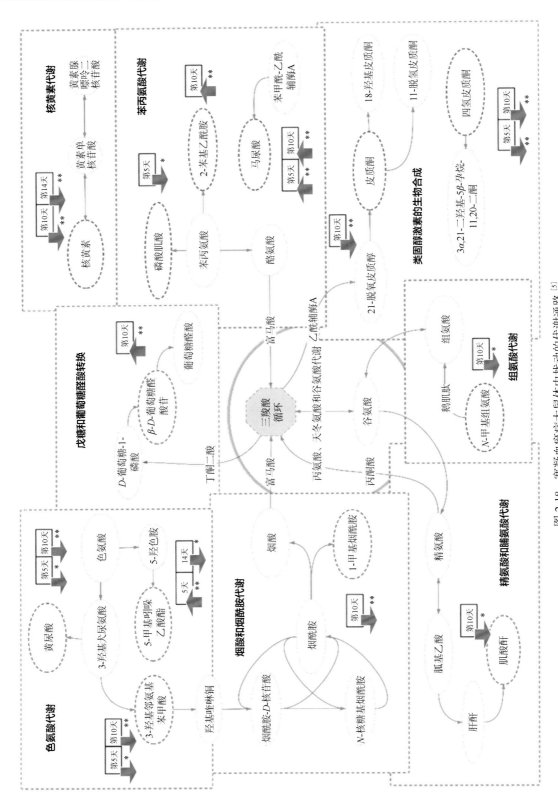

图 2-18　寒凝血瘀症大鼠体内扰动的代谢通路 [5]

箭头向上代表着代谢物在模型组中被上调，反之为下调。模型组与对照组相比，*P < 0.05、**P < 0.01

炎症细胞的活化。烟酰胺在 N- 甲基转移酶（EC：2.1.1.1）的作用下转化为 1- 甲基烟酰胺，然后在醛氧化酶（EC：1.2.3.1）的作用下转化为 N^1- 甲基 -4- 吡啶酮 -5- 甲酰胺。根据结果，在第 10 天，与对照组相比，模型组中的 1- 甲基烟酰胺减少，提示寒凝血瘀病理状态下体内烟酸和烟酰胺代谢异常。糖酵解或糖异生在人体中起着至关重要的作用，糖异生提供了新的葡萄糖分子的来源。葡萄糖醛酸与体内葡萄糖代谢密切相关。在葡萄糖醛酸转移酶（EC：2.4.1.17）的作用下，葡萄糖醛酸增强亲水性，可更容易地被身体排泄。据报道，寒凝血瘀的发病机制可导致糖代谢途径紊乱，如淀粉和蔗糖代谢、氨基糖和核苷酸糖代谢以及半乳糖代谢紊乱。在我们的研究中，当寒凝血瘀发生时，模型组在第 10 天显示尿酪胺葡萄糖苷酸显著上调，提示糖代谢紊乱和异常凝血可能发生，其经当归四逆汤干预后可回调，提示当归四逆汤对寒凝血瘀大鼠的作用可能与调节糖代谢有关。苯丙氨酸可在细胞中合成各种蛋白质，主要转化为酪氨酸，用于合成某些激素和神经递质，如多巴胺、肾上腺素和去甲肾上腺素。因此，稳定的苯丙氨酸代谢是维持正常生长发育和生理功能的关键因素。研究表明，苯乙酰甘氨酸不仅与磷脂代谢异常密切相关，而且与肠道微生物群代谢密切相关。酪氨酸羟化酶和多巴胺 -β- 羟化酶的高表达促进肾上腺素和去甲肾上腺素的合成增加，导致血管收缩，从而进一步增加血液黏度并导致血瘀。与对照组相比，寒凝血瘀大鼠的苯丙氨酸代谢途径受到破坏，苯乙酰甘氨酸在第 5 天下降，而 2- 苯基乙酰胺在第 10 天异常增加。这表明苯丙氨酸水平首先在疾病开始时下降，然后随着疾病的进展而增加。类固醇产生的一般过程涉及从胆固醇到黄体酮的途径。类固醇激素合成急性调节蛋白（StAR）是一种与胆固醇结合的蛋白质，它能促进胆固醇从线粒体外膜流向线粒体内膜。在细胞中，花生四烯酸对类固醇形成是必不可少的。当花生四烯酸的合成被阻断时，类固醇合成受到影响。根据本课题及以往研究发现，当寒凝血瘀发生时，血清花生四烯酸和皮质酮前体 21- 脱氧皮质醇减少，进一步导致类固醇合成途径中相关代谢物的减少。在本研究中，与对照组相比，模型组第 10 天的皮质酮水平降低。同样，四氢皮质酮在第 5、10 和 14 天显著降低。模型组中类固醇水平持续下降表明寒凝血瘀可能在整个疾病发展过程中持续影响类固醇代谢。如图 2-18 所示，不同时刻寒凝血瘀证所扰动的代谢途径存在相互作用，寒凝血瘀证初期所影响的代谢通路可能进一步扰动其他通路的正常代谢。

本研究中，在第 5 天，色氨酸途径首先被扰动：尿液中的黄尿酸与 3-HAA（参与犬尿酸代谢途径）在模型组大鼠体内降低，而 5- 羟色胺（参与血清素代谢）则表现为含量增加。这可能是由于在色氨酸分解代谢中的两大主要途径——犬尿酸代谢和色氨酸代谢分别下调和上调引起的。血清素的增加可能在血管收缩中发挥作用，推测这可能是寒冷应激所造成的生理现象。色氨酸代谢通路中的代谢物犬尿酸大部分经过多种酶促反应而生成多种活性物质，如喹啉酸、嘧啶羧酸、烟酰胺腺嘌呤二核苷酸（NAD）等，参与机体的各种生理过程。这一途径与烟酸和烟酰胺代谢紧密相关。随着寒凝血瘀证的不断发展，犬尿酸代谢途径的下调，以喹啉酸为枢纽，可能会导致烟酸的合成下降，从而影响到第 10 天烟酰胺下游代谢产物 1- 甲基烟酰胺的含量下降。

烟酰胺腺嘌呤二核苷酸通过参与三羧酸循环和氧化磷酸化在线粒体功能中发挥关键作用。因此，疾病产生的影响可能通过烟酸和烟酰胺的代谢传递到三羧酸循环。三羧酸循环是各通路间相互作用的重要枢纽。戊糖和葡萄糖醛酸相互转化，精氨酸和脯氨酸生物合成以及类固醇激素的生物合成可分别以草酰乙酸、谷氨酸和乙酰辅酶为连接点受到三羧酸循环异常扰动的影响。在第 10 天时，模型组大鼠体内肌酐和皮质酮的含量均降低。虽然戊糖和葡萄糖醛酸相互转换也与三羧酸循环相连，但尿中 β-D- 葡糖苷在第 10 天时并没有表现为三羧酸循环异常所引起的下降趋势，反而是含量增加。β-D- 葡糖苷的上游产物是 UDP-D- 葡糖苷，其参与着多条代谢途径，包括抗坏血酸和醛酸代谢，氨基糖和核苷酸糖代谢，半乳糖代谢，糖酵解或糖异生。因此，我们猜测 β-d- 葡糖苷的增加不仅体现为三羧酸循环对戊糖和葡萄糖醛酸相互转换的影响，它的升高可能是多条通路共同影响的综合趋势。

　　由图 2-13 结果可发现，在 PLS-DA 模型中，对照组、模型组和各药物干预组的代谢轮廓在不同时刻均存在明显的分离。PLS-DA 得分图显示当归四逆汤组以及各配伍组的代谢轮廓趋向于对照组，表明通过当归四逆汤及其配伍药的干预能在一定程度上改善寒凝血瘀病理过程造成的代谢紊乱。通过对比分析与寒凝血瘀证相关的潜在生物标志物在模型及干预组中的含量差异，发现了当归四逆汤及其配伍药在不同时期所调控的差异代谢物以及涉及的代谢通路，结果如图 2-19 所示。

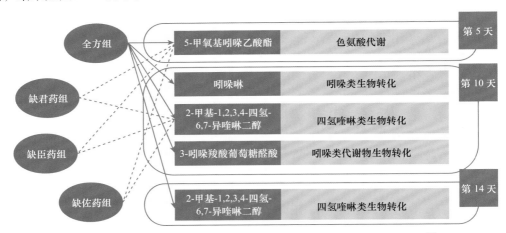

图 2-19　当归四逆汤及其配伍药干预寒凝血瘀证调控代谢通路分析[5]

　　色氨酸途径是寒凝血瘀证早期紊乱的重要代谢途径之一。如表 2-8 所示，在第 5 天，当归四逆汤组大鼠体内 5- 甲氧基吲哚乙酸酯明显减少。虽然每个配伍组相对于当归四逆汤组缺少功能单元，但它们对 5- 甲氧基吲哚乙酸酯的影响仍然显著，表明所缺少的君、臣、佐药部分均对色氨酸途径具有调节作用。

　　然而，配伍作用的部分缺失，导致无法发挥最大的药效。虽然当归四逆汤缺君药、当归四逆汤缺臣药和当归四逆汤缺佐药组在第 10 天均可调节代谢物 2- 甲基 -1，2，3，4- 四氢 -6，7- 异喹啉二醇，但这种作用是暂时的。当病程发展到第 14 天，只有当归四逆汤组大鼠的差异代谢物被继续调节。与当归四逆汤组相比，各不完全配伍组对吲哚没有调节作用。吲哚啉和 3- 吲哚羧酸葡萄糖醛酸只能由当归四逆汤调节。我们的研究表明，在当归四逆汤使用中，当所有的功能单元配伍存在时，可增加干预靶点，从而提高干预效果。与其他干预组相比，当归四逆汤的调控最广泛且作用时间最长。

综上所述，本实验利用动态尿液代谢组学方法研究了当归四逆汤对寒凝血瘀证大鼠的治疗作用机制。药效结果显示，当归四逆汤干预寒凝血瘀模型大鼠后，可改善寒凝血瘀证体征变化，回调异常的血液流变学指标（下调全血各剪切率下全血黏度和红细胞聚集指数）。同时，动态尿液代谢组学分析结果显示，当归四逆汤可缓慢调控寒凝血瘀证紊乱的代谢轮廓。在寒凝血瘀证所动态干扰的 21 个生物标志物，涉及的 8 条代谢通路中，当归四逆汤可调控 4 种紊乱的代谢物，调控色氨酸代谢等代谢通路，发挥其干预作用。代谢组学方法可为当归四逆汤的药效作用机制研究提供理论依据。

第三节　失血性贫血大鼠生物标志物及当归补血汤有效性研究

当归补血汤是一个经典的补血方剂，最早见于《陈素庵妇科补解·调经门》（公元 1127 ～ 1131 年），而其沿用至今的经典方则源于金元时期李东垣的《内外伤辨惑论·暑伤胃气论》（公元 1247 年），以当归 6g、黄芪 30g 成方，方中重用黄芪以大补脾肺之气，补气以生血。

（一）失血性贫血模型大鼠复制及当归补血汤药效评价

本实验研究了当归补血汤对失血性贫血大鼠的治疗作用，通过眼底静脉丛采血的方法（5.0ml/kg，连续放血 12 天）造成大鼠失血性贫血模型，外周血常规和脏器指数作为主要参考指标，主要包括外周血中白细胞（WBC）计数、红细胞（RBC）计数、血红蛋白（Hgb）含量、血细胞比容（HCT）、胸腺指数和脾脏指数等。

造模后，红细胞计数、血红蛋白含量和血细胞比容均显著降低，给予当归补血汤后均显著升高；白细胞计数和网织红细胞计数造模后升高，给药后均显著降低（图 2-20）。此外，当归补血汤能显著升高降低的胸腺指数，降低升高的脾脏指数（图 2-20）。该结果表明，当归补血汤能够显著改善大鼠的失血性贫血状况，同时对于病变的胸腺和脾脏具有良好的改善作用。

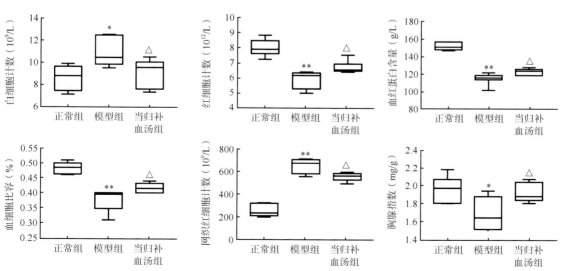

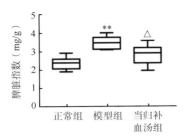

图 2-20　当归补血汤对失血性贫血大鼠外周血常规及脏器指数的影响[6]

正常组 vs 模型组，*$P < 0.05$，**$P < 0.01$；模型组 vs 当归补血汤组，△ $P < 0.05$

（二）失血性贫血大鼠胸腺及脾脏组织代谢生物标志物及当归补血汤调控作用

本研究采用非靶向代谢组学策略探索了当归补血汤改善失血性贫血大鼠胸腺和脾脏病理状态的生物学机制。采用主成分分析法获得胸腺和脾脏在正负离子模式下的代谢轮廓聚类趋势，结果可以看出正常组与模型组各自聚为一类，通过三组之间的 PLS-DA 得分图及相对距离计算结果可以看出，当归补血汤治疗后，其内源性变化减小，更趋向于正常组（图 2-21）。结合 Loading 图中 VIP 值、数据库查阅及标准品比对等，在胸腺中共鉴定出 10 种内源性差异性标志物（表 2-9），上调的主要为溶血磷脂酰胆碱类成分［包括 LysoPC（16：0）、LysoPC（18：2（9Z，12Z））、LysoPC（18：1（9Z））、LysoPC（18：0）和 LysoPC（15：0）］、花生四烯酸、吲哚酚硫酸盐、D- 葡萄糖醛酸 -3，6- 内酯和胆酸，下调的为吲哚丙烯酸；在脾脏组织中共鉴定出 9 种差异性标志物（表 2-9），上调的主要为 LysoPE（16：0/0：0）、视黄酸酯和前列腺素 E1，下调的为吲哚丙烯酸、核苷（包括胸腺嘧啶核苷和黄嘌呤核苷）和氨基酸（包括 D- 亮氨酸、L- 甲硫氨酸和 L- 酪氨酸）类成分。造模后胸腺中溶血磷脂类成分和花生四烯酸的上调提示胸腺的萎缩可能是胸腺细胞过度氧化应激而凋亡所致；脾脏中核苷和氨基酸类成分的下调则会导致线粒体质量、线粒体蛋白表达和线粒体呼吸的下降，进一步导致 ATP 供能下降。给予当归补血汤干预后，这些差异性代谢物均显著性回调，表明当归补血汤可能具有抑制过度氧化应激和促进能量代谢的作用。

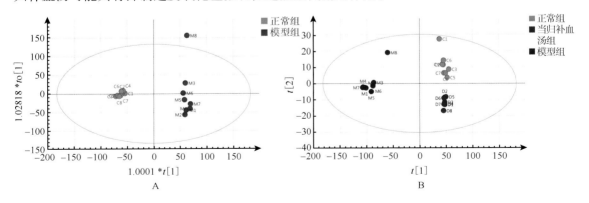

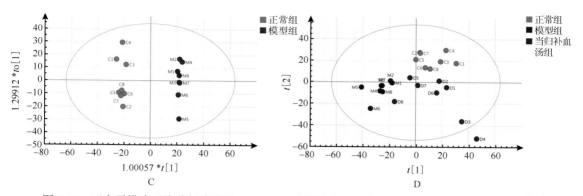

图 2-21　正离子模式下胸腺与脾脏的 OPLS-DA 得分图（A、C）和 PLS-DA 得分图（B、D）[6]

表 2-9　内源性差异性代谢物 [6]

编号	保留时间（min）	质荷比	VIP 值	化学式	代谢物英文名称	代谢物中文名称	趋势	离子模式
Tm1	7.87	496.3403	7.54	$C_{24}H_{50}NO_7P$	LysoPC（16：0）	溶血磷脂酰胆碱（16：0）	↑	+
Tm2	7.19	520.3414	6.89	$C_{26}H_{50}NO_7P$	LysoPC（18：2（9Z，12Z））	溶血磷脂酰胆碱（18：2（9Z，12Z））	↑	+
Tm3	1.66	188.0707	3.86	$C_{11}H_9NO_2$	Indoleacrylic acid	吲哚丙烯酸	↓	+
Tm4	8.27	522.3564	3.01	$C_{26}H_{52}NO_7P$	LysoPC（18：1（9Z））	溶血磷脂酰胆碱（18：1（9Z））	↑	+
Tm5	9.66	524.3716	6.11	$C_{26}H_{54}NO_7P$	LysoPC（18：0）	溶血磷脂酰胆碱（18：0）	↑	+
Tm6	9.59	482.3240	1.65	$C_{23}H_{48}NO_7P$	LysoPC（15：0）	溶血磷脂酰胆碱（15：0）	↑	+
Tm7	11.09	303.2316	2.41	$C_{20}H_{32}O_2$	Arachidonic acid	花生四烯酸	↑	−
Tm8	2.03	212.0004	1.94	$C_8H_7NO_4S$	Indoxyl sulfate	吲哚酚硫酸盐	↑	−
Tm9	2.17	175.0231	1.90	$C_6H_8O_6$	D-Glucurono-6，3-lactone	D-葡萄糖醛酸-3,6-内酯	↑	−
Tm10	4.60	407.2801	1.53	$C_{24}H_{40}O_5$	Cholic acid	胆酸	↑	−
Sm1	1.65	188.0708	3.87	$C_{11}H_9NO_2$	Indoleacrylic acid	吲哚丙烯酸	↓	+
Sm2	1.10	132.1019	3.37	$C_6H_{13}NO_2$	D-Leucine	D-亮氨酸	↓	+
Sm3	8.02	303.2323	4.63	$C_{20}H_{30}O_2$	Retinyl ester	视黄酸酯	↑	+
Sm4	7.80	454.2926	2.06	$C_{21}H_{44}NO_7P$	LysoPE（16：0/0：0）	溶血磷脂酰乙醇胺（16：0/0：0）	↑	+
Sm5	0.86	150.0587	1.88	$C_5H_{11}NO_2S$	L-Methionine	L-甲硫氨酸	↓	+
Sm6	4.39	353.2317	3.42	$C_{20}H_{34}O_5$	Prostaglandin E1	前列腺素 E1	↑	−
Sm7	1.24	241.0812	2.13	$C_{10}H_{14}N_2O_5$	Thymidine	胸腺嘧啶核苷	↓	−
Sm8	1.10	283.0671	1.81	$C_{10}H_{12}N_4O_6$	Xanthosine	黄嘌呤核苷	↓	−
Sm9	0.93	180.0655	1.80	$C_9H_{11}NO_3$	L-Tyrosine	L-酪氨酸	↓	−

　　Tm.胸腺；Sm.脾脏；↑.模型组中该代谢物与正常组比较含量增加并具有显著性差异；↓.模型组中该代谢物与正常组比较含量降低并具有显著性差异

（三）失血性贫血大鼠胸腺及脾脏组织蛋白生物标志物及当归补血汤调控作用

本研究采用蛋白质组学方法（label-free 法）对失血性贫血大鼠胸腺和脾脏中的差异性蛋白及当归补血汤的干预作用进行了探索，采用 PEAKS 8.5 软件对差异性蛋白进行鉴定，并结合生物信息学方法对其相关机制进行进一步阐明。结果在胸腺中共保留了 41 种差异性蛋白（表 2-10，图 2-22A），大部分的蛋白质在贫血大鼠中被下调，主要包括核糖体蛋白、髓过氧化物酶（Mpo）、铜蓝蛋白（Cp）、血红素结合蛋白（Hpx）等。其他一些蛋白质，如豆荚蛋白（Lgmn）、烯酰辅酶 A 水合酶 1（Ech1）、反应性中间体亚胺脱氨酶 A 同系物（Rida）等被上调，将这些蛋白质导入到 DAVID 数据库进行 GO 富集分析，结果发现当归补血汤可通过氧结合、过氧化物酶活性和血红素结合等方式调节核糖体、细胞外空间等细胞器的氧传递、细胞铁离子稳态和对氧化应激的反应（图 2-22B）；脾脏组织保留了 24 种差异性蛋白（表 2-10，图 2-23A），大部分的蛋白质在贫血大鼠中表达下调，主要为转铁蛋白（Tf）、NADH 脱氢酶（泛醌）铁硫蛋白（Ndufs3）、脂肪酸结合蛋白 4（Fabp4）等，而补体 C3（C3）、补体 C3d 受体 2（Cr2）、肥大细胞蛋白酶 10（Mcpt10）等 8 种蛋白质表达上调，将这些蛋白质进行 GO 富集分析，结果发现当归补血汤可促进脾脏线粒体复合物的生物合成，最终加速氧化磷酸化反应以提供 ATP（图 2-23B）。该结果与代谢组学中的结论基本一致。

表 2-10　各组织中差异性蛋白的具体信息[6]

编号	基因名	蛋白质中文名	蛋白质英文名	Uniprot ID
Tp-1	Hist1h1b	组簇蛋白 1，H1b	Histone cluster 1，H1b	D3ZBN0
Tp-2	Fga	纤维蛋白原 α 链	Fibrinogen alpha chain	A1L114
Tp-3	Rps18	核糖体蛋白 S18	Ribosomal protein S18	A0A0H2UHT6
Tp-4	Rpl15	核糖体蛋白 L15	Ribosomal protein L15	P61314
Tp-5	Rpl18a	核糖体蛋白 L18a	Ribosomal protein L18a	P62718
Tp-6	Rpl7	核糖体蛋白 L7	Ribosomal protein L7	B0K031
Tp-7	Loc100362339	核糖体蛋白 S19 样	Ribosomal protein S19-like	D4A6G6
Tp-8	Rpl18	核糖体蛋白 L18	Ribosomal protein L18	Q0QEW8
Tp-9	Hpx	血红素结合蛋白	Hemopexin	P20059
Tp-10	Rpl35	核糖体蛋白 L35	Ribosomal protein L35	P17078
Tp-11	Mcpt1	肥大细胞蛋白酶 1	Mast cell protease 1	P09650
Tp-12	Rps11	核糖体蛋白 S11	Ribosomal protein S11	P62282
Tp-13	Hbb	血红蛋白 β 亚单位	Hemoglobin subunit beta-1	A0A0G2JSW3
Tp-14	Rps4x	核糖体蛋白 S4，X 连接	Ribosomal protein S4，X-linked	A0A0H2UHX3
Tp-15	Mpo	髓过氧化物酶	Myeloperoxidase	A0A0G2K1A2
Tp-16	Rps8	核糖体蛋白 S8	Ribosomal protein S8	B2RYR8
Tp-17	Mb	肌红蛋白	Myoglobin	A0A1K0FUB2
Tp-18	Alb	血清白蛋白	Serum albumin	P02770
Tp-19	Hist1h1a	组簇蛋白 1，H1a	Histone cluster 1，H1a	D4A3K5

续表

编号	基因名	蛋白质中文名	蛋白质英文名	Uniprot ID
Tp-20	*Rps6*	核糖体蛋白 S6	Ribosomal protein S6	M0RD75
Tp-21	*Loc100361259*	60S 核糖体蛋白 L13 样	60S ribosomal protein L13-like	F1M2E9
Tp-22	*Rpl27*	核糖体蛋白 L27	Ribosomal protein L27	P61354
Tp-23	*Cp*	铜蓝蛋白	Ceruloplasmin	G3V7K3
Tp-24	*Rps13*	核糖体蛋白 S13	Ribosomal protein S13	P62278
Tp-25	*Rpl17*	核糖体蛋白 L17	Ribosomal protein L17	P24049
Tp-26	*Top1*	拓扑异构酶（DNA）I	Topoisomerase（DNA）I	Q9WUL0
Tp-27	*Rps9*	核糖体蛋白 S9	Ribosomal protein S9	P29314
Tp-28	*Car3*	碳酸酐酶 3	Carbonic anhydrase 3	P14141
Tp-29	*Akr1a1*	醛酮还原酶家族 1 成员 A1	Aldo-keto reductase family 1 member A1	P51635
Tp-30	*Rida*	反应性中间体亚胺脱氨酶 A 同系物	Reactive intermediate imine deaminase A homolog	P52759
Tp-31	*Snrpd1*	小核核糖核蛋白 D1	Small nuclear ribonucleoprotein D1	B2RZB7
Tp-32	*Hp1bp3*	异染色质蛋白 1，结合蛋白 3	Heterochromatin protein 1，binding protein 3	F1M6V1
Tp-33	*Suclg1*	琥珀酸 -CoA 连接酶［ADP/GDP 形成］α 亚单位，线粒体	Succinate-CoA ligase［ADP/GDP-forming］subunit alpha，mitochondrial	P13086
Tp-34	*Hnrnpab*	异质核核糖核蛋白 A/B	Heterogeneous nuclear ribonucleoprotein A/B	Q9QX81
Tp-35	*Cmpk1*	UMP-CMP 激酶	UMP-CMP kinase	Q4KM73
Tp-36	*Lgmn*	豆荚蛋白	Legumain	Q9R0J8
Tp-37	*Ech1*	烯酰辅酶 A 水合酶 1	Enoyl-CoA hydratase 1	Q62651
Tp-38	*Ngp*	中性粒细胞颗粒蛋白	Neutrophilic granule protein	D3ZY96
Tp-39	*Usp7*	泛素特异性肽酶 7	Ubiquitin specific peptidase 7	F1LM09
Tp-40	*Rpl26*	核糖体蛋白 L26	Ribosomal protein L26	P12749
Tp-41	*Ndufa12*	NADH 脱氢酶［泛醌］1α 亚复合物亚单位 12	NADH dehydrogenase［ubiquinone］1 alpha subcomplex subunit 12	F1LXA0
Sp-1	*H2afx*	H2A 组蛋白家族，X 成员	H2A histone family，member X	D3ZXP3
Sp-2	*Actc1*	肌动蛋白，α 心肌 1	Actin，alpha cardiac muscle 1	P68035
Sp-3	*C3*	补体 C3	Complement C3	M0RBJ7
Sp-4	*Lgals1*	半乳糖凝集素 -1	Galectin-1	P11762
Sp-5	*Erh*	原始同源物增强子（果蝇）	Enhancer of rudimentary homolog（Drosophila）	B2RYQ5
Sp-6	*Fabp4*	脂肪酸结合蛋白 4	Fatty acid binding protein 4	Q5XFV4
Sp-7	*Hba-a1*	血红蛋白 α，成人链 1	hemoglobin alpha，adult chain 1	B1H216
Sp-8	*Rad23b*	紫外线切除修复蛋白 RAD23 同源物 B	UV excision repair protein RAD23 homolog B	Q4KMA2
Sp-9	*Hist1h1a*	组蛋白簇 1，H1a	Histone cluster 1，H1a	D4A3K5
Sp-10	*Decr1*	2，4- 二烯酰基辅酶 A 还原酶 1，线粒体	2，4-dienoyl CoA reductase 1，mitochondrial	Q64591

续表

编号	基因名	蛋白质中文名	蛋白质英文名	Uniprot ID
Sp-11	*Ube2n*	泛素结合酶 E2N	Ubiquitin-conjugating enzyme E2N	Q9EQX9
Sp-12	*H3f3c*	H3 组蛋白，3C 家族	H3 histone，family 3C	D3ZK97
Sp-13	*Lrpap1*	α-2 巨球蛋白受体相关蛋白	Alpha-2-macroglobulin receptor-associated protein	Q99068
Sp-14	*Actbl2*	肌动蛋白，β 样 2	Actin，beta-like 2	D3ZRN3
Sp-15	*Psma1*	蛋白酶体亚单位 α1	Proteasome subunit alpha 1	P18420
Sp-16	*Hnrnpa1*	异质核核糖核蛋白 A1	Heterogeneous nuclear ribonucleoprotein A1	P04256
Sp-17	*Ndufs3*	NADH 脱氢酶（泛醌）铁硫蛋白	NADH dehydrogenase（ubiquinone）Fe-S protein	D3ZG43
Sp-18	*Nup93*	核孔复合蛋白 Nup93	Nuclear pore complex protein Nup93	Q66HC5
Sp-19	*Nup205*	核孔蛋白 205	Nucleoporin 205	D4A7R3
Sp-20	*Sec61a1*	Sec61 易位子 α1 亚单位	Sec61 translocon alpha 1 subunit	P61621
Sp-21	*Ppat*	磷酸氨基转移酶	Amidophosphoribosyltransferase	P35433
Sp-22	*Mcpt10*	肥大细胞蛋白酶 10	Mast cell protease 10	Q06606
Sp-23	*Cr2*	补体 C3d 受体 2	Complement C3d receptor 2	A0A0G2K684
Sp-24	*Tf*	转铁蛋白	Serotransferrin	P12346

Tp. 胸腺中差异性蛋白；Sp. 脾脏中差异性蛋白

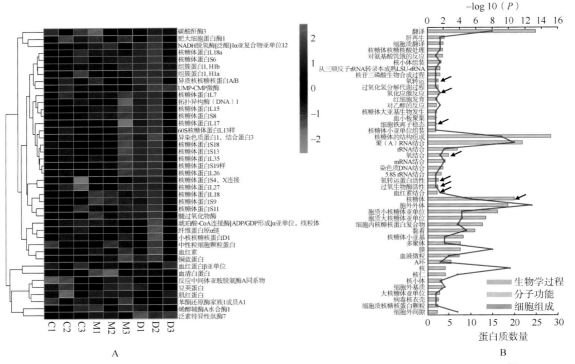

图 2-22　各组胸腺中的差异性蛋白（A）和胸腺中 41 个差异性蛋白的 GO 富集分析（B）[6]

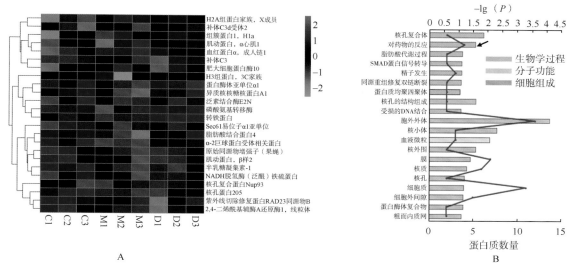

图 2-23　各组脾脏中的差异性蛋白（A）和脾脏中 24 个差异性蛋白的 GO 富集分析（B）[6]

（四）整合生物标志物与药效指标的当归补血汤作用机制

差异性小分子和差异性蛋白的功能分析结果均提示胸腺的萎缩与胸腺细胞的过度氧化应激有关，脾脏功能下降主要与线粒体功能下降有关，为进一步探索其相关性，本研究采用皮尔逊关联分析法对药效学指标、差异性小分子代谢物和差异性蛋白进行关联分析（图 2-24），结果发现药效学关键指标强相关于大部分蛋白类和内源性小分子，尤其是核苷类、氨基酸类成分以及 Fabp4、Decr1 和 ndufs3 蛋白。此外，吲哚丙烯酸在贫血大鼠的胸腺和脾脏中含量增加，并且与大多数蛋白质呈强相关，吲哚丙烯酸是色氨酸的代谢产物，具有抗炎作用，可能是失血性贫血的一种新的生物标志物。联合通路分析结果发现，胸腺中主要涉及的通路是花生四烯酸代谢（impact = 0.27）、氮代谢（impact = 0.22）、三羧酸循环（impact = 0.20）、丙酸代谢（impact = 0.17）和甘油酯代谢（impact = 0.12）等；脾脏中主要的代谢通路为氨基酸代谢，其中以苯丙氨酸、酪氨酸和色氨酸的生物合成（impact = 0.6）最为显著（图 2-25）。胸腺组织中的 Mpo、Hbb、Cp、Hpx 以及脾脏中的 Fabp4、Ndufs3、Tf、Decr1 参与了多条生物学过程和通路，其中一些蛋白质也被报道与造血密切相关；此外，LPCs 的升高会造成 Ca^{2+} 蓄积，而核苷和氨基酸与线粒体功能密切相关，因此我们选择这 8 个蛋白质和胸腺中 Ca^{2+} 水平和脾脏中 ATP 水平进行验证，结果发现当归补血汤能上调胸腺中 Mpo、Hbb、Cp 含量，下调 Ca^{2+} 水平，上调脾脏中 Fabp4、Ndufs3、Tf、Decr1 和 ATP 水平（图 2-26）。通过文献查阅将小分子代谢物与差异性蛋白进行关联研究，模拟出在胸腺和脾脏中发生的生物学过程（图 2-27，图 2-28），胸腺中的生物学过程为造模后，脂质代谢增强，分解出溶血磷脂类成分和花生四烯酸，溶血磷脂类成分可以促进 NOS 的形成、Ca^{2+} 水平上调以及线粒体中芬顿反应的发生，以上均会促进细胞氧化应激的产生而诱导细胞凋亡，此外造模后 Mpo、Hgb、

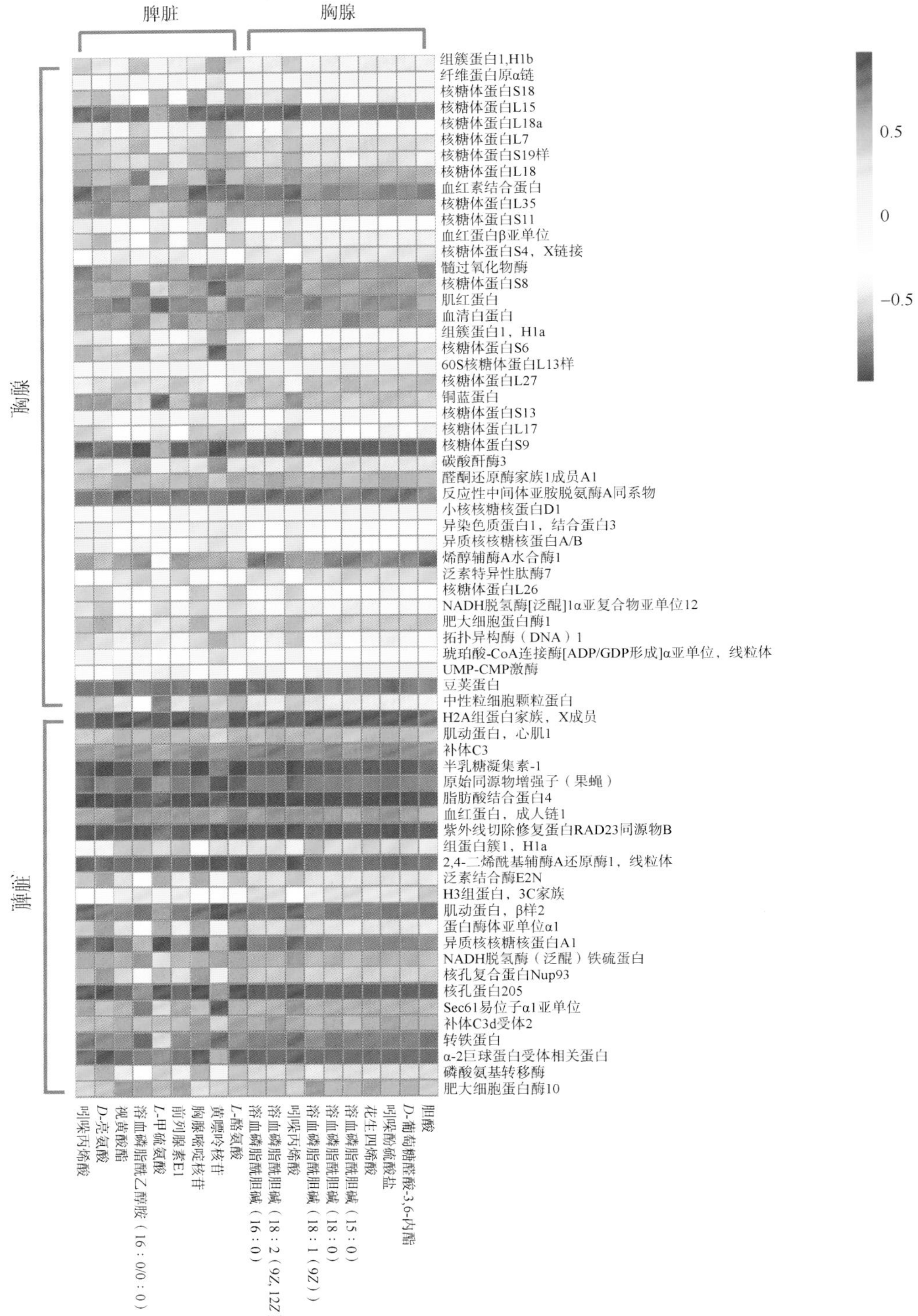

图 2-24　基于皮尔逊相关系数的生物标志物与蛋白质的相关性分析[6]

横坐标代表生物标志物，纵坐标代表蛋白质

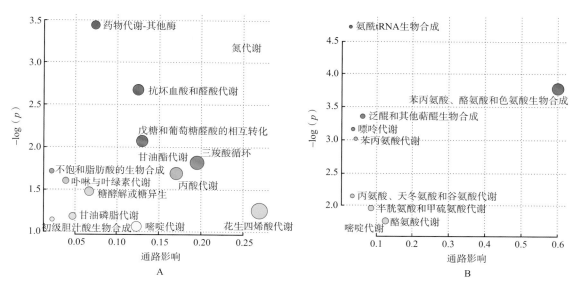

图 2-25 胸腺中涉及的相关通路（A）和脾脏中涉及的相关通路（B）[6]

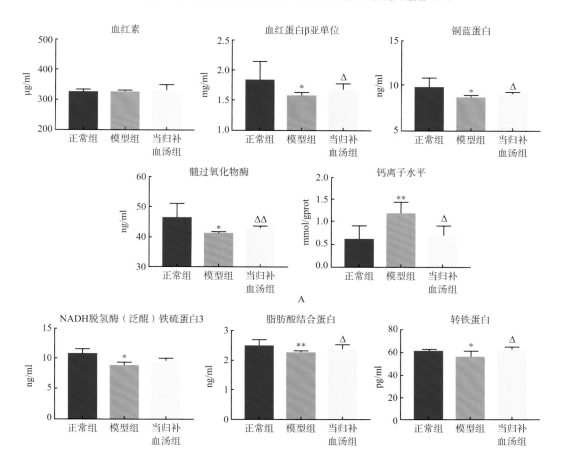

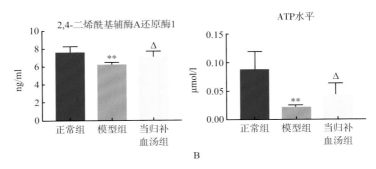

图 2-26　胸腺中关键蛋白及钙离子水平在各组中的变化（A）和脾脏中关键蛋白及 ATP 水平在各组中的变化（B）[6]（$\bar{X} \pm S$, $n=8$）

正常组 vs 模型组，*$P < 0.05$，**$P < 0.01$；模型组 vs 当归补血汤组，$\triangle P < 0.05$，$\triangle\triangle P < 0.01$.

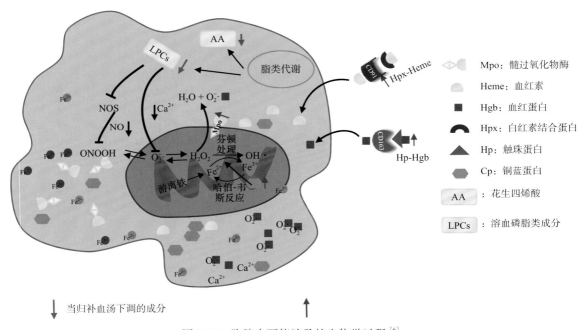

图 2-27　胸腺中可能涉及的生物学过程[6]

Hpx 和 Cp 低表达进一步促进了氧化应激的发生；脾脏中的主要生物学过程为造模后，甲硫氨酸、亮氨酸、Fabp4 和 Decr1 的下调抑制了三羧酸循环，胸腺嘧啶核苷、黄嘌呤核苷和 Ndufs3 的下调抑制了线粒体复合物的合成，Tf 的下调抑制了 Fe^{3+} 的转运，线粒体复合物和 Fe^{2+} 是线粒体氧化磷酸化供能的关键。该结果提示当归补血汤主要通过降低脂质代谢和细胞内 Ca^{2+} 水平来抑制胸腺细胞凋亡，并通过促进脾脏 ATP 生成为贫血大鼠提供能量。

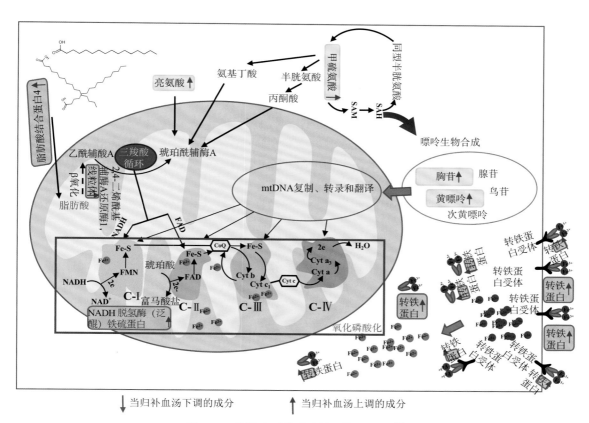

图 2-28 脾脏中可能涉及的生物学过程[6]

第四节 血虚证小鼠生物标志物及当归补血汤有效性研究

当归补血汤（danggui buxue decoction，DBD），别名黄芪当归汤、补血汤、芪归汤、黄芪补血汤等，其在金元时期由李东垣记载于《内外伤辨惑论》中，自问世以来一直作为补气生血的经典名方，广泛用于治疗血虚。现代医学研究发现免疫调控是其发挥补血功效的主要机制之一。脾脏作为重要的免疫器官，其代谢特征谱有助于揭示有关的疾病的发病机制和药物的作用机制。同时，代谢组学和脂质组学的整合能够提供完整的代谢图谱，成为揭示中药作用机制的新兴方法。因此，本研究基于乙酰苯肼（APH）和环磷酰胺（CTX）建立复合血虚小鼠模型，借助传统药效学指标、脾脏代谢组学和脾脏脂质组学技术全面阐释了当归补血汤治疗血虚的作用机制。

（一）血虚证小鼠复制及当归补血汤药效学评价

ICR 小鼠适应 1 周后按体重随机分成 6 组（n=8），包括对照组（C）、模型组（M）、复方阿胶浆组（FEJ，0.1ml/10g）、当归补血汤低剂量组（DBDL，4.5g 生药 /kg）、当归补血汤中剂量组（DBDM，9g 生药 /kg）、当归补血汤高剂量组（DBDH，18g 生药 /kg）。采用预防性给药方式，自实验当天起，对照组和模型组小鼠灌胃给予无菌水，其余各组小鼠分别灌胃给予相应的药物，直到实验结束。实验开始第 1 天对照组小鼠腹腔注射同体积的无菌水，其余组别皮下注射乙酰苯肼（APH，20ml/kg），30min 后给药。第 2、3 天只给药，不造模。第 4 天对照组皮下注射等量无菌水，其余组别皮下注射乙酰苯肼（10mg/kg），30min 后给药。2h 之后对照组腹腔注射同体积的无菌水，其余组别腹腔注射环磷酰胺（20mg/kg）。第 5 ～ 7 天对照组腹腔注射同体积的无菌水，其余组别腹腔注射环磷酰胺（20mg/kg），30min 后给药。整个实验共 7 天。

研究结果显示，对照组小鼠行动敏捷，背腰挺直，毛发光泽致密，耳朵、尾巴均呈淡粉红色。模型组小鼠逐渐表现出精神萎靡，行动迟缓，嗜睡，皮毛蓬松无色泽，耳朵、尾巴苍白无色，蜷缩拱背，明显消瘦，表明小鼠血虚模型成功建立。经给药后，小鼠上述症状均出现不同程度的改善，耳朵、尾巴均有血色，且毛发光泽，行动灵敏。其中当归补血汤高剂量组改善作用最明显，复方阿胶浆组改善作用次之。随着造模时间的增加，模型组体重明显低于对照组，体重的明显降低表明小鼠血虚模型成功建立。经给药治疗后体重均有不同程度回调作用，其中当归补血汤高剂量组的效果最佳；当归补血汤中剂量组与当归补血汤低剂量组改善作用次之（图 2-29）。

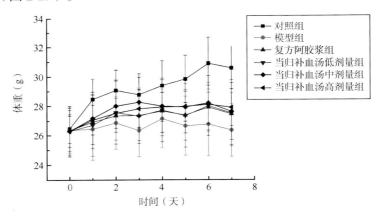

图 2-29　各给药组及模型组小鼠体重的变化结果 [7]

由图 2-30 所示，模型组的白细胞和红细胞相对于对照组含量降低，均有显著性差异。经给药后，当归补血汤高剂量组回调现象最明显，接近于正常水平。复方阿胶浆组与当归补血汤低剂量组回调现象次之，当归补血汤中剂量组回调效果最差。

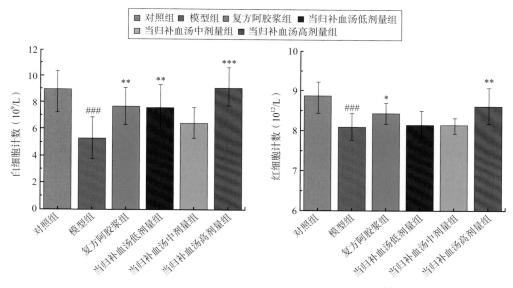

图 2-30　各组小鼠白细胞、红细胞计数柱形图结果[7]

与对照组比较，###$P < 0.001$；与模型组比较，*$P < 0.05$，**$P < 0.01$，***$P < 0.001$

由图 2-31 可知，模型组脾脏指数明显升高，胸腺指数明显降低，且相对于对照组均有显著性差异；意味着脾脏明显肿大，胸腺萎缩，质量下降，表明小鼠血虚模型成功建立。给药后，均有不同程度的回调，其中当归补血汤高剂量组对脾脏指数的回调效果最明显。

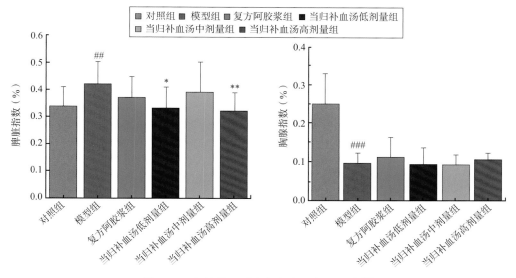

图 2-31　各给药组对小鼠免疫器官的影响[7]

与对照组比较，##$P < 0.01$，###$P < 0.001$；与模型组比较，*$P < 0.05$，**$P < 0.01$

由图 2-32 可知对照组股骨骨髓腔内红系、粒系及巨系细胞增生活跃，各系造血细胞形态正常，分布均匀，血窦清晰可见，造血组织结构完整。模型组骨髓腔内囊性扩张，脂肪细胞增多，骨髓细胞增生低下，造血细胞减少。经药物治疗后，造血组织均有不同程度的回调，其中当归补血汤高剂量组的回调效果最明显，红细胞明显增多，脂肪组织相对减少；复方阿胶浆组、当归补血汤低剂量组的效果次之；当归补血汤中剂量组改善效果最差。

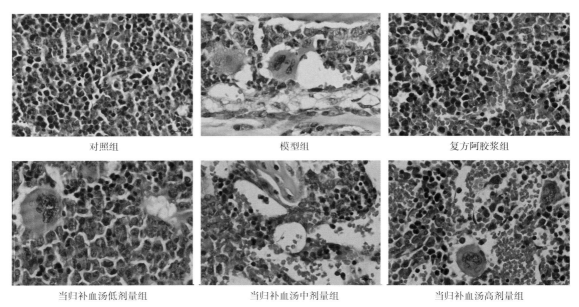

对照组　　　　　　　　　　模型组　　　　　　　　　复方阿胶浆组

当归补血汤低剂量组　　　　当归补血汤中剂量组　　　当归补血汤高剂量组

图 2-32　各组小鼠股骨病理切片（H-E×200）[7]

综合分析外观状态、体重、血常规、脏器指数、股骨切片的结果可知，当归补血汤改善血虚小鼠的最佳剂量为 18g 生药 /kg。

（二）血虚证小鼠生物标志物及当归补血汤调控作用

我们利用 UPLC-Q-Exactive-MS 对小鼠脾脏进行了极性代谢组学与非极性脂质组学研究，全面深入探讨了当归补血汤改善血虚的作用机制。在研究中，利用 3 种方法对极性代谢组与非极性脂质组的系统稳定性进行了评价。首先，对极性代谢组与非极性脂质组各 8 个质控样本进行了 PCA。如图 2-33A 所示，极性代谢组中质控样本都在标准偏差（SD）的 2 倍范围之内。对于非极性脂质组（图 2-33C），除质控 1 在 SD 的 3 倍范围之内，其余均在 SD 的 2 倍范围之内。其次，如图 2-33B（极性代谢组）和图 2-33D（非极性脂质组）所示，质控样本相对标准偏差（RSD）＜ 30% 的样本量约占到 94.9%；质控样本 RSD ＜ 30% 的样本量约占到 98.1%。利用夹角余弦法分别对极性代谢组与非极性脂质组的质控样本进行了相似度计算，结果均在 0.993 以上，样本之间相似性很强。以上结果均表明在整个实验阶段，仪器处于比较稳定的状态，能够满足代谢组学和非极性脂质组学分析需要。

对各组小鼠的脾脏极性代谢物谱图进行多元统计分析，采用 PCA 描述各组脾脏样本的代谢轮廓。结果如图 2-34A 所示，对照组、模型组被明显地区分开来，表明血虚模型会影响小鼠的脾脏代谢并致使代谢发生紊乱。而当归补血汤给药组距离模型组很远，分布于对照组与模型组之间，这表明当归补血汤对血虚小鼠的脾脏代谢紊乱有着明显的调控作用。采用 OPLS-DA 对模型进一步优化，结果如图 2-34B 所示，结果表明空白组与模型组被 t[1] 明显区分开，通过构建 S-plot（图 2-34C）、筛选 VIP ＞ 1.0 的变量以及结合 t 检验（$P ＜ 0.05$）最终筛选出 8 个与血虚密切相关的差异代谢物（表 2-11）。

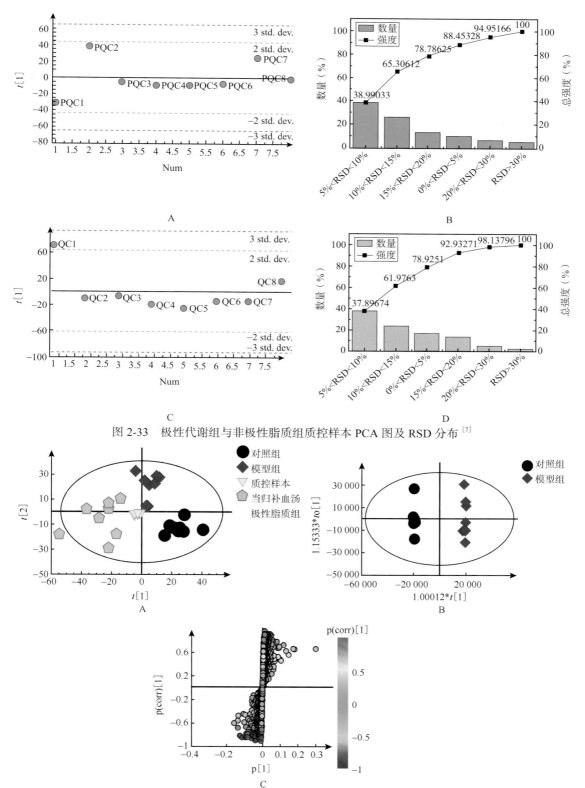

图 2-33　极性代谢组与非极性脂质组质控样本 PCA 图及 RSD 分布[7]

图 2-34　A. 极性代谢组小鼠脾脏样本的 LC-MS 图谱的 PCA 得分图[7]；B. 对照组与模型组的 OPLS-DA 图；
C. S-plot 图

表 2-11　极性代谢组组差异代谢物[7]

序号	代谢物	分子式	质核比	保留时间（min）	加和物离子	碎片	误差（ppm）	趋势	VIP
1	胞嘧啶	$C_4H_5N_3O$	111.0435	1.5400	$[M+H]^+$	112.0507, 95.0242, 94.0403	0.1620	↓###	4.4511
2	尿嘧啶	$C_4H_4N_2O_2$	112.0274	2.4330	$[M+H]^+$	113.0347, 96.0083, 70.0292	0.1660	↓###	1.9178
3	胞苷-5'-单磷酸（水合物）	$C_9H_{14}N_3O_8P$	323.0518	1.1130	$[M+H]^+$	324.0587, 112.0507	-1.3500	↓###	2.4195
4	脱氧腺苷单磷酸	$C_{10}H_{14}N_5O_6P$	331.0680	2.0700	$[M+H]^+$	332.0749, 136.0618	-1.7650	↑###	2.5343
5	DL- 色氨酸	$C_{11}H_{12}N_3O_2$	204.0899	3.8800	$[M+H]^+$	205.0965, 188.0704, 146.0599, 118.0652	-3.3360	↑###	3.4856
6	脱氧腺苷酸	$C_{10}H_8O_6$	224.0320	3.7270	$[M-H]^-$	225.0244	0.8860	↓###	1.6326
7	阿糖胞苷	$C_9H_{13}N_3O_5$	243.0854	1.5480	$[M-H]^-$	242.0781, 109.0398	0.9030	↓###	5.0101
8	胸苷 -5'- 单磷酸	$C_{10}H_{15}N_2O_8P$	322.0567	2.7650	$[M-H]^-$	321.0494, 195.0059, 78.9581	0.8760	↑###	1.2312

"↑" or "↓" 代表代谢物在模型组含量中相对于正常组含量升高或降低；和对照组相比，### $P < 0.001$

对各组小鼠的脾脏非极性代谢物谱图进行多元统计分析，采用 PCA 描述各组脾脏样本的代谢轮廓。结果如图 2-35A 所示，对照组、模型组被明显地区分开来，而当归补血汤给药组距离模型组很远，分布于对照组与模型组之间，表明当归补血汤对血虚小鼠的脾脏代谢紊乱有着明显的调控作用。采用 OPLS-DA 对模型进一步优化，结果如图 2-35B 所示，结果表明空白组与模型组被 $t[1]$ 轴明显区分开，通过构建 S-plot（图 2-35C）、筛选 VIP > 1.0 的变量以及结合 t 检验（$P < 0.05$）最终筛选出 18 个与血虚密切相关的差异代谢物（表 2-12）。

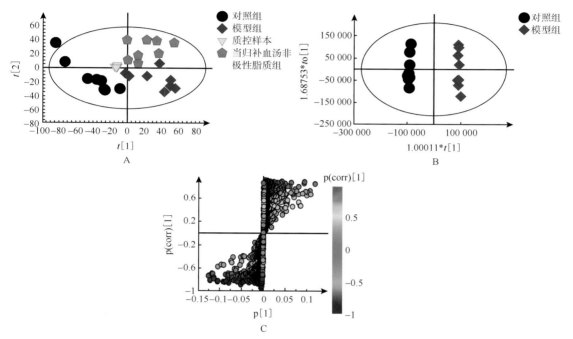

图 2-35　A. 非极性脂质组学小鼠脾脏样本的 LC-MS 图谱的 PCA 得分图；B. 对照组与模型组的 OPLS-DA 图；C. S-plot 图 [7]

为了观察当归补血汤对血虚小鼠的调节作用，对 8 个极性差异代谢物和 18 个非极性差异脂质代谢物的相对含量变化做进一步分析。如图 2-36 所示，8 个极性差异代谢物里胞嘧啶（cytosine）、尿嘧啶（uracil）、胞苷 -5′- 单磷酸（cytidine 5′-monophosphate）、脱氧腺酸（deoxyadenylic acid）和阿糖胞苷（cytarabine）模型组含量相对于对照组显著降低，经过当归补血汤的治疗后均有不同程度的回调，且给药组含量上升明显，相对于模型组具有显著性差异。脱氧腺苷单磷酸（deoxyadenosine monophosphate）、DL- 色氨酸（DL-tryptophan）、胸苷 -5′- 单磷酸（thymidine 5′-monophosphate）模型组含量相对于正常组显著升高，经过当归补血汤的治疗后均有不同程度的回调。

表 2-12　非极性脂质组差异代谢物 [7]

序号	代谢物	分子式	质核比	保留时间（min）	加和物离子	碎片	误差（ppm）	趋势	VIP
1	次黄嘌呤	$C_5H_4N_4O$	136.0385	1.2900	$[M+H]^+$	137.0457	-0.783	↑ #	1.1163
2	棕榈酰胺	$C_{16}H_{33}NO$	255.2559	2.0100	$[M+H]^+$	256.2630, 102.0915, 88.0760	-1.9170	↓ ###	1.0990
3	油酰胺	$C_{18}H_{35}NO$	281.2716	3.3520	$[M+H]^+$	265.2732, 207.0986, 177.0881	-1.5990	↑ ###	1.4204
4	棕榈酰基肉碱	$C_{23}H_{45}NO_4$	399.3348	3.8470	$[M+H]^+$	85.0287	-2.0620	↑ ##	3.1346
5	邻油酰基肉碱	$C_{25}H_{47}NO_4$	425.3502	4.1840	$[M+H]^+$	85.0288	-1.6310	↑ ##	1.8979
6	磷脂酰胆碱（20：4/20：4）	$C_{48}H_{80}NO_8P$	829.5617	12.7460	$[M+H]^+$	184.0732, 124.9998, 86.0968	9.5000	↑ ###	5.0196
7	磷脂酰丝氨酸（38：5）	$C_{44}H_{76}NO_{10}P$	809.5198	13.6880	$[M+H]^+$	329.2484, 255.2327, 152.9951, 96.9687	0.3210	↑ ##	1.0205
8	磷脂酰胆碱（16：0/18：3（9Z，12Z，15Z））	$C_{42}H_{78}NO_8P$	755.5464	13.8350	$[M+H]^+$	184.0732, 124.9998, 86.0968	-1.6270	↑ ##	5.1835
9	磷脂酰胆碱（38：6）	$C_{46}H_{80}NO_8P$	805.5626	14.1070	$[M+H]^+$	184.0731, 124.9998, 86.0967	7.5000	↑ #	8.2459
10	磷脂酰丝氨酸（40：6）	$C_{46}H_{78}NO_{10}P$	835.5356	14.4210	$[M+H]^+$	419.2576, 283.2644, 152.9951, 78.9581	1.3060	↑ ###	2.6735
11	磷脂酰胆碱（18：1n9/22：6n3）	$C_{48}H_{82}NO_8P$	831.5769	14.4980	$[M+H]^+$	184.0732, 124.998, 86.0967	8.5000	↑ ##	1.1932
12	磷脂酰乙醇胺（18：0/22：4（7Z，10Z，13Z，16Z））	$C_{45}H_{82}NO_8P$	795.5769	16.3160	$[M+H]^+$	184.0732, 124.9998, 86.0968	-0.0020	↑ ##	2.8433
13	磷脂酰乙醇胺（40：6）	$C_{45}H_{78}NO_8P$	791.5453	16.4760	$[M+H]^+$	329.2487, 281.2485, 140.0109, 78.9580	0.7190	↑ #	1.2040
14	磷脂酰胆碱（34：1）	$C_{42}H_{82}NO_8P$	759.5782	17.1910	$[M+H]^+$	184.0732, 124.9998, 86.0968	-2.0000	↑ ##	6.9876
15	磷脂酰胆碱（o-38：4）	$C_{46}H_{86}NO_7P$	795.6137	18.0890	$[M+H]^+$	184.0732, 124.9998, 86.0968	4.5000	↓ ###	2.4647
16	鞘磷脂（d18：1/22：1）	$C_{45}H_{89}N_2O_6P$	784.6451	19.2940	$[M+H]^+$	184.0732, 124.9998, 86.0968	2.5000	↑ ##	2.1378
17	磷脂酰胆碱（o-16：1（9Z）/20：0）	$C_{44}H_{88}NO_7P$	773.6275	19.6850	$[M+H]^+$	184.0732, 124.9998, 86.0968	1.5000	↓ ##	1.3697
18	硬脂酸缩水甘油酯	$C_{21}H_{40}O_3$	340.2972	21.2290	$[M+H]^+$	322.2478, 209.1644, 177.0881, 114.0914, 71.0860	-2.6710	↑ ###	1.0414

"↑" or "↓" 代表代谢物在模型组含量中相对于对照组含量升高或降低；和对照组相比，#$P<0.05$，##$P<0.01$，###$P<0.001$

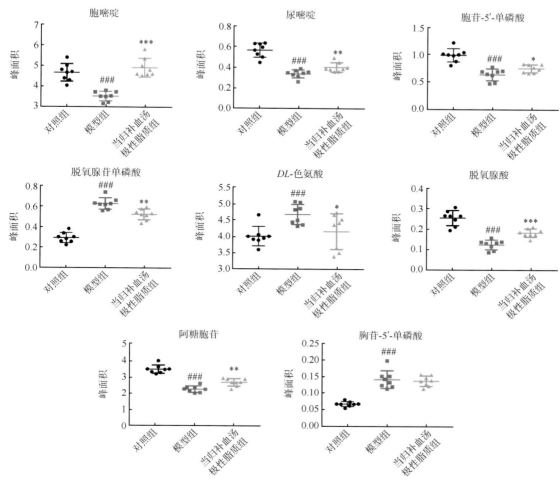

图 2-36　各组小鼠脾脏极性差异代谢物含量图[7]

与对照组比较，###$P < 0.001$；与模型组比较，*$P < 0.05$，**$P < 0.01$，***$P < 0.001$

　　如图 2-37 所示，18 个非极性脂质组差异代谢物中，棕榈酰胺（palmitamide）、磷脂酰胆碱 [o-38：4、o-16：1（9Z）/20：0]3 个代谢物模型组含量相对于对照组显著降低，经过当归补血汤治疗后均有不同程度的回调，且磷脂酰胆碱 [o-16：1（9Z）/20：0] 给药组含量明显上升，相对于模型组具有显著性差异。次黄嘌呤（hypoxanthine）、油酰胺（oleamide）、棕榈酰基肉碱（L-palmitoyl carnitine）、邻油酰基肉碱（o-oleoyl carnitine）、磷脂酰胆碱 [20：4/20：4、16：0/18：3（9Z，12Z，15Z）、38：6、18：1n9/22：6n3、34：1]、磷脂酰丝氨酸（38：5、40：6）、磷脂酰乙醇胺 [18：0/22：4（7Z，10Z，13Z，16Z）、40：6]、鞘磷脂（d18：1/22：1）、硬脂酸缩水甘油酯（glycidyl stearate）模型组含量相对于对照组显著升高，经过当归补血汤的治疗后均有不同程度的回调。

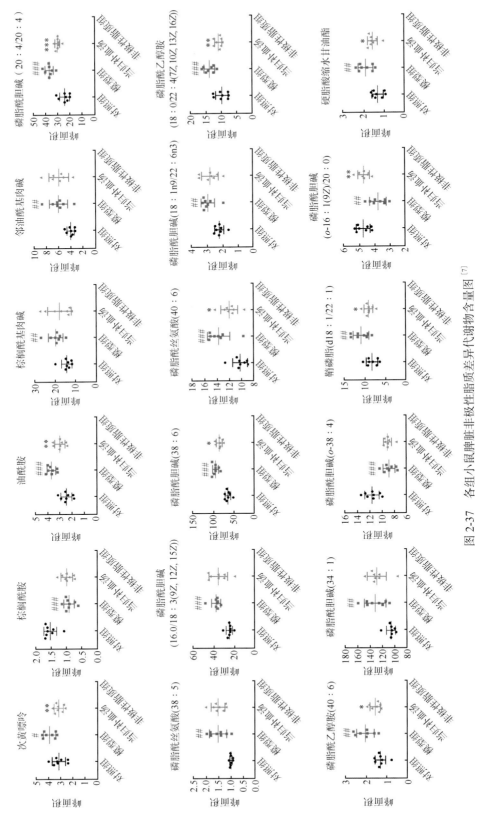

图 2-37　各组小鼠脾脏非极性脂质差异代谢物含量图 [7]

与对照组比较，#P < 0.05，##P < 0.01，###P < 0.001；与模型组比较，*P < 0.05，**P < 0.01，***P < 0.001

基于 MetaboAnalyst 4.0 对 8 个极性差异代谢物分别进行代谢通路分析，发现极性代谢紊乱主要与嘧啶代谢（pyrimidine metabolism）、泛酸和 CoA 生物合成（pantothenate and CoA biosynthesis）、β- 丙氨酸代谢（beta-alanine metabolism）、氨基糖和核苷酸糖代谢（amino sugar and nucleotide sugar metabolism）、嘌呤代谢（purine metabolism）等代谢途径相关，选取通路影响＞ 0.1 的作为潜在代谢途径，最终得到嘧啶代谢，结果如图 2-38A 所示。基于 MetaboAnalyst 4.0 对 18 个非极性差异脂质代谢物进行代谢通路分析，发现非极性脂质代谢紊乱主要与甘油磷脂代谢（glycerophospholipid metabolism）、嘌呤代谢（purine metabolism）、糖基磷脂酰肌醇（GPI）- 生物合成 [glycosylphosphatidylinositol（GPI）-anchor biosynthesis]、亚油酸代谢（linoleic acid metabolism）、α- 亚麻酸代谢（alpha-linolenic acid metabolism）、花生四烯酸代谢（arachidonic acid metabolism）、脂肪酸降解（fatty acid degradation）等代谢途径相关，选取通路影响＞ 0.1 的作为潜在代谢途径，甘油磷脂代谢对疾病影响最大（图 2-38B）。

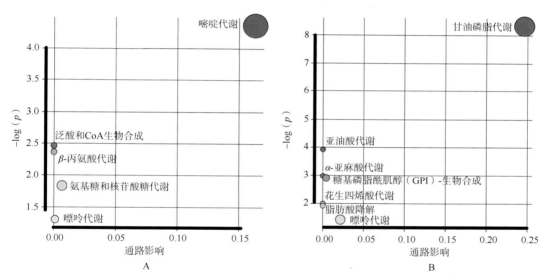

图 2-38　极性差异代谢物与非极性差异脂质代谢物的 MetPA 通路图 [7]

嘧啶代谢属于核苷酸代谢，包括嘧啶降解、尿苷单磷酸生物合成、嘧啶核糖核苷酸生物合成和嘧啶脱氧核糖核苷酸生物合成。研究表明，腺苷酸激酶和嘧啶 5′- 核苷酸酶（P5′N-1）的缺乏会缩短红细胞的寿命，从而引起溶血性贫血。血虚模型小鼠中胞嘧啶和尿嘧啶的含量显著减少，导致 P5′N-1 的缺乏和嘧啶代谢障碍，从而导致贫血。给予当归补血汤治疗后，其含量升高，且相较于模型组具有显著性差异。说明当归补血汤可通过调节嘧啶代谢从而治疗贫血。甘油磷脂代谢是脂质代谢的一种，涉及磷脂酰胆碱（PC）和磷脂酰乙醇胺（PE）的生物合成。磷脂酰胆碱存在于所有组织中，约占真核生物生物膜中磷脂的 50%。多项研究表明，甘油磷脂代谢异常会导致血红蛋白尿，这是一种罕见的骨髓衰竭疾病，表现为溶血性贫血、血栓形成和外周血细胞减少症。血虚模型小鼠的脾脏样品中的磷脂酰胆碱 [o-38：4、o-16：1（9Z）/20：0] 显著降低，磷脂酰胆碱 [20：4/20：4、16：0/18：3（9Z，12Z，15Z）、38：6、18：1n9/22：6n3、34：1] 含量显著升高，甘油磷脂代谢紊乱导致贫血。给予当归补血汤治疗后，磷脂酰胆碱（o-16 : 1（9Z）/20 : 0）含量显著升高，磷脂酰胆碱（20 : 4/20 : 4、38 : 6）含量显著降低，其余均有回调趋势。因此，当归补血汤对贫血的保护作用与磷脂酰胆碱的含量和甘油磷脂代谢密切相关。综上结果最后得到血虚小鼠脾脏代谢途径汇总图（图 2-39）。

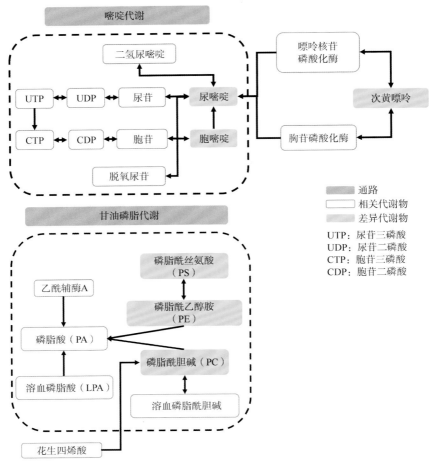

图 2-39　脾脏代谢途径汇总图 [7]

粉红色框内为差异代谢物，绿色框内为相关代谢物，虚线内表示代谢途径

　　本研究借助 UPLC-Q-Exactive-MS 对脾脏进行了极性代谢组学与非极性脂质组学研究，发现了 8 个极性差异代谢物和 18 个非极性差异脂质代谢物参与了疾病的发生发展，差异代谢物数目更多，种类更加全面。通过 MetPA 分析发现嘧啶代谢和甘油磷脂代谢的紊乱对 APH+CTX 复合诱导的血虚模型贡献较大。当归补血汤能够显著回调胞嘧啶、尿嘧啶、磷脂酰胆碱 [o-16 : 1（9Z）/20 : 0、20 : 4/20 : 4、38 : 6] 等 7 个极性差异代谢物和 10 个非极性差异脂质代谢物，从而改善乙酰苯肼和环磷酰胺导致的血虚病变。总之，借助极性代谢组学与非极性脂质组学可全面、深入地探讨当归补血汤改善血虚的作用机制。

第五节　子宫异常出血大鼠生物标志物及桃红四物汤有效性研究

桃红四物汤源自清代吴谦所著的《医宗金鉴》，由桃仁、红花、当归、熟地黄、川芎、赤芍组成，具有祛瘀活血、养血补血之功效。桃红四物汤是经典的活血化瘀方剂，在临床上主要应用于妇科、内科、皮肤科和骨伤科。特别是对于月经不调、痛经性妇科疾病有良好的治疗效果。本实验主要对桃红四物汤治疗子宫异常出血（AUB）的药效作用及其作用机制进行相关研究。

（一）子宫异常出血大鼠复制及桃红四物汤药效评价

本实验研究桃红四物汤（TSD）对子宫异常出血大鼠治疗作用的相关机制。每日傍晚将雌性大鼠与雄性大鼠（2∶1）合笼，次日清晨通过涂片观察雌性大鼠阴道精子情况。观察到精子视为大鼠怀孕的第一天。在怀孕第 7 天，大鼠在 8∶00 灌胃米非司酮（8.3mg/kg），18∶00 灌胃米索前列醇（100μg/kg）复制不完全流产模型。将大鼠随机分为妊娠组、药物流产组、桃红四物汤组、阳性对照组。在 18∶00 将定量棉球（90mg）置于大鼠阴道内。在次日 8∶00 和 18∶00 取换棉球，密封在塑料袋中于 –20℃保存，直至阴道止血。观察并记录阴道出血时间及子宫出血量。从妊娠第 8 天开始，妊娠组和药物流产组大鼠每日灌胃蒸馏水 1ml/100g，桃红四物汤组灌胃桃红四物汤（9g/kg），阳性对照组灌胃益母草颗粒（4.5g/kg），连续 7 天。7 天后，所有大鼠用水合氯醛麻醉，取出子宫。左子宫保存于 –80℃，右子宫置于 4%多聚甲醛中 4℃固定用于病理检查。

结果如图 2-40 所示：药物流产组大鼠与妊娠组大鼠相比，子宫瘀血严重，有暗红色的残留物，子宫胚胎大小不规则，说明不完全流产模型建立成功。病理切片结果显示药物流产组有大量的蜕膜细胞坏死，并且药物流产组子宫出血量和出血时间明显增加、延长（图 2-41）；桃红四物汤和阳性对照组的大鼠能够显著减少子宫出血量和缩短出血持续时间，脱膜坏死细胞数量减少，并且桃红四物汤组与阳性对照组在子宫出血持续时间和子宫出血量上无显著性差异。研究结果表明桃红四物汤在改善子宫修复和出血方面具有良好的治疗效果，对不完全流产导致的子宫异常出血有潜在的治疗作用。

（二）子宫异常出血大鼠生物标志物及桃红四物汤调控作用

在上述研究结果基础上，本实验通过代谢组学技术对子宫异常出血的作用机制进行了进一步探究。对子宫组织样品前处理后，借助 GC/MS 和 LC/MS 平台获得数据矩阵，经过峰对比、峰匹配、80% 规则、QC 样本限制、缺失值补值和归一化分析等流程处理后，再通过 SIMCA 13.0 软件处理，得到结果如图 2-42 所示。

通过模式分析，药物流产组与妊娠组显著性分离，说明两组间存在差异，其结果与药效指标一致；此外，置换检验 $Q^2 < 0$，说明模型未过拟合。在此基础上，通过 VIP > 1、FC > 1.2、FDR < 0.05、$P < 0.05$ 参数限定，鉴定出 24 个妊娠组与药物流产组相关的差异性潜在生物标志物，主要包括脂肪酸（6）、脑磷脂（6）、卵磷脂（6）、能量（2）、肉碱（1）、胆汁酸（2）、氨基酸（1）。14 个药物流产组与桃红四物汤代谢差异相关的潜在生物标志物，

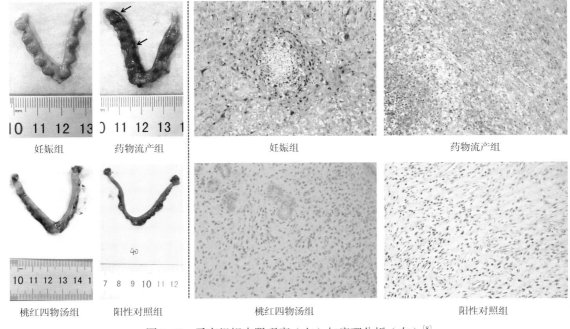

图 2-40　子宫组织肉眼观察（左）与病理分析（右）[8]

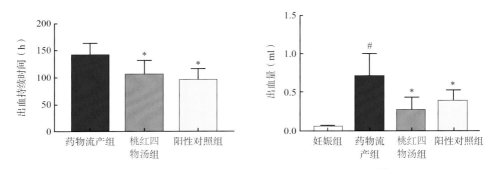

图 2-41　子宫出血持续时间（左）与出血量（右）[8]

*：桃红四物汤、阳性对照组 vs 药物流产组；#：药物流产组 vs 妊娠组

主要包括脂肪酸（6 种）、氨基酸（4 种）、能量（1 种）、核苷酸（1 种）（表 2-13，表 2-14）。

　　上述差异性潜在生物标志物在不同组别的含量变化存在显著性差异（图 2-43，表 2-13，表 2-14），其中药物流产组/桃红四物汤与妊娠组/药物流产组相同的差异性潜在生物标志物，在药物流产组显著升高，而桃红四物汤可有效逆转这种变化，说明桃红四物汤对子宫异常出血大鼠的治疗作用是通过改变这些生物标志物水平进而调节疾病转归。对上述潜在生物标志物进行通路富集分析和网络拓扑分析发现，主要涉及花生四烯酸代谢，乙醛酸和二羧酸酯代谢，丙氨酸、精氨酸和谷氨酸代谢通路（图 2-44）。

　　通过整合潜在生物标志物作用信号通路与其生物化学信息，进一步绘制出潜在生物标志物的代谢网络通路图（图 2-45）。从图中可以看出，桃红四物汤通过氨基酸、脂质和花生四烯酸作用路径调节大鼠不完全流产导致的子宫异常出血。

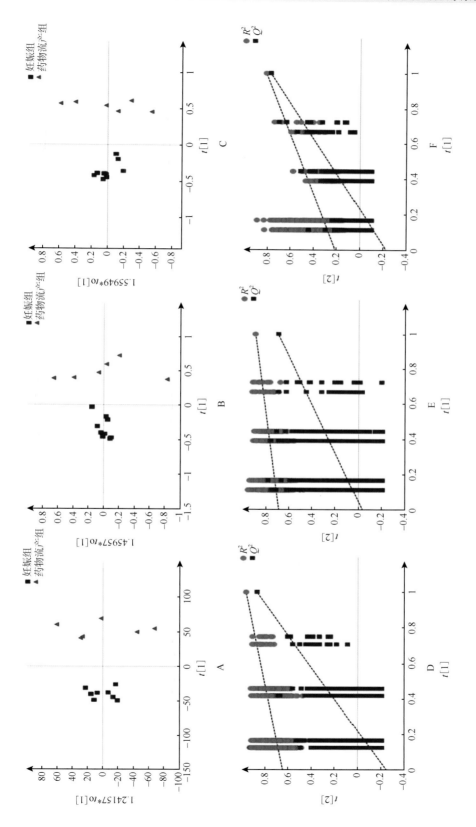

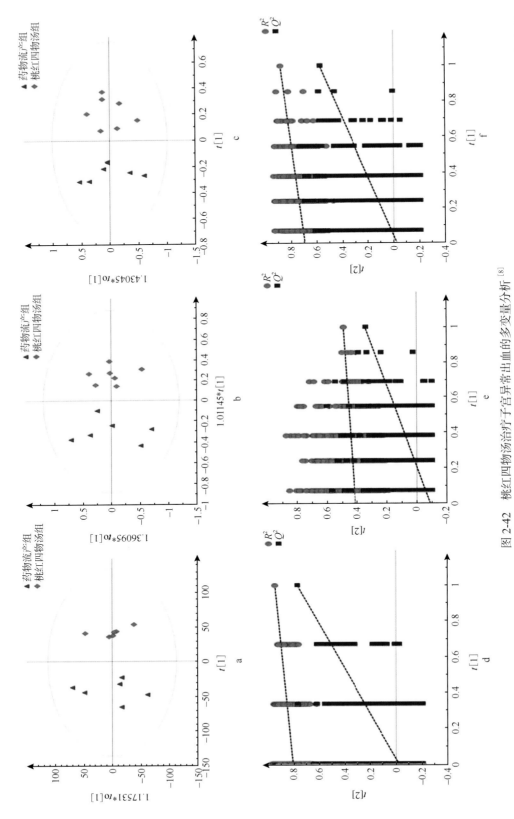

图 2-42　桃红［四物汤治疗子宫异常出血的多变量分析[8]

A、B、C. 妊娠组（蓝 正方形）与药物流产组（红 三角形）的 OPLS-DA 得分图；D、E、F. 999 次置换检验图；a、b、c. 药物流产组（红 三角形）与桃红［四物汤组（浅蓝 菱形）的 OPLS-DA 得分图；d、e、f. 999 次置换检验图

表 2-13 妊娠组/药物流产组子宫组织代谢差异的潜在生物标志物[8]

分类	编号	代谢物	P 值	相关系数	AUC	FC（M/P）	FDR
肉碱	A01	乙酰肉碱	2.00E-03	−0.722[a]	0.98	0.38 ↓	7.71E-03
脑磷脂	A02	PE（P-16∶0e/0∶0）	5.00E-03	0.763[a]	0.94	3.07 ↑	1.67E-02
脑磷脂	A03	LysoPE（16∶0）	5.00E-03	−0.582[a]	0.98	0.49 ↓	3.44E-02
脑磷脂	A06	LysoPE（18∶1）	5.00E-03	0.693[a]	0.94	34.24 ↑	2.68E-02
脑磷脂	A13	LysoPE（18∶2）	3.00E-03	−0.715[a]	0.96	0.23 ↓	2.55E-03
脑磷脂	A14	LysoPE（22∶4）	7.00E-03	−0.626[a]	0.89	0.41 ↓	8.50E-03
脑磷脂	A17	LysoPE（14∶1）	5.00E-03	0.695[a]	0.94	11.86 ↑	2.40E-02
卵磷脂	A05	LysoPC（14∶0）	2.00E-03	0.713[a]	0.98	4.41 ↑	2.71E-02
卵磷脂	A07	LysoPC（15∶0）	1.00E-03	0.699[a]	0.87	11.32 ↑	2.48E-02
卵磷脂	A08	LysoPC（18∶2）	7.00E-03	−0.714[a]	0.85	0.30 ↓	4.09E-03
卵磷脂	A09	LysoPC（18∶1）	2.50E-02	−0.756[a]	0.98	0.19 ↓	9.85E-04
卵磷脂	A10	LysoPC（18∶0）	3.00E-03	−0.645[a]	0.87	0.44 ↓	1.24E-02
卵磷脂	A11	LysoPC（20∶4）	9.00E-03	−0.653[a]	0.93	0.24 ↓	5.24E-03
胆汁酸	A04	甘氨胆酸	5.00E-03	0.723[a]	0.94	4.39 ↑	2.65E-02
胆汁酸	A12	胆酸	1.00E-03	0.736[a]	1	3.80 ↑	1.89E-02
氨基酸	A20	谷氨酰胺	3.00E-03	−0.851[a]	0.98	0.13 ↓	3.23E-04
能量	A19	甘油酸	4.00E-03	−0.710[a]	0.92	0.33 ↓	1.06E-02
能量	A21	柠檬酸	2.00E-03	−0.836[a]	1	0.45 ↓	2.31E-03
脂肪酸	A15	花生四烯酸	1.00E-03	0.840[a]	1	2.41 ↑	3.08E-04
脂肪酸	A16	二十二碳六烯酸	1.00E-03	0.857[a]	1	2.93 ↑	3.74E-04
脂肪酸	A18	HDoHE	7.00E-03	0.547[a]	0.93	3.11 ↑	3.49E-02
脂肪酸	A22	肉豆蔻酸	2.00E-03	0.821[a]	1	4.05 ↑	6.94E-03
脂肪酸	A23	棕榈酸	2.00E-03	0.941[a]	1	2.42 ↑	4.82E-04
脂肪酸	A24	二十碳二烯酸	2.00E-03	0.760[a]	1	5.07 ↑	3.14E-02

注：a 与出血时间相关；↑上调；↓下调

表 2-14 药物流产组/桃红四物汤组子宫组织差异性潜在生物标志物[8]

分类	编号	代谢物	P 值	相关系数	AUC	FC（T/M）	FDR
氨基酸	B01	赖氨酸	3.00E-03	−0.682[a]	1	0.48 ↓	0.00E+00
氨基酸	B04	羟丁酸	6.00E-03	0.910[b]	0.97	3.28 ↓	5.20E-03
氨基酸	B05	苯丙氨酸	4.00E-03	0.746[b]	1	2.12 ↓	1.65E-02
氨基酸	B06	谷氨酰胺	6.00E-03	−0.639[a]	0.98	0.12 ↑	2.06E-02
能量	B07	柠檬酸	1.60E-02	−0.606[a]	0.92	0.49 ↑	3.18E-02
核苷酸	B10	尿酸	4.00E-03	0.649[b]	1	2.38 ↓	5.99E-03
脂肪酸	B02	花生四烯酸	9.00E-03	0.689[b]	0.74	2.31 ↓	4.08E-02
脂肪酸	B03	二十二碳六烯酸	4.30E-02	0.576[b]	0.71	2.11 ↓	4.95E-02
脂肪酸	B08	肉豆蔻酸	6.00E-03	0.625[a]	0.97	3.53 ↓	1.76E-02
脂肪酸	B09	棕榈酸	4.00E-03	0.816[a]	1	2.32 ↓	1.16E-03
脂肪酸	B11	硬脂酸	4.00E-03	0.850[a]	1	2.33 ↓	1.61E-03
脂肪酸	B12	二十碳二烯酸	1.00E-02	0.599[a]	0.94	2.89 ↓	3.27E-02

注：a 与出血时间有关；b 与出血量有关

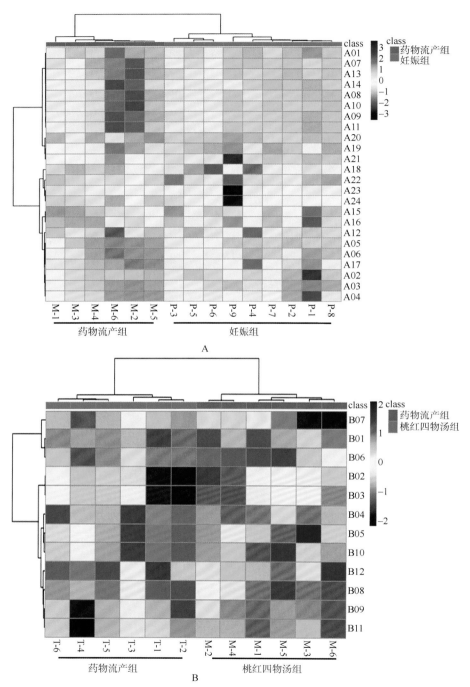

图 2-43　桃红四物汤调节子宫异常出血潜在生物标志物的含量变化[8]

颜色深浅表示显著性，从红色到蓝色表示上下调节

研究结果发现，药物流产组尿酸水平高于妊娠组，但低于治疗组。尿酸是嘌呤分解代谢的最终产物，而嘌呤可以由谷氨酰胺和甘氨酸等氨基酸合成。其中，甘氨酸可以代谢成甘油酸（乙醛酸和二羧酸酯代谢途径）、谷氨酰胺、丙氨酸和其他氨基酸，表明子宫异常出血可影响嘌呤和尿酸的代谢。

同时，药物流产组的甘氨酸水平低于妊娠组，提示子宫异常出血可能与嘌呤代谢、乙醛酸和二羧酸酯代谢有关。桃红四物汤可能通过干预上述途径改善子宫异常出血的症状。前期血清代谢组学研究结果表明，药物流产组尿素水平高于妊娠组，或与谷氨酸和丙酮酸合成的丙氨酸进一步代谢为尿素有关。结合本研究结果，提示氨基酸代谢可能涉及两条不同的代谢途径，即子宫内的尿酸途径和血液中的尿素途径。

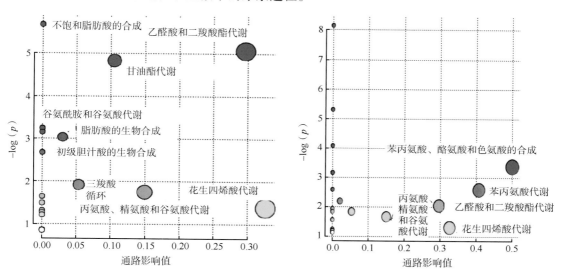

图 2-44　基于富集分析和网络拓扑分析的代谢通路图[8]

气泡大小代表相关性，气泡颜色表示显著性

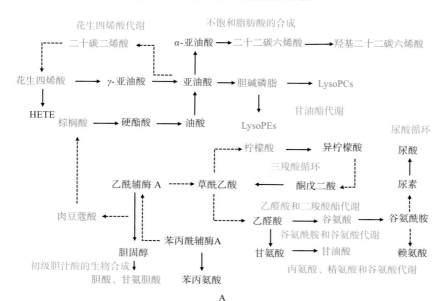

A

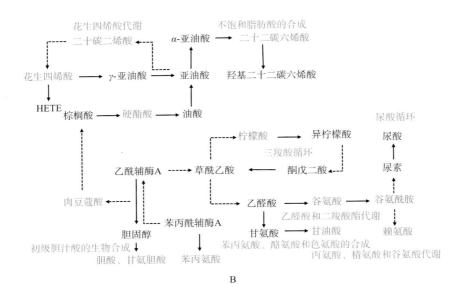

图 2-45　桃红四物汤对子宫异常出血的代谢物网络通路图 [8]

红色代表上调，绿色代表下调

　　此外，谷氨酰胺是一种非必需氨基酸，一方面可以维持肠道屏障，另一方面可以促进肠道细胞的增殖和分化。同时谷氨酰胺还具有保护肝脏的生物学功能。据报道，谷氨酰胺是自然流产和正常样本之间的显著差别代谢物。本研究中，药物流产组谷氨酰胺水平降低，桃红四物汤组谷氨酰胺水平显著升高，表明桃红四物汤可显著升高子宫中谷氨酰胺水平。上述结果提示子宫异常出血可能与谷氨酰胺水平紊乱有关，而桃红四物汤可实现谷氨酰胺水平的有效转归。

　　脂肪酸包括饱和脂肪酸和不饱和脂肪酸。硬脂酸和棕榈酸一方面由甘油三酯脂肪酶通过 β- 氧化磷酸化水解成脂肪酸，最终形成乙酰辅酶 A。另一方面在脂肪酸合成酶的催化下合成。据报道，硬脂酸和棕榈酸通过诱导环氧合酶 2 的表达，促进前列腺素表达而导致炎症。此外，最近研究表明，过剩的二十二碳六烯酸（DHA）会导致自由基生成，进而破坏软骨结构。

　　甘油磷脂主要由脂肪酸、磷酸、甘油、胆碱、乙醇胺、丝氨酸和肌醇合成，主要包括脑磷脂和卵磷脂。在磷脂酶的催化下，卵磷脂代谢成溶血磷脂，而溶血磷脂具有广泛的生物学效应，如诱导炎症、诱导活性氧生成等。

　　在本实验中，我们发现药物流产组脂肪酸（硬脂酸、棕榈酸、肉豆蔻酸等）和乙酰肉碱在子宫组织中高表达，而桃红四物汤能够有效逆转这种趋势。与前期血清代谢组学相比，药物流产组脂肪酸有相反的表达趋势，这个结果可能反映了脂肪酸在应激条件下通过血液循环至子宫进行利用。

　　在本研究中，花生四烯酸水平发生了显著性变化。花生四烯酸是组成细胞膜脂质的主要成分，其可转化为代谢物，如前列腺素、血栓素、白三烯和羟基二十碳四烯酸，而这些物质能够触发不同的炎症反应。来自花生四烯酸的前列腺素（PGD_2）可以结合 PGD_2 受体，通过稳定中性粒细胞的黏附、形状变化向内皮单层细胞迁移。随之中性粒细胞被招募到组织炎症部位。在上皮屏障被破坏的同时，中性粒细胞在微生物保护方面发挥着重要作用。此外，由中性粒细胞产生的细胞外小泡，通过花生四烯酸穿梭入血小板中，合成血栓素 A_2。来自花生四烯酸的化合物不仅可作为炎症介质，还可调节其他反应过程，如血小板聚集、凝血、平滑肌收缩、白细胞趋化、炎性细胞因子的产生和免疫的复杂作用。

桃红四物汤作为经典方剂之一，因其含有羟基红花黄色素 A、阿魏酸、苦杏仁苷、藁本内酯、毛蕊花糖苷等成分而具有抗炎作用。这与组织病理学结果相一致。桃红四物汤组观察到的中性粒细胞数量明显低于药物流产组。因此，我们推测不完全流产在引发子宫异常出血的同时伴随着炎症反应，而这可能由花生四烯酸介导发生的。桃红四物汤通过下调花生四烯酸的水平缓解炎症反应。这与代谢组学的结果相一致，即药物流产组花生四烯酸水平升高，桃红四物汤组花生四烯酸水平显著降低。

第六节　糖尿病下肢缺血小鼠生物标志物及补脏通络方有效性研究

针对糖尿病血管病变的脏虚络痹的证型，湖北中医药大学邱幸凡教授提出了补脏通络方，该方由生黄芪、玄参、生晒参、麦冬、水蛭、川贝、山药、丹参等八味中药组成，具有益气养阴补脏、祛瘀化痰通络的功效[9, 10]。现代科学研究表明，配方中多种单味药材均有益于脑缺血和心脏损伤等血管并发症的防治[11]。前期研究表明，补脏通络方对糖尿病性血管功能障碍具有治疗作用[12]。然而，关于补脏通络方改善糖尿病下肢缺血过程中的代谢通路改善作用仍不清楚。本研究基于小鼠血清样品的代谢组学分析，旨在研究补脏通络方对糖尿病缺血发生时血液代谢产物谱的影响。此外，对代谢组学和转录数据进行整合分析，以揭示代谢物和功能基因之间的内在联系。

（一）糖尿病下肢缺血小鼠复制及补脏通络方药效评价

补脏通络方由生黄芪 [*Astragalus membranaceus*（Fisch.）Bunge]、山药（*Dioscorea opposita* Thunb.）、丹参（*Salvia miltiorrhiza* Bunge）、玄参（*Scrophularia ningpoensis* Hemsl.）、麦冬 [*Ophiopogon japonicus*（L.f）Ker-Gawl.]、生晒参（*Panax ginseng* C.A.Mey.）、川贝（*Fritillaria cirrhosa* D. Don var. *ecirrhosa*）、水蛭（*Whitmania pigra* Whitman）按干重比为 4 ∶ 4 ∶ 3 ∶ 3 ∶ 3 ∶ 2 ∶ 2 ∶ 1 组成，加水煎煮、浓缩至 2g 生药 /ml，置于 –20℃保存待用。

健康雄性 C57BL/6J 小鼠在适应喂食正常饲料 1 周后，所有小鼠连续 5 天进行腹膜内注射链脲佐菌素（STZ）[85mg/（kg·d）]。注射完成 1 周后，选取血糖高于 11.1mmol/L 的小鼠随机分为四组（*n*=6）：糖尿病组，糖尿病下肢缺血组，补脏通络方治疗组，西药治疗组。第 8 周时，腹腔注射 100mg/kg 氯胺酮和 10mg/kg 甲苯噻嗪麻醉小鼠，三组实验小鼠（糖尿病下肢缺血组、补脏通络方治疗组、西药治疗组）进行股动脉血管结扎，而糖尿病组的小鼠则接受了假手术。从第 9 周开始，补脏通络方治疗组和西药治疗组分别灌胃给予补脏通络方 [5g 生药 /（kg·d）] 和二甲双胍 [200mg/（kg·d）] 加阿托伐他汀 5mg/（kg·d），剩余两组灌胃等量饮用水，持续 3 周。在整个实验过程中所有小鼠给予高脂饮食。药物治疗后，使用激光多普勒灌注成像系统监测四个实验组之间的小鼠血流再灌注情况[13]。最后，对所有实验小鼠实施安乐死，并收集主要组织用于后续分析，肌肉组织固定用于组织病理学评价。

　　主要药效如图 2-46A 所示，糖尿病下肢缺血组小鼠的血流信号明显弱于糖尿病组，经补脏通络方或西药处理后可部分恢复。根据缺血肢体与对侧正常肢体的荧光强度比值进行定量比较，结果证实补脏通络方对糖尿病缺血有恢复作用（图 2-46B）（$P < 0.05$，vs 糖尿病下肢缺血组）。为进一步研究补脏通络方对血管生成的影响，取缺血腓肠肌组织进行形态学和组织化学分析。H-E 染色结果显示，补脏通络方和西药处理均对微血管的再生有较强的促进作用（图 2-46A）。同时，对血管内皮生长因子受体 2（VEGFR2）（图 2-46A）的免疫组化分析也验证了补脏通络方和西药的血管生成作用。最后，通过对缺血后肢肌肉多段毛细血管的组织学分析，计算缺血后肢肌肉的毛细血管密度。如图 2-46C 所示，与糖尿病下肢缺血组相比，补脏通络方和西药均显著增加了糖尿病小鼠缺血肌肉的毛细血管密度（$P < 0.05$，vs 糖尿病下肢缺血组）。上述结果证明了补脏通路方对糖尿病下肢缺血有良好治疗作用。

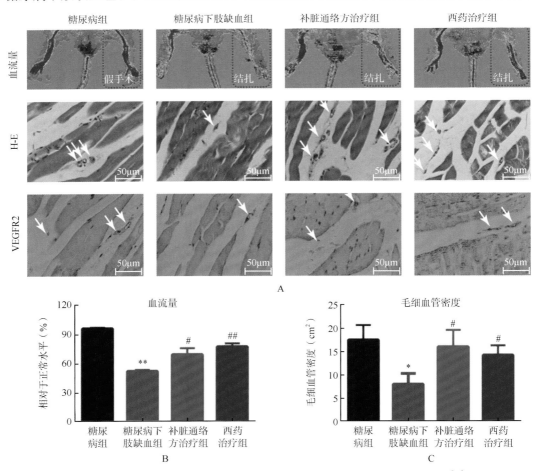

图 2-46　补脏通络方治疗对糖尿病缺血小鼠血流恢复及新生血管的影响[14]

C57BL/6J 糖尿病下肢缺血小鼠经补脏通络方或西药治疗 3 周。A. 治疗后，采用激光多普勒灌注成像系统对小鼠血流进行成像。采用 H-E 染色和针对 VEGFR2 的组化法检测腓肠肌组织的形态学变化和新生血管的形成。B. 下肢缺血血流量相对其对侧正常下肢的百分比。C. 通过毛细血管的组织形态学分析，计算缺血肌肉组织的毛细血管密度。数据以 Mean±SEM 表示（$n=5$），$*P < 0.05$，$**P < 0.01$ vs糖尿病组；$\# P < 0.05$，$\#\#P < 0.01$ vs 糖尿病下肢缺血组

（二）糖尿病下肢缺血小鼠代谢轮廓、生物标志物及补脏通络方调控作用

1. 代谢组学研究思路框架

为了探索补脏通络方对改善体内血管生成相关代谢通路的重要作用，我们构建了股动脉结扎模拟的糖尿病下肢缺血小鼠模型，并以西药的联合给药作为阳性对照，代谢组学及其相关整合分析的研究框架如图 2-47 所示。首先，建立具有下肢缺血的糖尿病小鼠模型并用补脏通络方治疗。然后，收集实验组的血清样品，通过 UPLC-MS 技术进行非靶向代谢组学研究。接着，对产物离子数据进行注释，并用 SIMCA 聚类分析。进而，用 MetaboAnalyst 网站分析差异代谢通路。接下来，借助已有 GEO 数据，建立了一个涵盖代谢组和转录组的代谢网络。最后，使用 qPCR 实验来确认代谢通路中关键基因变化。

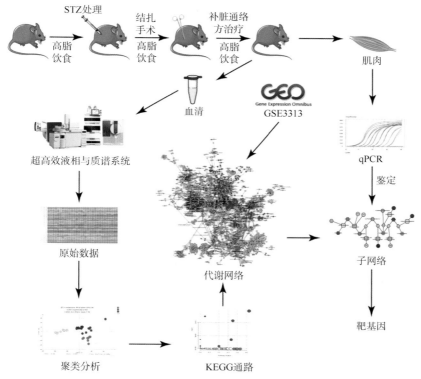

图 2-47　补脏通络方对糖尿病下肢缺血小鼠代谢通路调控作用的研究思路[14]

2. 血清代谢组检测及聚类分析

收集每个实验组的小鼠血液，使用 UPLC-MS 技术进行非靶向代谢组学分析。总共捕获了 3671 个代谢物峰，并将每个峰与 PubChem（https://pubchem.ncbi.nlm.nih.gov）、HMDB（http://hmdb.ca）或商业数据库（Mainlib、NIST、Wiley 和 Fiehn）进行比对注释。上述代谢化合物通过 UPLC-MS 两个 ESI 负（N）正（P）离子模式得到。对于其中比对出的 1733 种代谢物，用 SIMCA-P 软对其进行 PCA。首先，负离子模式下，虽然补脏通络方治疗和西药治疗组的样本之间分离不明显，但与糖尿病下肢缺血组和糖尿病组区分明显（图 2-48A）。

然后，通过使用正交偏最小二乘判别分析（OPLS-DA），计算了使用或未使用药物治疗的小鼠之间的差异，并发现了四组实验样品存在显著差别（图2-48B）。同样，基于正离子模式得到的产物，其 PCA 和 OPLS-DA 图中与负离子模式中的产物分布相似（图2-48C、D）。上述数据表明补脏通络方对宿主代谢的可能存在广泛影响。

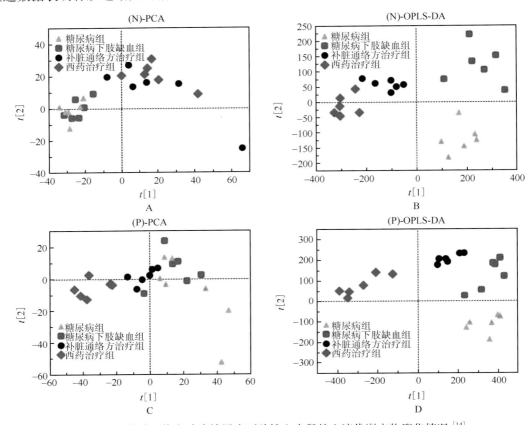

图 2-48　补脏通络方治疗糖尿病下肢缺血小鼠的血清代谢产物聚集情况 [14]

小鼠经药物处理后，收集实验小鼠血清样品用于 UPLC-MS 分析。A. 对负离子模式中收集的数据进行 PCA。B. 对负离子模式中收集的数据进行 OPLS-DA。C. 对正离子模式中收集的数据进行 PCA。D. 对正离子模式中收集的数据进行 OPLS-DA

3. 不同来源代谢产物及其调控变化

为了确定补脏通络方对不同来源代谢物的影响，具有统计学差异的化合物均用 PubChem 检索并确定其来源。首先，我们在血清中发现了几种重要的细菌代谢物（图2-49A）。与糖尿病下肢缺血组相比，补脏通络方治疗能显著逆转香叶基法尼酯二磷酸（GFPP）的含量降低（$P < 0.05$），可降低肠杆菌素、拉沙里菌素和去铁胺的含量（$P < 0.01$），西药联合用药也能显著降低肠杆菌素、拉沙里菌素、去铁胺的含量。上述几种细菌代谢物在补脏通络方治疗组和西药治疗组之间没有观察到显著性差异（$P > 0.079$）（图2-49A）。肠杆菌产生的肠杆菌素可能为该细菌入侵人体循环的生物标志物 [15]，而拉沙里菌素被认为是一种对鸡和大鼠细胞具有细胞毒性的离子载体 [16]。同样地，毛链霉菌（*Streptomyces pilosus*）可天然产生去铁胺 [17]。尽管去铁胺对缺血性损伤有有益作用 [18]，但是补脏通络方治疗组中去铁胺的减少也可能反映了补脏通络方对肠屏障的增强作用。此外，据报道 GFPP 是啤酒酵母（*Sac-*

charomyces cerevisiae）的一种代谢产物，与嗜黏蛋白阿克曼菌（*Akkermansia*）呈负相关[19]，GFPP 在减轻局部缺血中的作用还需要更多证据支持。基于上述结果，补脏通络方对糖尿病小鼠缺血症状的改善可能与抑制有害细菌的入侵、减少细菌毒素的吸收以及促进有益代谢产物的产生有关。

分析发现了补脏通络方治疗组小鼠体内多种植物性代谢物含量偏高（$P < 0.05$，vs 糖尿病下肢缺血组），包括香草酸、葫芦素 C、5- 甲酰基水杨酸和柯九里香甲碱（图 2-49B）。八种单一药物组成的补脏通络方含有复杂的成分，如黄酮类化合物和多酚，它们协同作用以减轻糖尿病小鼠的局部缺血症状[12]。有证据表明，黄酮类化合物可以被肠道菌群转化为香草酸[20]，这与补脏通络方汤中黄酮类化合物的高含量相符[12]。此外，香草酸对大脑和心脏的缺血 / 再灌注损伤具有保护作用，而葫芦素 C 可以防止心肌母细胞受到氧化损伤[21, 22]。5- 甲酰基水杨酸是植物激素水杨酸的代谢产物，对糖尿病缺血的影响未知。同样，柯九里香甲碱仅报道了潜在地抑制胰腺脂肪酶的活性[23]。我们推测上述几种小代谢物可能源自补脏通络方，对改善糖尿病小鼠缺血有益。

宿主自身代谢信号分子，如血管紧张素Ⅳ、11- 羟基二十碳四烯酸甘油酯（11R-HETE）、18- 羟基 -2, 7- 二硝基 - 白三烯 E4 和熊去氧胆酸 3- 硫酸酯等分子在经补脏通络方处理后发生显著改变（图 2-49C）。值得注意的是，糖尿病下肢缺血组 18- 羟基 -2, 7- 二硝基 - 白三烯 E4 含量降低，在补脏通络方治疗组有显著逆转（$P < 0.05$），但西药无明显效果（图 2-49C）。血管紧张素Ⅳ可通过增加 MCP-1 的产生而诱发心血管损害[24]；11- 羟基二十碳四烯酸甘油酯是由内皮细胞的环氧合酶 2（cyclooxygenase-2，COX-2）转化花生四烯酸而产生，可作为炎性反应中 COX-2 活化的标志分子[25]；18- 羟基 -2, 7- 二硝基 - 白三烯 E4 是白三烯 E4 的代谢产物，与血管收缩和炎症过程的激活呈正相关[26]；熊去氧胆酸 3- 硫酸酯由结肠微生物菌群产生[27]，熊去氧胆酸 3- 硫酸酯的降低趋势表明较少的胆汁酸和脂质被重新吸收，因此可能减轻糖尿病下肢缺血小鼠的代谢负担。因此，补脏通络方减轻下肢缺血可能与抑炎反应和刺激血管再生有关。

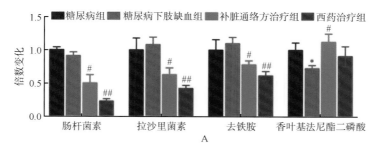

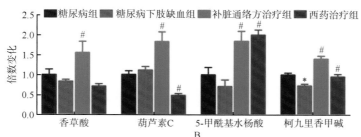

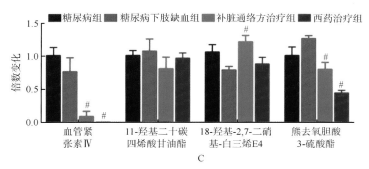

图 2-49　补脏通络方治疗的糖尿病下肢缺血小鼠的血清中不同来源代谢产物的相对变化[14]

血清代谢产物的相对变化在柱状图中显示，包括肠道细菌相关的代谢产物（A），植物相关的代谢产物（B）和内源性信号分子（C）。

*$P < 0.05$ vs 糖尿病组；#$P < 0.05$，##$P < 0.01$ vs 糖尿病下肢缺血组

4. 代谢通路的综合分析

为了探究补脏通络方对代谢通路的潜在调控，我们利用线上的代谢组学分析工具 MetaboAnalyst 进行注释。如图 2-50A 所示，MetaboAnalyst 网站解析数据展示了 9 个得分最高的代谢通路，其中谷胱甘肽代谢、磷脂酰胆碱生物合成和色氨酸代谢三个通路占据主导。

GEO 数据库由美国国家生物技术信息中心（National Center for Biotechnology Information，NCBI）于 2000 年启动，以共享高通量测序产生的基因表达数据[28]。研究者已将 GEO 数据集与代谢组学相结合，用于系统性地揭示代谢或信号传导途径。特别地，结合转录和代谢组学数据的整合分析可对心血管疾病和癌症等多因素疾病的进展有预测作用[28]。受多组学研究方法的启发，我们将代谢数据与 GEO 数据库上的数据集 GSE3313 整合，在代谢网络中关联代谢产物与相关调控基因。该过程通过 Cytoscape 软件的 Metscape 软件包实现，如图 2-50B 所示，圆圈代表基因，六边形代表小的代谢物。不同的代谢通路用不同颜色标注。所得网络再次证明了补脏通络方的促血管生成作用与谷胱甘肽、色氨酸和甘油磷脂的代谢高度相关。大脑和心肌缺血 / 再灌注损伤亦与此三个代谢通路密切相关[29, 30]。

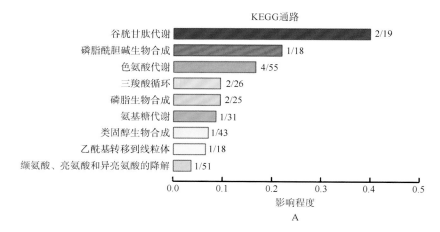

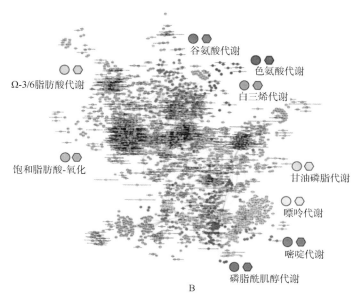

图 2-50　补脏通络方治疗对糖尿病下肢缺血小鼠后的相关代谢通路影响[14]

A. MetaboAnalyst 网站显示补脏通络方影响的几种重要的代谢通路。B. Cytoscape 软件可视化显示代谢物数据与 GEO 数据集的代谢网络

　　对脂质代谢失调的改善作用：为了研究补脏通络方对糖尿病下肢缺血小鼠脂质代谢的调节作用，我们用 R-Studio 软件绘制了脂质代谢产物的热图。如图 2-51 所示，与糖尿病组相比，糖尿病下肢缺血组的小鼠血清中可溶的溶血磷脂酸的水平增加；但与糖尿病下肢缺血组相比，补脏通络方或西药处理后，可显著降低上述脂质水平，如溶血磷脂酰胆碱和溶血磷脂酰乙醇胺（$P < 0.05$ 或 0.01）（图 2-51）。相反，多种磷脂酸、磷脂酰胆碱、磷脂酰乙醇胺和甘油三酯的水平在糖尿病下肢缺血组小鼠中或高或低（$P < 0.05$ 或 0.01，vs 糖尿病组），但在补脏通络方治疗组或西药治疗组中均有逆转（$P < 0.05$ 或 0.01，vs 糖尿病下肢缺血组）（图 2-51）。从总体上看，西药处理似乎比补脏通络方对这些变化的脂质显示出更强的逆转作用（图 2-51）。据报道，具有缺氧和局部缺血的微环境可能会迫使肌肉组织从有氧代谢转变为厌氧代谢，从而导致脂肪酸的利用减少以及随后血脂在血清中的积累[31]。我们的结果还检测到患有下肢缺血的糖尿病小鼠，其血清溶血磷脂酸水平升高，补脏通络方处理后（包括溶血磷脂酸、溶血磷脂酰胆碱和溶血磷脂酰乙醇胺）得以逆转（图 2-51）。此前研究表明，溶血磷脂酸是导致缺血性心脏病并损害心肌细胞的致病因素[32, 33]。例如，溶血磷脂酰胆碱和溶血磷脂酰乙醇胺与冠状动脉疾病风险增加相关[32]。溶血磷脂酰胆碱的升高可诱导肌肉细胞的凋亡[34]。值得注意的是，少数研究揭示了含非饱和脂肪酸的甘油三酯的有益作用[15]。我们的数据显示，补脏通络方处理可使含有非饱和脂肪酸支链的某些甘油三酯显著增加（图 2-51）。增加的不饱和脂肪酸比例可能有益于心肌细胞和内皮细胞的代谢，从而降低线粒体的氧化应激[35, 36]。

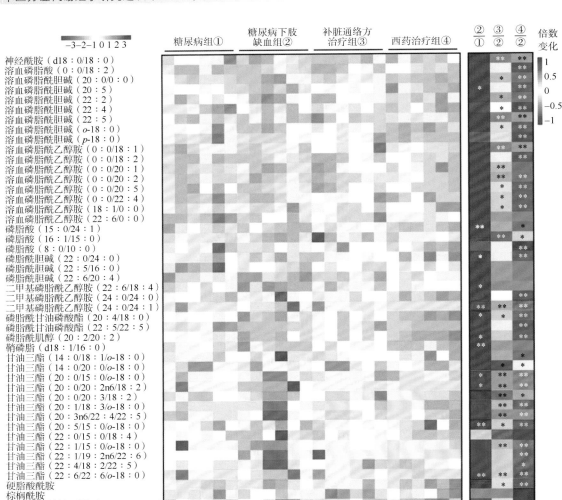

图 2-51　实验小鼠血清脂质分布热图 [14]

热图反映了不同实验组中脂质代谢水平差异。颜色由绿色至红色代表不同脂质的相对含量由低到高的相对含量

（*P ＜ 0.05 和 **P ＜ 0.01）

对血清谷氨酸和色氨酸代谢通路的影响：为研究补脏通络方对糖尿病下肢缺血小鼠谷氨酸和色氨酸代谢通路的影响，两种途径均与差异转录基因（GEO 数据集）进行整合分析。如图 2-52A 所示，糖尿病下肢缺血组小鼠中一氧化氮合酶 1（NOS1）水平降低，而其下游产物 L- 瓜氨酸在用补脏通络方处理后升高。相反，补脏通络方抑制了 N- 乙酰 -L- 谷氨酸在糖尿病下肢缺血小鼠中增加。补脏通络方治疗组小鼠的谷胱甘肽（GSE）和氧化型谷胱甘肽（GSSG）的循环程度降低。基于整合的色氨酸代谢分析发现，补脏通络方抑制了吲哚丙酮酸的产生，但升高了 5- 羟基 -L- 色氨酸、N- 乙酰血清素和 6- 羟基褪黑素的水平（图 2-52B）。

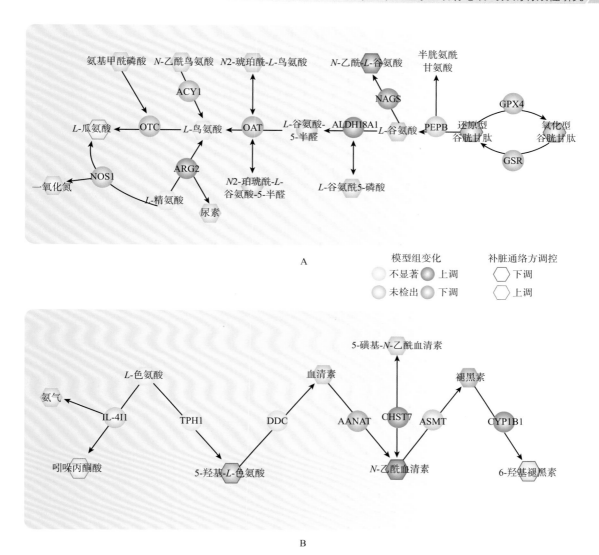

图 2-52　整合数据显示谷氨酸和色氨酸代谢的精细调节通路[14]

整合代谢网络网络中谷氨酸代谢通路（A）和色氨酸代谢通路（B）两个子网络。图中六边形代表代谢物，圆圈代表基因

5. 靶基因功能验证

为了进一步证实上述代谢通路是否参与补脏通络方改善糖尿病下肢缺血作用，我们通过 qPCR 验证了缺血性肌肉组织中相关靶基因的表达。如图 2-53A、B 所示，补脏通络方显著回调了缺血小鼠血管内皮生长因子受体 2（VEGFR2）和内皮型一氧化氮合酶（eNOS）的 mRNA 表达降低（$P < 0.01$，vs 糖尿病下肢缺血组），对于血管再生至关重要。但在糖尿病下肢缺血和补脏通络方治疗两组之间小鼠中的精氨酸酶 2（ARG2）表达没有显著性差异（图 2-53C）。最后，与糖尿病下肢缺血组相比，补脏通络方在一定程度上降低了白细胞介素 -4- 诱导 -1（IL-4I1）（$P < 0.05$）、色氨酸羟化酶 1（TPH1）（$P=0.2897$）和细胞色素 P4501B1（CYP1B1）（$P < 0.05$）的 mRNA 水平（图 2-53D ～ F）。在西药治疗组中观察到了相似的结果（图 2-53A ～ F）。上述证据证明了补脏通络方对谷胱甘肽代谢和色氨酸代

谢中关键基因表达的调节作用。

众所周知，eNOS 可以通过催化 NO 的合成来刺激血管生成[37]，而补脏通络方抑制 CYP1B1 的表达，表现为 6- 羟基褪黑素含量降低（图 2-52B）。在我们之前的研究中，补脏通络方调节 VEGF 和 HIF-1α 信号通路，逆转了糖尿病缺血性 eNOS 的低表达[12]。补脏通络方可以增强 VEGFR2 的表达并激活 ERK，进而上调肌肉组织中 eNOS 的表达。此外，eNOS 产生的 NO 也与谷氨酸代谢相互作用（图 2-52A）。有趣的是，尽管补脏通络方在缺血性肌肉组织中降低了 IL-4I1 的 mRNA 水平，但血清中其下游产物即吲哚丙酮酸水平却增加了。本项研究认为，此时 IL-4I1 可能是一种免疫抑制剂，而不是 L- 氨基酸氧化酶[11]，并且吲哚丙酮酸的产生应受其他信号通路的调节。

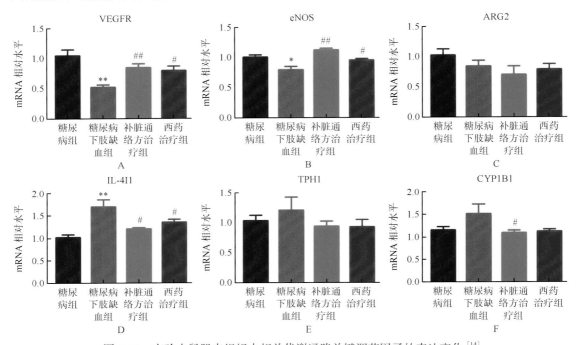

图 2-53　实验小鼠肌肉组织中相关代谢通路关键调节因子的表达变化[14]

补脏通络方处理后，收集肌肉样品进行 qPCR 分析，VEGFR2（A）、eNOS（B）、ARG2（C）的 mRNA 水平，分析了 IL4-I1（D）、TPH1（E）和 CYP1B1（F）。*P < 0.05，**P < 0.01 vs 糖尿病组；#P < 0.05，##P < 0.01 vs 糖尿病下肢缺血组

本项研究中，我们使用非靶向代谢组学分析技术，对患有下肢缺血的糖尿病小鼠经过补脏通络方处理与否的血清代谢物组进行分析。鉴定出了其中具有显著差异的代谢产物，并在 GEO 数据库和血清中代谢组学谱（如脂质代谢、谷胱甘肽代谢和色氨酸代谢）之间的集成网络中确定了与血管新生相关的主要代谢通路。基于代谢通路的分析，初步确定了补脏通络方的潜在作用靶点。我们的研究表明补脏通络方对糖尿病下肢缺血小鼠的血清代谢组学具有深远的影响，证实了补脏通络方可能通过体内代谢组学变化正向调节糖尿病状态下的缺血症状。

第七节　糖尿病脑病 db/db 小鼠生物标志物及黄连解毒汤有效性研究

黄连解毒汤是清热解毒的经典名方，出自唐代王焘的《外台秘要》引崔氏方，由黄连、黄芩、黄柏、栀子四味药以 3∶2∶2∶3 的比例组成，主治实热火毒、三焦热盛之症。已有研究表明黄连解毒汤对糖尿病、缺血性脑中风、阿尔茨海默病等疾病具有良好的治疗效果，但对糖尿病脑病的相关研究较少。本研究采用药理学和代谢组学相结合的方法，评价黄连解毒汤对糖尿病脑病的干预作用及作用机制。

（一）糖尿病脑病 db/db 小鼠模型复制及黄连解毒汤药效评价

本研究采用 db/db 小鼠作为动物模型评价黄连解毒汤对糖尿病脑病的干预作用。将 40 只雌性 db/db 小鼠和 10 只 db/m 小鼠适应性喂养 45 天后，db/db 小鼠随机分为 4 组，分别为模型组（$n=10$）、黄连解毒汤低剂量组 [2g/（kg·d），$n=10$]、黄连解毒汤高剂量组 [8g/（kg·d），$n=10$] 和二甲双胍组 [0.25g/（kg·d），$n=10$]，db/m 小鼠作为空白组（$n=10$），空白组和模型组每天灌胃等体积生理盐水；连续灌胃 12 周后进行 Morris 水迷宫实验；所有小鼠在末次给药后禁食不禁水 12h，使用乙醚吸入麻醉小鼠，心脏采血后收集血浆；迅速分离脑组织，部分脑组织置于多聚甲醛溶液中用于组织病理学检查，剩余脑组织用于相关生化指标检测。

Morris 水迷宫实验：随着定位航行试验训练时间增加，各组小鼠寻找到平台所需时间逐渐减少；与空白组相比，模型组逃避潜伏期显著延长（$P < 0.001$）；经过 4 天训练后，黄连解毒汤高剂量组小鼠逃避潜伏期显著缩短（$P < 0.05$，$P < 0.001$），而二甲双胍组和黄连解毒汤低剂量组小鼠第 5 天逃避潜伏期明显缩短（$P < 0.05$）（图 2-54A）。在空间探索实验中，与空白组相比，模型组小鼠在目标象限的停留时间显著减少（$P < 0.05$）。与模型组相比，黄连解毒汤低剂量组和高剂量组小鼠在目标象限的停留时间均显著增多（$P < 0.05$）（图 2-54B）；由游泳轨迹图可知，模型组小鼠在规定时间内未能寻找到原平台，而各给药组小鼠则能快速找到原平台（图 2-54C）；由以上水迷宫实验结果可知糖尿病脑病动物模型建立成功，黄连解毒汤能够改善 db/db 小鼠学习记忆和认知功能障碍。

生化指标测定：取小鼠脑组织匀浆进行生化指标分析，包括超氧化物歧化酶、谷胱甘肽、丙二醛和乙酰胆碱。与空白组相比，模型组超氧化物歧化酶和谷胱甘肽活性明显降低，丙二醛含量显著上升（$P < 0.05$，$P < 0.01$，$P < 0.001$），而经过黄连解毒汤干预后，小鼠脑组织超氧化物歧化酶、谷胱甘肽活性增加，丙二醛含量下降，其中高剂量组变化更显著，说明黄连解毒汤能改善 db/db 小鼠脑组织氧化应激损伤。乙酰胆碱是维持大脑学习记忆功能的重要神经递质，由实验结果可知，与空白组相比，模型组小鼠脑内乙酰胆碱含量显著下降（$P < 0.001$），而黄连解毒汤各给药组均能显著增加小鼠脑内乙酰胆碱含量（$P < 0.001$），说明黄连解毒汤对 db/db 小鼠具有提高认知水平的作用（图 2-54D）。

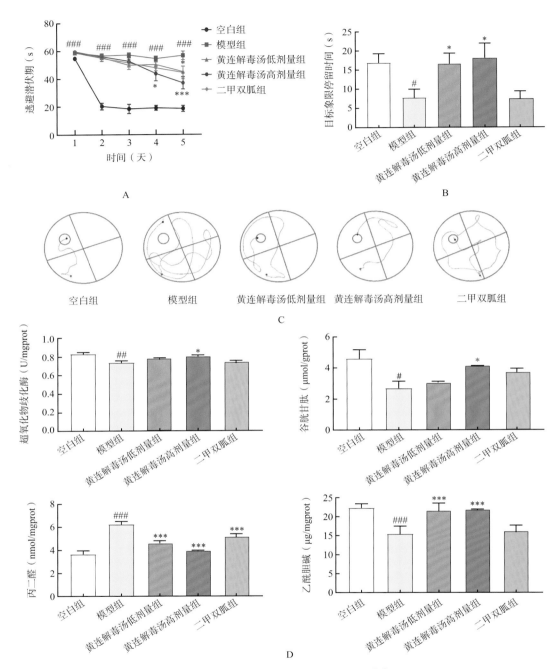

图 2-54　水迷宫结果和生化指标分析[38]

A. 连续 5 天逃避潜伏期；B. 目标象限停留时间；C. 小鼠游泳轨迹图；D. 小鼠脑组织中超氧化物歧化酶、谷胱甘肽、丙二醛和乙酰胆碱的含量

与空白组相比，#P < 0.05，##P < 0.01，###P < 0.001；与模型组相比，*P < 0.05，***P < 0.001

组织病理学评价：尼氏染色结果显示，与空白组相比，模型组小鼠海马中尼氏小体的数量减少、着色变浅，海马神经细胞排列紊乱，细胞核固缩；与模型组比较，黄连解毒汤各给药组海马区损伤明显改善，尼氏小体的数量增加、着色加深，细胞排列相对整齐，说明黄连解毒汤能改善 db/db 小鼠神经元受损（图 2-55A）。原位末端标记法染色结果显示，模型组小鼠海马区可见大量原位末端标记法染色阳性神经元，呈黄褐色或棕黄色颗粒，黄连解毒汤干预后，小鼠海马区原位末端标记法染色阳性神经元减少，说明黄连解毒汤能改善 db/db 小鼠神经元细胞凋亡（图 2-55B）。

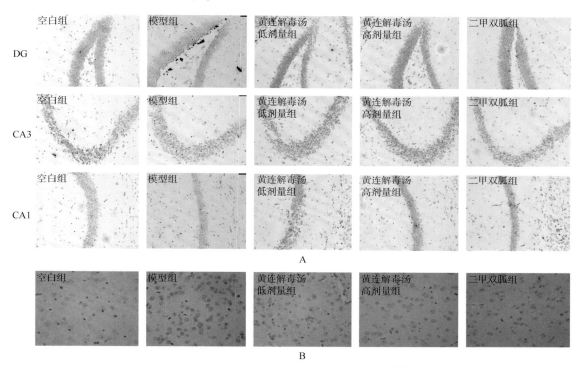

图 2-55　尼氏染色和原位末端标记法染色[38]

A. 小鼠海马 DG、CA3 和 CA1 区的尼氏染色；B. 小鼠脑组织原位末端标记法染色

（二）糖尿病脑病 db/db 小鼠代谢轮廓、生物标志物及黄连解毒汤调控作用

1. 黄连解毒汤提取物的 UPLC-Q-Orbitrap HRMS/MS 分析

根据保留时间、分子量以及与参考文献的比较，本次实验成功鉴定了黄连解毒汤提取物色谱中的 23 个主要色谱峰，主要包括环烯醚萜苷（京尼平苷、京尼平苷酸）、黄酮（黄芩苷、汉黄芩素）、生物碱（巴马汀、小檗碱和黄连碱等）三大类成分（图 2-56，表 2-15）。

2. 糖尿病脑病 db/db 小鼠代谢轮廓、生物标志物及黄连解毒汤调控作用

在明确黄连解毒汤对糖尿病脑病干预作用的基础上，本研究采用 UPLC-Q-Orbitrap HRMS/MS 技术对小鼠血浆进行了代谢组学分析；QC 样品测定结果表明，在正负离子模式下各随机选取的 8 个离子峰的保留时间和峰面积 RSD 值均小于 13%，以上结果表明整个分析过程具有良好的稳定性和重现性（表 2-16）。

为了探讨空白组、模型组和黄连解毒汤高剂量组小鼠血浆代谢轮廓之间的差异，本实验采用 PCA、PLS-DA 和 OPLS-DA 分析各组间代谢表型，筛选并鉴定与黄连解毒汤干预作用相关的潜在生物标志物。由图 2-57 可知，PCA 和 PLS-DA 的结果均表明在正负离子模式下，不同组别之间存在良好的模式区分，表明空白组、模型组和黄连解毒汤高剂量组的小鼠代谢轮廓发生了变化。为更进一步找出各组之间的生物标志物，我们对空白组和模型组样品进行了 OPLS-DA，由图 2-58A 和 E 可观察到正负模式下空白组和模型组样品可以明显区分，说明 db/db 小鼠尿液代谢谱出现了明显扰动；而图 2-58B 和 F 是 OPLS-DA 的 2000X 置换检验结果，负离子模式下 $R^2=0.996$，$Q^2=-0.255$，正离子模式下 $R^2=0.876$，$Q^2=-0.810$，说明本实验模型拟合度和预测能力较好。为了筛选出潜在生物标志物，我们根据空白组和模型组的 OPLS-DA 后得到的数据进行 S-plot 和火山图分析。S-plot 图中每一个点都代表一个化合物，距离原点越远的点，其代表的代谢物对分组的影响越大，VIP 值越高（图 2-58C 和 G）；火山图纵坐标值 $-\log_{10}(P)$ 越大，表明差异表达越显著，筛选得到的潜在生物标志物越可靠（图 2-58D 和 H）。结合 S-plot 和火山图，选择将 VIP > 1.0 和 $P < 0.05$ 为标准筛选潜在生物标志物。在 HMDB 数据库检索差异代谢物分子量，选择误差小于 5ppm，将其二级碎片信息与数据库中信息进行对比，最终鉴别出 21 个化合物可作为潜在的生物标志物，黄连解毒汤干预后可显著回调模型组中 11 个潜在生物标志物，提示黄连解毒汤对糖尿病脑病引起的代谢紊乱具有改善作用（表 2-17）。

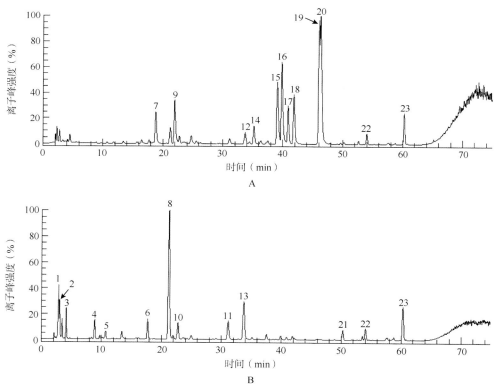

图 2-56　黄连解毒汤提取物总离子流图 [38]

A. 负离子模式；B. 正离子模式

表 2-15　黄连解毒汤提取物 UPLC-Q-Orbitrap HRMS/MS 分析[38]

序号	名称	保留时间(min)	理论值(m/z)	实测值(m/z)	分子离子峰	分子式	误差(ppm)	二级碎片离子(m/z)	来源
1	海藻糖	2.82	341.1078	341.1092	$[M-H]^-$	$C_{12}H_{22}O_{11}$	1.382	89.02315, 59.01254, 119.03394	G
2	奎宁酸	2.98	191.0550	191.0556	$[M-H]^-$	$C_7H_{12}O_6$	0.585	85.02824	G
3	柠檬酸	4.10	191.0186	191.0192	$[M-H]^-$	$C_6H_8O_7$	0.551	85.02827, 87.00751	G
4	京尼平苷酸	8.82	373.1129	373.1144	$[M-H]^-$	$C_{16}H_{22}O_{10}$	1.457	123.04419	G
5	去乙酰基过硫酸甲酯	10.65	449.1290	449.1311	$[M+COOH]^-$	$C_{17}H_{24}O_{11}$	2.133	101.02332, 241.0724	G
6	京尼平龙胆二糖苷	17.73	595.1869	595.1898	$[M+COOH]^-$	$C_{23}H_{34}O_{15}$	2.944	101.02336, 123.04422	G
7	(+)-Magnoflorine	18.81	342.1700	342.1701	$[M+H]^+$	$C_{20}H_{23}NO_4$	0.085	192.10208	C, P
8	京尼平苷	21.25	433.1341	433.1361	$[M+COOH]^-$	$C_{17}H_{24}O_{10}$	2.057	101.02339, 207.06586, 225.0769	G
9	黄柏碱	21.97	342.1701	342.1700	M^+	$C_{20}H_{24}NO_4^+$	-0.005	297.11258, 265.08618	C, P
10	3-O-Feruloylquinic acid	22.72	367.1024	367.1042	$[M-H]^-$	$C_{17}H_{20}O_9$	1.891	191.0557	G
11	异槲皮素	31.10	463.0871	463.0883	$[M-H]^-$	$C_{21}H_{20}O_{12}$	0.518	301.03641, 283.02496	S
12	N-甲基胍	33.70	356.1856	356.1854	M^+	$C_{21}H_{26}NO_4^+$	-0.275	206.11781	C, P
13	4-O-Feruloylquinic acid	33.74	367.1024	367.1040	$[M-H]^-$	$C_{17}H_{20}O_9$	1.641	173.0451, 191.05583, 93.03343	G
14	芬氏唐松草定碱	35.19	322.1074	322.1074	M^+	$C_{19}H_{16}NO_4^+$	0.006	307.0856	P
15	黄连碱	39.05	320.0917	320.0917	M^+	$C_{19}H_{14}NO_4^+$	-0.024	292.06213	C, P
16	表小檗碱	39.83	336.1230	336.1229	M^+	$C_{20}H_{18}NO_4^+$	-0.115	292.09671, 320.09161	C, P
17	非洲防己碱	40.84	338.1387	338.1387	M^+	$C_{20}H_{20}NO_4^+$	0.015	308.09357	C, P
18	药根碱	41.84	338.1393	338.1389	M^+	$C_{20}H_{20}NO_4^+$	0.165	308.09143, 294.11252, 322.10721, 323.11496	C, P
19	小檗碱	46.03	336.1230	336.1226	M^+	$C_{20}H_{18}NO_4^+$	-0.415	320.09204, 292.09677, 306.07776	C, P
20	巴马汀	46.24	352.1543	352.1543	M^+	$C_{21}H_{22}NO_4^+$	-0.065	337.1300, 336.1229, 308.12793, 322.10693	C, P
21	西红花苷 I	53.52	975.3740	975.3730	$[M-H]^-$	$C_{44}H_{64}O_{24}$	2.611	283.17102, 239.1806, 89.02323, 327.16083	G
22	黄芩苷	54.01	447.0922	447.0921	$[M+H]^+$	$C_{21}H_{18}O_{11}$	-0.118	271.06009, 272.06357	S
23	汉黄芩苷	58.96	461.1078	461.1102	$[M+H]^+$	$C_{22}H_{20}O_{11}$	2.332	270.05396, 285.07758	S

注: C 代表黄连; P 代表黄柏; S 代表黄芩; G 代表栀子

表 2-16 QC 样品正负离子模式下的精密度和稳定性[38]

正离子模式				负离子模式			
保留时间（min）	质荷比（m/z）	精密度 RSD（%）	稳定性 RSD（%）	保留时间（min）	质荷比（m/z）	精密度 RSD（%）	稳定性 RSD（%）
0.83	61.0398	5.44	5.51	0.68	199.8551	3.12	9.69
4.52	679.3677	5.12	7.86	4.44	297.0869	3.70	9.20
5.21	259.1823	5.48	11.24	5.53	321.0512	5.23	5.00
9.56	493.1835	3.55	5.25	9.34	479.3008	2.67	7.14
10.69	523.1230	7.12	1.56	11.77	269.2119	3.31	6.29
12.17	419.7451	5.75	3.26	10.19	481.3163	2.15	3.18
14.53	351.1802	2.72	3.55	12.39	559.3399	6.25	6.20
15.44	511.5178	6.75	4.72	15.10	391.2621	8.63	12.62

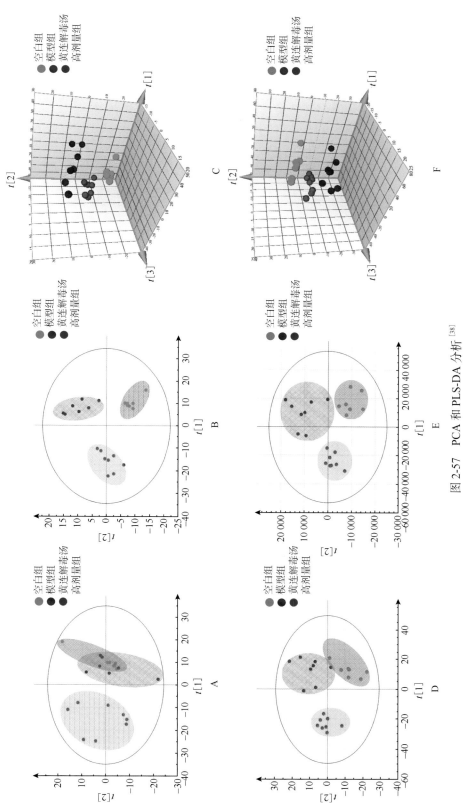

图 2-57　PCA 和 PLS-DA 分析[38]

A. 负离子模式下的 PCA 图；B. 负离子模式下的 PLS-DA 图；C. 负离子模式下的 PLS-DA（3D）图；D. 正离子模式下的 PLS-DA 图；E. 正离子模式下的 PCA 图；F. 正离子模式下的 PLS-DA
（3D）图

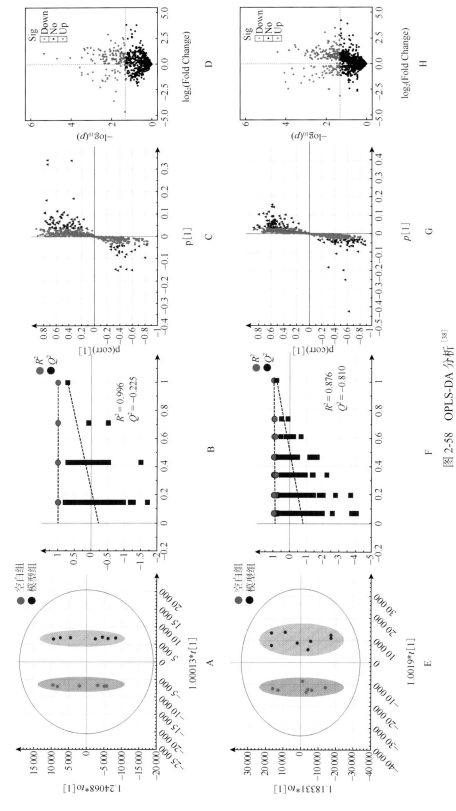

图 2-58　OPLS-DA 分析[38]

A. 负离子模式的 OPLS-DA 图；B. 负离子模式的 2000X 置换检验图；C. 负离子模式的 S-plot 图；D. 负离子模式的火山图；E. 正离子模式的 OPLS-DA 图；F. 正离子模式的 2000X 置换检验图；G. 正离子模式的 S-plot 图；H. 正离子模式的 S-plot 图

表 2-17　潜在生物标志物[38]

模式	保留时间（min）	质荷比（m/z）	误差（ppm）	分子式	代谢物	HMDB 编号	变化趋势（M/C）	变化趋势（H/M）
正离子	0.65	203.0523	-1.48	$C_6H_{12}O_6$	D-半乳糖	0000143	↑#	→*
	0.79	308.0912	1.72	$C_{10}H_{17}N_3O_6S$	谷胱甘肽	0000125	↓#	↑
	0.80	114.0662	0.00	$C_4H_7N_3O$	肌酐	0000562	→###	↑
	0.81	130.0862	-0.77	$C_6H_{11}NO_2$	维加巴特林	0015212	↑###	→*
	0.82	162.1123	-1.23	$C_7H_{15}NO_3$	左旋肉碱	0000062	↓#	↑
	0.92	204.1237	3.43	$C_9H_{17}NO_4$	L-乙酰肉碱	0000201	→#	↑
	1.02	61.0398	2.63	CH_4N_2O	尿素	0000294	→#	↑*
负离子	0.66	179.0550	2.58	$C_6H_{12}O_6$	D-葡萄糖	0000122	↑#	→*
	4.41	212.0013	0.47	C8H7NO4S	硫酸吲哚酚	0000682	→##	→*
	9.18	586.3139	1.02	$C_{28}H_{48}NO_7P$	LysoPC（20：5（5Z，8Z，11Z，14Z，17Z）/0：0）	0010397	↑##	→
	9.67	564.3299	1.42	$C_{26}H_{50}NO_7P$	LysoPC（18：2（9Z，12Z）/0：0）	0010386	↑#	→
	9.77	588.3296	1.02	$C_{28}H_{50}NO_7P$	LysoPC（20：4（5Z，8Z，11Z，14Z）/0：0）	0010395	↑#	→
	10.04	588.3296	1.87	$C_{28}H_{50}NO_7P$	LysoPC（20：4（8Z，11Z，14Z，17Z）/0：0）	0010396	↑##	→*
	10.67	590.3452	1.36	$C_{28}H_{52}NO_7P$	LysoPC（20：3（5Z，8Z，11Z）/0：0）	0010393	↑##	→*
	11.06	566.3452	1.94	$C_{26}H_{52}NO_7P$	LysoPC（18：1（11Z）/0：0）	0010385	↑#	→*
	12.02	568.3609	1.58	$C_{26}H_{54}NO_7P$	LysoPC（18：0/0：0）	0010384	↑##	→***
	12.38	568.3610	1.94	$C_{26}H_{54}NO_7P$	LysoPC（0：0/18：0）	0011128	↑##	→***
	13.74	301.2162	2.66	$C_{20}H_{30}O_2$	二十碳五烯酸	0001999	↓###	→###
	14.49	327.2319	2.75	$C_{22}H_{32}O_2$	乙酸视黄酯	0035185	→###	→*
	14.81	401.2898	1.50	$C_{21}H_{40}O_4$	2-油酰甘油	0011537	↑#	→###
	15.03	329.2475	1.52	$C_{22}H_{34}O_2$	二十二碳五烯酸（22n-6）	0001976	→###	→***

注：C 代表空白组；M 代表模型组；H 代表黄连解毒汤高剂量组；与空白组相比，#$P < 0.05$，##$P < 0.01$，###$P < 0.001$；与模型组相比，*$P < 0.05$，***$P < 0.001$；↑上调；↓下调

3. 生物标志物关联代谢通路分析

为了阐明上述潜在生物标志物与糖尿病脑病的关系，本研究使用 MetaboAnalyst 数据库对上述潜在生物标志物进行通路分析，并绘制了糖尿病脑病引起的代谢网络图（图 2-59）。由代谢网络图可知，黄连解毒汤可以通过调节甘油磷脂代谢、亚油酸代谢、脂肪酸 β- 氧化、糖代谢和谷胱甘肽代谢等干预糖尿病脑病。

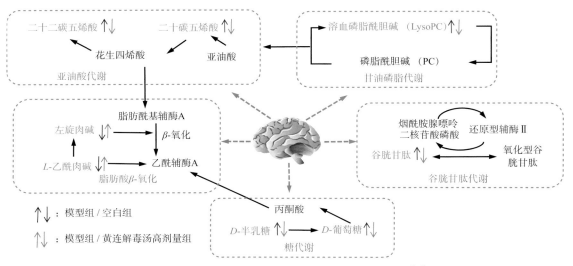

图 2-59　黄连解毒汤干预糖尿病脑病的代谢网络图[38]

甘油磷脂代谢：脂质是大脑的重要组成成分，在维持细胞膜完整性、传递细胞信号和调节能量等方面起着至关重要的作用。甘油磷脂代谢作为脂质代谢的重要组成部分，参与溶血磷脂酰胆碱（LysoPC）的生物合成。已有研究表明，LysoPC 在体内蓄积可加速糖尿病脑病的发生发展，并可诱导胰岛素抵抗、加剧氧化应激损伤和加速神经炎症反应。在本研究中，db/db 小鼠血浆中的 LysoPC（20 ：5（5Z，8Z，11Z，14Z，17Z）/0 ：0），LysoPC（18 ：2（9Z，12Z）/0 ：0），LysoPC（20 ：4（5Z，8Z，11Z，14Z）/0 ：0），LysoPC（18 ：0/0 ：0），LysoPC（0 ：0/18 ：0），LysoPC（20 ：4（8Z，11Z，14Z，17Z）/0 ：0），LysoPC（18 ：1（11Z）/0 ：0）和 LysoPC（20 ：3（5Z，8Z，11Z）/0 ：0）的水平升高，说明甘油磷脂代谢紊乱与糖尿病脑病的发生发展密切相关。而黄连解毒汤干预后可以显著下调 db/db 小鼠血浆中 LysoPC（20 ：4（8Z，11Z，14Z，17Z）/0 ：0），LysoPC（18 ：1（11Z）/0 ：0）和 LysoPC（20 ：3（5Z，8Z，11Z）/0 ：0）的水平，说明黄连解毒汤可能通过介导甘油磷脂代谢改善糖尿病脑病。

亚油酸代谢：研究发现，大脑中有大量的多不饱和脂肪酸随着甘油磷脂代谢释放出来，如亚油酸等。亚油酸是长链脂肪酸的前体物质，其通过脱氢去饱和反应和碳链延长形成花生四烯酸，在脑组织、神经末梢、神经组织中含量较高，是大脑功能调控的重要物质。二十碳五烯酸和二十二碳五烯酸是亚油酸代谢的中间体，参与糖尿病脑病的发生发展。黄连解毒汤可以显著降低 db/db 小鼠二十碳五烯酸和二十二碳五烯酸水平，因此，黄连解毒汤可以通过调节亚油酸代谢改善糖尿病脑病小鼠神经功能障碍。

脂肪酸 β- 氧化：在长期饥饿，糖供应不足时，机体能由线粒体内的脂肪酸通过 β- 氧化为相应的组织器官提供能量。左旋肉碱作为载体，能将长链脂肪酸从线粒体膜外运送到膜内，促进脂肪酸的 β- 氧化。近年来，关于左旋肉碱及其乙酰化衍生物乙酰肉碱对神经保护作用的研究越来越多。在本研究中，db/db 小鼠左旋肉碱和乙酰肉碱水平显著降低。经过黄连解毒汤干预后，左旋肉碱和乙酰肉碱水平升高，表明黄连解毒汤能通过促进 db/db 小鼠脂肪酸 β- 氧化达到神经保护的作用。

糖代谢：葡萄糖是人体重要的能量来源，而长期高血糖对脑组织具有毒性作用。与葡萄糖相似，D- 半乳糖是一种提供能量的代谢物，半乳糖代谢的增加可能导致慢性炎症反应和氧化应激损伤，从而导致线粒体和神经功能受损，甚至认知功能的下降。与 db/m 小鼠相比，db/db 小鼠血浆中 D- 葡萄糖和 D- 半乳糖含量显著增加，黄连解毒汤干预后能显著下调 db/db 小鼠血浆中 D- 葡萄糖和 D- 半乳糖含量，说明黄连解毒汤能通过调节糖代谢延缓糖尿病脑病的病程发展。

谷胱甘肽代谢：谷胱甘肽是一种有效的低分子自由基清除剂，可清除 $O_2^- \cdot$、H_2O_2、LOOH 等小分子自由基，保护血脑屏障的完整性，降低脑组织的受损伤程度。本研究中 db/db 小鼠血浆中的谷胱甘肽含量显著减少，而在黄连解毒汤干预后 db/db 小鼠血浆中谷胱甘肽水平增加，表明黄连解毒汤能在一定程度上通过调控谷胱甘肽代谢改善糖尿病脑病。

本研究通过药效学和代谢组学揭示了黄连解毒汤对糖尿病脑病的干预作用机制。药效学结果表明黄连解毒汤具有抗氧化、抗凋亡等作用，能明显改善糖尿病脑病小鼠学习和认知功能障碍。并采用 UPLC-Q-Orbitrap HRMS/MS 技术的代谢组学方法鉴定了糖尿病脑病小鼠血浆中 21 个潜在生物标志物，黄连解毒汤干预后可显著回调其中 11 个潜在生物标志物，并通过调节甘油磷脂代谢、亚油酸代谢、脂肪酸 β- 氧化、糖代谢和谷胱甘肽代谢实现对糖尿病脑病的干预作用。

第八节 失眠大鼠模型生物标志物及酸枣仁汤有效性研究

酸枣仁汤，出自东汉张仲景《金匮要略·血痹虚劳病》，由酸枣仁、茯苓、知母、川芎和甘草五味药组成。研究表明酸枣仁汤具有显著的镇静催眠作用，但其改善失眠症状的作用机制尚未明确，为探讨酸枣仁汤对失眠的作用机制，本节对酸枣仁汤进行了初步的药效试验和代谢组学研究。

（一）失眠大鼠模型复制及酸枣仁汤药效评价

健康雄性 Wistar 大鼠随机分成四组，每组 8 只。分别为空白对照组、模型组、酸枣仁汤给药组、阳性对照组。给药前在标准环境下（温度：22℃ ±2℃；湿度：50%±10%）饲养 1 周后造模。

取适应性饲养 1 周后的健康雄性 Wistar 大鼠，模型组、酸枣仁汤给药组和阳性对照组腹腔注射对氯苯丙氨酸（PCPA）350mg/kg，连续注射 7 天。造模过程中，注射 PCPA 的大鼠出现毛色少光泽，摄食量减少，受惊易怒，难于捕捉，昼夜睡眠节律消失的现象。造模完成后，采用经典的阈上 / 阈下剂量戊巴比妥钠协同睡眠实验对所建立的模型进行评价。结果表明注射 PCPA 的大鼠与空白对照组大鼠相比，睡眠发生率和睡眠时长显著缩短；睡眠潜伏期显著延长，说明 PCPA 模型造模成功（表 2-18，表 2-19）。

在失眠模型建立的同时，酸枣仁汤给药组给予酸枣仁汤灌胃（31.2g/kg），阳性对照组给予地西泮灌胃（0.5mg/kg），进行 14 天的回调干预。空白对照组和模型组灌胃给予等量蒸馏水。结果如表 2-18 和表 2-19 所示，酸枣仁汤能显著缩短睡眠潜伏期，延长睡眠时间。

表 2-18　阈上剂量戊巴比妥钠协同睡眠实验[39]

组别	剂量	睡眠潜伏期（min）	睡眠时间（min）	P
空白对照组		10.06±2.62	21.05±4.73	—
酸枣仁汤给药组	酸枣仁汤（31.2g/kg）	4.56±1.41	45.13±7.81	0.001[a]，0.002[b]
模型组	对氯苯丙氨酸（350mg/kg）	18.00±1.81	5.00±2.59	0.095[a]，0.072[b]
阴性对照组	地西泮（0.5mg/kg）	3.87±0.83	56.73±6.74	0.001[a]，0.001[b]

a. 睡眠潜伏期；b. 睡眠时间

表 2-19　阈下剂量戊巴比妥钠协同睡眠实验[39]

组别	剂量	睡眠只数	P
空白对照组	蒸馏水（30g/kg）	1	—，0.001[b]
酸枣仁汤给药组	酸枣仁汤（31.2g/kg）	7	0.003[a]，0.223[b]
模型组	对氯苯丙氨酸（350mg/kg）	1	0.091[a]，0.001[b]
阴性对照组	地西泮（0.5mg/kg）	9	0.001[a]，—

a. 与阴性对照组比较；b. 与空白对照组比较

（二）失眠大鼠代谢轮廓、生物标志物及酸枣仁汤调控作用

1. 代谢轮廓分析

建立了 UPLC-Q-TOF/MS 技术和多种数据统计分析的代谢组学方法，对酸枣仁汤干预 PCPA 致大鼠失眠模型的血清和脑匀浆代谢组学进行了研究。应用主成分 - 判别分析法（PCA-DA），从载荷矢量图上获得聚类有用的信息，这样可以最大程度找到对用于分组的因素贡献最大的代谢物，从而屏蔽一些其他因素的影响。采用 PCA-DA 模式对所得数据进行分析，可得到 4 组大鼠血清和脑组织样品的得分图和载荷图。如图 2-60 所示，可以看出，4 组大鼠血清和脑组织样本组内有聚集倾向，而组间均得到明显分离。空白对照组与模型组明显分离，说明在模型组病理条件下的血清和脑组织代谢物水平发生了显著变化，PCPA 失眠模型造模成功。而酸枣仁汤给药组和阳性对照组与空白对照组距离较近，说明对失眠模型大鼠起到一定的干预回调作用。结果表明空白对照组、模型组、酸枣仁汤给药组和阳性对照组血清样品和脑匀浆样品均得到良好区分，且酸枣仁汤给药组和阳性对照组均有向空白对照组回调的趋势。

空白对照组、模型组、酸枣仁汤给药组和阳性对照组的载荷图如图 2-61 所示。载荷图上每一个点代表血清样本中的一个代谢物，根据载荷点距零点位置远近来判断该点所代表的代谢物在不同组别之间的差异。将远离零点的差异代谢物进行显著性检验，在组间有显著性

差异的被选为潜在生物标志物。这些潜在生物标志物水平变化可能与酸枣仁汤干预失眠作用有关，因此有必要对潜在生物标志物进行鉴定分析，从而阐明酸枣仁汤的作用机制。

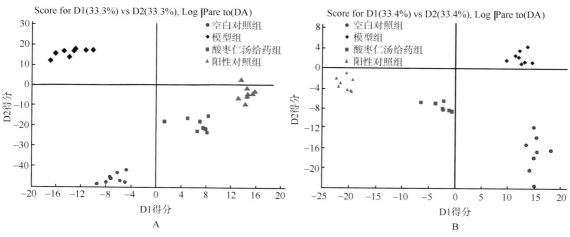

图 2-60　大鼠血清（A）和脑组织（B）代谢图谱 PCA-DA 得分图[39]

2. 生物标志物分析

在 PCA-DA 得到的差异性数据需经过进一步单维统计分析如单因素方差分析（one-way ANOVA）进行单维的验证，确证差异性化合物。结果表明，在 PCPA 致大鼠失眠模型中有关潜在生物标志物均发生明显变化。根据载荷图结果并参考数据库信息，筛选出贡献较大的生物标志物。在大鼠血清中筛选出 14 个生物标志物，分别为多巴胺、犬尿氨酸、5-羟基吲哚乙酸、苯丙氨酸、色氨酸、吲哚、2- 异丙基 -3- 氧代琥珀酸二乙酯、甘氨酸、褪黑素、N- 乙酰 -L- 苯丙氨酸、前列腺素 D_2、5- 羟色胺、3- 吲哚丙酸和 5- 羟基 -L- 色氨酸（表 2-20）。通过对潜在生物标志物的分析显示，除多巴胺、苯丙氨酸和 N- 乙酰 -L- 苯丙氨酸在模型组水平上调，其余生物标志物在模型组水平均呈下调趋势。且在灌胃给予酸枣仁汤后，14 个生物标志物水平均出现回调趋势（图 2-62A）。

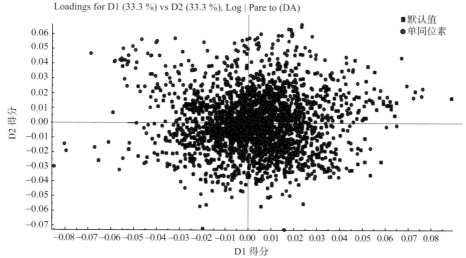

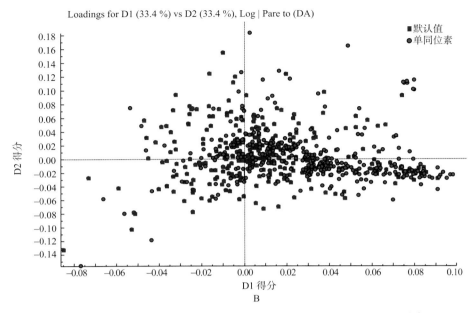

图 2-61　大鼠血清（A）和脑组织（B）代谢图谱 PCA-DA 载荷图[39]

表 2-20　大鼠血清显著差异生物标志物的鉴定[39]

序号	保留时间（min）	名称	分子式	加和离子形式	质荷比	HMDB	KEGG	模型组趋势	P 值
1	2.50	多巴胺	$C_8H_{11}NO_2$	[M+H]⁺	154.0865	HMDB00073	C03758	↑	0.002
2	4.14	犬尿氨酸	$C_{10}H_{12}N_2O_3$	[M+H]⁻	209.0918	HMDB00684	C00328	↓	0.006
3	4.15	5- 羟基吲哚乙酸	$C_{10}H_9NO_3$	[M+H]⁺	192.0655	HMDB00763	C05635	↓	0.0002
4	4.88	苯丙氨酸	$C_9H_{11}NO_2$	[M+H]⁺	166.0862	HMDB00159	C00079	↑	0.0008
5	7.14	色氨酸	$C_{11}H_{12}N_2O_2$	[M+H]⁺	205.0965	HMDB00929	C00078	↓	2.3×10^{-5}
6	7.15	吲哚	C_8H_7N	[M+H]⁺	118.0654	HMDB00738	C00463	↓	0.01
7	8.20	2- 异丙基 -3- 氧代琥珀酸二乙酯	$C_7H_{10}O_5$	[M+H]⁺	175.0603	HMDB12149	C04236	↓	0.004
8	9.01	甘氨酸	$C_2H_5NO_2$	[M+H]⁺	76.0401	HMDB00123	C00037	↓	0.0005
9	9.18	褪黑素	$C_{13}H_{16}N_2O_2$	[M+H]⁺	233.1291	HMDB01389	C01598	↓	0.007
10	10.26	N- 乙酰 -L- 苯丙氨酸	$C_{11}H_{13}NO_3$	[M+H]⁺	208.0965	HMDB00512	C03519	↑	0.002
11	11.16	前列腺素 D₂	$C_{20}H_{32}O_5$	[M+H]⁺	353.2326	HMDB01403	C00696	↓	3.5×10^{-5}
12	11.87	5- 羟色胺	$C_{10}H_{12}N_2O$	[M+H]⁺	177.1025	HMDB00259	C00780	↓	0.0003
13	12.06	3- 吲哚丙酸	$C_{11}H_{11}NO_2$	[M+Na]⁺	212.0684	HMDB02302		↓	0.01
14	15.37	5- 羟基 -L- 色氨酸	$C_{11}H_{12}N_2O_3$	[M+H]⁺	221.0927	HMDB00472	C00643	↓	0.0007

　　在大鼠脑匀浆中筛选出 19 个生物标志物，分别为 2- 苯基乙酰胺、酪氨酸、多巴胺、异冬谷酸、腺苷、腺嘌呤、苯丙氨酸、黄嘌呤、黄嘌呤核苷、黄尿酸、色氨酸、吲哚、苯基乙胺、褪黑素、前列腺素 D₂、5- 羟色胺、大麻素、骨化三醇和 5- 羟基 -L- 色氨酸（表 2-21）。

通过对潜在生物标志物的分析显示，2-苯基乙酰胺、酪氨酸、多巴胺、异冬谷酸、苯丙氨酸和苯基乙胺在模型组水平呈上调趋势，其余生物标志物在模型组水平均呈下调趋势。而在灌胃给予复方酸枣仁汤后，19个生物标志物水平均出现回调趋势（图2-62B）。

表 2-21 大鼠脑组织显著差异生物标志物的鉴定[39]

序号	保留时间（min）	名称	分子式	加和离子形式	质荷比	HMDB	KEGG	模型组趋势	P 值
1	2.41	2-苯基乙酰胺	C_8H_9NO	$[M+H]^+$	136.0753	HMDB10715	C02505	↑	0.003
2	2.42	酪氨酸	$C_9H_{11}NO_3$	$[M+H]^+$	182.0808	HMDB00158	C00082	↑	0.0005
3	2.51	多巴胺	$C_8H_{11}NO_2$	$[M+H]^+$	154.0864	HMDB00073	C03758	↑	0.0007
4	2.80	异冬谷酸	$C_{11}H_{16}N_2O_8$	$[M+H]^+$	305.0982	HMDB01067	C12270	↑	0.02
5	3.04	腺苷	$C_{10}H_{13}N_5O_4$	$[M+H]^+$	268.1045	HMDB00050	C00212	↑	0.005
6	3.05	腺嘌呤	$C_5H_5N_5$	$[M+H]^+$	136.0617	HMDB00034	C00147	↓	0.0002
7	4.91	苯丙氨酸	$C_9H_{11}NO_2$	$[M+H]^+$	166.0865	HMDB00159	C00079	↓	0.0003
8	5.75	黄嘌呤	$C_5H_4N_4O_2$	$[M+H]^+$	153.0407	HMDB00292	C00385	↓	0.02
9	5.79	黄嘌呤核苷	$C_{10}H_{12}N_4O_6$	$[M+H]^+$	285.0826	HMDB00299	C01762	↓	0.01
10	7.06	黄尿酸	$C_{10}H_7NO_4$	$[M+H]^+$	206.0453	HMDB00881	C02470	↓	0.0004
11	7.17	色氨酸	$C_{11}H_{12}N_2O_2$	$[M+H]^+$	205.0971	HMDB00929	C00078	↓	0.0007
12	7.19	吲哚	C_8H_7N	$[M+H]^+$	118.0653	HMDB00738	C00463	↓	0.02
13	7.39	苯基乙胺	$C_8H_{11}N$	$[M+Na]^+$	144.0791	HMDB12275	C05332	↑	0.0005
14	9.20	褪黑素	$C_{13}H_{16}N_2O_2$	$[M+H]^+$	233.1280	HMDB01389	C01598	↓	0.0004
15	11.18	前列腺素 D_2	$C_{20}H_{32}O_5$	$[M+H]^+$	353.2332	HMDB01403	C00696	↓	0.0002
16	11.92	5-羟色胺	$C_{10}H_{12}N_2O$	$[M+H]^+$	177.1026	HMDB00259	C00780	↓	0.0008
17	15.15	大麻素	$C_{22}H_{37}NO_2$	$[M+H]^+$	348.2901	HMDB04080	C11695	↓	0.01
18	15.16	骨化三醇	$C_{27}H_{44}O_3$	$[M+H]^+$	417.3368	HMDB01903	C01673	↓	0.002
19	15.39	5-羟基-L-色氨酸	$C_{11}H_{12}N_2O_3$	$[M+H]^+$	221.0928	HMDB00472	C00643	↓	0.003

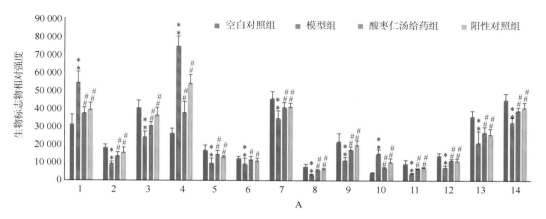

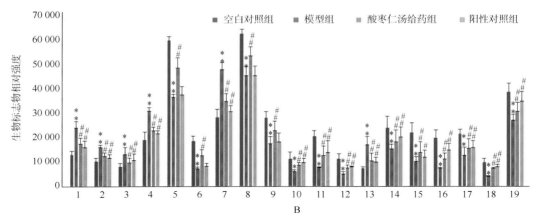

图 2-62　大鼠血清（A）和脑组织（B）显著差异生物标志物相对强度对比[39]

与空白对照组比较，**$P < 0.01$；与模型组比较，##$P < 0.01$

通过 PCA-DA 发现潜在的生物标志物后，应用 MetaboAnalyst 软件，采用 PLS-DA，以变量投影重要性为指标（VIP 得分值），对血清和脑组织鉴定的生物标志物进行处理，得到各个潜在生物标志物对血清和脑中各组区分度的贡献值，如图 2-63 所示。除此之外，为实现生物标志物变化的可视化，将各组生物标志物水平经对数转换和 Pareto 标度化，导入 MetaboAnalyst 软件进行聚类分析，根据欧氏距离计算和平均值聚类算法进行分级聚类分析，分别得到血清和脑匀浆的生物标志物在空白对照组、模型组、酸枣仁汤给药组和阳性对照组的热图，说明各个差异性生物标志物在 4 组中的分布情况。血清和脑匀浆的热图结果如图 2-64 所示。利用 MetaboAnalyst 软件还可以对差异性生物标志物进行代谢通路分析，找出可能对失眠影响较大的代谢通路，从而推断药物对失眠发挥疗效贡献较大的代谢通路（图 2-65）。

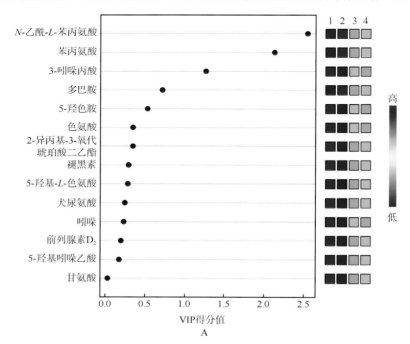

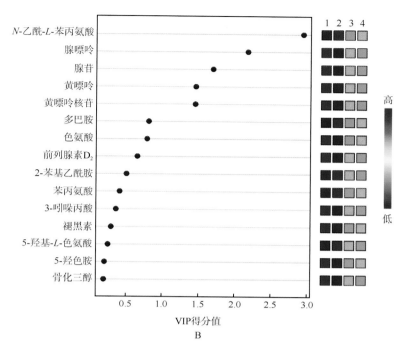

图 2-63 大鼠血清（A）和脑组织（B）差异性生物标志物贡献值[39]

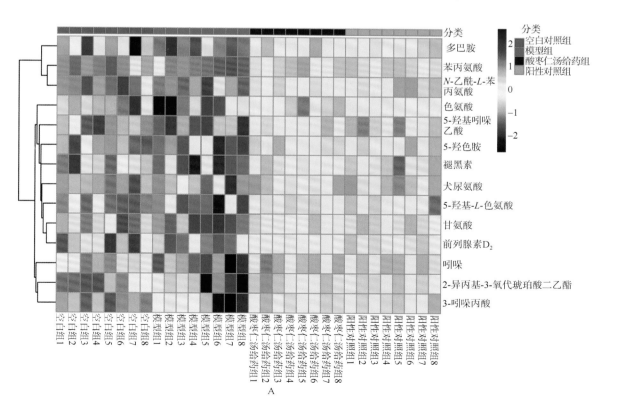

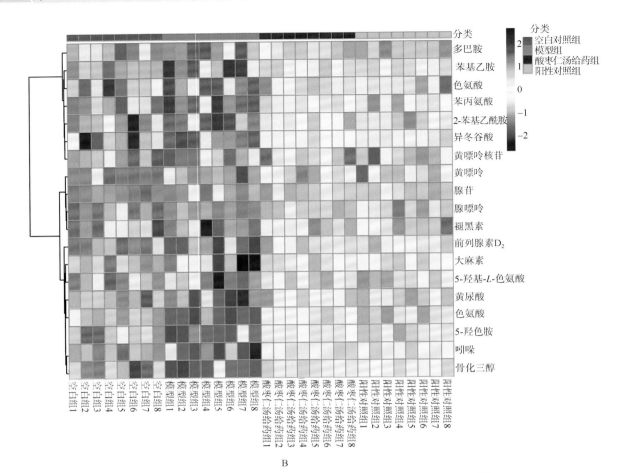

图 2-64　大鼠血清（A）和脑组织（B）差异性生物标志物热图[39]

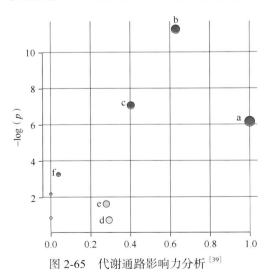

图 2-65　代谢通路影响力分析[39]

a. 苯丙氨酸、酪氨酸和色氨酸代谢通路；b. 苯丙氨酸代谢通路；c. 色氨酸代谢通路；d. 甘氨酸、丝氨酸和苏氨酸代谢通路；
e. 酪氨酸代谢通路；f. 嘌呤代谢通路

通过 PCA-DA 载荷图可以看出，模型组明显远离空白对照组，而给药 2 周后酸枣仁汤给药组和阳性对照组均较空白对照组有回调趋势。但酸枣仁汤给药组和阳性对照组的回调作用稍有差异。阳性对照组在脑匀浆样品中对腺苷、腺嘌呤、黄嘌呤及黄嘌呤核苷的回调作用无显著性差异。这可能是由于地西泮极易透过血脑屏障，特异性地作用于中枢 GABA 受体上的苯二氮䓬结合位点，增强 GABA 与 GABA$_A$ 受体的亲和力而发挥镇静催眠作用。实验结果表明地西泮对嘌呤代谢通路的调控并无显著性影响，而酸枣仁汤不仅具备与地西泮所有相同的异常代谢通路调节模式，对地西泮无显著影响的嘌呤代谢通路也有回调作用。结果表明酸枣仁汤干预失眠的作用靶点更多，从而更全面地发挥镇静催眠作用。

3. 生物标志物功能解析

色氨酸代谢通路，包括色氨酸及其下游代谢产物 5-羟色胺（5-HT）、5-羟基吲哚乙酸（5-HIAA）、褪黑素、犬尿氨酸及 5-羟基-L-色氨酸等神经递质与多种神经系统疾病有关，是参与睡眠与觉醒的重要物质。色氨酸在代谢通路中是 5-HT 合成的前体，其水平的高低直接影响 5-HT 的合成。有研究表明色氨酸对情绪及睡眠的调节均有影响。色氨酸通过增加脑中 5-HT 的含量，从而对睡眠障碍人群有诱导睡眠的作用。5-HT 参与人体多种生理和精神活动，是引发睡眠的重要化学物质。主要存在于中缝核内的 5-HT 能神经元，其分泌的 5-HT 与快速眼动睡眠时间成正比，而其尾部的 5-HT 能神经元可引发非快速眼动睡眠。5-HIAA 是 5-HT 经单胺氧化酶生成的重要代谢产物，因此，其水平的上调或下降可直接反映 5-HT 的合成和代谢情况。褪黑素是在色氨酸代谢通路上以色氨酸为原料，生成 5-HT 后，再经过多种酶催化在松果体细胞内合成分泌的。其分泌水平呈昼夜规律变化，即与睡眠-觉醒周期有关。褪黑素主要通过激活 MT1 和 MT2 受体实现对睡眠的调节，MT1 受体主要能抑制神经元活动来调控睡眠；MT2 受体具有调节昼夜节律的作用。褪黑素的分泌在白天浓度较夜晚低，因此，褪黑素也被用作促进生理性睡眠的催眠剂。5-羟基-L-色氨酸是色氨酸代谢通路中合成 5-HT 的重要中间体，它可以通过脱羧酶的作用生成 5-HT。5-羟基-L-色氨酸的缺乏可导致情绪抑郁及睡眠障碍的产生。犬尿氨酸是色氨酸代谢通路中重要的代谢产物，犬尿氨酸经代谢酶作用生成犬尿酸，其水平的高低也可反映中枢神经系统疾病的发生。有文献报道称在压力诱导下，色氨酸在激活的色氨酸双氧酶的作用下转向生成犬尿酸，色氨酸总量减少。本研究实验结果与现有报道不一致，实验结果发现犬尿氨酸与其他色氨酸代谢通路的物质水平一致，均发生下调。虽然其水平高低对睡眠影响没有定论，但其水平发生了明显变化，说明犬尿氨酸作为影响睡眠的差异性代谢物，需对其生理意义及变化趋势做进一步探讨。除此之外，色氨酸代谢通路上吲哚和黄尿酸，以及色氨酸脱氨基产物 3-吲哚丙酸的水平也呈下调趋势，进一步证实了由于失眠引起的色氨酸代谢通路代谢异常。

苯丙氨酸作为人体重要的必需氨基酸，除了参与合成机体各种蛋白质以外，主要在体内由苯丙氨酸羟化酶作用生成酪氨酸，酪氨酸进而在神经系统和肾上腺髓质合成多巴胺、去甲肾上腺素和肾上腺素等激素。实验结果表明，苯丙氨酸、酪氨酸及多巴胺水平均发生上调，表明苯丙氨酸、酪氨酸代谢发生异常，上述兴奋性神经递质均参与睡眠与觉醒的调控。失眠大鼠处于应激状态，间接提示神经中枢的兴奋性神经递质含量增加。苯丙氨酸代谢通路上的下游代谢产物包括 N-乙酰苯基丙氨酸、苯基乙胺和苯乙酰胺的水平也呈上调趋势，佐证了上述代谢通路的代谢异常。其中苯基乙胺自身可作为神经兴奋剂，虽无文献报道表明其与睡眠的相关性，但多种神经系统疾病如精神分裂、帕金森综合征均发现苯基乙胺水平的上调。

嘌呤代谢通路中腺苷、腺嘌呤、黄嘌呤、黄嘌呤核苷及甘氨酸的水平也出现异常代谢情况。腺苷和腺嘌呤是组成 DNA 的重要组成部分，药理学和行为学研究表明，脑内腺苷的水平变化可直接影响睡眠 - 觉醒周期。研究结果表明，腺苷可以促进睡眠。Feldberg 发现向动物脑室内注射腺苷有诱导睡眠作用。相反，阻断腺苷合成或阻隔其受体介导可降低慢波睡眠，增加觉醒。腺苷受体 A_1 可通过不同代谢通路影响腺苷的睡眠调节作用。Porkka Heiskanen 等认为腺苷及其受体是睡眠调节的重要通路，多种促睡眠物质如 NO、前列腺素 D_2（PGD_2）等均是通过促进腺苷的释放实现的。腺苷上下游代谢产物腺嘌呤、黄嘌呤和黄嘌呤核苷水平的下调也证实了失眠引起的嘌呤代谢通路的异常。其中嘌呤代谢终产物甘氨酸也可能直接与生物睡眠相关，研究表明大鼠灌胃给予的甘氨酸在调控睡眠 - 觉醒周期的大脑松果体积聚，且大鼠进入深度睡眠时间缩短，睡眠时间延长。

PGD_2 是花生四烯酸代谢中重要的中间产物。研究表明 PGD_2 是强效的促睡眠的内源性物质，可显著增加非快速眼动和快速眼动睡眠时长。其作用机制为 PGD_2 与 PGD_2 受体结合，可升高脑中细胞外腺苷水平，腺苷由腺苷受体介导从而激活睡眠调节通路，实现其促睡眠作用。2- 异丙基 -3- 氧代琥珀酸二乙酯是亮氨酸代谢中间产物，亮氨酸参与中枢神经调节，外周脂质和能量代谢。亮氨酸含量减少，可引发下丘脑中室旁核中促肾上腺皮质激素释放激素表达增加，进而激活交感神经系统。异冬谷酸广泛存在于神经细胞中，是谷氨酸代谢上游产物。谷氨酸是氨基酸类兴奋性神经递质，参与睡眠的发生及维持。在觉醒或者快速眼动睡眠中引起并维持皮层兴奋状态，同时参与睡眠肌张力的调节。内源性大麻素具有神经保护作用，能够对抗神经毒素和氧化应激。大麻素 CB1 受体被认为是其神经保护作用的形态学基础。其可能的机制为 CB1 受体的激活可减少细胞 Ca^{2+} 内流，抑制谷氨酸能神经传递。虽无相关报道与失眠的相关性，但这一机制可能与谷氨酸参与睡眠调节过程有关，其确切机制仍需进一步探讨。骨化三醇是维生素 D_3 重要的活性代谢物，目前没有与失眠相关性报道，但维生素 D 与一系列神经退行性疾病相关，并可调节乙酰胆碱、5-HT 和多巴胺的合成，其具体机制仍有待研究。

第九节　葛根芩连汤治疗急性肺损伤药效评价及作用机制研究

葛根芩连汤是治疗阳明经湿热典型的方剂，最早记载于汉代张仲景的《伤寒论》中。葛根芩连汤由葛根、黄芩、黄连和甘草 4 味中药组成，具有清热燥湿的功效，临床主要用于治疗胃肠道疾病。本课题组根据传统中医藏象理论"肺与大肠相表里"，推测主要用于治疗肠道疾病的葛根芩连汤亦可用于呼吸系统疾病的防治上。基于此，本研究选取葛根芩连汤为研究对象，采用系统药理学研究模式揭示葛根芩连汤抗急性肺损伤作用的潜在药效物质基础、关键作用机制以及可能的复方配伍规律，为扩大其临床应用奠定基础。

（一）急性肺损伤小鼠模型复制及葛根芩连汤药效评价

现代药理研究表明葛根芩连汤中的葛根素、汉黄芩素和小檗碱等主要活性成分均具有良好的抗急性肺损伤作用。但葛根芩连汤是否具有改善急性肺损伤作用仍需充分的药效学实验确证。本实验通过多种指标评价葛根芩连汤对急性肺损伤的改善作用，选取 BALB/c 小鼠，按体重随机分为 6 组，每组 16 只，分别为对照组、模型组（M，5mg/kg）、葛根芩连汤预给药组和葛根芩连汤单给药组。正常给予水和饲料，于恒温动物房中适应性喂养 1 周后，各组按给药剂量分别进行灌胃给药，对照组和模型组给予同体积生理盐水。连续灌胃给药 7 天后，除对照组外，其余各组于第 8 天腹腔注射脂多糖（5mg/kg）进行急性肺损伤小鼠模型造模，对照组腹腔注射同体积生理盐水，造模 6h 后，用 4% 水合氯醛麻醉后摘眼球取血至 EP 管中，3000r/min 离心 15min，收集血清，分装保存于 -80℃备用。随后颈椎脱臼处死小鼠进行肺组织摘取及肺泡灌洗液收集。观察肺组织病理切片可直观反映组织的损伤程度及葛根芩连汤的干预效果；定量分析肺水肿、微血管通透性以及呼吸功能等相关参数，可进一步评估葛根芩连汤对肺组织的保护作用以及对呼吸功能的改善作用。参数包括肺湿干比重、肺泡灌洗液中的总蛋白浓度、肺组织中的髓过氧化物酶活性以及细胞炎症因子水平。

结果显示，在组织病理学的检测中，与对照组小鼠相比，脂多糖诱导引起明显组织学改变，其中包括间质性水肿、肺泡壁增厚以及大量的炎症细胞渗入肺泡间隙。然而在葛根芩连汤干预下能明显减轻脂多糖诱导引起的病理变化（图 2-66A ～ D）。定量分析与脂多糖诱发的肺水肿和微血管通透性相关参数，如肺组织湿干比重、肺泡灌洗液中的蛋白质浓度及肺组织中的髓过氧化物酶活性，来进一步研究葛根芩连汤对急性肺损伤模型的保护作用。结果显示给予葛根芩连汤治疗可改善脂多糖诱导的肺水肿和微血管通透性（图 2-66E ～ G）。这表明葛根芩连汤对肺泡 - 毛细血管屏障的完整性、肺水肿和脂多糖触发的细胞损伤具有显著的保护作用。

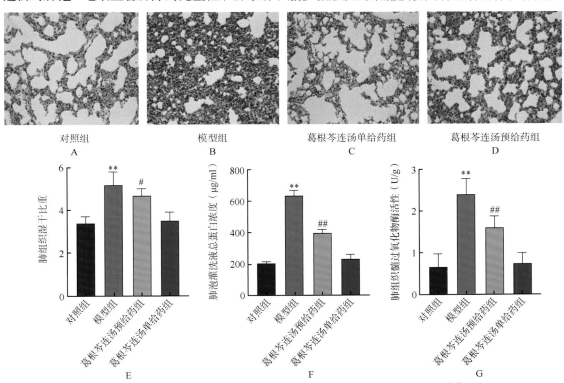

图 2-66 葛根芩连汤对脂多糖诱导的在体急性肺损伤的保护作用[40]

A ～ D. 肺组织切片 H-E 染色（放大 200 倍，n=4）进行组织病理学分析。葛根芩连汤预给药组明显改善脂多糖引起的病理状态，葛根芩连汤单给药组与对照组无明显差别。E. 肺组织湿干比重；F. 肺泡灌洗液总蛋白浓度；G. 肺组织髓过氧化物酶活性。脂多糖（5mg/kg）可使肺组织湿干比重、肺泡灌洗液总蛋白浓度和肺组织髓过氧化物酶活性显著升高，而葛根芩连汤治疗后上述情况明显减弱。这些值以平均值 ± 标准差表示。与对照组比较，**$P < 0.01$；与模型组比较，#$P < 0.05$，##$P < 0.01$，n=6

为了进一步考察葛根芩连汤对小鼠体内炎症的改善作用，本实验用 ELISA 试剂盒对血清及肺泡灌洗液中 TNF-α、IL-1β 和 IL-6 的水平进行检测（图 2-67A～F），并评估肺组织中 TNF-α、IL-1β 和 IL-6 的相对 mRNA 表达水平（图 2-67G～I）。结果表明，葛根芩连汤可抑制急性肺损伤小鼠中 TNF-α、IL-1β 和 IL-6 等炎症因子的上调，这一结果与在组织病理学和微血管通透性分析中葛根芩连汤对急性肺损伤小鼠具有保护作用相似（图 2-66）。

通过药效实验，我们确证了葛根芩连汤具有明显改善急性肺损伤的作用。研究结果表明，葛根芩连汤可在体内发挥多种协同作用来防御脂多糖诱导的急性肺损伤，包括抑制间质性水肿，维持肺泡 - 毛细血管屏障，减少髓过氧化物酶的浸润活化等。同时，葛根芩连汤可下调血清、肺泡灌洗液和肺组织中促炎性细胞因子 TNF-α、IL-1β 和 IL-6 的表达，缓解过度炎症反应引发的"细胞因子释放综合征"，且高剂量组明显优于其他组，为后续葛根芩连汤改善急性肺损伤的体内分子机制探究提供科学的剂量参考。

（二）基于网络药理学方法的葛根芩连汤抗急性肺损伤的活性成分与作用机制预测

经查阅已发表文献发现，目前关于葛根芩连汤抗急性肺损伤作用机制研究仅有对方中单味药（葛根、黄芩、黄连、甘草）或其中单个化学成分（如葛根素、汉黄芩素、小檗碱、甘草酸等）的初步且单一的分子通路研究，对该方的整体研究并未见报道。为了进一步深入探

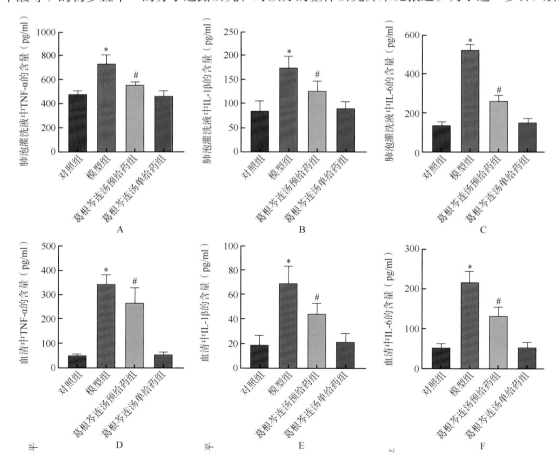

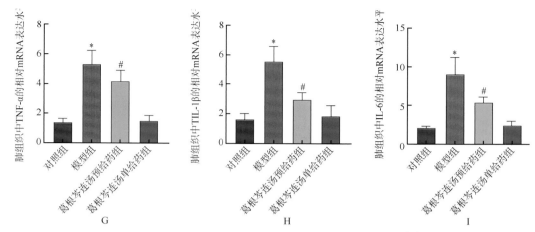

图 2-67　抑制脂多糖诱导的小鼠急性肺损伤的炎症反应[40]

注：葛根芩连汤能降低支气管肺泡灌洗液和血清中促炎细胞因子的水平，如支气管肺泡灌洗液中的 TNF-α（图 A）、IL-1β（图 B）和 IL-6（图 C），血清中的 TNF-α（图 D）、IL-1β（图 E）和 IL-6（图 F）。此外，葛根芩连汤还可降低促炎细胞因子 TNF-α（图 G）、IL-1β（图 H）和 IL-6（图 H）在肺组织中的相对 mRNA 表达水平。数据以均值 ± 标准差表示，与对照组比较，*P < 0.05；与模型组比较，#P < 0.05，n=6

索葛根芩连汤全方作用网络机制，我们利用网络药理学方法，系统全面地对葛根芩连汤抗急性肺损伤的有效成分、潜在作用靶点及通路进行初步预测研究。

采用网络药理学分析平台的 TCMSP、TCMID、TTD、DrugBank 等各大数据库，获取葛根、黄芩、黄连、甘草的"成分 - 靶点"和"靶点 - 疾病"的相关数据；通过拓扑分析，预测葛根芩连汤干预急性肺损伤的潜在靶点，并根据 KEGG 通路富集找到其相关的作用通路，构建"成分 - 靶点 - 通路"作用网络。根据筛选条件，从葛根芩连汤四味中药中收集了 46 种化合物，发现了 36 种靶蛋白和 18 条相关信号通路（图 2-68A）。KEGG 富集分析表明，许多靶基因与"Toll 样受体信号通路"、"NF-κB 信号通路"、"HIF-1α 信号通路"、"TNF 信号通路"和"PI3K-Akt 信号通路"密切相关（图 2-68B）。此外，还发现 PI3K-Akt 信号通路可能是上游的信号通路，或者与上述信号通路密切相关。研究表明，上述信号通路与低氧症状和细胞存活有关，这为确定分子机制提供了可靠的方向。以上结果表明，葛根芩连汤对脂多糖诱导的小鼠急性肺损伤具有保护作用。

虽然预测了葛根芩连汤治疗急性肺损伤的相关信号通路，但对其活性成分的作用机制仍尚未明确。因此，需要进一步鉴定并筛选葛根芩连汤中 4 味中药的活性成分。根据靶点的相关性进行筛选，获得每种中药与疾病最相关的几种活性成分：葛根素（葛根）、汉黄芩素（黄芩）、小檗碱（黄连）和甘草酸（甘草），目标的相应数量和目标所在的路径如图 2-68C 所示。研究发现，与活性成分相对应的靶点均与炎症相关通路有关，葛根素的靶点更集中在 PI3K-Akt 信号通路上，其次是小檗碱。汉黄芩素和甘草酸的靶点更多集中在 HIF-1α 和 NF-κB 信号通路。结果表明葛根芩连汤在治疗急性肺损伤时，每种活性成分的作用机制不同，这为葛根芩连汤治疗急性肺损伤的具有多途径和多靶点的特点提供了科学依据。

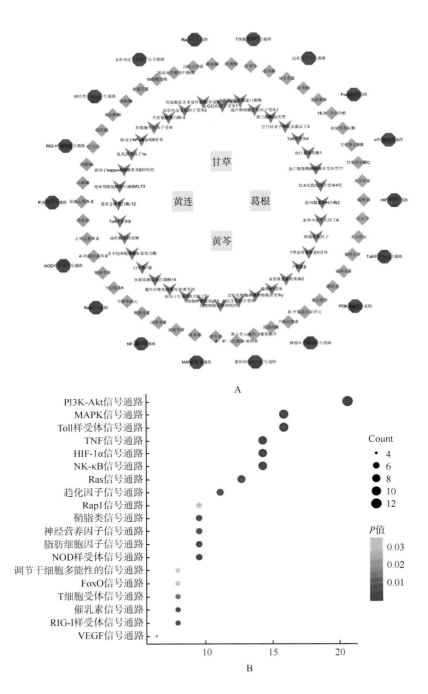

A

B

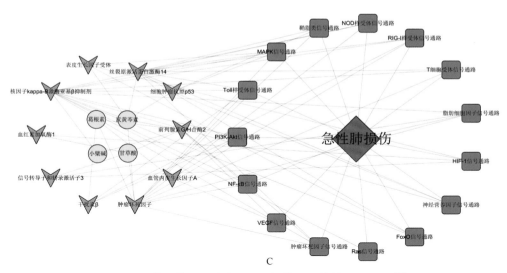

图 2-68　葛根芩连汤治疗急性肺损伤的网络药理学预测[40]

A. 复方 - 靶点 - 通路网络。方中的中药（共 4 个）用黄色标记，疾病靶标（共 36 个）用深蓝色标记，化学成分（共 46 个）用浅蓝色标记，信号通路（共 18 个）用紫色标记。B. 葛根芩连汤潜在靶点的 KEGG 富集分析。C. 葛根芩连汤四种主要活性成分的靶途径疾病网络。组分（共 4 个）用黄色标记，疾病靶标（共 10 个）用蓝色标记，信号通路（共 15 个）用绿色标记

　　为了初步探究葛根芩连汤改善急性肺损伤作用的潜在物质基础与可能的分子机制，本章选用网络药理学技术对葛根芩连汤抗急性肺损伤的有效成分、潜在作用靶点及相关分子通路开展了预测研究。通过网络拓扑参数分析得出葛根素、汉黄芩素、小檗碱和甘草酸在该网络中占据重要地位，提示上述成分可能为葛根芩连汤发挥药效作用的主要活性成分；综合分析富集通路结果、核心靶点分布情况及候选靶点与通路的关联度得出，葛根芩连汤改善急性肺损伤的作用机制可能与炎症、免疫及细胞存活等生物学效应过程相关联。以上结果表明，葛根芩连汤中的多种活性成分可通过影响多条生物学效应途径共同发挥抗急性肺损伤作用，体现了中药复方"多成分 - 多靶点 - 多途径 - 多效应"的多维度整合治疗疾病的特点。

（三）基于转录组学的急性肺损伤小鼠差异表达基因及葛根芩连汤调控作用

　　本部分研究利用转录组测序技术从整体水平探讨葛根芩连汤对急性肺损伤小鼠模型肺组织基因功能和结构的调控，揭示抗急性肺损伤作用的分子机制。首先选择 padj < 0.05 和 $\log_2 FC > 0$ 的阈值对差异表达的基因（DEGs）进行筛选，在模型组与对照组之间共鉴定出 6296 个差异表达基因，其中有 3180 个上调，3116 个下调（图 2-69A）。另外，相比模型组，葛根芩连汤预给药组中总共确定了 588 个差异表达基因，其中 313 个上调，275 个下调（图 2-69B）。韦恩图显示，对急性肺损伤治疗有效的 588 个差异表达基因中有 347 个与葛根芩连汤引起的差异表达基因有关（图 2-69C）。通过主流层次聚类对基因的 FPKM 值进行聚类，以获得不同表达基因的聚类热图（图 2-69D）。层次聚类分析结果表明，每组中差异表达基因的表达都显著不同。将差异表达基因引入 KEGG 途径富集分析鉴定潜在受影响途径，获得以下主要信号途径：在模型组与葛根芩连汤预给药组之间有 234 条 KEGG 通路富集，选择了前 20 个最重要的通路来绘制散点图（图 2-69E）；发现"PI3K-Akt 信号通路"，"哮喘"，"谷胱甘肽代谢"，"炎症性肠病（IBD）"和"1 型糖尿病"显著富集（$P < 0.01$）。

同时"PI3K-Akt信号通路"在网络药理学分析中也显著富集。以上结果表明葛根芩连汤可能通过影响这些途径来改善急性肺损伤作用。

通过对小鼠肺组织的转录结果分析，我们得到葛根芩连汤预给药组与模型组之间的588个差异表达基因，表明葛根芩连汤改善急性肺损伤的作用并非个别基因的单独调控，而是众多基因的协同表达。为了进一步阐明改善急性肺损伤的作用机制，我们对其差异表达基因进行了KEGG通路富集分析，并获得"PI3K-Akt信号通路"在内的多条抗急性肺损伤相关通路，其中也包含一些与肠道疾病或糖脂代谢疾病显著相关的生物功能途径，如"炎症性肠病（IBD）"、"1型糖尿病"和"谷胱甘肽新陈代谢"等。以上结果也证实了葛根芩连汤对肠道的保护作用，对胰岛素抵抗和氧化应激损伤具有良好的效用。在上部分的网络药理学通路富集分析预测中，我们得到PI3K-Akt信号通路为葛根芩连汤重要的传导途径。作为细胞

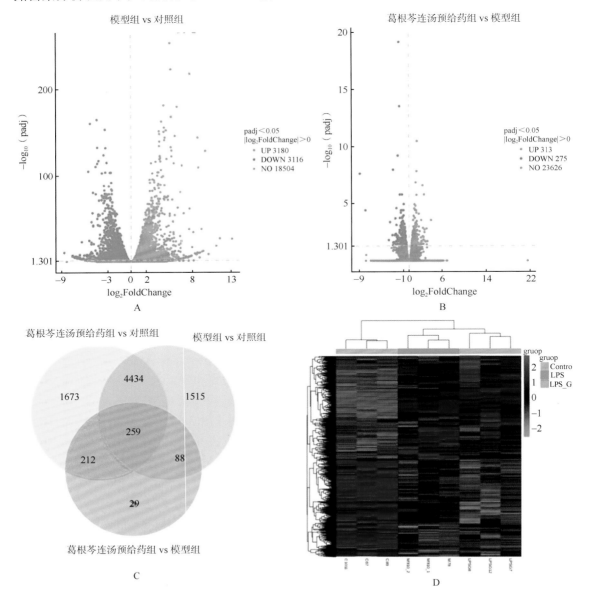

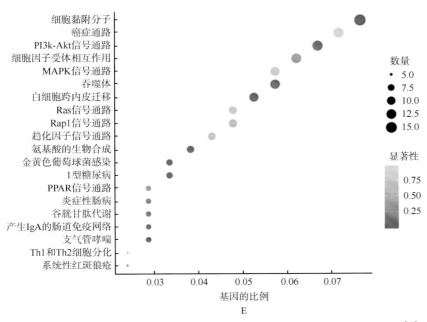

图 2-69　葛根芩连汤治疗脂多糖诱导的急性肺损伤小鼠的转录组学分析[40]

A. 模型组与对照组比较的差异表达基因火山图；B. 葛根芩连汤预给药组与模型组比较的差异表达基因火山图；C. 差异表达基因
韦恩图。不同的颜色代表不同的比较组合；D. 差异表达基因的层次聚类热图。颜色越红，表达式越高；颜色越绿，表达式越低；
E. KEGG 富集分析葛根芩连汤预给药组与模型组

存活的关键通路，PI3K-Akt 信号传导通路参与了急性肺损伤整个病程，包括病因和发病机制，如早期的炎症反应、肺水肿，以及后期的组织修复、气道重塑和肺气肿。有研究证实，在脂多糖诱导急性肺损伤模型中，肺微血管内皮受到破坏，进而导致肺内细胞大量凋亡，但激活 PI3K-Akt 能提高肺泡细胞内环磷腺苷酸含量，使肺血管内皮细胞得到保护。此外，PI3K 激活可改变 Akt 的蛋白结构并使其活化，磷酸化作用激活或抑制下游一系列底物如凋亡相关蛋白 Bax、Caspase-9 活性，从而引起生物细胞增殖，抑制细胞凋亡。此部分结果也再次印证了该通路的重要性，充分提示了 PI3K-Akt 信号通路与葛根芩连汤改善由腹腔注射脂多糖诱导的急性肺损伤有着密切的关联，这为下一步的分子机制验证提供了明确的方向。

（四）基于代谢组学的急性肺损伤小鼠代谢标志物及葛根芩连汤调控作用

为尝试从多角度、多层面来系统揭示葛根芩连汤改善急性肺损伤的作用机制，本部分实验采用核磁代谢组学技术分别对小鼠血清中的小分子代谢物进行检测，继续探讨葛根芩连汤抗急性肺损伤作用与小分子代谢途径之间的关联性。通过对每组代谢图谱的指认，最终鉴定出血清中的 32 个小分子代谢物，主要是氨基酸类、糖代谢产物等，并在典型氢谱中进行了标注。血清的典型 ^{1}H-NMR 图谱如图 2-70 所示。代谢产物的核磁图谱归属数据如表 2-22 所示。

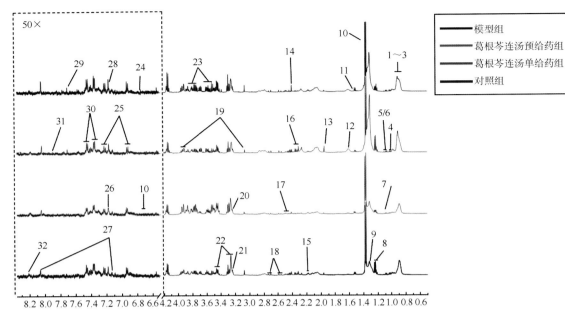

图 2-70　小鼠血清的典型核磁图谱及指认出的代谢物[40]

图中血清标注的代谢物如下：1. 异亮氨酸；2. 亮氨酸；3. 缬氨酸；4. 3- 羟基异丁酸；5. 丁二酸甲酯；6. 3-2- 氧戊酸甲酯；7. 丙二酸二甲酯；8. 3- 羟基丁酸；9. 脂肪酸中的甲基；10. 乳酸；11. 丙氨酸；12. 赖氨酸；13. 乙酸；14. 乙酰乙酸；15. 丙酮酸；16. 琥珀酸；17. 谷氨酰胺；18. 柠檬酸；19. 肌酸；20. 肉碱；21. 甜菜碱；22. 牛磺酸；23. 葡萄糖；24. 延胡索酸；25. 酪氨酸；26. 苯丙氨酸；27. 肌肽；28. 鹅肌肽；29. 黄嘌呤；30. 色氨酸；31. 羟嘌呤醇；32. 甲酸

表 2-22　小鼠血清中的代谢产物核磁数据归属[40]

序号	代谢物	归属基团	化学位移
1	异亮氨酸	δCH_3, γCH_3, αCH	0.94（t）, 1.01（d）, 3.66（d）
2	亮氨酸	δCH_3, δCH_3, γCH, αCH	0.96（d）, 0.97（d）, 1.70（m）, 3.73（t）
3	缬氨酸	γCH_3, γCH_3, αCH	1.00（d）, 1.05（d）, 3.62（d）
4	3- 羟基异丁酸	CH_2, CH_3	1.19（t）, 3.65[10]
5	丁二酸甲酯	CH_3	1.05（d）
6	3-2- 氧戊酸甲酯	βCH_3	1.08（d）
7	丙二酸二甲酯	CH_3	1.18（d）
8	3- 羟基丁酸	CH_3, CH_2	1.20（d）, 2.30, 2.41（dq）
9	脂肪酸中的甲基	CH_2	1.28（m）
10	乳酸	CH_3, CH	1.33（d）, 4.12[10]
11	丙氨酸	βCH_3, αCH	1.49（d）, 3.78[10]
12	赖氨酸	δCH_2, βCH_2, εCH_2	1.72（m）, 1.91（m）, 3.30（t）
13	乙酸	CH_3	1.92（s）
14	丙酮酸	CH_3	2.33（s）
15	乙酰乙酸	CH_3	2.23（s）
16	琥珀酸	CH_2	2.41（s）

续表

序号	代谢物	归属基团	化学位移
17	谷氨酰胺	βCH_2，γCH_2，αCH	2.46（m）
18	柠檬酸	CH_2	2.65（m）
19	肌酸	CH_3，CH_2	3.04（s），3.93（s）
20	肉碱	CH_3	3.19（s）
21	甜菜碱	CH_3	3.21（s）
22	牛磺酸	CH_2	3.28（t），3.44（t）
23	葡萄糖	CH	3.51（m），3.73（m），3.87（m）
24	延胡索酸	CH	6.52（s）
25	酪氨酸	CH，CH	6.90（d），7.19（d）
26	苯丙氨酸	CH	7.38（m）
27	肌肽	CH	7.15（s），8.03（s）
28	鹅肌肽	CH	7.1（s）
29	黄嘌呤	CH	7.69（s）
30	色氨酸	CH	7.55（d），7.74（d）
31	羟嘌呤醇	CH	8.17（s）
32	甲酸	CH	8.46（s）

注：s，单峰；d，双峰；t，三重峰；m，多重峰；dq，双四重峰

为进一步具体分析各组小鼠的血清样品产生的变化及波动，我们通过 SIMCA 软件对¹H-NMR 数据进行了多变量分析。图 2-71 为小鼠血清的 PCA 与 PLS-DA 得分图。其中每个点代表一个独立的样品，而每个簇代表一个组，两组之间的区分程度越大，代表两组之间的

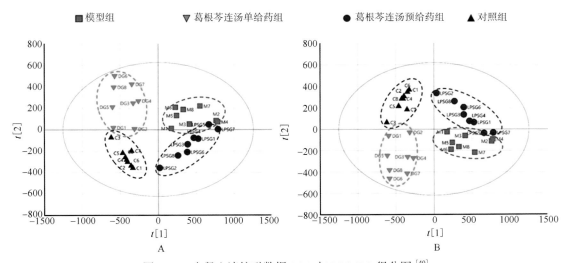

图 2-71　小鼠血清核磁数据 PCA 与 PLS-DA 得分图[40]

注：图 A 为 PCA 得分图，图 B 为 PLS-DA 得分图，横坐标为主成分 t[1]，纵坐标为主成分 t[2]；其中蓝色为葛根芩连汤预给药组，红色为模型组，黑色为对照组，绿色为葛根芩连汤单给药组

代谢物差异性越大。结果显示，四个组在无监督的 PCA 得分图中及有监督的 PLS-DA 得分图中，都得到了很好的分离。根据主成分权重（$t[1] > t[2]$）可知，对照组与模型组的组间差异最大，对照组与葛根芩连汤单给药组组间差异最小，葛根芩连汤给药组显现出向对照组靠近的趋势，表明葛根芩连汤对腹腔注射脂多糖诱导的急性肺损伤小鼠的代谢紊乱具有回调作用。

以化学位移 ppm 为横坐标，组内差异相关性 P 为纵坐标，绘制小鼠血清代谢的 PLS-DA 载荷图（图 2-72）。从载荷图中可得出组间有较多的小分子代谢物发生了显著改变。将显著变化的代谢物所在的化学位移进行标注，与后续单变量分析结果中的产物变化进行对比。

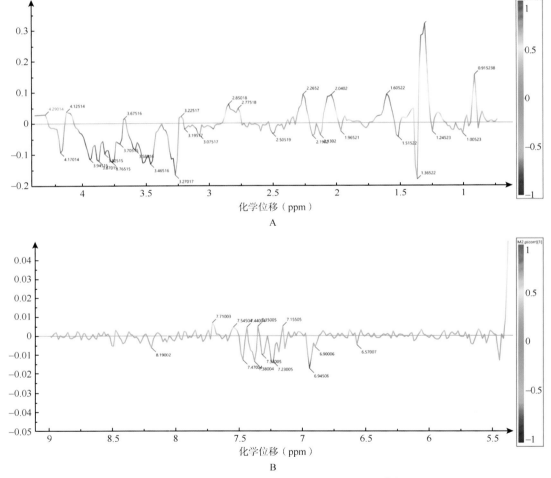

图 2-72　小鼠血清核磁数据 PLS-DA 载荷图[40]

注：横坐标为化学位移，纵坐标为组间差异相关性 P 值，纵坐标绝对值越大，所在化学位移处的代谢物组间差异性越大；图 A 为高场区域化学位移相关性分析，图 B 为低场区域相关性分析

PLS-DA 散点"S"图（图 2-73）代表组间有显著性差异的化学位移在协方差（X 轴）和相关（Y 轴）上的分布，散点坐标距离中心越远说明该散点对应的代谢物组间差异越大。将距离较远的坐标化学位移在图中给予标注，为后续具体代谢物的单变量分析提供依据。

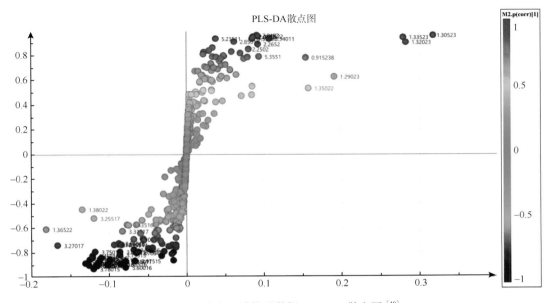

图 2-73　小鼠血清核磁数据 PLS-DA 散点图[40]

注：图中每一个点代表原氢谱中分段积分的化学位移，散点坐标离中心点越远，代表该化学位移处的代谢物组间差异越显著

本研究利用 PLS-DA 载荷图来筛选出差异代谢物，基于单变量分析方法观察两样本间代谢物变化的显著性，进而筛选出潜在的标志性代谢物。从图 2-74 中可知，已指认出的 32 个小分子代谢物中大多数的含量都发生了显著性变化，与上述多变量分析载荷图和散点图所传达的信息一致。根据图中参与重要代谢相关信息小分子进行推测可得出：支链氨基酸（BCAA）含量下降可能与机体存在能量过度消耗有关；乙酰乙酸和 3- 羟基丁酸含量显著变化提示酮体合成途径受影响；谷氨酰胺含量显著降低提示可能与其大量合成，参与减少氧化应激而被消耗有关；葡萄糖、丙酮酸、柠檬酸、琥珀酸等含量降低提示三羧酸循环出现障碍，能量代谢出现紊乱，需要其他途径补充机体所需能量；肉碱及其前体物质甜菜碱大量消耗提示脂肪酸 β- 氧化过程为机体补充供能；黄嘌呤大量增加推测可能发生尿酸堆积而加重炎症疾病。为进一步探究各小分子代谢物之间的相互关系，以及其显著变化提示的相关代谢途径是否发生改变，需进行代谢通路分析。

采用代谢分析工具 MetaboAnalyst（www.metaboanalyt.ca）进行代谢途径分析，结果以气泡图形式来展示（图 2-75），图中的气泡面积大小和通路影响力成正比，气泡颜色对应通路的显著性（从红色代表显著性最大到白色代表显著性最小）。其中气泡面积较大且呈红色的通路及代谢过程分别为：苯丙氨酸和酪氨酸代谢途径（a）；酮体代谢途径（b）；丙酮酸代谢途径（c）；肉碱合成途径、三羧酸循环（d）；丙氨酸、天冬氨酸和谷氨酸代谢途径（e）。

基于上述通路分析，构建腹腔注射脂多糖诱导的急性肺损伤小鼠紊乱代谢途径示意图，显示了已识别的代谢通路之间的相互关系，如图 2-76 所示。

通过使用 ^{1}H-NMR 代谢组学分析小鼠血清中内源性代谢产物的变化，我们发现 32 种不同的代谢产物发生了显著改变，其中 26 种在葛根芩连汤干预后都发生了不同程度的回调，表明葛根芩连汤可纠正腹腔注射脂多糖诱导的急性肺损伤模型小鼠外周血的代谢重塑。随后，我们通过代谢途径研究，对发生回调的代谢物及代谢途径展开讨论，为阐明葛根芩连汤改善急性肺损伤的代谢机制奠定基础。

根据以往研究，脂多糖引起的脓毒血症会导致能量消耗增加、肌肉组织破坏及能量代谢失衡，并导致肺组织 ATP 减少，线粒体功能障碍以及小鼠血清中小分子代谢物的显著变化。在本研究中，脂多糖刺激后，葡萄糖、丙酮酸、柠檬酸、琥珀酸和肌酸水平显著降低，乙酰乙酸和黄嘌呤水平显著升高，说明主要的能量供应模式（即三羧酸循环）被阻断。三羧酸循环是机体最重要的能量代谢途径，其紊乱必然导致能量代谢失衡。能量不足反过来促进其他产能途径，如肌酸和磷酸肌酸（Cr-PCr）平衡系统和酮体代谢。酮体包括乙酰乙酸、3- 羟基丁酸和丙酮，也可以在能量不足时用作燃料。而急性肺损伤会极大地增加机体对能量的需求，

序号	代谢物	差异倍数 模型组/对照组	P	差异倍数 葛根芩连汤预给药组/模型组	P	差异倍数 葛根芩连汤单给药组/模型组	P
1	异亮氨酸	0.51964207	***	1.440780836	*	0.604013084	***
2	亮氨酸	0.701888719	***	1.166283526		0.784948097	***
3	缬氨酸	0.368156485	***	2.024228579	***	0.541241139	***
4	3-羟基异丁酸	0.568251647	***	1.525726817	**	0.675447703	*
5	丁二酸甲酯	0.347531246	***	2.449954947	***	0.537182234	***
6	3-2-氧戊酸甲酯	0.438244136	***	2.373181782	***	0.465247871	***
7	丙二酸二甲酯	0.674703883	***	1.4161643	**	0.716953078	***
8	3-羟基丁酸	0.646616093	***	2.030710289	***	0.356031596	***
9	脂肪酸中的甲基	2.267177439	***	0.994437288		1.159841589	
10	乳酸	1.006183459		0.807947287	**	0.947194221	
11	丙氨酸	0.523836899	***	0.780021642		0.842891921	**
12	赖氨酸	0.027660529	***	10.17826405		0.471750612	*
13	乙酸	0.543397581	***	2.167053404	**	0.739347976	**
14	丙酮酸	0.453967063	***	2.24431409	**	0.259308771	***
15	乙酰乙酸	2.002531915	***	1.349637151		0.793547755	
16	琥珀酸	0.649956602	***	0.889363751		0.729651633	***
17	谷氨酰胺	0.531726775	***	1.064415312		0.665500776	**
18	柠檬酸	0.375168014	***	2.259113282	**	0.713310981	**
19	肌酸	0.66538975	***	0.873619513		0.845002147	
20	肉碱	0.450911707	***	1.310770641	*	0.660760962	***
21	甜菜碱	0.526323734	***	1.071109992		0.751902699	***
22	牛磺碱	0.789915597	*	0.705354536	*	1.059687542	
23	葡萄碱	0.552666991	***	0.886494101		1.417493016	***
24	延胡索碱	0.846253344		0.589026325		0.811273424	
25	酪氨碱	0.644080333	***	0.852563052		0.864010626	*
26	苯丙氨碱	0.83216753	*	1.003269361		0.784843395	
27	肌肽	0.92120898		0.941299578		0.867696374	
28	鹅肌肽	0.740594526	*	0.819368468		0.775421588	
29	黄嘌呤	2.608319851	***	0.717290725		0.766793428	
30	色氨酸	1.109087807		0.510265035	*	0.690628713	
31	羟嘌呤醇	0.668245439	*	1.01865159		1.086036778	
32	甲酸	0.553988458	***	0.786651629		0.826089163	*

图 2-74　小鼠血清代谢物单变量分析彩色表[40]

注：1. 根据倍率变化（FC）进行颜色编码，颜色越深显著性越高，红色越深代表两组间的代谢物差异正向倍率越高，蓝色越深代表两组间的代谢物差异反向倍率越高。2. 颜色标尺：0　0.5　1　1.5　2。3. 根据 t 检验或非参数 Mann-Whitney 检验，并通过 Benjamini-Hochberg 方法校正 P 值，*P < 0.05，**P < 0.01，***P < 0.001

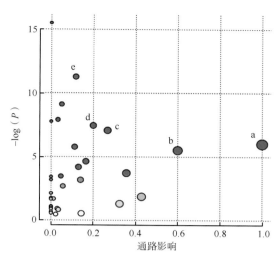

图 2-75　小鼠血清显著改变的代谢途径气泡图[40]

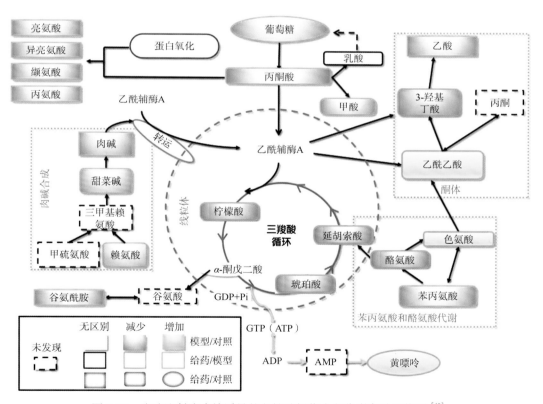

图 2-76　腹腔注射脂多糖诱导的急性肺损伤小鼠代谢紊乱网络图[40]

使脂肪分解增强，这可以解释与脂肪酸氧化相关的代谢物水平的升高，以及模型组血清中乙酰乙酸水平的升高。此外，代谢组分析还显示，腹腔注射脂多糖诱导的急性肺损伤小鼠支链氨基酸（亮氨酸、异亮氨酸、缬氨酸）水平下降，这可能与机体能量消耗过多、黄嘌呤水平升高有关，黄嘌呤水平升高可增加尿酸的积累，进一步加重炎性疾病。

以上结果表明，急性肺损伤炎症反应会造成机体大量能量消耗，导致小鼠出现能量代谢失衡，葛根芩连汤可纠正能量代谢途径相关小分子代谢物的异常变化，进而改善腹腔注射脂多糖诱导的急性肺损伤小鼠外周血的代谢重塑。

（五）基于分子生物学验证的葛根芩连汤改善急性肺损伤的作用机制

在本部分研究中，我们采用分子生物学方法如免疫组织化学、肺组织 TUNEL 染色检测等对肺组织细胞凋亡情况以及网络药理学和转录组学所共同得到的 PI3K-Akt 信号通路关键蛋白进行验证，为揭示葛根芩连汤改善急性肺损伤真正分子机制提供可靠实验依据。

细胞凋亡与急性肺损伤患者肺组织损伤密切相关。caspase-3，caspase-8 和 caspase-9 的活化以及 Bcl-2 和 Bax 的水平是凋亡活性的生物标志物。采用 TUNEL 染色来量化肺组织中凋亡细胞的数量，探讨葛根芩连汤能否减轻急性肺损伤小鼠的细胞凋亡（以及随后的组织损伤）（图 2-77A 和 B），通过免疫组织化学染色检测肺中 Bcl-2 和 Bax 表达的水平（图 2-77C 和 D），并采用 ELISA 法评估肺组织中 caspase-3，caspase-8 和 caspase-9 的活性（图 2-77E ～ G）。研究发现脂多糖刺激使凋亡细胞数量显著增加，降低肺组织中的 Bcl-2 表达水平和升高 Bax 表达水平，并与对照组对比，显著上调 caspase-3、caspase-8 和 caspase-9 的表达水平。然而葛根芩连汤处理可导致凋亡细胞数量显著减少，提高 Bcl-2 表达水平，降低 Bax 表达水平，并降低 caspase-3、caspase-8 和 caspase-9 的表达水平。以上结果表明葛根芩连汤预处理可抑制急性肺损伤小鼠肺部细胞凋亡。

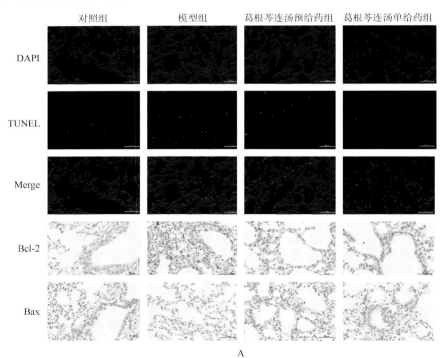

A

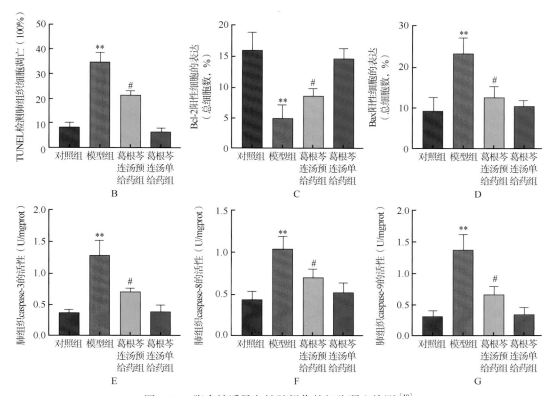

图 2-77 脂多糖诱导急性肺损伤的细胞凋亡检测[40]

A. 自上而下：DAPI 染色、TUNEL 染色、Merge、Bcl-2 和 Bax 蛋白免疫组化染色（放大 400 倍）。B.TUNEL 染色结果（$n=3$）。
C、D. 免疫组化法测定肺组织 Bcl-2 和 Bax 蛋白水平的代表性图像（$n=3$）。E ~ G.ELISA 法检测肺组织 caspase-3、caspase-8、
caspase-9 活性。这些值以平均值 ± 标准差表示。与对照组比较，$**P < 0.01$；与模型组比较，$#P < 0.05$

　　根据预测的信号通路，检测激活的 PI3K-Akt 信号通路的主要标志物 p-PI3K 和 p-Akt 的水平。免疫组织化学染色结果显示，急性肺损伤样品中的 p-PI3K 和 p-Akt 阳性区域显著低于健康对照组；相比于模型组，葛根芩连汤预给药组显著上调了 p-PI3K 和 p-Akt 蛋白表达水平（图 2-78A ~ C）。以上结果表明，在急性肺损伤中 PI3K-Akt 信号通路受到抑制，但葛根芩连汤可通过激活 PI3K-Akt 信号通路来预防急性肺损伤。

　　为了研究当 PI3K 抑制剂 LY294002 抑制 PI3K-Akt 信号通路时，葛根芩连汤是否还对急性肺损伤具有保护作用，我们进行了组织病理学及免疫组化研究（图 2-79）。组织病理学结果显示，与对照组相比，脂多糖显著增加了肺泡空间中的炎症细胞数量，在葛根芩连汤干预下显著减轻了脂多糖诱导的病理变化。反之，在 PI3K 抑制剂 LY294002 组中表现出肺组织有大量炎性细胞浸润，并在肺间质中观察到明显的水肿（图 2-79A ~ D）。免疫组织化学染色结果显示，葛根芩连汤可促进 p-Akt 的表达，而 LY294002 可部分抑制 p-Akt 的表达（图 2-79E ~ I）。以上结果表明，LY294002 抑制剂可干扰葛根芩连汤预处理的抗急性肺损伤作用，提示该抑制剂可能阻断 PI3K-Akt 信号通路并干扰其对肺组织的保护作用。进而说明 PI3K-Akt 信号通路可能是葛根芩连汤治疗急性肺损伤的主要信号通路。

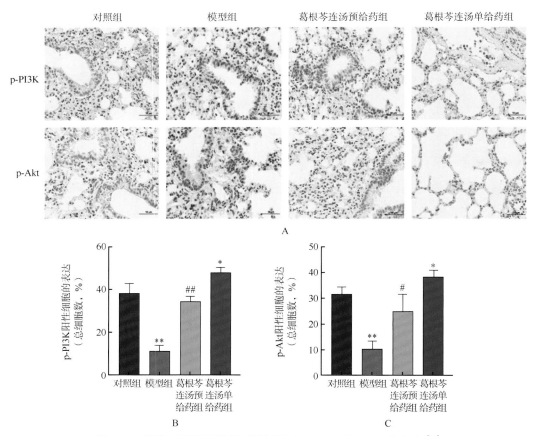

图 2-78　用免疫组化法检测石蜡切片中 p-PI3K 和 p-Akt 的存在[40]

A. 免疫组织化学染色 p-PI3K 和 p-Akt 蛋白（放大 400 倍）。免疫组化法检测肺组织 p-PI3K（B）和 p-Akt（C）蛋白水平代表图像，
$n=3$；这些值表示为平均值 ± 标准差。与对照组比较，$*P < 0.05$，$**P < 0.01$；与模型组比较，$\#P < 0.05$，$\#\#P < 0.01$

　　通过前面的机制探索，我们已得到了在急性肺损伤模型下葛根芩连汤调控的关键作用靶点与相关通路。本部分针对上述信号转导途径中的关键靶点，采用 TUNEL、ELISA、免疫组织化学和 RT-qPCR 等分子生物学技术分别从基因和蛋白质层面确证葛根芩连汤改善急性肺损伤的真正作用机制。磷脂酰肌醇 3- 激酶（phosphatidylinositol 3-kinase，PI3K）是一种胞内磷脂酰肌醇激酶，作为联系细胞外信号与细胞应答效应的中介分子，同时具有脂类激酶活性和蛋白激酶活性。Akt 亦被称为蛋白激酶 B，磷酸化的 Akt 主要通过对含有丝氨酸 / 苏氨酸残基的底物，发挥生物学效应。许多细胞因子、生长因子、物理刺激等因素均可通过激活 PI3K 而使 Akt 磷酸化。通常情况下 Akt 磷酸化可作为衡量 PI3K 活性的指标。当细胞受到外界刺激后，PI3K 激活可改变 Akt 的蛋白结构并使其活化，磷酸化作用激活或抑制下游一系列底物如凋亡相关蛋白 Bax、caspase-9 活性，从而引起生物细胞增殖，抑制细胞凋亡。研究显示，PI3K-Akt 信号传导通路参与了急性肺损伤整个病程，包括病因和发病机制，如早期的炎症反应、肺水肿，以及后期的组织修复、气道重塑和肺气肿。有研究证实，脂多糖诱导的急性肺损伤模型中，脂多糖可引起肺微血管内皮损伤，但激活 PI3K-Akt 能提高肺泡细胞内环磷腺苷含量，使肺血管内皮细胞得到保护，可维持肺内环境稳定、血管内外的

动态平衡，改善凝血酶对脂多糖等多种因素诱发的急性肺损伤。葛根芩连汤可调节 Bcl-2、Bax、caspase-3、caspase-8 和 caspase-9 凋亡相关蛋白的水平，并对 PI3K 和 Akt 蛋白的磷酸化有明显的促进作用。该结果表明，在急性肺损伤严重时期，葛根芩连汤可通过激活 PI3K-Akt 信号通路抑制肺内细胞凋亡，缓解肺组织损伤。此外，上述验证结果与前面网络药理学以及转录组学分析的结果相一致。同时该结果也体现了系统药理学研究模式的系统性、全面性以及科学性。

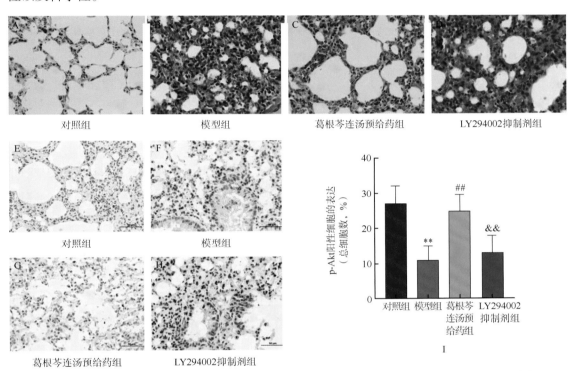

图 2-79　PI3K 抑制剂 LY294002 消除了葛根芩连汤对脂多糖诱导的急性肺损伤的保护作用[40]

A ～ D. 肺组织切片用 H-E 染色进行组织病理学分析（放大 400 倍，*n*=8）；E ～ H.p-Akt 蛋白免疫组织化学染色（放大 400 倍，*n*=8）。I. 免疫组化检测肺组织中 p-Akt 蛋白水平的代表性图像。这些值以平均值 ± 标准差表示。与对照组比较，$**P < 0.01$；与模型组比较，$\#\#P < 0.01$；与葛根芩连汤预给药组比较，$\&\&P < 0.01$

　　综上所述，本研究根据中医藏象理论"肺与大肠相表里"，运用系统药理学研究模式，开展了葛根芩连汤对腹腔注射脂多糖诱导的全身脓毒血症 - 急性肺损伤小鼠模型的改善作用及机制探究。结果揭示了葛根芩连汤能有效地改善急性肺损伤诱导的炎症反应和细胞凋亡。初步得出葛根芩连汤可通过激活 PI3K-Akt 信号通路，平衡机体能量代谢来发挥改善急性肺损伤作用，这为了解葛根芩连汤中活性成分的具体分子机制奠定了基础。此外，本文所阐述的系统药理学框架可为中医药治疗急性肺损伤提供新的平台，为开发创新、安全的抗炎药物治疗急性肺损伤提供了新的策略。

参 考 文 献

[1] Zhou Q，Meng P，Zhang Y，et al. The compatibility effects of sini decoction against doxorubicin-induced heart failure in rats revealed by mass spectrometry-based serum metabolite profiling and computational analysis [J].

J Ethnopharmacol，2020，252：112618.

［2］周华妙，郭勇. 寒凝血瘀证小鼠动物模型的建立及评价［J］. 中国中医药科技，2010，17（1）：1-2，7.

［3］吴金霞. 基于代谢组学的当归四逆汤"温经通脉"作用机制的研究［D］. 广西医科大学，2019.

［4］Wu JX，Zheng H，Yao X，et al. Comparative analysis of the compatibility effects of Danggui-Sini Decoction on a blood stasis syndrome rat model using untargeted metabolomics［J］. J Chromatogr B Analyt Technol Biomed Life Sci，2019，1105：164-175.

［5］Huang H，Wu J，Lu R，et al. Dynamic urinary metabolomics analysis based on UHPLC-Q-TOF/MS to investigate the potential biomarkers of blood stasis syndrome and the effects of Danggui Sini decoction［J］. J Pharm Biomed Anal，2020，179：112986.

［6］Shi XQ，Zhu ZH，Yue SJ，et al. Integration of organ metabolomics and proteomics in exploring the blood enriching mechanism of Danggui Buxue Decoction in hemorrhagic anemia rats［J］. J Ethnopharmacol，2020，261：113000.

［7］Liu Y，Li X，Li A，et al. UHPLC Q-Exactive MS-based spleen metabolomics and lipidomics to explore the effect mechanisms of Danggui Buxue Decoction in anemia mice［J］. J Pharm Biomed Anal，2020，185：113234.

［8］Zhang Y，Zuo C，Han L，et al. Uterine Metabolomics Reveals Protection of Taohong Siwu Decoction Against Abnormal Uterine Bleeding［J］. Front Pharmacol，2020，11：507113.

［9］Yang N，Chen P，Tao Z，et al. Beneficial effects of ginsenoside-Rg1 on ischemia-induced angiogenesis in diabetic mice［J］. Acta Biochim Biophys Sin（Shanghai），2012，44（12）：999-1005.

［10］Pan R，Zhou M，Zhong Y，et al. The combination of Astragalus membranaceus extract and ligustrazine to improve the inflammation in rats with thrombolytic cerebral ischemia［J］. Int J Immunopathol Pharmacol，2019，33：2058738419869055.

［11］Aubatin A，Sako N，Decrouy X，et al. IL4-induced gene 1 is secreted at the immune synapse and modulates TCR activation independently of its enzymatic activity［J］. Eur J Immunol，2018，48（1）：106-119.

［12］Zheng J，Chen M，Ye C，et al. BuZangTongLuo decoction improved hindlimb ischemia by activating angiogenesis and regulating gut microbiota in diabetic mice［J］. J Ethnopharmacol，2019，248：112330.

［13］Cai Y，Liu W，Lin Y，et al. Compound polysaccharides ameliorate experimental colitis by modulating gut microbiota composition and function［J］. J Gastroenterol Hepatol，2018，34（9）：1154-1562.

［14］Zheng J，Guo Y，Hu B，et al. Serum metabolomic profiles reveal the impact of BuZangTongLuo formula on metabolic pathways in diabetic mice with hindlimb ischemia［J］. J Ethnopharmacol，2020，258：112928.

［15］Ackerman D，Tumanov S，Qiu B，et al. Triglycerides promote lipid homeostasis during hypoxic stress by balancing fatty acid saturation［J］. Cell Rep，2018，24（10）：2596-2605，e2595.

［16］Radko L，Cybulski W，Rzeski W. The protective effect of silybin against lasalocid cytotoxic exposure on chicken and rat cell lines［J］. Biomed Res Int，2013，2013：783519.

［17］Codd R，Richardson-Sanchez T，Telfer TJ，et al. Advances in the Chemical Biology of Desferrioxamine B［J］. ACS Chemical Biology，2018，13（1）：11-25.

［18］Morris SF，Pang CY，Lofchy NM，et al. Deferoxamine attenuates ischemia-induced reperfusion injury in the skin and muscle of myocutaneous flaps in the pig［J］. Plastic and Reconstructive Surgery，1993，92（1）：120-132.

［19］Li S，Qi Y，Chen L，et al. Effects of Panax ginseng polysaccharides on the gut microbiota in mice with antibiotic-associated diarrhea［J］. Int J Biol Macromol，2019，124：931-937.

［20］Lin W，Wang W，Yang H，et al. Influence of intestinal microbiota on the catabolism of flavonoids in mice［J］. J Food Sci，2016，81（12）：H3026-H3034.

[21] Dianat M，Hamzavi GR，Badavi M，et al. Effects of losartan and vanillic Acid co-administration on isch-emia-reperfusion-induced oxidative stress in isolated rat heart[J]. Iran Red Crescent Med J，2014，16（7）：e16664.

[22] Dianat M，Radmanesh E，Badavi M，et al. Disturbance effects of PM（1）（0）on iNOS and eNOS mRNA expression levels and antioxidant activity induced by ischemia-reperfusion injury in isolated rat heart：protective role of vanillic acid[J]. Environ Sci Pollut Res Int，2016，23（6）：5154-5165.

[23] Birari R，Roy SK，Singh A，et al. Pancreatic lipase inhibitory alkaloids of Murraya koenigii leaves[J]. Natural Product Communications，2009，4（8）：1089-1092.

[24] Ruiz-Ortega M，Esteban V，Egido J. The regulation of the inflammatory response through nuclear fac-tor-kappab pathway by angiotensin IV extends the role of the renin angiotensin system in cardiovascular dis-eases[J]. Trends Cardiovasc Med，2007，17（1）：19-25.

[25] Lee SH，Williams MV，Dubois RN，et al. Cyclooxygenase-2-mediated DNA damage[J]. J Biol Chem，2005，280（31）：28337-28346.

[26] Evans JF. Cysteinyl leukotriene receptors[J]. Prostaglandins Other Lipid Mediat，2002，68-69：587-597.

[27] Goto T，Myint KT，Sato K，et al. LC/ESI-tandem mass spectrometric determination of bile acid 3-sulfates in human urine 3β-Sulfooxy-12α-hydroxy-5β-cholanoic acid is an abundant nonamidated sulfate[J]. J Chro-matogr B Analyt Technol Biomed Life Sci，2007，846（1-2）：69-77.

[28] Barrett T，Edgar R. Mining microarray data at NCBI's Gene Expression Omnibus（GEO）*[J]. Methods Mol Biol，2006，338：175-190.

[29] Liu M，Tang L，Liu X，et al. An Evidence-Based Review of Related Metabolites and Metabolic Network Research on Cerebral Ischemia[J]. Oxid Med Cell Longev，2016，2016：9162074.

[30] Sabatine MS，Liu E，Morrow DA，et al. Metabolomic identification of novel biomarkers of myocardial ischemia[J]. Circulation，2005，112（25）：3868-3875.

[31] Mapanga RF，Essop MF. Damaging effects of hyperglycemia on cardiovascular function：spotlight on glu-cose metabolic pathways. American journal of physiology[J]. Heart and Circulatory Physiology，2016，310（2）：H153-173.

[32] Kurano M，Suzuki A，Inoue A，et al. Possible involvement of minor lysophospholipids in the increase in plasma lysophosphatidic acid in acute coronary syndrome[J]. Arterioscler Thromb Vasc Biol，2015，35（2）：463-470.

[33] Sidorov E，Sanghera DK，Vanamala JKP. Biomarker for Ischemic Stroke Using Metabolome：A Clinician Perspective[J]. J Stroke，2019，21（1）：31-41.

[34] Wang Y，Wang Y，Li GR. TRPC1/TRPC3 channels mediate lysophosphatidylcholine-induced apoptosis in cultured human coronary artery smooth muscles cells[J]. Oncotarget，2016，7（32）：50937-50951.

[35] Kang K，Lee JJ，Park JM，et al. High nonfasting triglyceride concentrations predict good outcome follow-ing acute ischaemic stroke[J]. Neurological Research，2017，39（9）：779-786.

[36] Zirpoli H，Abdillahi M，Quadri N，et al. Acute administration of n-3 rich triglyceride emulsions provides cardioprotection in murine models after ischemia-reperfusion[J]. PLoS One，2015，10（1）：e0116274.

[37] Katsumi H，Takashima R，Suzuki H，et al. S-nitrosylated L-serine-modified dendrimer as a kidney-targeting nitric oxide donor for prevention of renal ischemia/reperfusion injury[J]. Free Radic Res，2020，54（11-12）：841-847.

[38] He W，Cao D，Chen Y，et al. Explore of the beneficial effects of Huang-Lian-Jie-Du Decoction on diabetic encephalopathy in db/db mice by UPLC-Q-Orbitrap HRMS/MS based untargeted metabolomics analysis[J]. J Pharm Biomed Anal，2021，192：113652.

［39］Du Y，Wu B，Xiao F，et al. Untargeted metabolomic study on the insomnia effect of Suan-Zao-Ren decoction in the rat serum and brain using ultra-high-performance liquid chromatography quadrupole time-of-flight mass spectrometry combined with data processing analysis［J］. J Sep Sci，2020，43（11）：2019-2030.

［40］Ding Z，Zhong R，Yang Y，et al. Systems pharmacology reveals the mechanism of activity of Ge-Gen-Qin-Lian decoction against LPS-induced acute lung injury：A novel strategy for exploring active components and effective mechanism of TCM formulae［J］. Pharmacol Res，2020，156：104759.

（卢盛文　赵琦琦　谭光国　苏志恒　唐于平　史旭琴　杨　烨　秦雪梅　刘月涛
彭代银　彭　灿　刘洪涛　郑军平　汤　丹　何博赛　杜易洋　舒尊鹏）

第三章
基于肠道菌群的中药及有效成分作用机制研究

肠道微生态是一个与宿主存在着互利共生关系，由多种微生物群体组成的处于动态平衡的复杂生态系统[1]，参与人体代谢、免疫、宿主的感染防御等重要生命活动。肠道微生物的平衡与宿主的健康和疾病有着密切的关联，正常的肠道菌群能够调节肠上皮细胞的通透性，刺激物质代谢与免疫反应，使肠道微环境长期处于稳态；当肠道菌群失衡时，就会导致肠道微环境稳态发生改变，进而提高许多疾病发生的风险[2]。

传统中药绝大多数为口服制剂，均需经过胃肠道的消化吸收，离不开肠道菌群的作用。肠道菌群与中药两者之间存在双重效应，中药及其复方进入肠道后，肠道菌群的特定代谢酶系对中药的不同组分进行代谢转化，生成新的活性代谢产物，进而对机体产生不同的生物学效应，对中药成分可能具有增加药物吸收、减轻毒性并产生新的活性成分等效应。另一方面，中药化学成分与肠道菌群相互作用，可调节肠道菌群的组成和丰度以恢复其稳态，从而改善其功能障碍以及相关的病理状况[3~5]。

代谢组学可以从代谢水平分析肠道微生物在特定时间和条件下的代谢产物组成以及浓度的实时动态变化，清晰展示肠道微生物在宿主中的代谢状态，能够更加直观地研究肠道微生物与疾病发生发展以及药物治疗的关系[6]。16S rRNA 测序技术与宏基因组学是检测肠道菌群的主要措施，16S rRNA 测序可以准确鉴定肠道微生物的物种组成、物种间的进化关系及群落的多样性，宏基因组学是在 16S 基础上对微生物群落结构、物种分类、基因功能及代谢网络层面进行升华补充，揭示肠道微生物与宿主之间关系[7]。通过 16S/宏基因组学与代谢组学的联合分析，可以对肠道微生物进行量化、分类，获取其基因功能特性，同时监控不同状态下生物体代谢产物的动态变化，发现中药有效成分代谢与肠道菌群的相关性，从肠道微生态与代谢水平上阐释中药及其复方治疗疾病/证候的药效物质基础及作用机制，为中医药研究提供新的方法[8~9]。例如，Du 等[10] 以代谢组学、高通量测序及多种分子生物学技术为手段系统研究保元汤抗病理性心肌肥大的作用机制，发现保元汤可改善病理性心肌肥大大鼠的肠道菌落结构，调控菌群代谢衍生物，初步阐明保元汤通过新型"肠-心轴"途径治疗病理性心肌肥大的作用机制。Gong 等[11] 基于非靶向代谢组学和肠道微生物组对复方中药抗衰老片预防肥胖的效应及作用机制进行研究，发现抗衰老片通过调控肥胖相关菌属丰度，进而影响肠道代谢物及相关通路的改变。Wu 等[12] 以正常小鼠为研究对象，利用代谢组学和肠道微生物分析灵芝孢子油的免疫调控作用和机制，发现灵芝孢子油能够促进细胞免疫和体液免疫功能，介导肠道菌群结构重排、微生物群落多样性改变，进而影响宿主代谢物变化。Wang 等[13] 采用代谢组学及肠道微生物测序技术对荷叶碱治疗高尿酸血症的潜在调控机制进行研究，发现荷叶碱在干扰高尿酸血症大鼠肠道菌群的同时，可以逆转高尿酸血症大鼠的代谢平衡。

第一节 基于"肠‑心轴"途径探究保元汤抗病理性心肌肥大作用机制

病理性心肌肥大导致的左心室壁异常增厚和心室重构，是射血分数保留型心力衰竭发生、发展的基本病理生理机制。保元汤在临床常用于治疗缺血性心肌病、心肌肥大及慢性心力衰竭等。近些年来，以"肠‑心轴"为靶点的发病机制、新型治疗靶点和预防措施的探究已成为目前防治心力衰竭的研究热点。本研究通过高通量微生物组测序技术、代谢组学技术、拟无菌动物模型结合多种分子生物学手段，系统开展了基于"肠‑心轴"途径的保元汤抗病理性心肌肥大作用机制研究。

一、样品采集与检测

（一）保元汤制备

将黄芪 30kg、人参 10kg、炙甘草 10kg、肉桂 5kg，加水 550L 浸泡过夜。常压回流提取 2h，分离水提液和药渣，药渣再加 440L 水回流提取两次，每次 2h。合并滤液，加压浓缩至密度为 1.10kg/L 的保元汤提取液，加入 65% 乙醇，混匀，静置 2 天后过滤，收集滤液，并将其冷冻干燥得保元汤冻干粉末。

（二）实验动物及流程

SD 雄性大鼠，体重 200g±20g，饲养于 SPF 级动物房环境中，温度：20℃±2℃；湿度：60%±5%；12h 光照和黑暗循环；喂食标准饲料；自由饮水。自适应喂养 7 天后，将动物随机分为对照组、模型组、保元汤组、阳性药物组，每组 10 只。取模型组、保元汤组及阳性药物组大鼠，腹腔注射异丙肾上腺素（ISO，5mg/kg），每日一次，连续 1 周；而对照组大鼠则腹腔注射等同剂量的生理盐水，每日一次，连续 1 周。待造模成功后，阳性药物组大鼠给予普萘洛尔治疗［40mg/（kg·d）］，保元汤组大鼠给予保元汤治疗［1460mg/（kg·d）］，连续 3 周；此外，模型组和对照组大鼠给予等同剂量的生理盐水灌胃。

抗生素抑菌模型：SPF 级 SD 雄性大鼠，体重 200g±20g，饲养于 SPF 级动物房环境中，将大鼠随机分为对照组、模型组及保元汤组、抗生素抑菌对照组、抗生素抑菌模型组及抗生素抑菌保元汤组，每组 10 只。所有抗生素抑菌组动物均先给予抗生素（亚胺培南西司他丁钠：50mg/kg）灌胃干预，每日一次，连续 1 周，抑制肠道菌群；非抗生素抑菌组则给予等同剂量的生理盐水干预。待抗生素抑菌模型建立成功后，各组动物按照上述方法中病理性心肌肥大诱导模型和给药剂量、方式及周期进行模型诱导和给药治疗。

（三）样本采集

给药治疗期间，各组动物隔周收集新鲜粪便样本。待给药结束和粪便收集结束后，大鼠腹主动脉取血，于 4℃、3500r/min 条件下离心 10min，收集血浆。记录大鼠心脏质量/体质量比值（HW/BW），心肌组织使用多聚甲醛、石蜡包埋固定。

（四）心肌组织病理及血浆肥大标志物检测

心肌组织切片分别进行麦胚凝集素（WGA）荧光染色和马松（Masson）染色，用于观察心肌组织心肌细胞肥大程度和组织纤维化程度。采用 ELISA 对血浆中心房钠尿肽（ANP）、脑钠肽（BNP）及氨基末端脑钠肽前体（NT-proBNP）水平进行测定。

（五）基于 ^{1}H-NMR 及 LC-MS 技术的粪便代谢组学分析

取粪便样本 50mg，加入 500μl 预冷的提取溶液 [70% 0.1mol/L PBS + 30% D$_2$O + 0.5mmol/L Na$_3$PO$_4$ · 12H$_2$O（TSP）+ 0.01%NaN$_3$]，在涡旋仪上混合均匀后，于液氮中反复冻融 5 次后离心 15min，取上清液，残渣加入 300μl 预冷提取溶液重复上述操作，合并两次提取液后离心，取 600μl 进行 ^{1}H-NMR 分析。取 50mg 粪便样本，加入 500μl 预冷的提取液（50% 甲醇 - 水溶液），匀浆 5min，在冰水中超声 15 min 后离心 15min，取 300μl 上清液进行 LC-MS 分析。

（六）16S rRNA 测序及菌群富集分析

针对粪便样本中细菌 16S rRNA 的 V3 ～ V4 高变区域进行 PCR 扩增，使用两种通用引物，即 338F（5'-ACTCCTACGGGAGGCAGC-3'）及 806R（5'-GG ACTACHVGGGTWTCTAAT-3'）进行扩增，并完成相应的信息分析，包括 QC 质控、OTU 分类、alpha 多样性分析、beta 多样性分析、群落结构分析及多元变量统计分析等分析。

（七）Western blotting 及 qRT-PCR 分析

取 30mg 心肌组织进行蛋白定量及蛋白样本制备。根据目的蛋白的分子量，配制 15% 分离胶，浓缩胶浓度为 5%。待检测蛋白样品上样量为 30μg/ 孔。进行电泳分离、转膜分析。经稀释一抗摇床孵育过夜后，洗膜、二抗孵育及蛋白灰度测定。加入双蒸水将引物溶解为 20μmol/L 浓度的引物工作液备用，采用 TIANSript cDNA 第一链合成试剂盒针对 RNA 进行 cDNA 模板制备，构建 qRT-PCR 反应体系，取 cDNA 模板 1μl，上游引物和下游引物各 0.2μl，2×TransStart Green qPCR SuperMix 贮备液 10μl 和双蒸水 8.6μl，混匀，2000r/min 离心 1min；将反应体系置于 ABI7500 real-time PCR 仪中进行反应测定。

二、药效学评价

与对照组相比，模型组心脏呈现为肥大的心脏整体形态，模型组的心脏质量 / 体质量比值也显著增高，WGA 荧光染色也表明模型组动物心肌细胞体表面积显著增大。Masson 染色显示模型组心肌组织中，可观察到大量沉积在心肌间的蓝色染色胶原纤维，而且呈网格状包绕心肌细胞。血浆 ELISA 结果显示，模型组 ANP、BNP、NT-proBNP 水平显著高于对照组。给予保元汤治疗 3 周后，可显著降低模型动物心脏质量 / 体质量比值、心肌细胞体表面积以及心肌组织中胶原沉积。此外，ANP、BNP、NT-proBNP 水平在经过保元汤治疗后显著降低（图 3-1）。

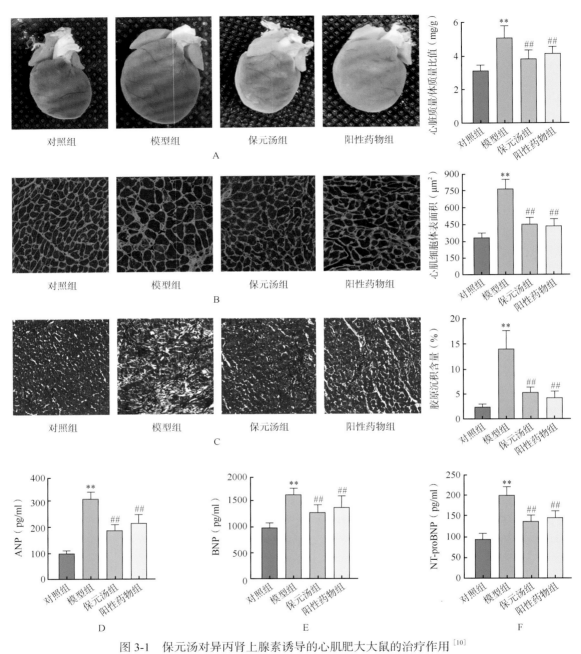

图 3-1　保元汤对异丙肾上腺素诱导的心肌肥大大鼠的治疗作用[10]

A. 心脏形态和心脏质量/体质量比值；B.WGA 荧光染色；C. Masson 染色（200×）；D、E、F. ANP、BNP 及 NT-proBNP 水平的 ELISA 分析（n=8）；与对照组相比，** $P < 0.01$；与模型组相比，## $P < 0.01$

三、代谢组学分析

（一）代谢表达轮廓分析

建立的主成分分析（PCA）模式分析模型中，累积参数 R^2 和 Q^2 均符合多元统计学分析要求，表明所建立的 PCA 模型具有良好的解释程度和对模型的预测能力。¹H-NMR 及 LC-MS 代谢数据的 PCA 显示保元汤对病理性心肌肥大动物的粪便代谢轮廓异常具有明显的改善作用，且呈时间依赖性趋势地改善模型动物粪便代谢轮廓异常（图 3-2）。

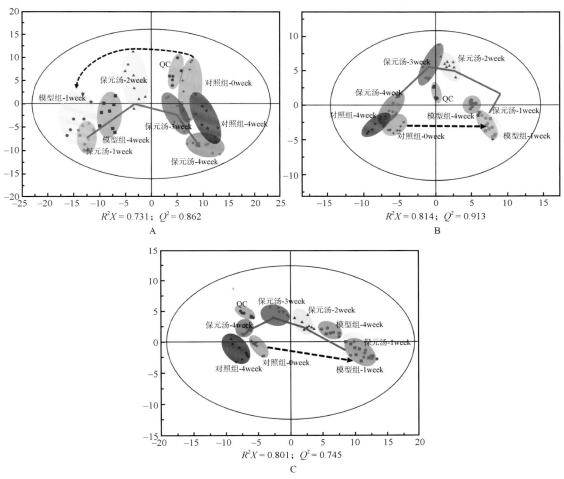

图 3-2　不同治疗周期的粪便样本代谢组学动态变化的 PCA[10]

A. ¹H-NMR 分析；B. LC-MS 的 ESI⁺ 分析；C. LC-MS 的 ESI⁻ 分析

（二）差异代谢物分析

正交偏最小二乘判别分析（OPLS-DA）显示模型组粪便样本与对照组及保元汤组明显远离，分布区域完全分开。交叉验证参数（R^2X，R^2Y 和 Q^2）值均表明所建立的 OPLS-DA 模型具有较高的解释度和预测能力，CV-ANOVA P 值（$P < 0.05$）也表明所建立的有监督 OPLS-DA 分析未过拟合。

经 ¹H-NMR 鉴定的差异代谢物，与对照组和保元汤组相比，模型组大鼠粪便中的酪氨酸、脯氨酸、苯丙氨酸、色氨酸、牛磺酸、尿嘧啶、尿苷、尿烷酸盐、吲哚、天冬氨酸和糖酵解途径中间体丰度显著升高，而乙酸盐、精胺、丁酸、亮氨酸、甘氨酸、琥珀酸盐则显著降低。LC-MS 数据中鉴别出的代谢物与 ¹H-NMR 方法鉴定的差异代谢物显著不同，这两种技术的结合为我们提供了更丰富的代谢物。与对照组和保元汤组相比，模型组动物粪便样本中次级胆汁酸、二甲基精氨酸、色氨酸及其衍生物的水平升高，而支链氨基酸、精氨酸、初级胆汁酸和辛酸衍生物的水平显著降低（图 3-3）。

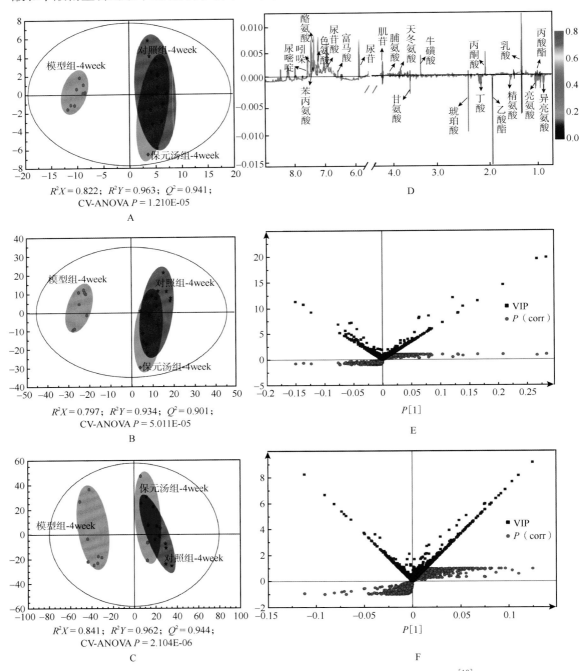

图 3-3　OPLS-DA 分析用于区分模型组和对照组之间的代谢特征[10]

A. ¹H-NMR 的 OPLS-DA 得分散点图；B. LC-MS ESI⁺ 的 OPLS-DA 得分散点图；C. LC-MS ESI⁻ 的 OPLS-DA 得分散点图；
D. ¹H-NMR 数据的相关系数载荷图，正向峰表示模型组中更为丰富的代谢物，负向峰表示对照组中更为丰富的代谢物；E. LC-MS ESI⁺ 的 S-plot 和 VIP-plot 结合载荷图；F. LC-MS ESI⁻ 的 S-plot 和 VIP-plot 结合载荷图

四、粪便微生物多样性分析

　　模型组动物的粪便菌群的 Chao1 指数（总体细菌种类）要明显少于对照组和保元汤组。PCA 得分图（图 3-4A）发现，模型组动物粪便菌群 β 多样性、结构与对照组和保元汤组明显不同，保元汤组与对照组接近。门水平分析发现厚壁菌门和拟杆菌的相对丰度是所有样本中主要的细菌，占总菌群的 80% 以上，与对照组和保元汤组相比，模型组动物拟杆菌门显著降低，而厚壁菌门显著升高（图 3-4B）。属水平的分析表明，对照组和模型组之间，普雷沃氏菌相关菌和费氏杆菌变化最明显，保元汤治疗后，可显著改善普雷沃氏菌相关菌和费氏杆菌丰度，向对照组趋近（图 3-4C）。

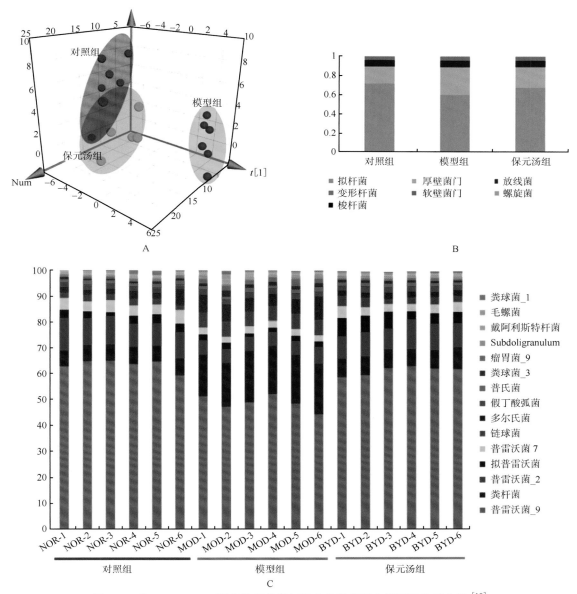

图 3-4　基于 16S rRNA 测序数据的粪便微生物群落研究概况及差异分析[10]

A. 基于 PCA 评分图的微生物群落分析；B. 肠道菌群在门水平上的细菌特征分析；C. 肠道菌群属水平的细菌特征分析

　　LEfSe 分析结果表明，在对照组中拟杆菌门（拟杆菌类，拟杆菌纲，普雷沃菌 _2 和普雷沃菌 _9 属）是主要优势细菌。相反，在模型组的粪便样品中，厚壁菌门及类杆菌和梭状芽孢杆菌类（乳杆菌、鼠李糖梭菌，副球菌，费氏杆菌，肉芽孢杆菌和多雷亚菌属）则是优势细菌（图 3-5）。与模型组相比，保元汤组的棒状杆菌、厚壁菌门则是其主要的优势菌种。拟杆菌门和厚壁菌门是三组大鼠粪便的主要差异菌群。

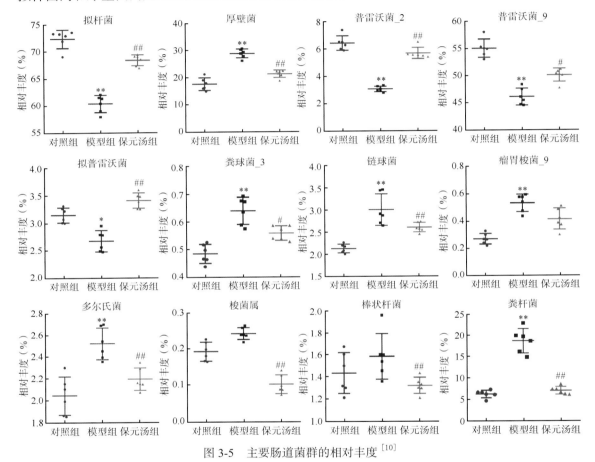

图 3-5　主要肠道菌群的相对丰度 [10]

与对照组相比，* $P < 0.05$，** $P < 0.01$；与模型组相比，# $P < 0.05$，## $P < 0.01$

五、基于代谢组 - 微生物组关联分析的"肠 - 心轴"构建

　　为了研究粪便微生物变化和代谢产物紊乱的功能关系，首先进行了皮尔逊相关性分析。如图 3-6 所示，在模型动物中差异变化的细菌与代谢产物之间具有很强的相关性。通过整合生物信息学检索和相关性分析，关键的粪便微生物菌和差异代谢物的调控网络总结于图 3-7。作为"肠 - 心轴"中的关键轴元素，代谢物可以通过循环系统，构建肠道菌群与心脏之间联系。

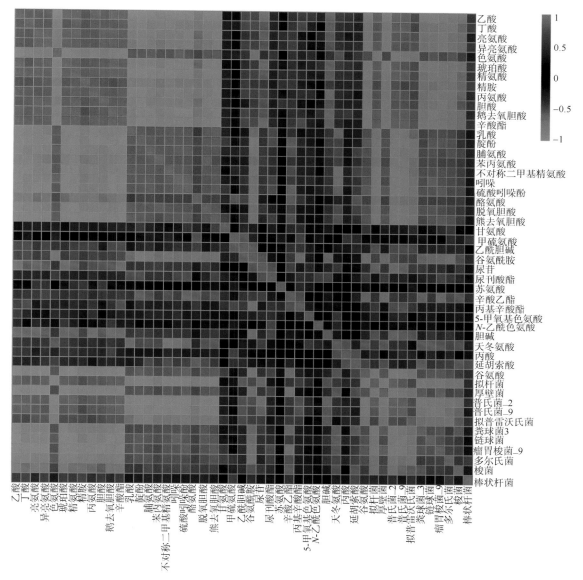

图 3-6　病理性心肌肥大大鼠粪便代谢物变化与细菌种类的相关热图分析[10]（红色，正相关；绿色，负相关）

　　研究发现，精氨酸和色氨酸的肠道微生物相关衍生物［吲哚硫酸盐，不对称二甲基精氨酸（ADMA）］具有促肥大、促氧化应激和促炎作用，这些代谢产物可能是通过"肠 - 心轴"参与调控心肌肥大生理进展的重要因子。本研究中通过检测各组大鼠心肌组织与心肌肥大相关的基因 Nppa、Nppb 及 β-MHC 转录表达水平，结果发现，模型组大鼠心肌组织中这些肥大基因均显著高于对照组大鼠，给予保元汤治疗后，这些肥大基因 mRNA 水平显著降低。此外，保元汤还可显著抑制心肌组织中活性氧（ROS）的含量，降低氧化应激水平。另外，对 MAPK 通路途径及炎性因子表达进行分析，结果发现，与对照组相比，模型组大鼠心肌组织中 p-ERK1/2、p-P38MAPK 蛋白表达量显著升高，此外，NF-κB 基因表达水平同样显著升高，TNF-α 及 IL-6 基因表达水平、蛋白表达水平均显著升高。在给予保元汤治疗以后，

MAPK 通路途径及炎性因子表达均被显著抑制（图 3-8）。

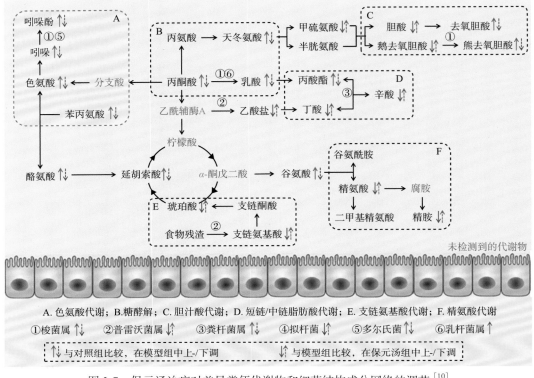

图 3-7　保元汤治疗对差异粪便代谢物和细菌结构成分网络的调节 [10]

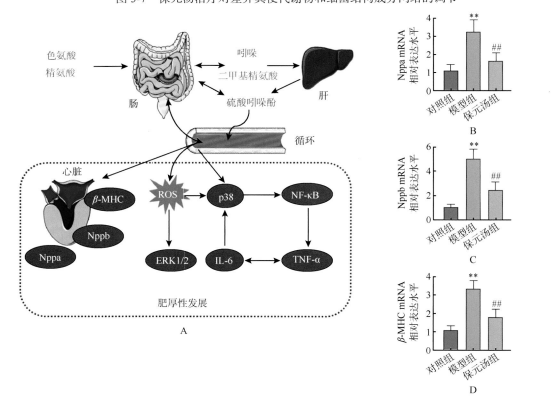

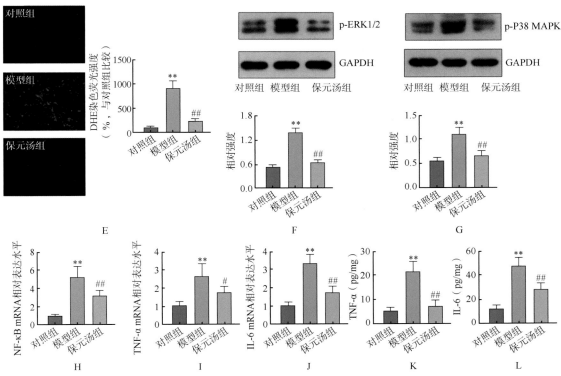

图 3-8 保元汤对"肠 - 心轴"关键的心肌肥大相关代谢物下游信号的调节作用[10]

A. 色氨酸和精氨酸代谢及其对心血管系统影响的示意图；B ~ D. Nppa, Nppb 和 β-MHC mRNA 相对表达水平；E. DHE 染色的密度分析；
F、G. p-ERK1/2 和 p-P38 MAPK 蛋白表达水平；H ~ J. NF-κB, TNF-α 和 IL-6 mRNA 相对表达水平；K、L. TNF-α 和 IL-6 蛋白表达水平

与对照组相比，** $P < 0.01$；与模型组相比，# $P < 0.05$；## $P < 0.01$

六、抑菌模型验证

（一）抑菌对保元汤药效的影响

如图 3-9 所示，抗生素抑菌模型组大鼠的心脏肥大程度、心脏质量 / 体质量比值、心肌细胞表面积、胶原沉积、心肌细胞凋亡程度均显著高于模型组。结果还发现，抑菌处理，可显著降低保元汤对心肌肥大模型动物的治疗作用，抗生素抑菌保元汤组大鼠的心脏质量 / 体质量比值、心肌细胞表面积值均高于保元汤组。Masson 和 TUNEL 染色结果同样表明，抑菌处理后，可显著降低保元汤对心肌肥大模型大鼠心肌组织纤维化、胶原沉积和心肌细胞凋亡作用。此外，抑菌处理显著降低了保元汤对肥大标志物 ANP、BNP、NT-proBNP 的改善作用。以上结果表明，保元汤的抗心肌肥大作用，在一定程度上依赖于肠道菌群微环境。

（二）抑菌对保元汤代谢调控作用及关键"肠 - 心轴"通路途径的影响

基于 1H-NMR 及 LC-MS 代谢数据的 PCA 分析结果显示（图 3-10），给予非抗生素干预的模型组大鼠保元汤治疗后，保元汤组大鼠粪便呈时间依赖性地向对照组靠近，在治疗 3 周后，与对照大鼠分布区域十分接近。然而，抗生素抑菌模型组给予保元汤治疗后，保元汤

不能有效改善模型大鼠粪便代谢组轮廓，在治疗 3 周后，仍与对照组大鼠样本分布显著分离。研究发现，抑菌可显著降低保元汤对病理性心肌肥大动物与"肠 - 心轴"相关的通路途径的改善作用。如图 3-11 所示，在抑菌干预后，保元汤对 β-MHC、p-ERK1/2、p-P38MAPK、NF-κB、TNF-α 的改善作用明显减弱，与模型组无显著性差异。

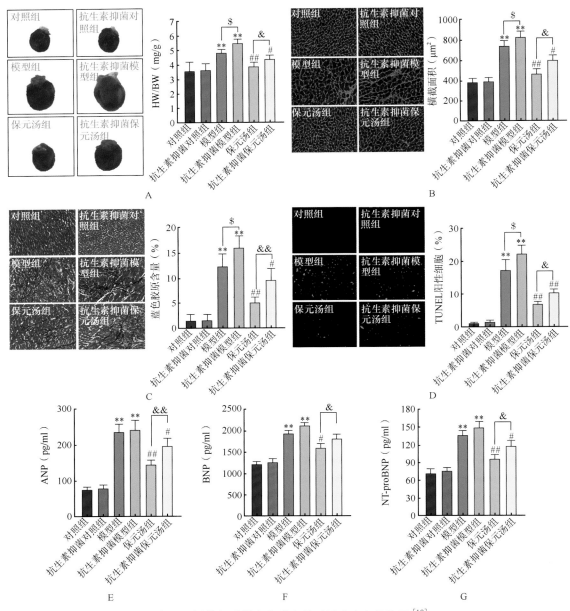

图 3-9 评估肠道微生物群在保元汤治疗中的作用 [10]

A. 不同组心脏形态和 HW/BW 值的比较；B. 心肌组织 WGA 和横截面积的比较（200×）；C、D. 心肌组织 Masson 和 TUNEL 染色结果比较（200×）；E ~ G. 不同组血浆样本心肌肥厚主要因子的 ELISA 结果比较；与对照组相比，** $P < 0.01$；与模型组相比，# $P < 0.05$，## $P < 0.01$；与抗生素抑菌模型组相比，$ $P < 0.05$；与抗生素抑菌保元汤组相比，& $P < 0.05$，&& $P < 0.01$

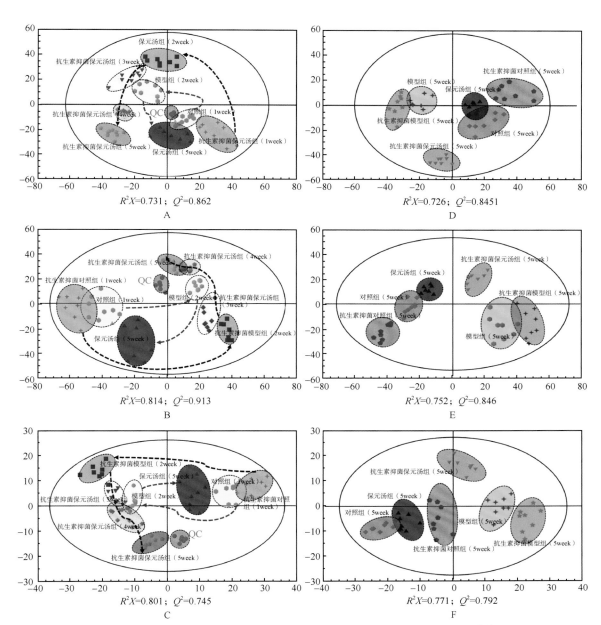

图 3-10　基于 ^{1}H-NMR 和 LC-MS 分析的粪便代谢组的 PCA 模型分析[10]

A ～ C. 保元汤治疗后肠道菌群抑制与非肠道菌群抑制的心肌肥大大鼠粪便代谢组学动态变化（A. ^{1}H-NMR；B. ESI$^+$；

C. ESI$^-$）；D ～ F. 治疗结束时各组粪便总代谢组的比较（D. ^{1}H-NMR；E. ESI$^+$；F. ESI$^-$）

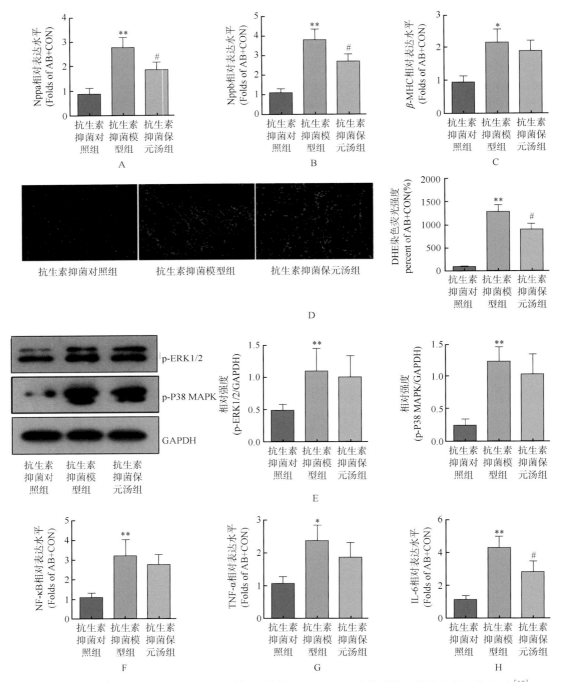

图 3-11 抑菌条件下保元汤对"肠 - 心轴"关键的心肌肥大相关代谢物下游信号的调节作用[10]

A ～ C. 心肌肥厚相关基因 Nppa、Nppb 和 β-MHC 的转录水平比较；D. DHE 染色密度比较；E. p-ERK1/2 和 p-P38 MAPK 蛋白表达水平比较；F ～ H. NF-κB、TNF-α 和 IL-6 mRNA 表达水平比较；与对照组相比，*$P < 0.05$，**$P < 0.01$；与模型组相比，#$P < 0.05$

七、小　结

本研究采用 LC-MS、^{1}H-NMR 代谢组学技术和高通量 16S rRNA 测序技术，利用抗生素诱导的拟无菌动物模型结合多种分子生物学手段，系统开展了基于"肠 - 心轴"途径的保元汤抗病理性心肌肥大作用机制研究，研究结果表明，保元汤可显著改善病理性心肌肥大大鼠拟杆菌门和厚壁菌门菌落结构，调控具有促心肌肥大、氧化应激及炎性反应的肠道菌群代谢衍生物色氨酸、精氨酸和吲哚类代谢物水平，通过拟无菌动物模型验证发现，在菌群抑制的情况下，可显著抑制保元汤抗心肌肥大作用。综上所述，本研究通过新型"肠 - 心轴"途径，初步揭示了保元汤的抗病理性心肌肥大作用机制。

第二节　基于肠道菌群及其代谢的抗衰老片干预高脂饮食诱导肥胖的作用机制研究

高脂饮食诱导的肥胖是各种代谢性疾病（如 2 型糖尿病、脂肪肝和心血管疾病等）的诱因之一。传统中药可通过调控肠道微生物的结构，改善机体肥胖与代谢紊乱。复方中药抗衰老片（KSLP）源自明朝宫廷秘方"益寿永贞膏"，由生地黄、红参、麦冬、天冬、地骨皮、茯苓六味药材组成，具有益气养阴、宁心安神的功效。临床经验表明长期服用抗衰老片有利于机体保持较瘦的体型。此外，抗衰老片对中年小鼠的脂肪组织含量具有调控效应。因此，本研究建立了高脂饮食诱导的肥胖小鼠模型，基于肠道微生物组学和非靶向粪便代谢组学，研究抗衰老片预防高脂饮食诱导肥胖的效应及作用机制，并揭示肥胖 - 肠道菌群 - 肠道代谢物之间的内在联系。

一、样本采集与检测

（一）实验动物

将 C57/BL6 小鼠随机分成 4 组，正常饮食组（ND 组）、正常饮食给药组（ND_K 组）、高脂饮食组（HFD 组）、高脂饮食给药组（HFD_K 组）。正常饮食组和正常饮食给药组喂以正常饲料，高脂饮食组和高脂饮食给药组喂以高脂饲料。正常饮食给药组和高脂饮食给药组以 0.45g/（kg·d）的剂量给予抗衰老片，正常饮食组和高脂饮食组小鼠则给予相同剂量的超纯水，造模和给药同时进行，每周记录小鼠体重，持续 12 周。

（二）脂肪组织称量

第 12 周，取小鼠内脏脂肪（附睾、肾周、肠系膜）组织（VAT）、四肢皮下脂肪组织（SAT）、棕色脂肪（背部肩胛区）组织（BAT）分别称重。

（三）小鼠口服糖耐量测定

在高脂饮食和抗衰老片干预的第 9 周，进行口服糖耐量实验（OGTT）。将所有小鼠禁食 4h 后，以 2.5g/kg 葡萄糖溶液灌胃，分别在灌胃后 0min、30min、60min 和 120min 时剪尾采血测血糖，绘制血糖曲线，并计算血糖曲线下面积（AUC）。

（四）小鼠血液生化指标检测

在高脂饮食和抗衰老片干预的第 12 周，禁食 4h 后，摘眼球取血。静置 2h 后，4℃条件下 3000r/min 离心 15min，取上清液，用全自动血生化分析仪检测甘油三酯（TG）、胆固醇（CHOL）、高密度脂蛋白（HDL）、低密度脂蛋白（LDL）和血糖（Glucose）含量。

（五）肠道微生物测序

使用 DNA 分离试剂盒从 0.25g 粪便中提取总 DNA，用 1% 的琼脂糖凝胶电泳监控 DNA 的浓度和纯度，用无菌水将 DNA 稀释至 1ng/μl。16S rRNA 基因的 V3 ～ V4 区域用于 PCR 扩增，有标记的引物序列如下：341 F-805 R。Phusion® High-Fidelity PCR Master Mix 用于构建 PCR 反应体系，GeneJETTM 凝胶提取试剂盒用于纯化 PCR 产物，TruSeq® DNA PCR-Free Sample Preparation Kit 用于制备序列文库，Qubit@ 2.0 Fluorometer 用于评估文库质量，应用 Ion S5TM 平台测序。

（六）粪便非靶向代谢组学检测

称取粪便约 50mg，在冷冻干燥机冷冻干燥 8h，除去所含水分后，用超高效液相色谱 - 串联质谱（UPLC-MS/MS）系统进行非靶向代谢组学检测。

二、抗衰老片对体重和脂肪组织的影响

在小鼠造模和给药过程中，每周记录小鼠体重。结果表明，正常饮食组小鼠和正常饮食给药组小鼠体重无明显差异；第 3 周后，高脂饮食小鼠的体重显著高于正常饮食小鼠，表明造模成功并保持稳定；第 9 周后，高脂饮食组和高脂饮食给药组小鼠的体重差距逐渐拉大。第 12 周时，高脂饮食给药组小鼠体重显著低于高脂饮食组（图 3-12A）。

对比各组小鼠内脏脂肪（附睾、肾周、肠系膜）组织、四肢皮下脂肪组织以及棕色脂肪（背部肩胛区）组织的重量，结果表明正常饮食组和正常饮食给药组三种脂肪组织均无明显差异；与正常饮食组相比，高脂饮食组小鼠内脏脂肪（附睾、肾周、肠系膜）组织、四肢皮下脂肪组织以及棕色脂肪（背部肩胛区）组织重量均显著升高；与高脂饮食组相比，高脂饮食给药组小鼠内脏脂肪（附睾、肾周、肠系膜）组织重量显著减少，四肢皮下脂肪组织重量也下降，但棕色脂肪（背部肩胛区）组织的重量基本不变（图 3-12B）。

三、抗衰老片对血脂和口服糖耐量的影响

对比各组小鼠血脂和血糖水平，与正常饮食组相比，高脂饮食组小鼠血清胆固醇、高密度脂蛋白、低密度脂蛋白和血糖均显著升高；与高脂饮食组小鼠相比，高脂饮食给药组小鼠脂质相关指标均无显著改变，但血糖浓度显著下降（表 3-1）。

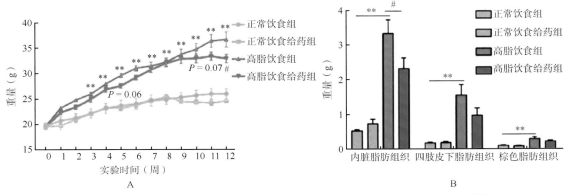

图 3-12　抗衰老片对高脂饮食小鼠体重（A）、脂肪组织重量（B）的影响[11]

与正常饮食组相比，** $P < 0.01$；与高脂饮食组相比，# $P < 0.05$

表 3-1　抗衰老片对高脂饮食小鼠血清中血脂和血糖的影响[11]

指标（mmol/L）	正常饮食组	正常饮食给药组	高脂饮食组	高脂饮食给药组
TG	1.22±0.08	0.88±0.06**	1.02±0.04*	0.94±0.05
CHOL	2.40±0.10	2.41±0.11	4.71±0.24**	4.12±0.33
HDL	1.70±0.09	1.67±0.08	2.83±0.03**	2.56±0.21
LDL	0.30±0.03	0.32±0.01	0.79±0.14*	0.65±0.05
Glucose	9.60±0.39	7.19±0.53	14.74±1.74*	10.03±0.56#

与正常饮食组相比，* $P < 0.05$，** $P < 0.01$；与高脂饮食组相比，# $P < 0.05$

实验第 9 周，进行口服糖耐量实验。结果表明，与正常饮食组相比，高脂饮食组的空腹（0min）血糖浓度显著增加，口服葡萄糖 30min 后血糖急剧升高，显著高于正常饮食组；60min 时血糖虽有所降低，但仍显著高于正常饮食组。与高脂饮食组相比，高脂饮食给药组小鼠在 0min、30min、60min、120min 时的血糖都低于高脂饮食组小鼠，并在 30min 时表现出显著性差异（图 3-13A）。根据 OGTT 实验结果，计算各组血糖曲线下面积（AUC），结果表明高脂饮食组的 AUC 显著高于正常饮食组；与高脂饮食组相比，高脂饮食给药组小鼠的 AUC 有所下降（图 3-13B）。因此，OGTT 实验结果表明，抗衰老片有利于降低高脂饮食小鼠的血糖，改善糖耐量。

四、抗衰老片对肠道菌群的影响

首先，通过 16S rRNA 测序评估高脂饮食和抗衰老片对小鼠肠道菌群的影响。稀释曲线显示随着测序数目的增加，纵坐标曲线趋于平缓，检测到的物种数目基本不变，表明测序深度覆盖了肠道菌群中大多数菌属和新的种系型（图 3-14A）。通过主坐标分析法（PCoA）评估肠道微生物的整体结构组成，正常饮食组、高脂饮食组、高脂饮食给药组明显分离，而正常饮食组和正常饮食给药组聚在一起（图 3-14B），结果表明正常饮食组、高脂饮食组、高脂饮食给药组三组有不同的肠道微生物组成。因此，抗衰老片对高脂饮食小鼠的肠道微生物整体结构具有显著的调控效应。

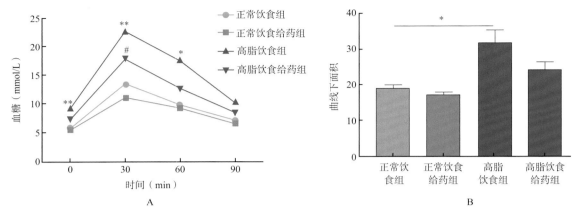

图 3-13　抗衰老片对高脂饮食小鼠口服糖耐量的影响[11]

A. 口服糖耐量实验（OGTT）中小鼠血糖浓度变化情况；B. 血糖曲线下面积（AUC）

与正常饮食组相比，* $P < 0.05$，** $P < 0.01$；与高脂饮食组相比，# $P < 0.05$

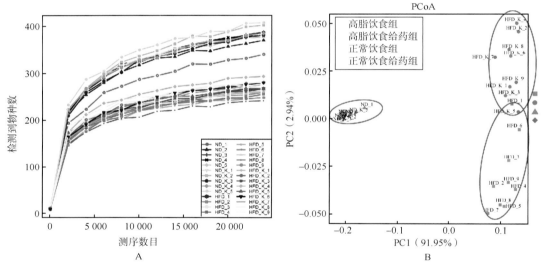

图 3-14　抗衰老片对高脂饮食小鼠肠道微生物整体结构的影响[11]

A. 稀释曲线；B. PCoA 图

　　其次，探究抗衰老片对高脂饮食小鼠肠道菌群在门水平上的影响。比较四组之间丰度前十的菌门，发现厚壁菌门、拟杆菌门和变形菌门是肠道中丰度最高的三种菌门，正常饮食组和正常饮食给药组在门水平上呈现出相似的肠道微生物结构，而正常饮食组与高脂饮食组，高脂饮食组与高脂饮食给药组的肠道菌群组成出现了明显的差异（图 3-15A）。与正常饮食组相比，高脂饮食组小鼠厚壁菌门和变形菌门的相对丰度显著增加、拟杆菌门的相对丰度显著降低，而这些由高脂饮食所导致的门水平上的菌群紊乱均可被抗衰老片显著改善（图 3-15B）。升高的厚壁菌门与拟杆菌门的比值可作为肥胖相关的肠道菌群紊乱的标志，其也可以被抗衰老片显著回调（图 3-15C）。

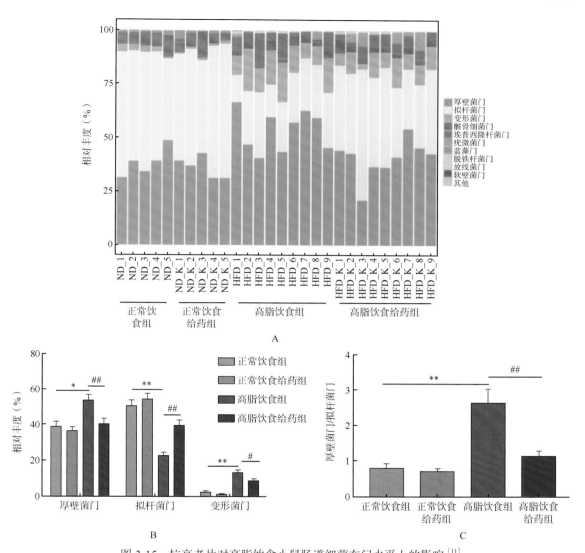

图 3-15　抗衰老片对高脂饮食小鼠肠道细菌在门水平上的影响 [11]

A. 相对丰度前十的菌门；B. 厚壁菌门、拟杆菌门和变形菌门的相对丰度；C. 厚壁菌门与拟杆菌门的比值。与正常饮食组相比，
$*P < 0.05$，$**P < 0.01$；与高脂饮食组相比，$\# P < 0.05$，$\#\# P < 0.01$

　　再次，探究抗衰老片对高脂饮食小鼠肠道菌群在科水平上的影响。结果表明，正常饮食组和正常饮食给药组在科水平上表现出相似的肠道微生物结构（图 3-16A），高脂饮食可导致小鼠肠道中的菌科发生改变，其中部分可以被显著回调。瘤胃球菌科（Ruminococcaceae）和毛螺菌科（Lachnospiraceae）属于厚壁菌门，高脂饮食导致瘤胃球菌科显著上升，而毛螺菌科显著下降，抗衰老片可以显著调控瘤胃球菌科的丰度至正常饮食小鼠水平（图 3-16B）。鼠杆菌科（Muribaculaceae）、普氏菌科（Prevotellaceae）、拟杆菌科（Bacteroidaceae）和理根菌科（Rikenellaceae）属于拟杆菌门，高脂饮食可以显著降低鼠杆菌科和普氏菌科的丰度，抗衰老片能通过显著增加拟杆菌科和理根菌科的丰度实现拟杆菌门的平衡状态（图 3-16C）。

另外，高脂饮食小鼠肠道中有较高丰度的脱硫弧菌科（Desulfovibrionaceae）和螺杆菌科（Helicobacteraceae），抗衰老片也能够减少这两个科的丰度（图3-16D）。

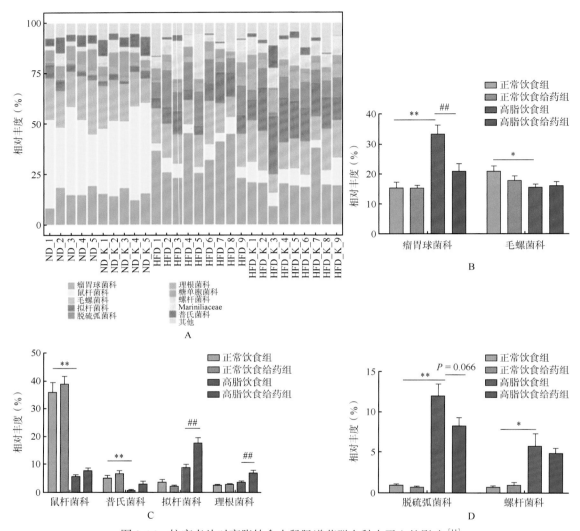

图3-16　抗衰老片对高脂饮食小鼠肠道菌群在科水平上的影响[11]

A. 相对丰度前十的菌科；B. 瘤胃球菌科和毛螺菌科的相对丰度；C.鼠杆菌科、普氏菌科、拟杆菌科和理根菌科的相对丰度；
D. 脱硫弧菌科和螺杆菌科的相对丰度。与正常饮食组相比，*P < 0.05，**P < 0.01，与高脂饮食组相比，## P < 0.01

再次，探究抗衰老片对高脂饮食小鼠肠道菌群在属水平上的影响，分别评估正常饮食组vs 高脂饮食组，高脂饮食组 vs 高脂饮食给药组的显著差异菌属。结果显示（图3-17A），在丰度前50的属中，高脂饮食导致了肠道中27个属的丰度发生了显著的改变。其中，抗衰老片能显著增加拟杆菌门中的 Bacteroides、Alistipes 和 Rikenellaceae_RC9_gut_group 的相对丰度（图3-17B），显著回调 Intestinimonas、Oscillibacter、Ruminococcaceae_UCG-010、Christensenellaceae_R-7_group 和 Aliihoeflea 的相对丰度（图3-17C）。

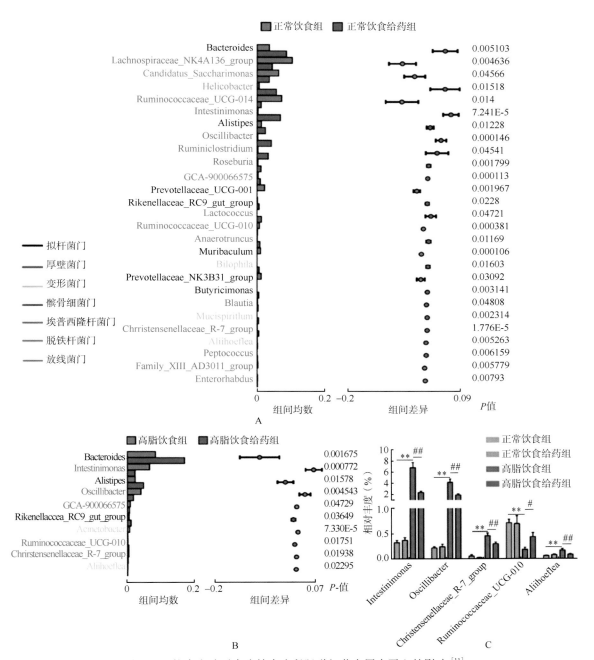

图 3-17　抗衰老片对高脂饮食小鼠肠道细菌在属水平上的影响[11]

A. 正常饮食组和高脂饮食组丰度差异显著的菌属；B. 高脂饮食组和高脂饮食给药组丰度差异显著的菌属；C. 抗衰老片能显著回调的菌属。与正常饮食组相比，** $P < 0.01$；与高脂饮食组相比，# $P < 0.05$，## $P < 0.01$

　　最后，为探究与抗衰老片对高脂饮食小鼠治疗作用相关的关键菌属，进行了 LEfSe 分析。如图 3-18A 所示，阿克曼菌是高脂饮食给药组小鼠的特征菌属之一。应用实时荧光定量 PCR 进一步分析阿克曼菌的表达。结果表明，与高脂饮食组相比，高脂饮食给药组中阿克曼菌的表达水平有所提高（图 3-18B）。先前的研究报道，二甲双胍的使用导致饮食诱导的肥胖小鼠体重增加减慢、改善葡萄糖稳态和阿克曼菌的富集。此外，口服阿克曼菌可以改善高脂饮食诱发的代谢紊乱。因此，可以认为抗衰老片对高脂饮食小鼠的治疗作用与阿克曼菌的富集有关。

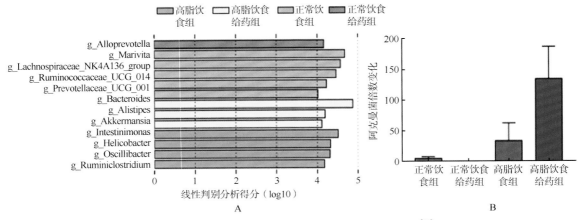

图 3-18　抗衰老片组高脂饮食小鼠特征性肠道细菌[11]

A. 用正常饮食、正常饮食给药、高脂饮食和高脂饮食给药小鼠粪便细菌中不同丰度的分类单元计算线性判别分析（LDA）分数，LDA 得分表示每个不同丰度的分类单元的效应大小和等级（LDA ＞ 4）；B. 实时荧光定量 PCR。与正常饮食组相比阿克曼菌的相对表达表示为倍数变化

五、抗衰老片对粪便代谢谱的影响

基于非靶向粪便代谢组学，研究小鼠肠道中的代谢情况，一共鉴定了 775 个化合物。与正常饮食组相比，高脂饮食组一共有 439 个代谢物的含量发生了显著改变，其中 188 个上调，251 个下调（图 3-19A）。与高脂饮食组相比，高脂饮食给药组共有 152 个代谢物含量发生显著改变，其中 96 个代谢物上调，56 个代谢物下调（图 3-19A）。双因素方差分析（Two-way ANOVA）发现 514 个代谢物可被高脂饮食这一因素显著影响，120 个代谢物可被抗衰老片这一因素显著影响，而这两个因素共同影响的代谢物有 96 个；在这 96 个代谢物中，22 个受高脂饮食影响含量显著改变的代谢物可被抗衰老片显著回调（图 3-19B）。

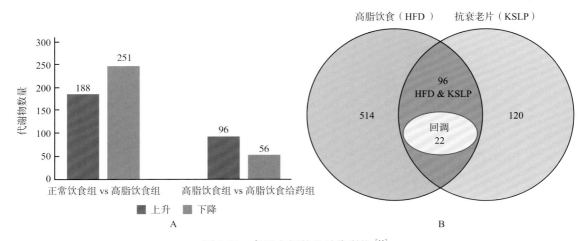

图 3-19　各组之间的差异代谢物[11]

A. 正常饮食组 vs 高脂饮食组、高脂饮食组 vs 高脂饮食给药组的差异代谢物的数量；B. 双因素方差分析高脂饮食和抗衰老片对代谢物的影响

六、肥胖、肠道菌属与肠道代谢物之间的相关性分析

将 27 个受高脂饮食影响显著改变的菌属与肥胖相关参数做皮尔逊相关性分析，并将结果用热图直观地表现出来（图 3-20）。结果表明，Intestinimonas、Oscillibacter、Lactococcus、Christensenellaceae_R-7_group 和 Aliihoeflea 与肥胖呈显著正相关；Ruminococcaceae_UCG-014、Prevotellaceae_UCG-001、Muribaculum 和 Family_XIII_AD3011_group 与肥胖呈显著负相关。在和肥胖显著相关的 9 个菌属中，Intestinimonas、Oscillibacter、Christensenellaceae_R-7_group 和 Aliihoeflea 的相对丰度可被抗衰老片显著回调（图 3-17C）。因此，抗衰老片改善高脂饮食小鼠的肥胖很可能与这 4 个菌属密切相关。

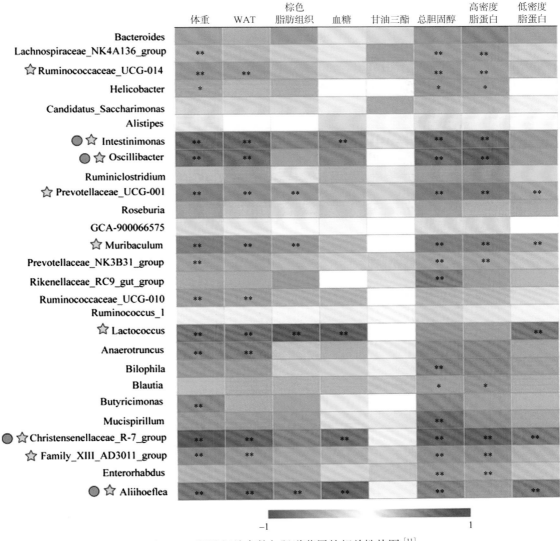

图 3-20　肥胖相关参数与肠道菌属的相关性热图 [11]

r 为相关性系数，* $|r| > 0.5$ 且 $P < 0.05$；** $|r| > 0.5$ 且 $P < 0.01$；黄色星：该菌属与 4 个及以上的肥胖参数显著相关；绿色圆：1）该菌属与 4 个及以上的肥胖参数显著相关，2）可被抗衰老片显著回调。蓝色表示负相关，红色表示正相关

然后，将这4个可被抗衰老片回调的肥胖相关菌属——Intestinimonas，Oscillibacter，Christensenellaceae_R-7_group 和 Aliihoeflea 与 22 个抗衰老片回调的肠道代谢物（主要涉及氨基酸代谢、肽类代谢、脂质代谢）做皮尔逊相关性分析（图3-21）。结果表明，Intestini-monas，Oscillibacter 和 Christensenellaceae_R-7_group 与代谢物的相关性表现出了相似的模式，具体表现为与组氨酰丙氨酸、苯丙氨酰甘氨酸等显著正相关；与 *N*-甲基丙氨酸等显著负相关（图3-21）。

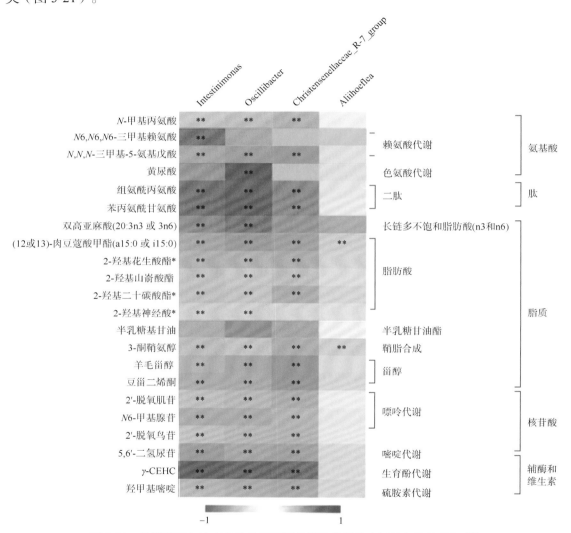

图 3-21　关键菌属与抗衰老片显著回调的肠道代谢物之间的相关性分析[11]

** $|r| > 0.5$ 且 $P < 0.01$，右边的代谢通路对应左边的代谢物

七、小　　结

抗衰老片通过调控 Intestinimonas、Oscillibacter、Christensenellaceae_R-7_group 等肥胖相关菌属，进而影响肠道细菌氨基酸代谢、肽类代谢、脂质代谢等通路，预防高脂饮食引起的肥胖。

第三节　基于肠道菌群及其代谢的灵芝孢子油增强小鼠免疫功能的潜在作用机制研究

灵芝通常以其破壁提取物用药，灵芝孢子粉较为多见，多项研究表明灵芝孢子粉可促进免疫细胞活性增强，促进巨噬细胞分泌相关炎症因子，促进干扰素生成，从而增强机体免疫功能。通过 CO_2 超临界萃取技术制备的灵芝孢子油作为一种新的剂型出现，其主要包含灵芝孢子的脂质成分，如三萜和脂肪酸。灵芝孢子油的免疫调节作用及其机制研究较少。因此，本研究以正常小鼠为研究对象，结合肠道微生物和代谢组学，探讨灵芝孢子油的免疫调控作用和机制。

一、样本采集与检测

（一）给药样品制备

市售灵芝孢子油，来源于广州汉方药业有限公司，是以多孔菌科真菌赤芝［*Ganoderma lucidum*（Leyss. ex Fr.）Karst.］的孢子为原料，经破壁、超临界 CO_2 萃取分离制成的油脂提取物。用紫外分光光度计测定灵芝孢子油中总三萜含量为 249mg/g，用高效液相色谱法测定麦角甾醇含量为 0.7mg/g。

（二）动物实验及分组

体重 20g±2g 的 5 周龄 SPF 级 ICR 雄性小鼠，饲养在温控（22±3）℃及相对湿度 55%±5% 的 12h 光 / 暗循环的环境中，正常喂食。适应饲养 1 周后，分为空白对照组、灵芝孢子油低剂量组和灵芝孢子油高剂量组。连续每天给药 26 天。每天用新鲜的饲料和饮水饲养，垫料经高压蒸汽处理和干燥后去除细菌污染，每两天更换一次。各组给药剂量：灵芝孢子油低剂量组灌胃给予 400mg/kg；灵芝孢子油高剂量组灌胃给予 800mg/kg；正常对照组给予等体积玉米油溶剂。小鼠每周称重（灌胃前）3 次。

（三）功能指标测定及样本处理

在给药后第 21 天，各组部分小鼠进行血清溶血素试验。血清溶血素含量表示为半数溶血值（HC_{50}）。第 22 天，15：00～17：00 在生物安全柜中收集每组小鼠粪便，采集后的粪便放入灭菌后 EP 管内置于冰上，采集完成后立即放入 –80℃冰箱冻存。使用试剂盒提取粪便中的总 DNA。采用琼脂糖凝胶电泳和分光光度法检测 DNA 的完整性和数量。分别从每个样品中提取纯化的 DNA 进行后续的聚合酶链反应和 16S rDNA 测序。第 24 天，每组取部分小鼠称重后麻醉，通过尾静脉远端注射 50% 印度墨汁后测定碳廓清指数（K）和吞噬指数（α）。计算公式为：$K=(\log OD_{3min} - \log OD_{11min})/\Delta t$，吞噬指数（$\alpha$）=体重 /（肝重 + 脾重）$\times K^{1/3}$，吞噬指数 α 可用于代表小鼠碳廓清能力。第 27 天，麻醉小鼠后，心脏采血。取 40μl 血加入 160μl 血细胞稀释液，使用血细胞分析仪进行白细胞计数。脾脏及胸腺称重并计算脏器指数。部分脾脏组织进行自然杀伤（NK）细胞杀伤活性测定。结肠内容物用于非靶向代谢组学研究。

（四）16S rDNA 测序及菌群富集分析

针对细菌 16S rDNA 的 V3～V4 高变区域进行 PCR 扩增，使用两种通用的细菌 16S rDNA 引物：5′-ACTCCTACGGGAGGCAGCAG-3′ 和 5′-GGACTACHVGGGTWTCTAAT-3′。采用 Illumina MiSeq 平台进行测序。使用 Cutadapt（V1.9.1）对测序数据进行质控，并采用 SILVA 数据库为参考数据库进行比对。

（五）代谢组学研究和数据分析

采用超高效液相色谱联用高分辨质谱（UPLC-HRMS）对结肠内容物进行代谢组学分析。将样本（100mg）用预冷的 80% 甲醇（含 0.1% 甲酸）混悬匀浆。在冰上放置 5min 后，于 4℃ 低温离心机中 15 000r/min 离心 5min。收集上清液。用 LC-MS 级水将一定量上清液稀释至含有 60% 甲醇的最终浓度。经 4℃，15 000r/min，离心 10min 后，以 0.22μm 微孔滤膜滤过，取滤液进行 UPLC-HRMS 测定。根据质谱信息，与 mzCloud 和 ChemSpider 数据库匹配预测代谢物。使用统计软件 R（R-3.4.3）、Python 2.7.6 和 CentOS 6.6 进行统计分析。

二、灵芝孢子油增强小鼠免疫功能评价

每日灌胃给予小鼠灵芝孢子油连续 26 天后，与空白对照组相比，灵芝孢子油低剂量组和高剂量组小鼠的体重增长无明显变化，脾脏和胸腺的形态保持正常，脾脏指数和胸腺指数、血液中的白细胞总数、血清溶血素水平均无明显变化（图 3-22A～F）。如图 3-22G 所示，相较于空白对照组，灵芝孢子油给药后巨噬细胞吞噬指数 α 有明显升高，其中高剂量组能够显著提高吞噬指数 α。脾细胞杀伤实验中，以 NK 细胞敏感的 YAC-1 细胞为靶细胞，结果表明，与空白对照组相比，灵芝孢子油高剂量组的 NK 细胞活性显著升高，低剂量组没有明显变化（图 3-22H）。以上结果证实，灵芝孢子油（特别是高剂量组）处理正常小鼠后，小鼠的巨噬细胞吞噬功能以及 NK 细胞的细胞活性显著提高。这表明灵芝孢子油对天然免疫和细胞免疫均有增强作用。

三、灵芝孢子油对小鼠肠道菌群结构的影响

如图 3-23A 的稀释性曲线所示，曲线向右变得平坦，这表明获得了足够数量的序列，并可靠地计算了采样群落的 α 多样性。如图 3-23B～E 所示，尽管与空白对照组相比，肠道菌群丰富度指标如观察物种和 Chao1 指数（图 3-23B 及 3-23E）以及肠道微生物多样性指标如 Simpson 指数（图 3-23D）没有明显变化，然而肠道微生物多样性的另一个指标 Shannon 指数在灵芝孢子油高剂量组却显著降低了（图 3-23C）。结果提示，与空白对照组相比，灵芝孢子油高剂量组（800mg/kg）肠道菌群的 α 多样性潜在地降低了。

此外，PCoA 分析表明，空白对照组与灵芝孢子油低剂量组和高剂量组之间的微生物群落结构明显分离（图 3-23F），表明灵芝孢子油处理后肠菌群组成发生了结构变化。肠道菌群在门水平上的变化如图 3-23G 所示。此前的文献提示，拟杆菌门（Bacteroidetes）和厚壁菌门（Firmicutes）相对丰度比值的降低与肥胖和肠易激综合征等呈正相关。我们发现，如图 3-23H

所示，与空白对照组小鼠相比，灵芝孢子油处理后厚壁菌门的相对丰度水平较低，空白对照组的拟杆菌门和厚壁菌门相对丰度比值为 0.83±0.2，而灵芝孢子油低剂量组和高剂量组分别

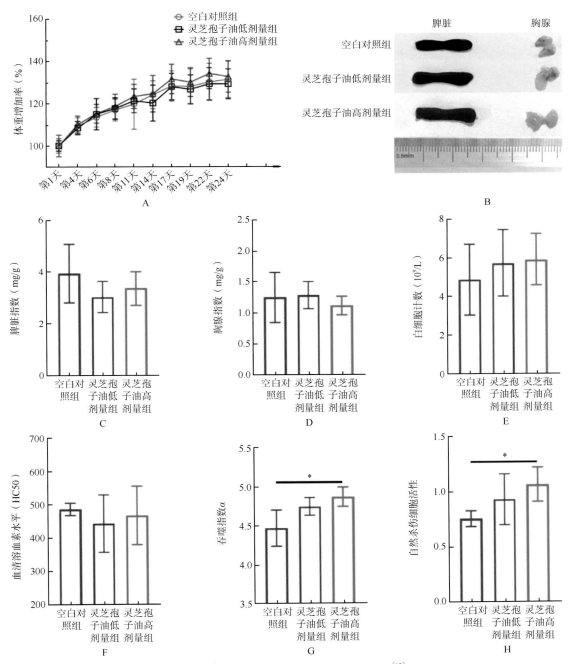

图 3-22　灵芝孢子油增强正常小鼠免疫力[12]

A. 空白对照组、灵芝孢子油低剂量组、灵芝孢子油高剂量组体重变化（$n=26$）；B. 脾脏和胸腺的形态；C. 脾脏指数（$n=12\sim15$）。
D. 胸腺指数（$n=12\sim15$）；E. 小鼠外周血白细胞计数（$n=12\sim15$）；F. 绵羊红细胞免疫后小鼠血清溶血素水平（$n=6$）；
G. 以吞噬指数 α 表示的巨噬细胞吞噬功能（$n=6$）；H. 脾自然杀死细胞杀伤试验（$n=6$）结果用均值 ± 标准差表示。与空白对照
组比较，*$P<0.05$，采用单因素方差分析，然后进行 Dunnett 后续检验

为 1.20±0.43 和 1.5±0.93，其中灵芝孢子油高剂量组与空白对照组相比变化是有显著性差异的。因此，灵芝孢子油（800mg/kg）可能增加肠道微生物群对环境因素诱发的菌群紊乱的适应性。

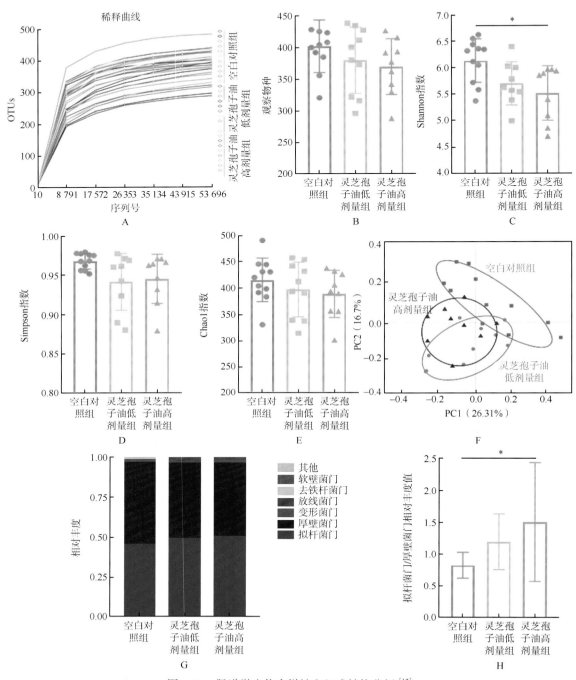

图 3-23　肠道微生物多样性和组成结构分析[12]

A. 各组的稀释曲线，评价微生物的指标；B. 观察物种（observed species）；C. Shannon 指数；D. Simpson 指数；E. Chao1 指数；F. 菌群结构的 PCoA 图；G. 微生物在门水平上的各组间差异；H. 拟杆菌门（Bacteroidetes）和厚壁菌门（Firmicutes）相对丰度的比值
数据用均值 ± 标准差表示（n=9～10）。与空白对照组比较，*P＜0.05，采用单因素方差分析以及 Dunnett 后续检验

四、灵芝孢子油特异性微生物的鉴定

图 3-24A 是显示了 30 个主要属的相对丰度的热图，表明肠道菌群组成发生了显著性变化。通过 t 检验，灵芝孢子油处理组与对照组相比，乳杆菌属（*Lactobacillus*）、双歧杆菌属（*Bifidobacterium*）、拟杆菌属（*Bacteroides*）、苏黎世杆菌属（*Turicibacter*）、罗姆布茨菌属（*Romboutsia*）的相对丰度显著升高，而葡萄球菌属（*Staphylococcus*）、颤杆菌属（*Oscillibacter*）、丁酸菌属（*Butyricicoccus*）、瘤胃梭菌属（*Ruminiclostridium*）、肠杆菌属（*Intestinimonas*）、未定性的毛螺菌属（*unidentified_Lachnospiraceae*）、*Lachnoclostridium* 和螺杆菌属（*Helicobacter*）的相对丰度显著降低。如图 3-24B ～ D 所示，经过单因素方差分析，发现灵芝孢子油低剂量组和高剂量组的乳酸杆菌属丰度明显升高，灵芝孢子油高剂量组的苏黎世杆菌属和罗姆布茨菌属丰度相比空白对照组有所增加。除此之外，在图 3-24E ～ G 中可以得知，灵芝孢子油处理能够导致葡萄球菌属、螺杆菌属和未定性的毛螺菌属的丰度降低。

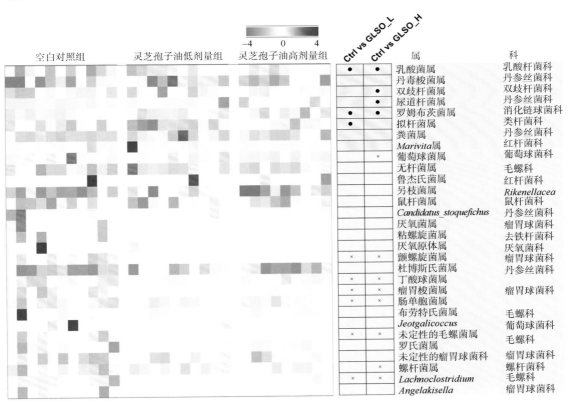

A

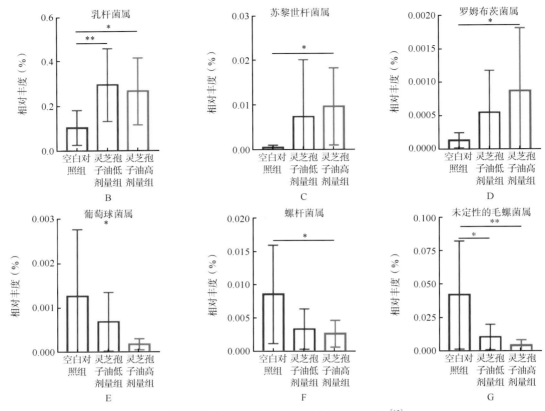

图 3-24　各组间肠道菌群属水平上的差异 [12]

A. 丰度前30属水平上的微生物相对丰度热图，采用 t 检验进行统计分析。点代表比空白对照组相对丰度高，叉代表比空白对照组相对丰度低。不同属之间相对丰度的比较，包括乳杆菌属（B），苏黎世杆菌属（C），罗姆布茨菌属（D），葡萄球菌属（E），螺杆菌属（F），未定性的毛螺菌属（G）。数据用均值 ± 标准差表示。与空白对照组比较，* $P < 0.05$，** $P < 0.01$，采用单因素方差分析，然后进行 Dunnett 后续检验

Ctrl. 正常对照组；GLSO_L. 灵芝孢子油低剂量组；GLSO_H. 灵芝孢子油高剂量组

　　图 3-25A 中的三元相图为灵芝孢子油处理后发生变化的丰度前 20 的种水平上的微生物。如图 3-25A 所示，在灵芝孢子油低剂量组和高剂量组中，肠乳杆菌（Lactobacillus_intestinalis）、罗伊氏乳杆菌（Lactobacillus_reuteri）、酸杆菌（Bacteroides_acid ifaciens）、小肠拟杆菌（Bacteroides_intestinalis）和动物乳杆菌（Lactobacillus_animalis）的丰度都有所增加。考虑到上述判别分析没有区分优势类群，于是进行了 LEfSe 分析，以鉴定与灵芝孢子油处理相关的特征微生物。结果如图 3-25B 所示，不同组间粪便微生物群落中的细菌数量存在差异，其中动物乳杆菌、肠乳杆菌、类杆菌和酸杆菌在灵芝孢子油低剂量组和高剂量组中的相对丰度明显高于空白对照组，而空白对照组则以未定性的毛螺菌和葡萄球菌等优势菌群最多。

　　乳酸菌和双歧杆菌作为益生菌被广泛用于促进肠道健康和治疗肠易激综合征和溃疡性结肠炎。拟杆菌属与宿主保持着一种普遍有益的关系，也可以引起显著的感染。别样杆菌属的减少或与肝硬化中肝性脑病的发生有关。据报道，属于苏黎世菌属的细菌可能是有益的，它的水平的增加之前被认为与粪便短链脂肪酸（short chain fatty acid，SCFA）的产生有关，如

大麦麦芽饮食中的丁酸。瘤胃梭菌属和未定性的毛螺菌属的减少与肥胖和酒精性肝病的发生有关。副萨特菌属可以产生琥珀酸，在宿主的胆汁酸维持和胆固醇代谢中发挥作用。最近的一项研究表明，罗姆布茨菌在健康的肠道黏膜中富集，而在癌变黏膜和腺瘤性息肉中减少。此外，葡萄球菌和幽门螺杆菌都是条件致病菌属。葡萄球菌可引起多种感染。幽门螺杆菌种类与胃炎、癌症和肝病高度相关。从我们的结果来看，一些健康微生物属的增加和潜在致病微生物的减少是灵芝孢子油调节肠道菌群方面的重要特征。

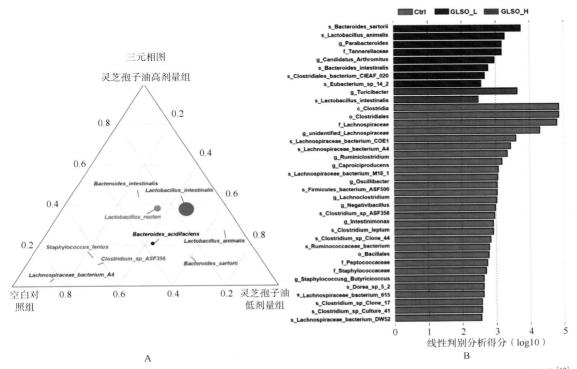

图 3-25　A. 丰度前 20 的有变化的种水平的三元相图；B. 线性判别分析（LDA）与效应大小（LEfSe）图[12]

Ctrl. 正常对照组；GLSO_L. 灵芝孢子油低剂量组；GLSO_H. 灵芝孢子油高剂量组

五、灵芝孢子油对粪便中肠道代谢物的影响

肠道菌群与复杂的宿主微生物代谢轴之间有着强烈的相互作用。为了评估灵芝孢子油诱导的肠道菌群改变而引起的代谢变化，我们利用结肠内容物标本进行基于 UPLC-MS/MS 的非靶向代谢组学研究，以揭示灵芝孢子油处理的小鼠的代谢模式的变化特征。由于仅高剂量的灵芝孢子油（800mg/kg）显示出显著的免疫增强作用，因此我们仅在高剂量的灵芝孢子油治疗的小鼠中进行相关研究。

在 UPLC-MS/MS 分析中，从正离子和负离子两种模式中鉴定出代谢物，根据峰面积分析了 QC 样品之间的皮尔逊相关系数。根据图 3-26 可知，无论是正离子模式还是负离子模式下检测到的质控样品的相关性都很高，表明整个检测过程稳定性好，数据质量可靠。

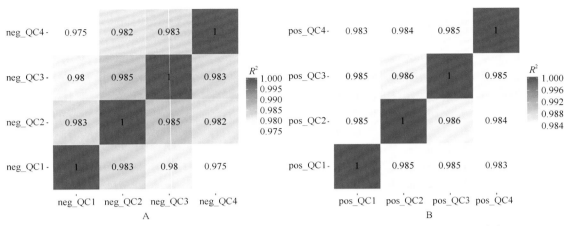

图 3-26　负离子模式（A）和正离子模式（B）下质控样本的皮尔逊相关性分析[12]

　　从正离子和负离子两种模式中共鉴定出 948 种代谢物。以符合 VIP 值＞ 1.0、FC ＞ 1.50 或＜ 0.50、P ＜ 0.05 的代谢物认为有显著变化。图 3-27A 中为灵芝孢子油高剂量组（800mg/kg）处理后有显著变化的代谢物，其中有 29 种代谢物下调，114 种代谢物上调。图 3-27B 为 PLS-DA 分析结果，即根据这些差异表达的代谢物的相对丰度，用 PLS-DA 来评估空白对照组和灵芝孢子油处理组之间的代谢差异，结果表明空白对照组和灵芝孢子油高剂量组在正离子和负离子模式下的代谢物有显著差异。

　　根据变化代谢物的相对丰度以及通路富集分析结果，发现灵芝孢子油处理后 KEGG 代谢通路（Adjust P ＜ 0.05 和至少 2 个注释代谢物）包括精氨酸和脯氨酸代谢（arginine and proline metabolism）、酪氨酸代谢（tyrosine metabolism）、卟啉和叶绿素代谢（porphyrin and chlorophyll metabolism）以及甘氨酸、丝氨酸和苏氨酸代谢（glycine，serine and threonine metabolism）均显著富集（图 3-27C）。有 10 种代谢物直接参与，详细的通路富集结果见表 3-2。结果表明，灵芝孢子油处理后代谢物主要富集通路与氨基酸代谢有关。

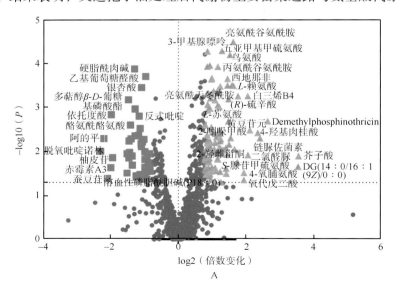

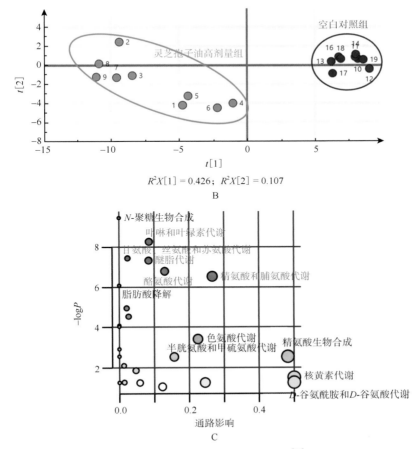

图 3-27　粪便代谢组学（*n*=10）[12]

A. 火山图显示了灵芝孢子油高剂量组与空白对照组相比显著变化的代谢物；B. 基于代谢产物变化的 PLS-DA 图；C. 基于改变的代谢物的通路富集

　　值得注意的是，氨基酸代谢在调节免疫系统中起着重要作用。精氨酸酶是 *L-* 精氨酸水解为 *L-* 鸟氨酸的关键分解酶；精氨酸酶 1 在小鼠中被认为是巨噬细胞激活的标志。灵芝孢子油处理后，*L-* 精氨酸和 *L-* 鸟氨酸水平均上调，对巨噬细胞的吞噬功能发挥积极作用。此外，一些代谢物与免疫系统有直接的联系。许多研究表明，多巴胺不仅是一种神经递质，还参与调节树突状细胞和 T 细胞生理。自噬在调节免疫中起重要作用，3- 甲基腺嘌呤作为一种自噬抑制剂，有望影响宿主的免疫应答。有学者表明在小鼠巨噬细胞中，瓜氨酸而非 *L-* 精氨酸更易促进抗细菌活性。已有研究证明，添加苏氨酸可以促进肉仔鸡的免疫系统，而白三烯 B4 也是一种免疫刺激剂。这些灵芝孢子油相关的代谢物可能与其免疫增强作用相关。

表 3-2　KEGG 通路富集[12]

信号通路	总化合物	Hits	*P* 值	校正 *P* 值	错误发现率	贡献	差异代谢物
精氨酸和脯氨酸代谢	38	5	0.001	0.033	0.007	0.267	*L-* 精氨酸；肌酸；*S-* 腺苷基 -*L-* 甲硫氨酸；*L-* 谷氨酸；*L-* 鸟氨酸

续表

信号通路	总化合物	Hits	*P* 值	校正 *P* 值	错误发现率	贡献	差异代谢物
酪氨酸代谢	42	3	0.001	0.027	0.006	0.130	多巴胺；3- 甲氧基 -3- 羟基苯基乙二醇；高香草酸
卟啉和叶绿素代谢	30	2	0.000	0.007	0.004	0.086	原卟啉原Ⅸ；*L*- 谷氨酸
甘氨酸、丝氨酸和苏氨酸代谢	34	2	0.001	0.015	0.005	0.024	*L*- 苏氨酸；肌酸
氨酰 -tRNA 生物合成	48	5	0.077	1.000	0.130	0.000	*L*- 精氨酸；*L*- 甲硫氨酸；*L*- 赖氨酸；*L*- 苏氨酸；*L*- 谷氨酸
精氨酸生物合成	14	5	0.078	1.000	0.130	0.482	*L*- 谷氨酸；*L*- 精氨酸；*L*- 瓜氨酸；*L*- 鸟氨酸；2- 酮戊二酸
谷胱甘肽代谢	28	3	0.011	0.212	0.033	0.027	*L*- 谷氨酸；5- 羟基脯氨酸；*L*- 鸟氨酸
半胱氨酸和甲硫氨酸代谢	33	3	0.079	1.000	0.130	0.157	*S*- 腺苷基 -*L*- 甲硫氨酸；*L*- 甲硫氨酸；Ophthalmate
组氨酸代谢	16	3	0.347	1.000	0.347	0.123	*L*- 谷氨酸；尿刊酸酯；咪唑 -3- 乙酸
色氨酸代谢	41	2	0.033	0.528	0.071	0.225	5- 羟基 -*L*- 色氨酸；*L*- 犬尿氨酸
甾体激素生物合成	77	2	0.121	1.000	0.188	0.013	2- 羟基雌甾酮；睾酮葡糖苷酸
D- 谷氨酰胺和 *D*- 谷氨酸代谢	6	2	0.283	1.000	0.296	0.500	*L*- 谷氨酸；2- 酮戊二酸
丙氨酸、天冬氨酸和谷氨酸代谢	28	2	0.283	1.000	0.296	0.245	*L*- 谷氨酸；2- 酮戊二酸
丁酸甲酯代谢	15	2	0.283	1.000	0.296	0.000	*L*- 谷氨酸；2- 酮戊二酸
N- 聚糖生物合成	41	1	0.000	0.002	0.002	0.000	*β*-*d*- 葡糖基磷酸多脂基酯
醚脂代谢	20	1	0.001	0.016	0.005	0.084	2- 乙酰 -1- 烷基 -sn- 丙三基 -3- 胆碱磷酸
脂肪酸降解	39	1	0.002	0.049	0.009	0.000	*L*- 棕榈酰肉碱
花生四烯酸代谢	36	1	0.007	0.145	0.024	0.021	白三烯 B4
硫辛酸代谢	8	1	0.017	0.320	0.042	0.000	（*R*）- 硫辛酸
赖氨酸降解	25	1	0.018	0.320	0.042	0.000	*L*- 赖氨酸
生物素代谢	10	1	0.018	0.320	0.042	0.000	*L*- 赖氨酸
缬氨酸、亮氨酸和异亮氨酸生物合成	8	1	0.054	0.806	0.107	0.000	*L*- 苏氨酸
磷酸戊糖途径	22	1	0.155	1.000	0.228	0.047	*D*- 葡萄糖酸
嘌呤代谢	66	1	0.279	1.000	0.296	0.014	鸟嘌呤
乙醛酸和二羧酸代谢	32	1	0.282	1.000	0.296	0.000	*L*- 谷氨酸
氮代谢	6	1	0.282	1.000	0.296	0.000	*L*- 谷氨酸
柠檬酸循环（三羧酸循环）	20	1	0.285	1.000	0.296	0.059	2- 酮戊二酸

六、灵芝孢子油特异性代谢物的鉴定

为了进一步确定与灵芝孢子油介导的代谢组学改变相关的关键代谢物，我们采用 MetaboAnalyst，将 PLS-DA 的多元算法用于建立生物标记模型，进行生物标志物分析。选择 15 个变量模型，ROC（receiver operating characteristic curve，受试者工作特征曲线）的 AUC 为 0.917（置信区间为 0.75～1.00）。如图 3-28A 所示，所有样本的预测类别概率表明空白对照组和灵芝孢子油组之间有很好的分类。图 3-28B 显示了 25 个最重要的生物标志物，包括多巴胺（dopamine）、3-甲基腺嘌呤（3-methyladenine）、五亚甲基甲硫氨酸（pentahomo-methionine）、硬脂酰肉碱（stearoyl carnitine）、亮氨酰谷氨酰胺（leucyl-glutamine）、瓜氨酸（citrulline）、β-d-葡糖基磷酸多脂基酯（dolichyl β-d-glucosyl phosphate）、鸟氨酸（ornithine）、L-苏氨酸（L-threonine）、亮氨酰天冬酰胺（leucyl-asparagine）等。对已鉴定的生物标志物以及参与富集途径的代谢物进行聚类分析，结果表明，空白对照组和灵芝孢子油处理组的代谢模式有明显变化（图 3-28C）。并且这些潜在生物标志物的 ROC 曲线显示，所有选中的代谢物的 AUC 均高于 0.733，P 值小于 0.05，表明这些化合物可用于预测灵芝孢子油处理正常小鼠后的代谢物特征性变化（图 3-29）。

七、生物标志物阐释

基于前述粪便微生物组和代谢组学数据，我们随后进行了皮尔逊的相关分析，以鉴定灵芝孢子油治疗后与免疫促进相关的微生物和代谢产物。如图 3-30 所示，吞噬指数 α 和 NK 细胞活性与乳酸杆菌和苏黎世杆菌的丰度增加以及葡萄球菌的减少显著相关，肠道乳酸杆菌和罗伊氏乳杆菌与 NK 细胞活性呈正相关。乳酸杆菌属与多巴胺、脯氨酰谷氨酰胺

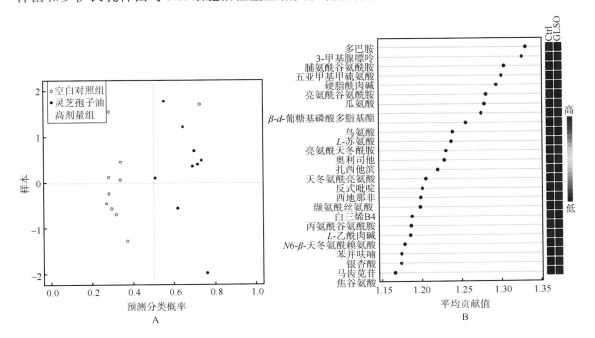

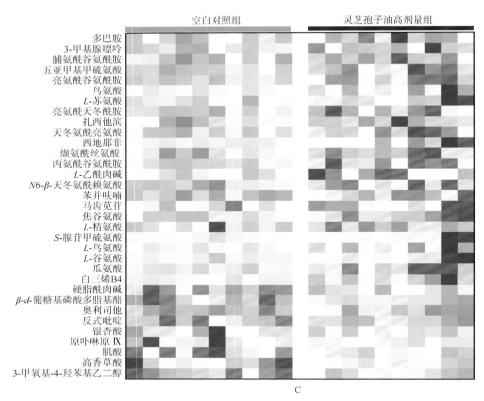

图 3-28　生物标记分析和基于已鉴定标记代谢物的热图 [12]

A. 用多元 PLS-DA 算法建立的 15 变量生物标志物模型（AUC，0.917；CI，0.75 ～ 1.00）预测所有样本的分类概率；B. 所选模型中最重要的 25 个标志物的贡献值；C. 基于生物标志物分析和通路分析中选择的标记代谢物的热图

Ctrl. 正常对照组；GLSO. 灵芝孢子油高剂量组

（prolyl-glutamine）、五亚甲基甲硫氨酸、亮氨酰谷氨酰胺、*L-* 苏氨酸、*N6-β-* 天冬氨酰赖氨酸（*N6-β-*aspartyl lysine）和 *L-* 精氨酸（*L-*arginine）呈正相关，而与硬脂酰肉碱、*β-D-* 葡糖基磷酸多脂基酯、反式吡啶（trans-piceid）、肌酸（creatine）、高香草酸（homovanillic acid）和 3- 甲氧基 -3- 羟苯基乙二醇（3-methoxy-3-hydroxyphenylethyleneglycol）呈负相关。

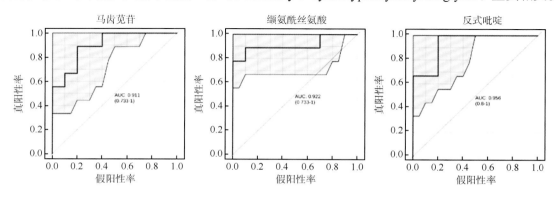

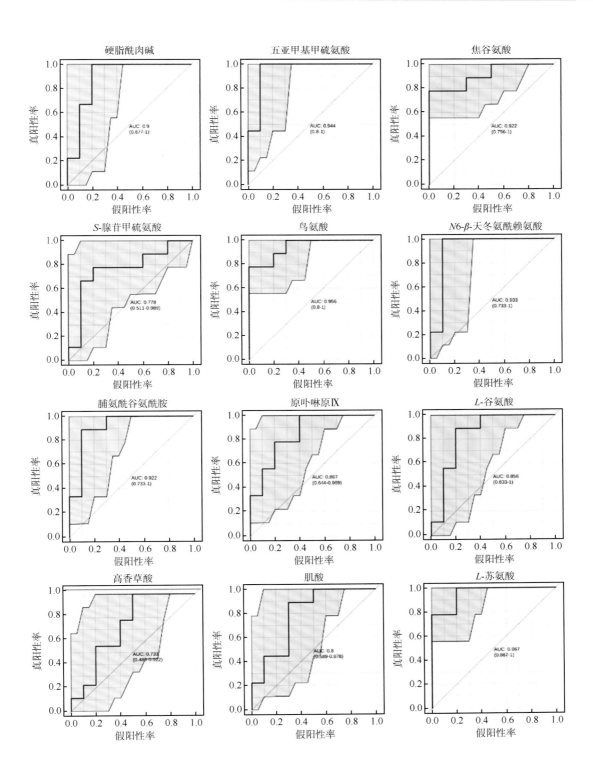

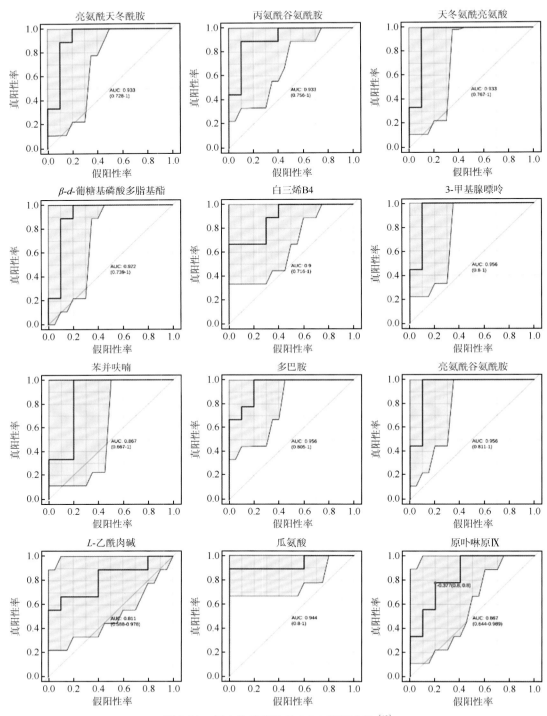

图 3-29　标志物代谢物的 ROC 预测曲线[12]

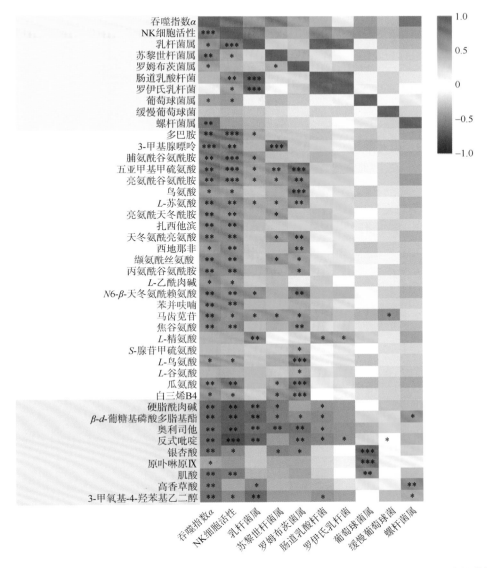

图 3-30　吞噬指数、NK 细胞活性、关键标志物代谢物和改变的微生物之间的皮尔逊相关性分析
正相关用红色表示，负相关用绿色表示。显著性为：*$P < 0.05$，**$P < 0.01$，***$P < 0.001$

八、小　　结

灵芝孢子油能显著促进正常 ICR 小鼠的细胞免疫和体液免疫功能。灵芝孢子油可介导正常 ICR 小鼠肠道菌群结构重排、微生物群落多样性改变。潜在的健康的微生物（乳酸菌属、苏黎世菌属、肠乳杆菌、*Bacteroides_sartorii* 和罗伊氏乳杆菌等属种）增加和致病性微生物（葡萄球菌和螺杆菌）的减少是灵芝孢子油增强正常小鼠免疫功能的重要特征。灵芝孢子油导致的肠道微生物的改变介导宿主一系列代谢物的变化，如多巴胺、3-甲基腺嘌呤、五亚甲基甲硫氨酸、硬脂酰肉碱、亮氨酰谷氨酰胺、瓜氨酸、β-D-葡糖基磷酸多脂基酯等。肠道微生物-宿主代谢轴上的特异性改变可能在灵芝孢子油的免疫调节中起重要作用，这为研究灵芝孢子

油的免疫调控作用机制提供了新思路。

第四节　整合代谢表型与肠道菌群的荷叶碱降尿酸潜在调控机制研究

高尿酸血症（血清尿酸男性＞ 7.0mg/dl，女性＞ 6.0mg/dl）是一种尿酸代谢异常的代谢综合征，可诱发痛风、脑卒中、冠心病等疾病，严重危害人类健康。由于高尿酸血症是一种代谢异常的慢性疾病，因此探索可靠的生物标志物对其早期诊断和药物效应评估具有极其重要的意义。

荷叶碱为阿朴啡型生物碱，是荷叶中主要活性成分。近年来，有文献报道荷叶碱具有较好的抗高尿酸血症和抗炎作用，但是荷叶碱对生命体整体代谢网络的影响仍有待进一步研究。本研究应用 NMR 和 UPLC/Q-Orbitrap-MS 分析方法对氧嗪酸钾诱导的高尿酸血症大鼠及荷叶碱治疗组的大鼠血浆和尿液代谢组学进行系统研究。同时与 16S rRNA 分析相结合，以评估肠道菌群的作用。本研究的第一个目的是揭示高尿酸血症诱导的大鼠血浆和尿液代谢变化以及盲肠肠内容物中肠道微生物的变化；第二个目的是评估荷叶碱对高尿酸血症大鼠代谢的调控。这些实验结果可为高尿酸血症的早期诊断和预防提供一定借鉴。

一、样品采集与检测

（一）样品的制备

将荷叶碱和氧嗪酸钾分别溶于 0.5% 羧甲基纤维素钠悬浮液中；根据我们之前的研究，荷叶碱和氧嗪酸钾的剂量分别为 25mg/kg 和 250mg/kg。

（二）动物实验及分组

雄性 SD 成年大鼠由北京华阜康生物科技股份有限公司提供。在实验动物的房间里对大鼠进行为期 1 周的适应。在空调实验动物室（温度：22 ～ 24℃，湿度：50% ～ 65%，光照 / 黑暗周期为 12h），自由获得水和标准啮齿动物饮食。

大鼠随机分为 3 组，每组 10 只：空白对照组（BC）、模型组（Mod）、荷叶碱治疗组（NCF）。本实验对空白对照组给予口服 0.5% 羧甲基纤维素钠；荷叶碱治疗组首先通过口服给予氧嗪酸钾，1h 后口服给予荷叶碱；模型组口服氧嗪酸钾。

（三）样品采集

口服给药 2h 后，从大鼠眼眶静脉丛采集血液置各组的肝素化管中。在采集尿液样本期间将实验动物放入代谢笼中禁食收集 24h。尿液和血液样本在 6600g 下离心 10min，上清液分装于不同试管中，并储存在 –80℃冰箱中。尿液采集完成后，用戊巴比妥麻醉大鼠，采集盲肠肠溶物并储存在 –80℃下以供进一步分析。

（四）血清生化分析

将采集的血清样本在室温下自然解冻，涡旋 5min，使之充分混合。所有血浆样本均在 96 孔板中处理，血浆中的尿酸水平在自动生化分析仪（TECAN，瑞士）上使用尿酸试剂盒根据生产说明中所述方法进行测量。

（五）核磁样品的制备

将冷冻的血浆样本在室温下自然解冻，并涡旋 5min 以充分混合，取 200μl 血浆加入 400μl 磷酸盐缓冲液（0.045mol/L K_2HPO_3-NaH_2PO_4 和 10% D_2O，0.05%TSP，pH=7.4）。混合物涡旋 5min，并在 13 200g 下离心 10min。将每份样本的 550μl 上清液转移至 5mm 核磁共振管中，使用 NMR 进行分析。

根据文献[14]（Xiao 等，2009 年），向 550μl 的尿液上清液中补充 55μl 含 0.01% TSP 的磷酸盐缓冲液（1.5mol/L K_2HPO_3-NaH_2PO_4，pH=7.4，10% D_2O），以校准化学位移（δ=0.00ppm）。以 13 200g 离心 10min 后，用移液管吸取每份样本的 550μl 上清液，并转移至 5mm 核磁共振管中进行分析。

（六）质谱样品的制备

分析前，将血浆样本在室温下解冻。取 100μl 血浆加入 300μl 乙腈沉淀蛋白质。所有样本涡旋 5min，以 13 200g 离心 10min，上清液在室温氮气流下吹干。将所有样本重新溶解在 100μl 80% 甲醇 - 水中，以 13 200g 离心每份复溶的样本 10min，每份样本吸取上清液 2μl 用于 UPLC/Q-Orbitrap-MS 分析。对于尿液样本，将 500μl 尿液样本与 500μl 水混合。所有样本涡旋 5min，以 13 200g 离心 10min，每份样本吸取上清液 2μl 用于 UPLC/Q-Orbitrap-MS 分析。

为确保整个分析过程中测量的稳定性和准确性，从每份样品中吸取 10μl 尿液和血液样本混合用来制备质控（QC）样本。每 6 个样本插入一针 QC 样本，所得数据用于评估仪器数据的稳定性。

（七）肠道微生物分析

为了分析肠道群落的分类组成，选择每组 6 份盲肠肠溶材料进行微生物群 16S rRNA 的 V4 区域分析，样品检测由北京诺禾致源科技股份有限公司（www.novogene.com/novogene/about/）进行检测和分析。

（八）相关性整合分析

本研究利用这些样本分析的数据，计算差异性显著的 OTUs（或全部的 OTUs）和代谢物之间的皮尔逊相关系数以及 OTUs 之间的皮尔逊相关系数，通过将 P=0.05 作为阈值，过滤掉那些具有强相关性（R 值大于 0.7 或小于 −0.7）的一一对应关系。结果被导入 Cytoscape（3.7.2 版）用来绘制相关性网络图。

二、降尿酸作用评价

大鼠血浆中尿酸水平见表 3-3。与空白对照组比较，模型组血浆尿酸水平显著升高（$P < 0.01$），提示高尿酸血症的发生。与模型组相比，口服荷叶碱后荷叶碱治疗组血浆尿酸水平显著降低（$P < 0.01$）。值得注意的是，与空白对照组相比，荷叶碱治疗组的血浆尿酸水平基本一致，结果表明荷叶碱在某种程度上具有治疗高尿酸血症的作用。

表 3-3　不同组的血清尿酸水平[13]（$\bar{X} \pm s$，$n=6$，μmol/L）

时间	空白对照组	模型组	荷叶碱治疗组
2h	14.61±2.62	176.28±19.82**	17.67±4.21##

与空白对照组相比，** $P < 0.01$；与模型组相比，## $P < 0.01$

三、血浆和尿液的代谢组学分析

（一）基于 ¹H-NMR 和 UPLC/Q-Orbitrap-MS 的代谢组学分析

利用 ¹H-NMR 的检测方法中在大鼠血浆和尿液样本中共鉴定出 45 种内源性代谢物，¹H-NMR 谱图如图 3-31 所示，鉴定结果如表 3-4 所示，通过 LC-MS 共在大鼠的血浆和尿液中鉴定出 54 种内源性代谢物，结果如表 3-5 所示。

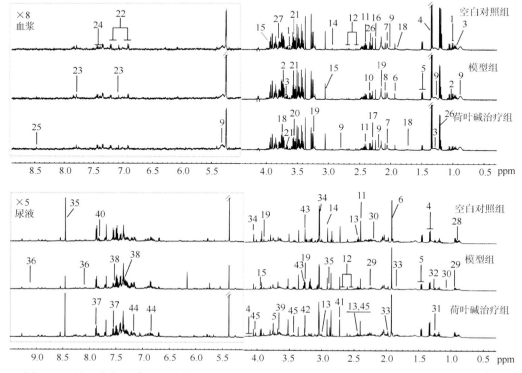

图 3-31　基于大鼠血浆和尿液样品空白对照组、模型组和荷叶碱治疗组的 ¹H-NMR 谱图[13]

表 3-4 基于 ^{1}H-NMR 鉴定的大鼠血浆和尿液中的内源性代谢物 [13]

序号	代谢物	基团	δ_H（多重性）	样本
1	缬氨酸	α-CH	3.62（d）	血浆
		β-CH	2.28（m）	
		γ-CH$_3$	1.00（d）	
		γ'-CH$_3$	1.06（d）	
2	亮氨酸	α-CH	3.73（t）	血浆
		β-CH$_2$	1.73（m）	
		δ'-CH$_3$	1.00（d）	
		γ-CH	1.73（m）	
		δ-CH$_3$	1.02（d）	
3	异亮氨酸	α-CH	3.68（d）	血浆
		β-CH	1.97（m）	
		β'-CH$_3$	1.02（d）	
		γ-CH$_2$	1.29（m）	
		γ'-CH$_2$	1.43（m）	
		δ-CH$_3$	0.95（t）	
4	乳酸	α-CH	4.11（q）	尿样，血浆
		β-CH$_3$	1.33（d）	
5	丙氨酸	α-CH	3.76（q）	尿样，血浆
		β-CH$_3$	1.46（d）	
6	乙酸	CH$_3$	1.92（s）	尿样，血浆
7	N-乙酰-糖蛋白	CH$_3$	2.04（s）	血浆
8	O-乙酰-糖蛋白	CH$_3$	2.13（s）	血浆
9	脂质	CH$_3$	0.88（m）	血浆
		CH$_2$	1.28（m）	
		CH$_2$CH$_2$CO	1.55（m）	
		CH$_2$C=C	2.03（m）	
		CH$_2$CO	2.22（m）	
		—CH=CH—	5.26（m）	
		C=CCH$_2$C=C	2.75（m）	
10	丙酮酸	CH$_3$	2.35（s）	血浆
11	琥珀酸	CH$_2$	2.39（s）	尿样，血浆
12	柠檬酸	CH$_2$	2.66（d）	尿样，血浆
		CH$_2$'	2.54（d）	
13	α-酮戊二酸	β-CH$_2$	2.44（t）	尿样
		γ-CH$_2$	3.01（t）	

续表

序号	代谢物	基团	δ_H（多重性）	样本
14	二甲基甘氨酸	CH$_3$	2.92（s）	尿样，血浆
		CH$_2$	3.71（s）	
15	肌酸	CH$_3$	3.05（s）	尿样，血浆
		CH$_2$	3.95（s）	
16	丙酮	CH$_3$	2.25（s）	血浆
17	乙酰乙酸	CH$_3$	2.29（s）	血浆
18	赖氨酸	α-CH	3.75（t）	血浆
		β-CH$_2$	1.92（m）	
		γ-CH$_2$	1.47（m）	
		δ-CH$_2$	1.73（m）	
		ε-CH$_2$	/	
19	甜菜碱	CH$_3$	3.25（s）	尿样，血浆
		CH$_2$	3.9（s）	
20	甘氨酸	CH$_2$	3.56（s）	血浆
21	甘油	CH$_2$	3.56（dd）	血浆
		CH$_2$′	3.68（dd）	
		CH	3.77（m）	
22	酪氨酸	2，6-CH	7.21（d）	血浆
		3，5-CH	6.92（d）	
23	组氨酸	2-CH	7.08（s）	血浆
		3-CH	7.79（s）	
24	苯丙氨酸	2，6-CH	7.35（m）	血浆
		3，5-CH	7.46（m）	
		3-CH	7.38（m）	
25	甲酸	CH	8.46（s）	尿样，血浆
26	3-羟基丁酸	α-CH$_2$	2.33（dd）	血浆
		α-CH$_2$′	2.41（dd）	
		β-CH	4.13（dt）	
		γ-CH$_3$	1.21（d）	
27	乙醚	CH$_3$	1.18（t）	血浆
		CH$_2$	3.57（q）	
28	乙酰丙二酸	CH$_3$	0.92（t）	尿样
		CH$_2$	1.72（m）	
		CH	3.01（m）	
29	异戊酰甘氨酸	CH$_3$	0.94（d）	尿样
		CH	2.20（d）	
		CH$_2$	2.01（m）	

续表

序号	代谢物	基团	δ_H（多重性）	样本
30	丙酸	CH$_3$	1.06（t）	尿样
		CH$_2$	2.19（q）	
31	丙二酸甲酯	CH$_3$	1.26（d）	尿样
		CH	3.27（q）	
32	3-羟基异戊酸	CH$_3$	1.26（s）	尿样
		CH$_2$	2.4（s）	
33	N-乙酰谷氨酸	α-CH	4.1（m）	尿样
		β-CH$_2$	1.86（m）	
		β-CH$_2'$	2.02（m）	
		γ-CH$_2$	2.2（t）	
		CH$_3$	1.98（s）	
34	肌酸酐	CH$_3$	3.04（s）	尿样
		CH$_2$	4.05（s）	
35	三甲胺	CH$_3$	2.88（s）	尿样
36	葫芦巴碱	2-CH	9.13（s）	尿样
		3-CH	8.84（m）	
		6-CH	8.85（m）	
		5-CH	8.08（m）	
		CH$_3$	/	
37	苯甲酸	2，6-CH	7.87（d）	尿样
		3，5-CH	7.49（dd）	
		3-CH	7.56（t）	
38	吲哚磺酸盐	3-CH	7.54（m）	尿样
		5-CH	7.21（m）	
		6-CH	7.28（m）	
		7-CH	7.72（m）	
		CH$_3$	7.35（s）	
39	乙醇	CH$_3$	1.19（t）	尿样
		CH$_2$	3.66（q）	
40	马尿酸	CH$_2$NH	3.95（d）	尿样
		3-CH	7.64（t）	
		2，6-CH	7.87（d）	
41	二甲胺	CH$_3$	2.72（s）	尿样
42	氧化三甲胺	CH$_3$	3.27（s）	尿样
43	牛磺酸	CH$_2$S	3.27（t）	尿样
		CH$_2$NH$_2$	3.42（t）	

续表

序号	代谢物	基团	δ_H（多重性）	样本
44	3-羟基苯乙酸	3，5-CH	7.16（d）	尿样
		2，6-CH	6.86（d）	
45	泛酸	CH₃	0.88（s）	尿样
		CH₃′	0.92（s）	
		CH₂COOH	2.44（t）	
		CH₂NH	3.45（q）	
		CHOH	4.02（s）	

注：s. 单峰；d. 双重峰；t. 三重峰；q. 四重峰；m. 多重峰；dd. 双二重峰

表 3-5　大鼠血浆和尿液中代谢物的 LC-MS 数据[13]

序号	VIP	保留时间（min）	质核比	加合离子	化合物	样本
1	1.61	0.49	154.99014	[M+H]⁺	Unknown 1	尿样
2	0.17	0.62	296.06560	[M+H]⁺	5-氨基咪唑核苷酸	血浆
3*	0.13	0.63	175.11873	[M+H]⁺	精氨酸	血浆
4	3.03	0.82	212.10275	[M+H]⁺	扎西他滨	尿样
5	2.00	0.82	231.16978	[M+H]⁺	Unknown 2	尿样
6	1.02	0.83	274.04295	[M+H]⁺	Unknown 3	尿样
7	1.07	0.88	217.12973	[M+H]⁺	乙酰精氨酸	尿样
8	0.46	0.98	152.05659	[M+H]⁺	鸟嘌呤	尿样
9	1.02	0.98	204.12306	[M+H]⁺	乙酰肉碱	血浆
10	1.21	1.06	241.15458	[M+H]⁺	2-（环己基亚甲基）-1，2，3，3-四氢萘-1-酮	尿样
11*	1.24	1.11	169.03486	[M+H]⁺	尿酸	尿样，血浆
12	0.32	1.39	153.04076	[M+H]⁺	黄嘌呤	尿样
13	0.19	1.82	151.06140	[M+H]⁺	1-甲基次黄嘌呤	尿样
14	1.83	1.86	229.15443	[M+H]⁺	丙基亮氨酸	尿样
15	0.08	1.94	269.08821	[M+H]⁺	肌苷	尿样
16*	0.10	2.07	209.09212	[M+H]⁻	犬尿氨酸	尿样，血浆
17*	0.17	2.09	166.08623	[M+H]⁺	苯丙氨酸	尿样，血浆
18	1.09	2.60	188.07037	[M+H]⁺	反式-3-吲哚丙烯酸	血浆
19*	0.97	2.61	205.09697	[M+H]⁺	色氨酸	尿样，血浆
20	0.99	2.68	206.04472	[M+H]⁺	黄尿酸	尿样
21	4.61	2.68	458.18006	[M+H]⁺	Unknown 4	尿样
22	0.96	2.83	190.04988	[M+H]⁺	犬尿酸	尿样
23	0.60	2.84	162.05513	[M+H]⁺	吲哚-3-酸	尿样
24	0.96	3.04	208.06068	[M+H]⁺	3-（2-氨基苯）-2，3-二氧丁酸	尿样

序号	VIP	保留时间（min）	质核比	加合离子	化合物	样本
25	4.61	3.05	444.16434	[M+H]$^+$	Unknown 5	尿样
26	1.63	3.19	194.08089	[M+H]$^+$	2- 甲基马尿酸	尿样
27*	0.11	3.28	180.06552	[M+H]$^+$	马尿酸	尿样
28	1.56	3.45	269.13576	[M+H]$^+$	2-（1- 乙基 -3- 甲基 -1H- 吡唑 -5- 基）-5-（3- 甲苯基）-1，3，3- 噁二唑	尿样
29	1.66	3.51	194.08109	[M+H]$^+$	苯乙基甘氨酸	尿样
30	3.21	4.03	251.10623	[M+H]$^+$	6- 氯代 -N_2，N_3- 二乙基喹啉 -2，3- 二胺	尿样
31*	0.05	4.14	206.07940	[M+H]$^+$	吲哚乙酸	血浆
32	1.06	4.10	280.13272	[M+H]$^+$	Unknown 6	血浆
33	1.84	4.42	265.12173	[M+H]$^+$	2- 叔丁基蒽醌	血浆
34	0.08	4.65	338.08673	[M+H]$^+$	吲哚 -3- 羧酸	尿样
35	2.00	6.06	308.09113	[M+H]$^+$	谷胱甘肽	血浆
36	1.00	7.61	494.32510	[M+H]$^+$	溶血磷脂酰胆碱（16：1）	血浆
37	1.11	7.88	568.33820	[M+H]$^+$	溶血磷脂酰胆碱（22：6）	血浆
38	2.40	7.91	520.33789	[M+H]$^+$	溶血磷脂酰胆碱（18：2）	血浆
39	4.46	7.93	544.33832	[M+H]$^+$	溶血磷脂酰胆碱（20：4）	血浆
40	3.29	8.30	496.33838	[M+H]$^+$	1- 棕榈酰甘油磷酸胆碱	血浆
41	2.43	8.59	522.35480	[M+H]$^+$	溶血磷脂酰胆碱（18：1）	血浆
42	3.93	9.57	524.37018	[M+H]$^+$	血小板活化因子	血浆
43	1.46	9.71	834.59764	[M+H]$^+$	磷脂酰胆碱（18：0/22：6）	尿样
44	1.01	9.81	703.57379	[M+H]$^+$	棕榈酰鞘磷脂	血浆
45	1.46	9.83	806.56775	[M+H]$^+$	磷脂酰胆碱（22：6/16：0）	血浆
46	0.69	9.88	550.38710	[M+H]$^+$	溶血磷脂酰胆碱（20：1）	血浆
47	1.08	9.88	550.38544	[M+H]$^+$	（2R）-2- 乙酰氧基 -3-[（9Z）-9- 十八烯 -1- 氧] 丙基 Z-（三甲铵基）乙基磷酸	血浆
48	2.68	10.19	782.56805	[M+H]$^+$	磷脂酰胆碱（22：4/14：0）	血浆
49	2.16	10.25	807.57061	[M+H]$^+$	3-[（羟基 {[（1S，2R，3R，5S）-2，3，6- 三羟基 -4，5- 二十六酸] 氧 } 磷酰基）氧]-1，2- 丙二基二十六酸	尿样，血浆
50	3.61	10.25	810.59818	[M+H]$^+$	磷脂酰胆碱（18：0/20：4）	尿样，血浆
51	1.66	10.27	760.58342	[M+H]$^+$	磷脂酰胆碱（16：0/18：1）	尿样
52	1.25	10.49	338.34128	[M+H]$^+$	芥子酸酰胺	血浆
53	2.66	10.59	758.56842	[M+H]$^+$	磷脂酰胆碱（16：0/18：2）	血浆
54	1.25	12.24	786.59930	[M+H]$^+$	磷脂酰胆碱（22：2/14：0）	血浆

注：* 经过标准品确认

（二）血浆和尿液样品中差异代谢物

基于多元统计分析和单因素方差分析以 VIP 值大于 1 和 P 值小于 0.05 为阈值筛选差异代谢物；基于 ^{1}H-NMR 和 UPLC/Q-Orbitrap-MS 的多元统计分析如图 3-32 和图 3-33 所示，血浆和尿液中的差异代谢物如表 3-6 所示。

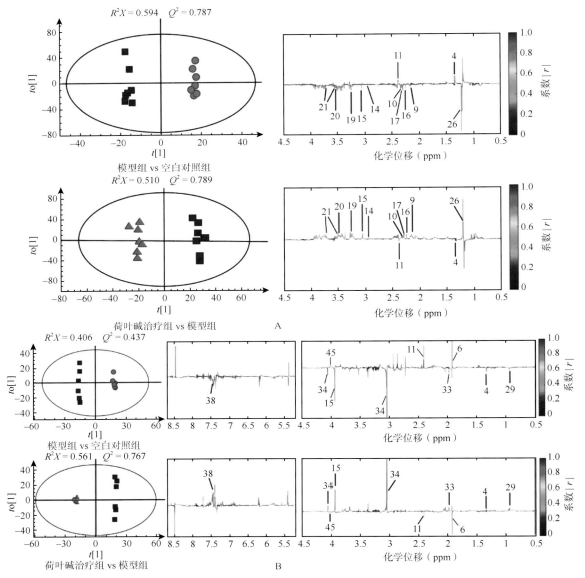

图 3-32　根据血浆（A）和尿液（B）的 ^{1}H-NMR 谱的 OPLS-DA 得分图和相应的载荷图，图中化合物序号见表 3-6[13]

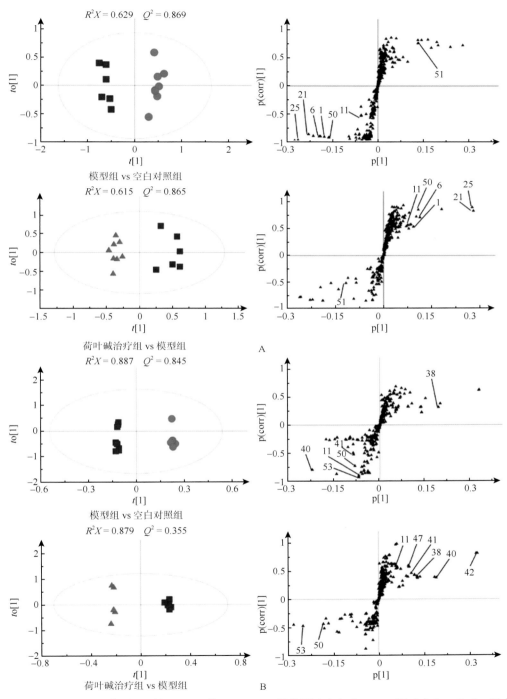

图 3-33 尿液（A）和血浆（B）的 LC-MS 的 OPLS-DA 得分图（左）和 S-plot 图（右），S-plot 图中的数字表示表 4.6 中的化合物编号[13]

表 3-6 与高尿酸血症相关的潜在生物标志物及其趋势变化[13]

生物样品	代谢物（序号）	模型组 vs 空白对照组	荷叶碱治疗组 vs 模型组	检测方式
血浆	丙酮酸（10）	↑	↓	NMR
	琥珀酸（11）	↓	↑	NMR
	二甲基甘氨酸（14）	↑	↓	NMR
	肌酸（15）	↑	↓	NMR
	丙酮（16）	↑	↓	NMR
	乙酰乙酸（17）	↑	↓	NMR
	甜菜碱（19）	↑	↓	NMR
	甘氨酸（20）	↑	↓	NMR
	3-羟基丁酸（26）	↑	↓	NMR
	尿酸（11）	↑	↓	MS
	溶血磷脂酰胆碱（18：2）（38）	↓	↑	MS
	1-棕榈酰甘油磷酸胆碱（40）	↑		MS
	溶血磷脂酰胆碱（18：1）（41）	↑		MS
	磷脂酰胆碱（18：0/20：4）（50）	↑	↓	MS
	磷脂酰胆碱（16：0/18：2）（53）	↑	↓	MS
尿样	乳酸（4）	↑	↓	NMR
	乙酸（6）	↓	↑	NMR
	琥珀酸（11）	↓		NMR
	肌酸（15）	↑	↓	NMR
	N-乙酰谷氨酸（33）	↑	↓	NMR
	肌酸酐（34）	↑	↓	NMR
	吲哚磺酸盐（38）	↑	↓	NMR
	Unknown 1（1）	↑	↓	MS
	Unknown 3（6）	↑	↓	MS
	尿酸（11）	↑	↓	MS
	Unknown 4（21）	↑	↓	MS
	Unknown 5（25）	↑	↓	MS
	磷脂酰胆碱（18：0/20：4）（50）	↑	↓	MS
	磷脂酰胆碱（16：0/18：1）（51）	↓	↑	MS

↑：平均相对含量显著增加（$P < 0.05$）；↓：表示相对含量显著降低（$P < 0.05$）；NMR 的代谢物序号与表 3-4 相同，MS 的代谢物序号（斜体和粗体）与表 3-5 相同

（三）代谢通路分析

本研究采用基于 ^{1}H-NMR 和 UPLC/Q-Orbitrap-MS 的血浆和尿液代谢谱，探讨荷叶碱对高尿酸血症大鼠潜在的分子机制和高尿酸血症的生物标志物。结合多元统计分析，共鉴定出

25 种代谢产物与氧嗪酸钾诱导的高尿酸血症密切相关。使用 MetaboAnalyst 3.0 分析了根据 ^{1}H-NMR 和 UPLC/Q-Orbitrap-MS 筛选的 25 种潜在生物标志物。主要代谢途径包括甘氨酸、丝氨酸和苏氨酸代谢、丁酸代谢、酮体合成与降解、丙酮酸代谢、糖酵解/糖异生、乙醛酸和二羧酸代谢、三羧酸循环以及甘油磷酸酯代谢，如图 3-34 和图 3-35 所示。

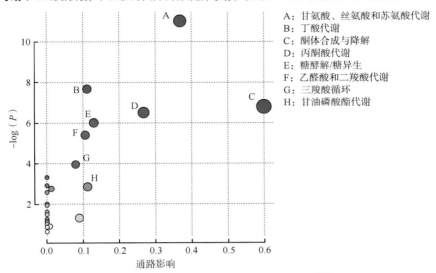

A：甘氨酸、丝氨酸和苏氨酸代谢
B：丁酸代谢
C：酮体合成与降解
D：丙酮酸代谢
E：糖酵解/糖异生
F：乙醛酸和二羧酸代谢
G：三羧酸循环
H：甘油磷酸酯代谢

图 3-34　高尿酸血症相关代谢途径分析[13]

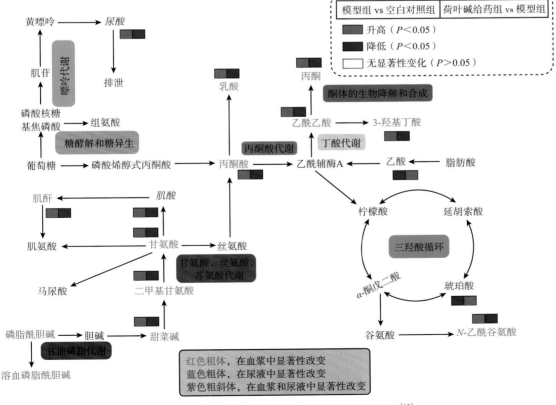

图 3-35　荷叶碱治疗高尿酸血症的潜在代谢途径[13]

四、肠道微生物分析

为了进一步研究荷叶碱对高尿酸血症大鼠肠道菌群的影响，我们采用 16S rRNA 基因测序进行主成分分析，如图 3-36 所示，结果显示荷叶碱对肠道微生物有明显的分离。空白对照组、模型组、荷叶碱治疗组三组大鼠肠道菌群存在差异，说明高尿酸血症改变了大鼠肠道菌群，且口服荷叶碱后这种改变有一定程度的逆转。

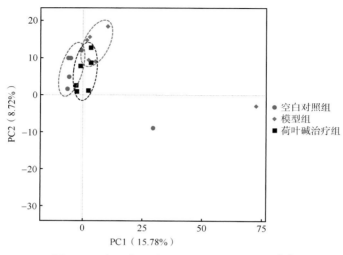

图 3-36　盲肠中肠道微生物的 PCA 得分图[13]

为了更深入地了解肠道微生物的影响，在门水平上，共筛选出 10 种丰度较高的肠道微生物，其中厚壁菌门（Firmicutes）、拟杆菌门（Bacteroidetes）和软壁菌门（Tenericutes）是高尿酸血症大鼠微生物组成的优势门，肠道微生物群的相对丰度如图 3-37 所示。在属水平上，高尿酸血症组中观察到明显变化的有乳杆菌属（*Lactobacillus*）、埃希氏杆菌 - 志贺氏菌属（*Escherichia-Shigella*）、肠球菌属（*Enterococcus*）、拟杆菌属（*Bacteroides*）。然而，在荷叶碱治疗组中，口服给予荷叶碱后，几种肠道微生物在一定程度上被逆转。

通过比较模型组和荷叶碱治疗组肠道菌群的变化，利用 PICRUST 软件预测肠道微生物的功能，共筛选出 44 条差异显著的代谢途径（图 3-38），其中部分与代谢组学的代谢途径一致。如酮体合成与降解、丁酸代谢、柠檬酸循环（三羧酸循环）等，表明高尿酸血症引起的代谢紊乱与肠道菌群失调有一定关系。

五、肠道微生物与代谢表型的相关性

本研究对潜在的生物标志物和主要肠道微生物进行了皮尔逊相关分析，代谢产物和所有微生物之间的相关性见图 3-39，最里面的圆圈是代谢产物。第二层圆圈是与代谢产物直接相关的 OTU。第三层圆圈是与其他 OTU 高度相关的 OTU。虚线代表 OTU-OUT 关联，实线代表 OTU- 代谢产物关联。颜色：红线表示正相关；蓝色代表负相关。粗细：粗线表示高度相关性。线越密，与之相关的物质就越多。厚壁菌门、拟杆菌门和软壁菌门与整个代谢网络中的代谢产物关系最为密切。此外，图 3-40 所示为模型组与空白对照组间差异化合物及差异微生物群的皮尔逊相关分析，共有 21 种代谢产物与 47 种不同微生物直接或间接相关；荷叶碱治疗组和模型组相比，共有 20 种代谢产物与乳杆菌、肠球菌和拟杆菌密切相关（图 3-40）。总之，肠道菌群的结构和组成处于动态平衡状态，其中大多数代谢产物与厚壁菌属和拟杆菌属密切相互作用。

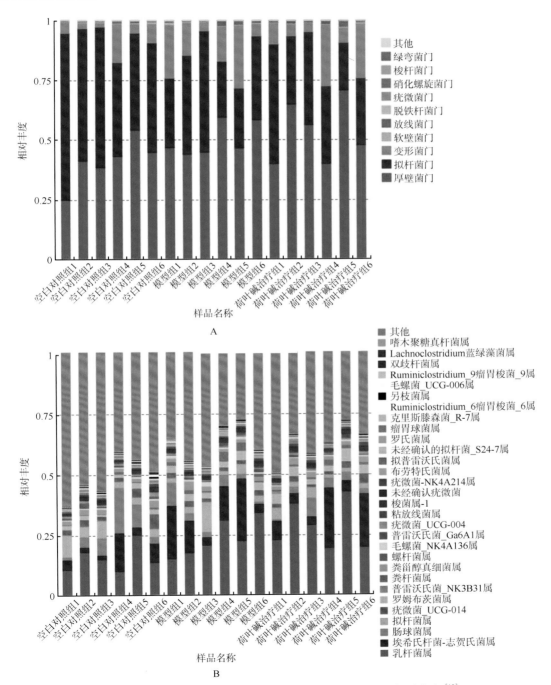

图 3-37　肠道微生物群在门水平（A）和属水平（B）的相对丰度[13]

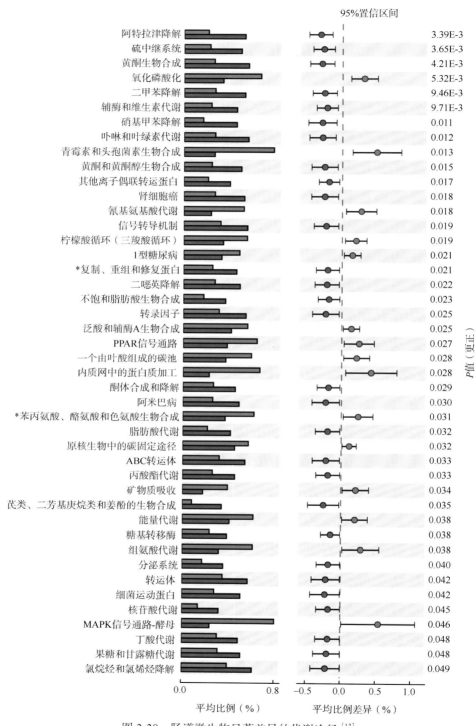

图 3-38　肠道微生物显著差异的代谢途径[13]

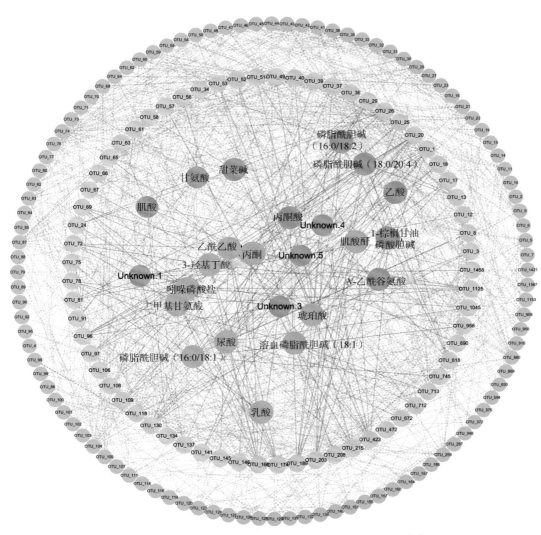

图 3-39　肠道微生物群与差异代谢物的网络交互分析[13]

六、潜在生物标志物的生物学阐释

高尿酸血症容易引起痛风，是一种由嘌呤代谢紊乱引起的疾病。众所周知，高尿酸血症的主要原因是排泄减少或尿酸生成增加。为了了解高尿酸血症引起的代谢紊乱，为患者提供快速有效的指导，本研究选取大鼠模型，采用代谢组学策略研究荷叶碱对高尿酸血症的影响。采用基于 ¹H-NMR 和 UPLC/Q-Orbitrap-MS 的血浆和尿液代谢图谱，探讨荷叶碱对高尿酸血症大鼠潜在治疗的分子机制和高尿酸血症的生物标志物。共鉴定出 21 种代谢产物与氧嗪酸钾诱导的高尿酸血症密切相关。结果显示，这 21 种代谢产物主要与甘氨酸、丝氨酸、苏氨酸代谢、酮体合成与降解、丁酸代谢、丙酮酸代谢、糖酵解 / 糖异生、柠檬酸循环（三羧酸循环）、乙醛酸及二羧酸代谢、甘油磷脂代谢有关。

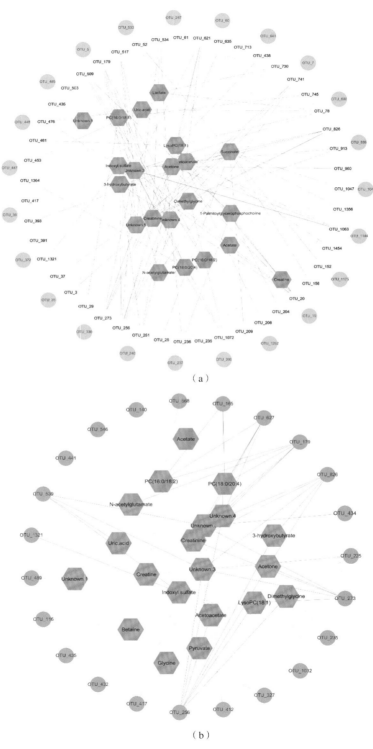

图 3-40　代谢物与肠道菌群网络图谱

a. 模型组 vs 空白对照组；b. 荷叶碱治疗组 vs 模型组

当机体缺乏能量时，葡萄糖的有氧氧化过程比糖酵解要长，不能及时满足机体的需要。通过糖酵解代谢途径，可以快速获得 ATP 并提供能量。众所周知，丙酮酸是糖酵解的终产物，主要有两种代谢途径。在有氧条件下生成乙酰辅酶 A，参与三羧酸循环，而在无氧条件下生成乳酸。高尿酸血症大鼠组中丙酮酸水平显著升高，表明机体可通过促进糖酵解代谢途径快速满足能量需求。琥珀酸是三羧酸代谢途径的中间代谢产物，是能量代谢的中心。琥珀酸含量降低，说明能量代谢途径受损，能量代谢受到抑制，也符合机体快速获取能量的需要；在另一种情况下，乳酸是丙酮酸的代谢产物。高尿酸血症大鼠组乳酸含量显著升高，说明大部分丙酮酸转化为乳酸，少部分参与三羧酸循环，结果进一步证实能量代谢受到抑制。高尿酸血症大鼠口服荷叶碱后，乳酸没有继续升高的趋势。这可能是由于荷叶碱加速了糖异生代谢途径，并将乳酸转化为葡萄糖以满足更迫切的能量需求。相反，琥珀酸含量增加，能量代谢明显改善。乙酸盐是短链脂肪酸氧化的最终产物，在氧嗪酸钾诱导的大鼠尿样中乙酸盐含量下降，提示脂肪酸氧化受到干扰，也可能影响能量代谢。

肌酐是肌酸的中间代谢产物，通常在肾功能受损时观察到。血清肌酸酐通常用于估计肾小球滤过率，肾小球滤过率是衡量慢性肾病的一个指标。本研究结果证实，模型组相对于空白对照组尿中肌酐、肌酸水平升高，荷叶碱治疗组相比模型组降低，提示高尿酸血症大鼠肾小球滤过率降低，肾功能损害，这可能是能量代谢损害的另一原因；但经荷叶碱治疗后，肌酐、肌酸水平有所逆转，表明肾功能有所改善。

酮体是脂肪酸在肝和肾中分解为能量时产生的副产物，包括乙酰乙酸、3-羟基丁酸和丙酮。在动物中，乙酰辅酶 A 被催化生成乙酰乙酸，随后乙酰乙酸分别与乙酰乙酸脱羧酶和 3-羟基丁酸脱氢酶反应生成 3-羟基丁酸和丙酮。当心脏和大脑的血糖过低时，它们被用作能量来源。模型组酮体水平较空白对照组升高，荷叶碱治疗组酮体水平较模型组降低，证实了上述高尿酸血症大鼠三羧酸循环受到抑制的观点。与这一假设一致的是，已有报道称 3-羟基丁酸浓度的小幅增加会减少葡萄糖生成和脂肪分解。先前的研究也表明酮体水平升高会上调 NOX（NADPH 氧化酶 4），从而导致氧化应激、细胞间黏附分子-1 水平升高和细胞功能障碍。荷叶碱治疗组丙酮水平降低也提示荷叶碱有缓解细胞功能障碍的作用。

根据质谱数据检测结果，高尿酸血症主要与脂质代谢产物紊乱有关，如溶血磷脂酰胆碱（18：2）、1-棕榈酰甘油磷酸胆碱、溶血磷脂酰胆碱（18：1）、磷脂酰胆碱（18：0/20：4）、磷脂酰胆碱（16：0/18：2）、磷脂酰胆碱（16：0/18：1）。有文献报道，在正常生理条件下，这些脂质代谢产物的含量并不大，但在炎症状态下，它们可以聚集并产生明显的病理特征，从而促进大量脂质的增加，还有数据报道称，所有溶血磷脂酰胆碱均由磷脂酶 A2（PLA2）从磷脂酰胆碱合成。荷叶碱口服后尿酸含量降低，提示其机制可能与 PLA2 活性降低有关。胆碱、PC 和 LPC 被认为是细胞、线粒体膜和脂质转运必需的重要内源性化合物，甜菜碱、甘氨酸和二甲基甘氨酸是胆碱的主要代谢产物，数据表明这些代谢产物的缺乏可引起体内多种疾病，包括线粒体功能障碍、骨骼肌损伤、肝脏脂肪变性和肝细胞死亡。PC 和 LPC 不仅能维持胆碱的平衡，还能保护细胞及其细胞器免受氧化应激和炎症的影响，本研究的发现与这些文献报道结果相一致。

已有研究报道，N-乙酰谷氨酸是精氨酸生物合成途径的起始前体，是尿素循环中氨甲酰合成酶 1（CPS1）的重要辅助因子。许多研究表明，源自谷氨酸的 N-乙酰谷氨酸盐能抑制人有机阴离子转运体 1（OAT1）和 3（OAT3），在尿酸转运过程中发挥着无与伦比的作用。

本实验研究显示高尿酸血症模型组 N- 乙酰谷氨酸盐水平明显升高，表明荷叶碱可能在功能上干预尿酸转运过程。

与空白对照组大鼠相比，高尿酸血症大鼠中观察到外源性和内源性嘌呤代谢终产物尿酸水平显著升高。但与高尿酸血症模型组相比，观察到荷叶碱治疗组尿酸水平明显降低。嘌呤代谢中代谢产物水平升高表明该途径可能在高尿酸血症中被激活。由于缺乏尿酸酶，人类无法将尿酸氧化成更易溶解的化合物尿囊素。尿酸主要通过尿液排出，但由于近端肾小管的有效重吸收，仅能排出 8% ～ 10% 的尿酸。这可能会导致尿酸钠晶体沉积在组织中，并对关节和肾脏造成严重损害。本研究结果表明荷叶碱能有效治疗高尿酸血症。

众所周知，吲哚硫酸盐是一种能与蛋白结合的尿毒症毒素。前期研究报告显示，吲哚硫酸盐是一种肠道微生物群代谢产物，通常由于其较高的白蛋白结合能力而在肾功能损害患者体内逐渐蓄积，并导致临床并发症。近年来，实验研究表明，肠道菌群组成及其功能的变化会加速疾病的发展。此外，肠道菌群还会将宿主摄入的食物代谢为一系列代谢产物，如短链脂肪酸、吲哚磺酸盐等，通过激活多种信号通路影响宿主生理进程。本研究发现，厚壁菌属、拟杆菌属、软壁菌属等与一系列代谢产物密切相关，肠道菌群可将核苷酸代谢为尿酸，并通过离子偶联转运蛋白将尿酸转移到细菌细胞外。有研究报道，拟杆菌属和两个显著改变的菌门（拟杆菌门和厚壁菌门）的肠道菌群变化在高尿酸血症大鼠的代谢中起着重要作用，我们的结果也证实了这一结果。此外，由荷叶碱引起的核苷酸代谢减少可能有利于降低肠尿酸。

七、小　　结

本研究通过对大鼠血浆和尿液中代谢产物进行 ^{1}H-NMR 和 UPLC/Q-Orbitrap-MS 分析，探索氧嗪酸钾诱导高尿酸血症的生物标志物，并揭示荷叶碱对高尿酸血症的影响。结合多元统计分析，共鉴定出与高尿酸血症密切相关的 25 种代谢产物，主要参与甘氨酸、丝氨酸、苏氨酸代谢、酮体合成与降解、丁酸代谢、丙酮酸代谢、三羧酸循环、糖酵解 / 糖异生、乙醛酸及二羧酸代谢、甘油磷酸酯代谢。肠道微生物群的结果进一步证明荷叶碱通过调节肠道微生物群的组成来修复高尿酸血症引起的代谢紊乱，而且相关性分析结果提示部分肠道微生物与代谢产物的变化关系密切。荷叶碱不仅对高尿酸血症大鼠肠道菌群有一定程度的干扰，而且逆转了高尿酸血症大鼠的代谢平衡。

参 考 文 献

[1] 王丽娜，周旭春 . 肠道菌群与肠黏膜免疫及相关肠道疾病的研究进展 [J]. 中国微生态学杂志，2017，29（4）：493-497.

[2] 张晓波，孙辉 . 肠道菌群对人体健康的作用及其应用 [J]. 生物医学转化，2021，2（2）：39-45.

[3] 吴美平，魏庆双，陈婷，等 . 肠道微生态在中医药研究中的现状与展望 [J]. 中国中医基础医学杂志，2019，25（3）：406-409.

[4] 张佳缘，曹刘，王云霞，等 . 肠道微生态在中医药领域的研究 [J]. 中国中医基础医学杂志，2021，27（2）：351-356.

[5] 陈琳琳，李后开 . 靶向肠道微生态：中药药效机理研究的新机遇与挑战 [J]. 上海中医药杂志，2020，54（2）：20-26.

[6] 张改君，苗静，郭丽颖，等 . 多组学联用在中药作用机制研究中的应用 [J]. 中草药，2021，52（10）：

3112-3120.

[7] 张金娜，柳爱华，吴晓磊，等．宏基因组学和代谢组学在人类肠道微生态研究中的应用［J］．中国热带医学，2013，13（6）：770-772，775.

[8] 凌茜文，于洁琼，彭思远，等．肠道微生物基因组学与代谢组学分析联合应用的研究进展［J］．微生物学通报，2021，48（4）：1292-1301.

[9] 侯璐文，吴长新，秦雪梅，等．肠道微生物功能宏基因组学与代谢组学关联分析方法研究进展［J］．微生物学报，2019，59（9）：1813-1822.

[10] Du Z Y，Wang J L，Lu Y Y，et al. The cardiac protection of Baoyuan decoction via gut-heart axis metabolic pathway［J］. Phytomedicine，2020，79：153322.

[11] Gong S Q，Ye T T，Wang M X，et al. Traditional Chinese Medicine Formula Kang Shuai Lao Pian Improves Obesity，Gut Dysbiosis，and Fecal Metabolic Disorders in High-Fat Diet-Fed Mice［J］. Frontiers in Pharmacology，2020，11：297.

[12] Wu X，Cao J L，Li M X，et al. An integrated microbiome and metabolomic analysis identifies immunoenhancing features of Ganoderma lucidum spores oil in mice［J］. Pharmacological Research，2020，158（2）：104937.

[13] Wang L M，Wang P，Teka T，et al. [1] H NMR and UHPLC/Q-Orbitrap-MS-Based Metabolomics Combined with 16S rRNA Gut Microbiota Analysis Revealed the Potential Regulation Mechanism of Nuciferine in Hyperuricemia Rats［J］. Journal of Agricultural and Food Chemistry，2020，68（47）：14059-14070.

[14] Xiao C N，Hao F H，Qin X R，et al. An optimized buffer system for NMR-based urinary metabonomics with effective pH control，chemical shift consistency and dilution minimization［J］. Analyst，2009，134（5）：916-925.

（康舒宇　姜　勇　屠鹏飞　杜智勇　逯颖媛　钱　景　吴　旭　曹纪亮　王胜鹏　李　鹏　王丽明　韩立峰　王　涛）

第四章

中药体内显效成分研究

中医方证代谢组学整合中药血清药物化学方法和代谢组学技术，从方证对应表达临床疗效的中药体内显效成分中发现药效物质基础，以及阐明体内药效物质关联作用靶点表达临床疗效的作用机制。一方面，药物在体内的吸收、代谢存在竞争和饱和现象，造成不同剂量药物的体内过程往往不同，提示非临床剂量下中药体内成分并不是中药表达临床疗效的体内显效成分；另一方面，病理状态下体内药物代谢酶及转运体的活性与正常生理状态不同，药物成分的体内过程将显著不同，提示非实际病理状态下的中药体内成分也不是中药表达临床疗效的体内显效成分。因此，必须首先对中药/方剂表达的临床疗效进行评价，在其应用于具体病/证动物模型而产生疗效的前提下进行血中移行成分的分析，这样中药体内显效成分才能用于筛选中药临床疗效的药效物质基础。随着高分辨液质联用技术的发展，临床有效剂量下的中药体内显效成分得到良好的检测，常常能鉴定数十个成分。为了进一步表征这些体内显效成分与临床疗效的关系，一种基于相关分析的数学模型被建立，通过将中药治疗过程中体内显效成分的动态变化与病证生物标志物的动态变化进行关联度分析，得到表征中药体内显效成分与病证靶点的关联网络，从而形象描述了中药体内显效成分表达临床疗效的作用机制。

前述章节综述了基于代谢组学的病证生物标志物发现及方剂效应精准评价研究，为发现方剂有效状态下的体内显效成分研究奠定了基础。本章列举了本年度在药效评价基础上的中药体内显效成分研究成果，如复方皂矾丸干预贫血的体内显效成分分析[1]、精制冠心片治疗冠心病的体内显效成分分析[2]、罗珍胶囊治疗肝火亢盛型高血压的体内显效成分分析[3]、芍药甘草汤治疗神经病理性疼痛的体内显效成分分析[4]、广陈皮干预高脂血症的体内显效成分分析[5]、桑叶干预高脂血症的体内显效成分分析[6]，均是在药效评价基础上分析体内显效成分，进一步将其量变与动物模型的生物标志物量变进行关联分析，揭示了效应相关的潜在药效物质基础及效应机制。

第一节　复方皂矾丸治疗贫血小鼠模型的体内显效成分研究

贫血是临床上常见的一种因外周血红细胞容量减少，血液携氧能力下降而导致循环、神经、消化等多系统症状的综合征，以血红蛋白浓度低于正常范围下限为临床诊断依据。临床表现主要为头晕、乏力、困倦等，最突出的体征是面色苍白。复方皂矾丸收载于2020年版《中国药典》，具有温肾健脾、益气养阴、生血止血之功效，主要用于治疗贫血。该方由皂矾、西洋参、海马、肉桂、大枣（去核）、核桃仁六味药材组成。本研究在中医方证代谢组学理论体系指导下，建立贫血小鼠模型，利用生化指标、代谢组学等方法系统评价复方皂矾丸治疗贫血的有效性；进一步基于中药血清药物化学理论及方法，充分利用 UPLC/Q-TOF-MS/MS 平台鉴定显效状态下复方皂矾丸血中移行成分，通过 PCMS 软件对小鼠模型的血中移行成分和调控的内源性生物标志物进行关联分析，阐明复方皂矾丸治疗贫血的潜在药效物质基础[1]。

一、复方皂矾丸治疗贫血小鼠模型的药效评价

（一）实验方法

1. 样品制备

复方皂矾丸超微粉碎，取适量加入 5% 羧甲基纤维素钠（CMC-Na）配制成高、中、低三个剂量组，浓度分别为 0.12g/ml、0.08g/ml 和 0.04g/ml，4℃保存备用。

2. 实验动物分组与样品采集

取雄性 KM 小鼠 50 只，随机分为空白组（给予等体积生理盐水）、模型组（给予等体积生理盐水）、高剂量组［给予复方皂矾丸生药 2.4g/（kg·d）］、中剂量组［给予复方皂矾丸生药 1.6g/（kg·d）］、低剂量组［给予复方皂矾丸生药 0.8g/（kg·d）］。于造模第 1 天开始给药，每日一次，连续给药 10 天。造模第 1 天除空白组外每只小鼠尾部放血 0.30ml/20g，于第 2 天腹腔注射环磷酰胺（给环磷酰胺前禁食不禁水 12h）80mg/kg，于第 4、6、8 天各腹腔注射环磷酰胺 40mg/kg，诱发贫血。空白组采用生理盐水注射。

实验第 0、1、3、5、7、8、10 天每只小鼠收集尿液样本，离心后冻存于 –80℃冰箱。实验第 10 天，给药后 60min 各组小鼠摘眼球采集血液样本，一部分血样放入抗凝管中用于外周血象的测定，一部分血样 4000r/min 离心 10min，取上清液，–80℃储存。同时取出小鼠右侧股骨，冲洗出骨髓内细胞，计算每根股骨中骨髓有核细胞数，进行药效学评价。

（二）药效评价

在造模过程中，可见模型组小鼠体重增长始终低于空白组，复方皂矾丸各剂量组体重增长较快，高剂量组和中剂量组体重增加明显（$P < 0.05$）。从脏器指数结果可以看出，与空白组比较，模型组小鼠胸腺指数和脾脏指数明显降低（$P < 0.01$），给药治疗后，高剂量组和中剂量组脏器指数显著增加（$P < 0.01$）。进一步从生化指标分析可知，与空白组相比，模型组小鼠骨髓有核细胞数（BMNC）、红细胞 Na^+-K^+-ATPase、白细胞（WBC）、红细胞（RBC）、血小板（PLT）、血红蛋白（Hb）、血清粒细胞 - 巨噬细胞集落刺激因子（GM-CSF）、促红细胞生成素（EPO）和白介素 -2（IL-2）表达水平均明显降低（$P < 0.01$ 或 $P < 0.05$），可见贫血小鼠造血功能明显受到抑制，表明机体处于贫血的状态。其中中剂量组和高剂量组可明显提高白细胞、血红蛋白、骨髓有核细胞数、红细胞 Na^+-K^+-ATPase、GM-CSF 和 IL-2 的水平（$P < 0.05$ 或 $P < 0.01$），低剂量组也可明显提高 GM-CSF 水平（$P < 0.05$）；在对红细胞方面，高剂量组可显著提高红细胞水平（$P < 0.01$）；在对血小板和 EPO 方面，高剂量组可显著提高血小板和 EPO 水平（$P < 0.01$），见图 4-1。结果表明复方皂矾丸可以通过调节造血因子的表达水平来抑制贫血障碍。

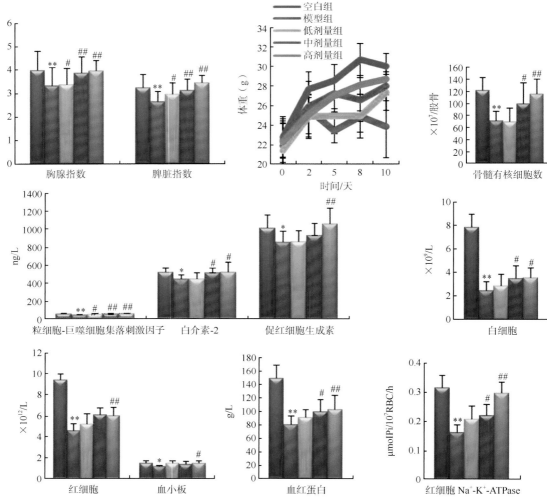

图 4-1　复方皂矾丸对贫血小鼠一般状态、脏器指数和生化指标的影响[1]

与空白组相对，*$P < 0.05$，**$P < 0.01$；与模型组相比，#$P < 0.05$，## 为 $P < 0.01$

（三）代谢组学分析

1. 样品处理与数据采集

取尿液样品与蒸馏水按 1∶4 混溶，涡旋 10s，13 000r/min 离心 20min，取上清液过 0.22μm 微孔滤膜供尿液代谢组学分析。取 0.1ml 血清加入 400μl 甲醇，涡旋 30s，超声 1min，13 000r/min 离心 20min，取上清液用氮气吹干，用 100μl 甲醇复溶，13 000r/min 离心 10min，取上清液过 0.22μm 微孔滤膜供血液代谢组学分析。

利用 UPLC/Q-TOF-MS 系统（SYNAPT HDMS，Waters，美国）采集尿液代谢指纹图谱，应用 Progenesis QI 和 EZinfo 对采集的正、负离子全扫描数据进行代谢组学分析。借助多变量模式识别筛选 VIP > 1 且 $P < 0.05$ 的离子，作为潜在生物标志物集合。通过多数据库如 ChemSpider、HMDB、METLIN 及 KEGG 等检索得到可能的化学结构及名称，然后与

Masslynx 4.1 软件中 MassFragment 模块下 10ppm 内获得的分子式相匹配，对潜在的离子在一定碰撞能下进行二级数据扫描，获得二级质谱信息，最终通过碎片信息及其可能裂解方式进行匹配，或结合文献报道，鉴定或表征各潜在生物标志物。

2. 代谢轮廓及代谢生物标志物分析

将实验第 0、1、5、8、10 天小鼠尿液代谢轮廓三维信息导入 Progenesis QI 软件进行数据降维和质谱矩阵信息获取。进一步利用 EZinfo 软件对复方皂矾丸组不同给药天数的数据进行 PCA。结果发现，随着时间的推移，从小鼠贫血模型复制时至实验第 10 天，可见给药治疗后尿液代谢轮廓具有远离第 0 天的变化，逐渐恢复到接近正常状态的水平，呈现恢复趋势，见图 4-2。同时实验第 10 天在空间上给药组尿液和血液代谢轮廓远离模型组，接近空白组，表明复方皂矾丸具有治疗作用，见图 4-3。进一步分析潜在生物标志物在空白组、模型组、低剂量组、中剂量组、高剂量组中的相对含量的变化。结果发现复方皂矾丸高剂量组可明显回调 16 个标志物，其中 9 个核心标志物；中剂量组明显回调 17 个标志物，其中 7 个核心标志物，低剂量组回调作用不明显，见表 4-1。不同剂量干预的标志物不同，主要是通过对核心标志物前列腺素 H_3、肌酐、烟酰胺、胆碱、谷氨酰胺、组氨酸、亮氨酸、花生四烯酸等的调节发挥治疗作用。

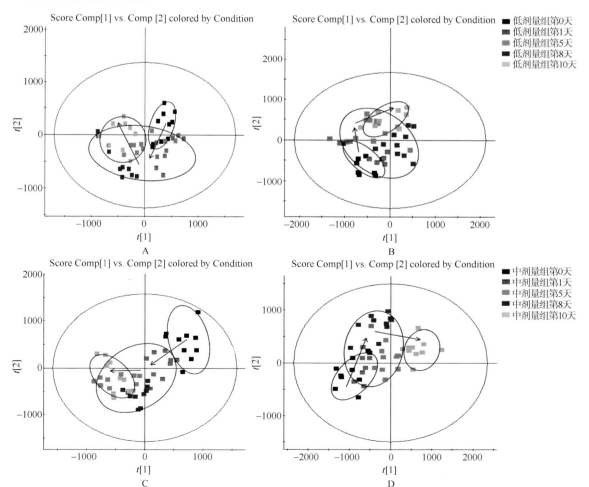

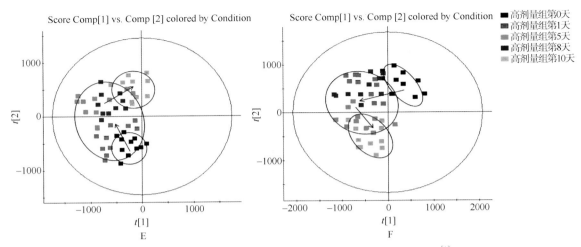

图 4-2　复方皂矾丸尿液代谢轮廓变化轨迹的 PCA 得分图 [1]

A. 低剂量组正离子模式；B. 低剂量组负离子模式；C. 中剂量组正离子模式；D. 中剂量组负离子模式；E. 高剂量组正离子模式；

F. 高剂量组负离子模式

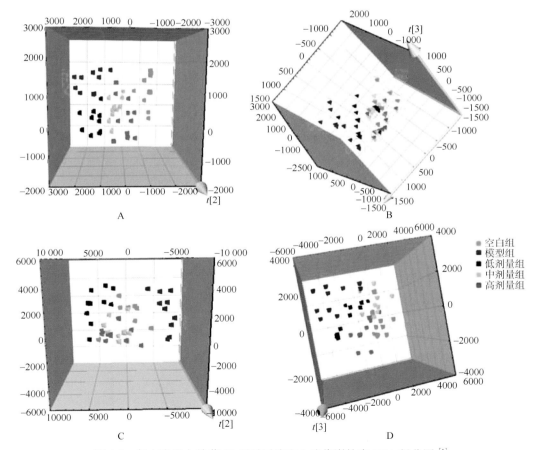

图 4-3　复方皂矾丸给药 10 天后尿液和血液代谢轮廓 PCA 得分图 [1]

A. 尿液样本正离子模式三维 PCA 得分图；B. 尿液样本负离子模式三维 PCA 得分图；C. 血液样本正离子模式三维 PCA 得分图；

D. 血液样本负离子模式三维 PCA 得分图

表 4-1 复方皂矾丸干预贫血小鼠模型的生物标志物信息[1]

编号	保留时间(min)	离子模式	质荷比	分子式	代谢物名称	样本来源	回调趋势		
							低剂量组	中剂量组	高剂量组
1	0.69	[M+H]⁺	114.0661	C₅H₇NO₂	肌酐	尿液	↑	↑	↑*
2	1.20	[M+H]⁺	276.1435	C₇H₇NO₃	戊二酰肉碱	血液	→	↑**	→
3	0.73	[M-H]⁻	124.0659	C₂H₇NO₃S	牛磺酸	血液	↑	↑	↑*
4	1.10	[M+H]⁺	123.0554	C₄H₁₀N₂O₃	烟酰胺	尿液	↑	↓**	→
5	1.30	[M+H]⁺	103.1619	C₅H₁₄NO	胆碱	血液	→	↓	→
6	1.35	[M+H]⁺	147.0759	C₅H₁₀N₂O₃	谷氨酰胺	尿液	↑	↑	↑*
7	1.62	[M-H]⁻	249.0063	C₈H₁₀O₇S	3,4-二羟基苯乙醇乙二醇-O-硫酸盐	尿液	↑	→	↑
8	1.65	[M+H]⁺	150.0774	C₆H₇N₅	6-甲基腺嘌呤	尿液	↑	↑	↑*
9	1.67	[M-H]⁻	203.0831	C₁₁H₁₂N₂O₂	D-色氨酸	血液	→	↑	→
10	1.86	[M+H]⁺	248.1495	C₁₁H₂₁NO₅	(R)-3-羟基丁基肉碱	尿液	↑*	↓	↑**
11	2.06	[M-H]⁻	103.0391	C₄H₈O₃	羟基丁酸	血液	↑	↑*	↑**
12	2.35	[M+H]⁺	139.1059	C₆H₉N₃O₂	组氨酸	尿液	↑	↑	↑*
13	2.36	[M+H]⁺	132.1008	C₆H₁₃NO₂	亮氨酸	血液	↑	→	→
14	2.46	[M-H]⁻	145.0131	C₅H₈O₅	酮戊二酸	尿液	↑	↓**	↓**
15	2.73	[M+H]⁺	166.0735	C₆H₇N₅O	3-甲基鸟嘌呤	尿液	↓	↑	→
16	2.88	[M+H]⁺	127.0390	C₆H₆O₃	1,2,3-三羟基苯	尿液	↑	↑*	↑**
17	3.15	[M-H]⁻	89.0235	C₃H₆O₃	L-乳酸	血液	↑**	↑**	↑**
18	3.28	[M-H]⁻	349.2002	C₂₀H₃₀O₅	前列腺素 H₃	血液	↓	↑**	→
19	3.33	[M+H]⁺	189.0868	C₇H₁₂N₂O₄	甘氨酰脯氨酸	尿液	↓	↑	→
20	3.51	[M-H]⁻	216.9796	C₈H₆O₅S	5-磺基水杨酸	尿液	↑	↑	→
21	3.75	[M-H]⁻	217.0154	C₈H₁₀O₃S	(5-乙基-2-羟基苯基)氧化硫酸	尿液	↑	→	→
22	4.06	[M+H]⁺	301.2170	C₂₀H₂₈O₂	9-顺式维A酸	血液	↑	↑*	↑*
23	4.11	[M+H]⁺	206.0448	C₁₀H₇NO₄	黄嘌呤酸	尿液	↑	↓**	↑

续表

编号	保留时间（min）	质荷比	离子模式	分子式	代谢物名称	样本来源	回调趋势 低剂量组	中剂量组	高剂量组
24	4.11	233.0927	[M+H]$^+$	$C_{12}H_{12}N_2O_3$	萘啶酸	尿液	↑	↓	↑*
25	4.31	190.0499	[M+H]$^+$	$C_{10}H_7NO_3$	大尿酸	尿液	↓	↑	↑
26	4.61	222.0753	[M-H]$^-$	$C_{11}H_{13}NO_4$	Z-肌氨酸	尿液	↑	↓**	↑**
27	5.01	308.0770	[M-H]$^-$	$C_{14}H_{15}NO_7$	肌苷酰葡萄糖醛酸	尿液	↓	↑	↑
28	5.94	226.1437	[M+H]$^+$	$C_{12}H_{19}NO_3$	特布他林	尿液	↑	↓	↓
29	6.13	275.0229	[M-H]$^-$	$C_{10}H_{12}O_7S$	二氢阿魏酸-4-硫酸酯	尿液	↑	↓*	↓**
30	6.35	187.0054	[M-H]$^-$	$C_8H_8O_4S$	对甲酚硫酸盐	尿液	↑	↓*	↓*
31	7.01	303.2320	[M-H]$^-$	$C_{20}H_{32}O_2$	花生四烯酸	血液	↓	↑**	↑
32	7.17	317.2112	[M-H]$^-$	$C_{20}H_{30}O_3$	白三烯 A4	血液	↑	↑**	↑*
33	7.27	217.1062	[M-H]$^-$	$C_{10}H_{18}O_5$	3-羟基癸二酸	尿液	↑	↑	↑
34	7.32	494.3292	[M+H]$^+$	$C_{24}H_{48}NO_7P$	溶血磷脂酰胆碱（16∶1（9Z））	血液	↑	↑*	↑*
35	9.02	315.1947	[M+H]$^+$	$C_{20}H_{26}O_3$	4-氧代维 A 酸	血液	↑	↑**	↑*
36	10.05	207.0758	[M-H]$^-$	$C_{10}H_{12}N_2O_3$	大尿氨酸	尿液	↑	↑	↑
37	10.61	213.1116	[M-H]$^-$	$C_{11}H_{18}O_4$	α-羧基-十内酯	尿液	↑	↑*	↑
38	10.79	433.2335	[M-H]$^-$	$C_{21}H_{39}O_7P$	溶血磷脂酸（0∶0/18∶2（9Z, 12Z））	血液	↓	↑**	↑**
39	11.09	343.2266	[M-H]$^-$	$C_{22}H_{32}O_3$	19, 20-环氧二十二碳五烯酸	血液	↑	↑	↑
40	11.72	183.1010	[M-H]$^-$	$C_{10}H_{16}O_3$	（S）-齐墩果酸	尿液	↓	↑	↑
41	13.46	327.2322	[M-H]$^-$	$C_{22}H_{32}O_2$	二十二碳六烯酸	血液	↑	↑	↑**

注：与模型组相比，*$P < 0.05$；**$P < 0.01$；↑上调；↓下调

二、复方皂矾丸有效状态下的血中移行成分分析

（一）血清样品处理与数据采集

取实验第 10 天采集的血清样本，室温融化后精密吸取 0.3ml，加入 4μl 磷酸，涡旋混匀后上样到预先以 1ml 甲醇、1ml 水活化平衡的固相萃取柱（HLB，Waters 公司）上，以 1ml 水淋洗，再以 1ml 甲醇洗脱，洗脱液用氮气吹干，用 150μl 甲醇复溶，3000r/min，离心 15min，取上清液过 0.22μm 微孔滤膜，利用 UPLC/Q-TOF-MS^E 技术采集总离子流色谱图。

（二）复方皂矾丸血中移行成分的鉴定

借助于 UNIFI 软件对空白组血清和复方皂矾丸给药组含药血清 UPLC/Q-TOF-MS^E 总离子流色谱图进行处理，筛选复方皂矾丸血中移行成分峰；同时利用 Progenesis QI 软件提取离子三维数据信息，筛选出空白组血清中没有而复方皂矾丸给药组含药血清中存在的离子为入血成分，综合两种数据处理方法和体外样品成分分析结果，鉴定复方皂矾丸血中移行成分。结果共鉴定出 14 个血中移行成分，包括人参三糖、肉桂醇 A 19- 葡萄糖苷、人参皂苷 Rd、拟人参皂苷 F11、人参皂苷 Rb1、人参皂苷 Rb2、肉桂醇、油菜甾醇乙酸酯、24- 甲基 -7- 胆甾烯 -3β- 醇、白桦脂醇、麦珠子酸、无刺枣苄苷Ⅱ、3-O- 顺式对香豆酰马斯里酸、Glansreginin A，详细结果见表 4-2。

表 4-2　基于 UPLC/Q-TOF-MS^E 技术鉴别复方皂矾丸的血中移行成分信息 [1]

编号	保留时间(min)	化合物名称	离子模式	质荷比	分子式	来源
1	1.11	人参三糖	[M−H]$^-$	503.1599	$C_{18}H_{32}O_{16}$	西洋参
			[M+H]$^+$	505.1769		
2	2.64	无刺枣苄苷Ⅱ	[M−H]$^-$	593.2076	$C_{25}H_{38}O_{16}$	大枣
3	2.96	肉桂醇 A 19- 葡萄糖苷	[M−H]$^-$	543.2426	$C_{26}H_{40}O_{12}$	肉桂
4	3.80	Glansreginin A	[M−H]$^-$	592.1967	$C_{28}H_{35}NO_{13}$	肉桂
5	3.96	人参皂苷 Rd	[M−H]$^-$	945.5470	$C_{48}H_{82}O_{18}$	西洋参
6	6.11	拟人参皂苷 F11	[M−H]$^-$	799.4846	$C_{42}H_{72}O_{14}$	西洋参
			[M+H]$^+$	801.5011		
7	7.01	人参皂苷 Rb1	[M+H]$^+$	1109.6064	$C_{54}H_{92}O_{23}$	西洋参
			[M−H]$^-$	1107.5965		
8	7.56	人参皂苷 Rb2	[M−H]$^-$	1124.5894	$C_{53}H_{90}O_{22}$	西洋参
9	9.21	油菜甾醇乙酸酯	[M+H]$^+$	443.3880	$C_{30}H_{50}O_2$	核桃仁
10	10.52	麦珠子酸	[M−H]$^-$	471.3436	$C_{30}H_{50}O_4$	大枣
11	10.90	肉桂醇	[M+H]$^+$	135.0787	$C_9H_{10}O$	肉桂
12	16.57	白桦脂醇	[M+H]$^+$	443.3878	$C_{30}H_{50}O_2$	核桃仁
13	18.44	3-O- 顺式对香豆酰马斯里酸	[M+H]$^+$	617.3848	$C_{39}H_{54}O_6$	大枣
14	20.95	24- 甲基 -7- 胆甾烯 -3β- 醇	[M+Na]$^+$	423.3589	$C_{28}H_{48}O$	海马

三、复方皂矾丸血中移行成分与生物标志物的相关性分析

采用 PCMS 分析方法，分别计算复方皂矾丸治疗贫血小鼠血中移行成分与生物标志物动态变化的皮尔逊相关系数。本实验设置相关系数 1 为 0.6，相关系数 2 为 0.7，即 $0.6 \leqslant r < 0.7$ 为高度正（负）相关，$0.7 \leqslant r \leqslant 1$ 为极度正（负）相关。入血成分与生物标志物高度相关的个数达到 6 个及以上，认为该入血成分为高度相关成分；在此基础上，入血成分与生物标志物极度相关的个数达到 2 个及以上，认为该入血成分为极度相关成分。筛选出与药效指标关联度最大的 6 个血中移行成分，作为复方皂矾丸治疗贫血小鼠的潜在药效物质基础，结果见表 4-3 和图 4-4。

表 4-3　正负离子模式下不同剂量组复方皂矾丸入血成分的相关性分析信息表[1]

编号	名称	来源	高剂量相关性	中剂量相关性	低剂量相关性
C1	Glansreginin A	肉桂			
C2	人参三糖	西洋参		**	
C3	无刺枣苷Ⅱ	大枣	**	**	
C4	肉桂醇 A 19- 葡萄糖苷	肉桂			
C5	人参皂苷 Rd	西洋参	*	**	
C6	拟人参皂苷 F11	西洋参	**	*	**
C7	人参皂苷 Rb1	西洋参			
C8	人参皂苷 Rb2	西洋参			
C9	麦珠子酸	大枣			
C10	3-O- 顺式对香豆酰马斯里酸	大枣	**		
C11	24- 甲基 -7- 胆甾烯 -3β- 醇	海马	**		
C12	油菜甾醇乙酸酯	核桃仁			
C13	白桦脂醇	核桃仁	**	**	
C14	肉桂醇	肉桂	*	*	**

注：** 极度相关；* 高度相关

复方皂矾丸高剂量给药组的关联性分析结果显示，复方皂矾丸入血的 14 个化学成分中，7 个成分与贫血生物标志物高度相关，分别是无刺枣苷Ⅱ（C3）、人参皂苷 Rd（C5）、拟人参皂苷 F11（C6）、3-O- 顺式对香豆酰马斯里酸（C10）、24- 甲基 -7- 胆甾烯 -3β- 醇（C11）、白桦脂醇（C13）、肉桂醇（C14）。其中 C3、C6、C10、C11、C13 为代谢数据影响作用极度相关成分。复方皂矾丸中剂量给药组的关联性分析结果显示，6 个显效成分与气血两虚标志物高度相关，分别是人参三糖（C2）、无刺枣苷Ⅱ（C3）、人参皂苷 Rd（C5）、拟人参皂苷 F11（C6）、白桦脂醇（C13）、肉桂醇（C14）。其中 C2、C3、C5、C13 为代谢数据影响作用极度相关成分。复方皂矾丸低剂量给药组的关联性分析结果显示，2 个为高度相关成分，分别是拟人参皂苷 F11（C6）、肉桂醇（C14）。其中 C6、C14 为代谢数据影响作用极度相关成分。

四、讨论与结论

复方皂矾丸在不同剂量下，干预贫血生物标志物群的主要成分略有不同，且高度相关及极度相关的成分个数随剂量增大而呈现增加的趋势，可能与不同剂量下，吸收进入血液的成分含量有关，最后导致关联系数的差异。结合药效学评价发现高剂量组疗效较好，因此以高剂量组复方皂矾丸入血成分与生物标志物高度相关的显效成分作为其药效物质，分别为无刺枣苄苷Ⅱ、人参皂苷Rd、拟人参皂苷F11、3-O-顺式对香豆酰马斯里酸、24-甲基-7-胆甾烯-3β-醇、白桦脂醇、肉桂醇。

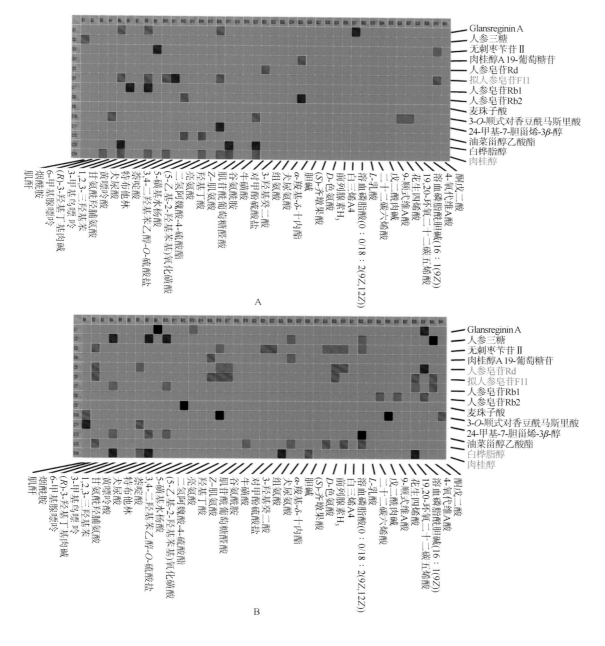

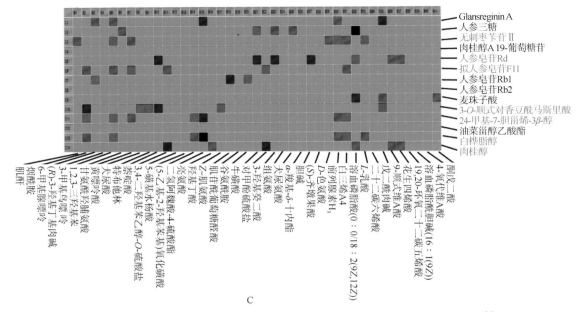

图 4-4　复方皂矾丸血中移行成分与贫血小鼠生物标志物的相关性分析研究[1]

A 为低剂量组；B 为中剂量组；C 为高剂量组

第二节　精制冠心片治疗冠心病大鼠模型的体内显效成分研究

精制冠心片来源于冠心 Ⅱ 号方，由赤芍、丹参、川芎、红花和降香制成，具有活血化瘀的功能，临床用于冠心病的治疗。目前对制成精制冠心片的 5 味中药的化学成分已经有比较全面的研究，但没有从整体上系统研究精制冠心片治疗冠心病的药效物质基础。基于中医方证代谢组学理论，利用高脂饮食联合腹腔注射维生素 D_3 制备冠心病大鼠模型，一方面通过代谢组学技术发现鉴定冠心病模型的生物标志物及所涉及的代谢网络，从机体代谢层面评价精制冠心片的治疗效应及分析其作用机制；另一方面通过中药血清药物化学技术分析冠心病大鼠模型经口服精制冠心片治疗有效后的入血成分；最后应用 PCMS 技术将精制冠心片的入血显效成分与冠心病模型生物标志物进行相关性分析，揭示精制冠心片治疗冠心病的潜在药效物质基础[2]。

一、精制冠心片治疗冠心病大鼠模型的药效评价

（一）实验方法

1.灌胃药液的制备

精制冠心片按照人体等倍剂量进行换算，即 0.81g/（kg·d）。按照换算后剂量的 1 倍、2 倍、4 倍，用蒸馏水配成精制冠心片低剂量、中剂量、高剂量混悬液，即 0.81g/（kg·d），

1.62g/（kg·d），3.24g/（kg·d），用前摇匀。阿司匹林肠溶片，碾碎，用蒸馏水配成人体等倍剂量混悬液，即 10mg/（kg·d），用前摇匀。

2. 实验分组

大鼠造模前先适应 1 周，室温环境下饲养，定量投食，自由饮水。采用高脂饲料联合腹腔注射维生素 D₃ 的方法复制冠心病大鼠模型，造模周期为 6 周。造模期间，空白组大鼠饲喂基础饲料，模型组大鼠饲喂高脂饲料，自由饮水。于造模第 1 天，模型组大鼠腹腔注射维生素 D₃（60 万 IU/kg），空白组大鼠腹腔注射等体积的生理盐水。在造模第 2、4、6 周时，模型组大鼠补加注射维生素 D₃（10 万 IU/kg），空白组大鼠腹腔注射等体积的生理盐水。冠心病模型复制成功后进行重新分组，分为模型组（8 只）、阳性药组（8 只）、精制冠心片低剂量给药组（8 只）、精制冠心片中剂量给药组（8 只）、精制冠心片高剂量给药组（8 只）。阳性药组大鼠灌胃给予阿司匹林，低、中、高剂量给药组大鼠对应灌胃给予相应剂量的精制冠心片，空白组大鼠和模型组大鼠灌胃给予同等体积的蒸馏水，给药时间为 28 天。

（二）药效评价

1. 对大鼠模型心电图的影响

经过 28 天给药治疗后，测量空白组、模型组、阳性药组和精制冠心片给药组大鼠心电图，如图 4-5 所示。结果表明，模型组、阳性药组和各给药组大鼠均呈现出心肌缺血阴性，大鼠心电图有自然恢复的趋势。

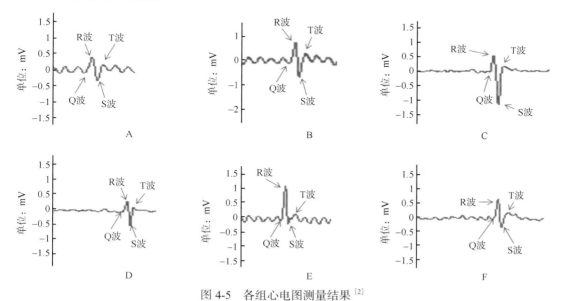

图 4-5 各组心电图测量结果[2]

A. 空白组；B. 模型组；C. 阳性药组；D. 精制冠心片低剂量给药组；E. 精制冠心片中剂量给药组；F. 精制冠心片高剂量给药组

2. 对大鼠模型临床生化指标的影响

治疗 28 天后，测定空白组、模型组、阳性药组及各剂量给药组大鼠血清中的甘油三酯（TG）、胆固醇（CHO）、高密度脂蛋白胆固醇（HDL-C）的含量，见图 4-6。与空白组相比，模型组大鼠血清中的 TG 与 CHO 的含量升高，HDL-C 的含量降低，说明经过 4 周的自然恢复，模型组大鼠仍处于冠心病状态。与模型组相比，不同剂量的精制冠心片给药组大鼠血清中 TG、CHO 含量显著下降，大鼠血清中 HDL-C 含量有上升的趋势，并且中剂量给药组和高剂量给药组具有显著性差异（$P < 0.05$，$P < 0.01$）。另外，与模型组相比，阳性药组大鼠血清中 TG、CHO 含量有下降的趋势，无显著性差异，大鼠血清中 HDL-C 含量有上升的趋势，无显著性差异。说明精制冠心片能够改善大鼠的血脂水平，且精制冠心片高剂量组效果最好，而阳性对照药对血脂水平无显著改善作用。

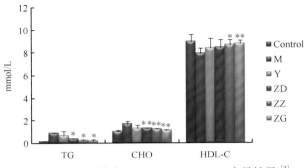

图 4-6　大鼠血清中 TG、CHO、HDL-C 含量结果 [2]

Control. 空白组；M. 模型组；Y. 阳性药组；ZD. 精制冠心片低剂量组；ZZ. 精制冠心片中剂量组；ZG. 精制冠心片高剂量组。
$*P < 0.05$；$**P < 0.01$，与模型组比较

3. 对大鼠模型心脏指数的影响

经过 28 天连续治疗，与模型组相比，精制冠心片不同剂量给药组大鼠的心脏指数均具有升高的趋势，且精制冠心片高剂量给药组具有极显著性差异（$P < 0.01$）。与模型组相比，阳性药组大鼠的心脏指数也有上升的趋势，且具有显著性差异（$P < 0.05$），见图 4-7。说明精制冠心片和阳性药均能够改善大鼠的心脏指数。

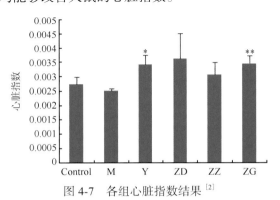

图 4-7　各组心脏指数结果 [2]

Control. 空白组；M. 模型组；Y. 阳性药组；ZD. 精制冠心片低剂量组；ZZ. 精制冠心片中剂量组；ZG. 精制冠心片高剂量组。
$*P < 0.05$；$**P < 0.01$，与模型组比较

4. 对大鼠模型冠脉组织及心肌组织病理的影响

空白组、模型组、阳性药组、精制冠心片不同剂量给药组大鼠的冠脉及心肌组织 H-E 染色结果见图 4-8。结果表明，空白组大鼠内皮细胞膜完好，内皮细胞排列整齐，心肌纤维束状均匀排列；模型组大鼠内皮细胞排列不规则、脱落，少量的脂质细胞沉积，同时伴有一定程度的心肌纤维化；与模型组相比，阳性药组大鼠脂质细胞沉积情况减少，内皮细胞排列呈现出一定的规则化，并且心肌纤维化程度降低，说明阿司匹林对冠心病模型能够起到一定程度的治疗作用；与模型组相比，精制冠心片不同剂量给药组大鼠脂质细胞沉积情况明显减小，钙盐沉积基本消失，心肌纤维化程度得到明显的改善，并且精制冠心片高剂量组能够明显改善大鼠粥样硬化状况。

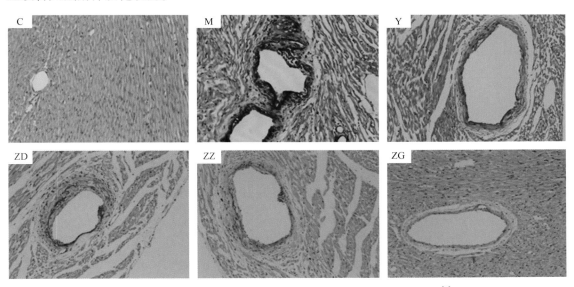

图 4-8　治疗 28 天后各组大鼠冠脉及心肌组织 H-E 染色结果[2]

C. 空白组；M. 模型组；Y. 阳性药组；ZD. 精制冠心片低剂量给药组；ZZ. 精制冠心片中剂量给药组；ZG. 精制冠心片高剂量给药组

（三）代谢组学分析

1. 精制冠心片对冠心病大鼠模型尿液代谢轮廓的影响

将各组采集到的数据导入 Progenesis QI 软件进行处理，可得到治疗 28 天各组大鼠尿液代谢轮廓 Score 得分图，见图 4-9。从图中可以看出，六组之间能够分开，与模型组相比，阿司匹林组和不同剂量的精制冠心片组的矢量位置向空白组靠近，说明阿司匹林组和不同剂量的精制冠心片组能够影响冠心病模型大鼠尿液代谢轮廓，并且向其空白组方向靠近。

2. 精制冠心片对冠心病大鼠模型生物标志物的影响

治疗 28 天后，通过分析冠心病模型成功时所鉴定出的生物标志物在各组大鼠尿液中含量的变化，发现阿司匹林和不同剂量的精制冠心片能够使尿液中大部分生物标志物的含量向着空白组方向回调。与冠心病模型相关的 25 个尿液生物标志物中，精制冠心片回调了其中 21 个生物标志物（图 4-10），它们分别是吡咯烷酮羧酸、β- 丙氨酸、阿洛糖、3- 羟基己二酸、3β- 半乳糖基葡萄糖、咪唑丙酸、L- 异亮氨酰 -L- 脯氨酸、二酮古洛糖酸、L- 苏式 -2- 戊酮糖、肾上腺素红、异吡哆醛、N-acetylvanilalanine、D- 苯乳酸、辛二酸、高香草酸硫酸酯、3- 甲基二氧吲哚、异麦芽糖、癸二酸、3- 亚甲基 - 假吲哚、5- 羟基 -L- 色氨酸、L- 苯丙氨酰 -L- 羟基脯氨酸。

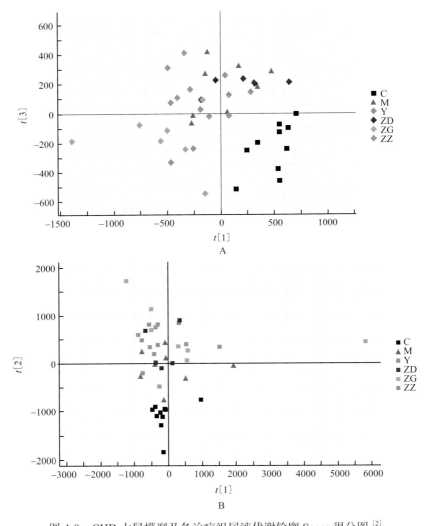

图 4-9　CHD 大鼠模型及各治疗组尿液代谢轮廓 Score 得分图 [2]

A. 正离子模式，B. 负离子模式；C. 空白组；M. 模型组；Y. 阿司匹林组；ZD. 精制冠心片低剂量给药组；ZZ. 精制冠心片中剂量给药组；ZG. 精制冠心片高剂量给药组

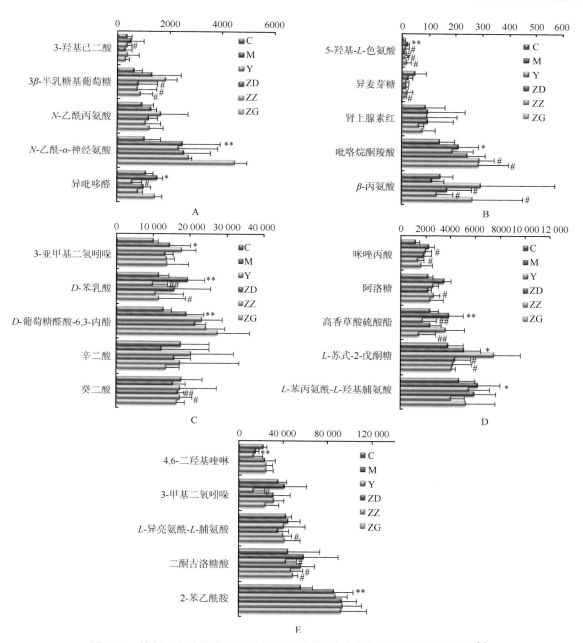

图 4-10　精制冠心片治疗冠心病大鼠模型尿液中生物标志物的含量变化图[2]

C. 空白组；M. 模型组；Y. 阳性组；ZD. 精制冠心片低剂量组；ZZ. 精制冠心片中剂量组；ZG. 精制冠心片高剂量组

二、有效状态下的精制冠心片血中移行成分分析

（一）精制冠心片体外成分分析

应用 UPLC/Q-TOF-MS 技术采集精制冠心片体外成分 MSE 数据，并导入 UNIFI 处理软件中对精制冠心片体外成分进行分析和表征，在 16min 采集时间内共表征出 111 个化合物，

其中 32 个源自丹参如丹参新醌丙、丹参素、3，4- 二羟基桂皮酸、丹参酮ⅡA、丹酚酸 G、紫草酸、黄芩苷、丹酚酸 F、丹酚酸 A、3- 羟基 -4- 甲氧基肉桂酸、紫草酸 B、紫草酸二甲酯、丹酚酸 C、15，16- 二氢丹参酮Ⅰ、丹参新醌甲等；5 个源自川芎如木犀草素 -7-*O-β-D-* 吡喃葡萄糖苷、4- 羟基 -3- 丁基苯肽、新蛇床内酯等；37 个源自赤芍如乙酰芍药苷、芍药内酯 A、丹皮酚原苷、8- 去苯甲酰芍药苷、杨属苷、楝叶吴萸素 B、4- 乙基芍药苷、白芍苷 R1、3- 甲氧基黄杉素、山奈素 -3，7- 二葡萄糖苷、1，2，3，6- 四 -*O-* 没食子酰 -*β-D-* 葡萄糖、氧化芍药苷、没食子酸乙酯、苯丙酸、没食子酰芍药苷、白芍苷等；8 个源自红花如羟基红花黄色素 A、红花黄色素 A、6- 羟基山奈酚、6- 羟基山奈酚 -3-*O-* 葡萄糖苷、槲皮素、山奈酚 -3-*O-* 芸香糖苷等；29 个源自降香如（−）- 白香草木犀紫檀酚 D、白香草木犀紫檀酚 A、苯并吡喃衍生物Ⅰ、芦丁、3′- 羟基美兰汀、3′，4′，7- 三羟基黄烷酮等。

（二）有效状态下精制冠心片血中移行成分分析

1. 血清样本的处理

取 −80℃保存的治疗第 28 天的模型组和不同剂量精制冠心片给药组的血清，室温融化。采用液固萃取法（SPE 小柱）处理血清样品。具体操作过程如下：精密吸取各组血清 1ml，加入 4% 磷酸 1ml，涡旋 30s，混悬。上样到用 2ml 甲醇、2ml 水活化后的 SPE 小柱，上样后，2ml 水淋洗，弃去，2ml 甲醇洗脱，收集洗脱液。之后 37℃下用氮气吹干，用 200μl 50% 甲醇复溶，超声 1min，振荡 1min，于 4℃，13 000r/min 离心 15min，取上层清液供 UPLC/Q-TOF-MS 分析，进样量为 5μl。

2. 精制冠心片显效成分表征

将体外、模型组和各剂量精制冠心片治疗组的 UPLC/Q-TOF-MS 数据导入 UNIFI 中，采用与体外相同的处理方法处理数据。取相同保留时间下，体内和体外数据中具有该成分，而模型组没有该成分的化学成分，进一步通过对比高碰撞能下此成分的碎片信息，由此来确定精制冠心片治疗冠心病模型的原型入血成分。进一步利用 Metabolynx 方法辨识精制冠心片血中代谢产物峰。首先将模型组和精制冠心片治疗高剂量的各个数据利用 Masslynx 嵌入的 tools 中的 Combine all files 组合成一个数据，然后利用 Metabolynx 里 set up 设置分析方法的参数，包括 metabolite list、MS traces、Elemental composition 等。将精制冠心片体外成分的化学式分别输入 Mass A、Mass B、Mass C 等中，分析组合后的精制冠心片给药组样品与模型组样品，进而找出精制冠心片治疗冠心病有效的状态下其入血原型成分和代谢物。

结果在精制冠心片给药组大鼠血清中共检测到 37 个原型入血成分，其中 16 个来自丹参，9 个来自赤芍，10 个来自降香，2 个来自红花，没有检测到川芎的入血原型成分。详细结果见表 4-4。结合 Metabolynx 分析方法进一步挖掘其可能的代谢物，结果挖掘出 6 个代谢物，其中，3 个源自丹参，3 个源自降香，详细结果见表 4-5。

表 4-4　精制冠心片的原型血中移行成分

序号	保留时间（min）	入血成分	分子量	分子式	[M+H]⁺	[M−H]⁻	二级质谱碎片离子	来源
1	4.22	丹参酮 II$_A$	294.1255	$C_{19}H_{18}O_3$		293.1148	137, 108	a
2	4.61	8-去苯甲酰芍药苷	376.1369	$C_{16}H_{24}O_{10}$	377.1387		195, 135, 118, 97	c
3	4.81	白香草木犀紫檀酚 A	300.0997	$C_{17}H_{16}O_5$	301.1043		179, 161, 133	e
4	4.95	4-乙基芍药苷	508.1944	$C_{23}H_{32}O_{11}$			479, 327, 211, 165, 101	c
5	4.98	山柰素-3, 7-二葡萄糖苷	610.1533	$C_{27}H_{30}O_{16}$		609.1484	301, 212, 146, 129, 75	c
6	5.06	芦丁	610.1533	$C_{27}H_{30}O_{16}$		609.1474	577, 449, 337, 284, 123	e
7	5.10	6-羟基山柰酚-3-O-葡萄糖苷	464.0954	$C_{21}H_{20}O_{12}$	465.0985		301, 271, 243, 178, 93	d
8	5.90	3'-羟基美兰汀	300.0633	$C_{16}H_{12}O_6$			287, 163, 135	e
9	6.01	Cartormin	575.1638	$C_{27}H_{29}NO_{13}$		574.1529	424, 394, 378, 359, 244	d
10	6.04	丹酚酸 G	340.0583	$C_{18}H_{12}O_7$		339.0490	295, 185, 109	a
11	6.33	(3R)-4'-甲氧基-2', 3', 7-三羟基异黄烷酮	302.0790	$C_{16}H_{14}O_6$	303.0728		287, 271, 253	e
12	6.43	大豆素	254.0579	$C_{15}H_{10}O_4$	255.0517		179, 151, 133, 91	e
13	6.57	山柰黄素	286.0477	$C_{15}H_{10}O_6$	287.0678		227, 146, 109	c
14	6.59	芍药新苷	462.1526	$C_{23}H_{30}O_{10}$		461.1402	249, 177, 121, 109	c
15	7.11	(Z)-(1S, 5R)-蒎-10-烯基-β-巢菜糖苷	446.2152	$C_{21}H_{34}O_{10}$		445.1913	241, 119, 89	c
16	7.66	Xenognosin B	284.0684	$C_{16}H_{12}O_5$		283.0683	268, 251, 159, 109	e
17	7.89	Stevein	284.0684	$C_{16}H_{12}O_5$		283.0745	268, 227, 119	e
18	8.22	苯甲酰芍药苷	584.1893	$C_{30}H_{32}O_{13}$		583.1841	553, 315, 299, 121	c
19	9.21	3'-O-甲基紫黄檀素	330.1103	$C_{18}H_{18}O_6$	331.1336		299, 135, 91	e
20	9.76	山柰甲黄素	300.0633	$C_{16}H_{12}O_6$		299.0544	267, 251, 132	c
21	10.08	(±)-微凸剑叶莎酚	302.1154	$C_{17}H_{18}O_5$		301.1024	288, 272, 193, 163, 147	e
22	10.19	黄檀素	268.0735	$C_{16}H_{12}O_4$	269.0756		229, 131, 103, 77	e
23	12.02	丹参新醌甲	296.1048	$C_{18}H_{16}O_4$	297.1108		281, 263, 223, 197	a

续表

序号	保留时间（min）	入血成分	分子量	分子式	检测质荷比 [M+H]⁺	检测质荷比 [M-H]⁻	二级质谱碎片离子	来源
24	12.02	15,16-二氢丹参酮 I	278.0942	$C_{18}H_{14}O_3$	279.1015		223，141	a
25	12.28	3β-羟基-11-氧代-齐墩果-12-烯-28-酸	470.3396	$C_{30}H_{46}O_4$	471.3010		453，119	c
26	12.32	1，2，5，6-四氢丹参酮 I	280.1099	$C_{18}H_{16}O_3$	281.1355		265，247，213，128	a
27	12.37	丹参隐螺内酯	286.1568	$C_{18}H_{22}O_3$		285.1464	269，239，225，171，141	a
28	12.61	丹参酚醌 II	312.1361	$C_{19}H_{20}O_4$		311.1266	269，239，199	a
29	12.96	丹参酸甲酯	338.1154	$C_{20}H_{18}O_5$		337.1286	247，199	a
30	13.05	异隐丹参酮	296.1412	$C_{19}H_{20}O_3$	297.1497		227，203	a
31	13.72	异丹参酮 I	276.0786	$C_{18}H_{12}O_3$	277.0740		169，141	a
32	14.00	羟基丹参酮 II_A	310.1205	$C_{19}H_{18}O_4$		309.1201	252，227，159	a
33	14.13	柳杉酚	300.2089	$C_{20}H_{28}O_2$		299.2018	213，175，83	a
34	14.38	丹参酚醌 I	312.1361	$C_{19}H_{20}O_4$	313.1417		295，239，85	a
35	14.67	丹参新醌乙	280.1099	$C_{18}H_{16}O_3$	281.1158		262，252，121	a
36	15.37	次甲丹参醌	278.0942	$C_{18}H_{14}O_3$	279.0917		209，145	a
37	15.88	鼠尾草酚	268.1463	$C_{18}H_{20}O_2$	269.1328		147	a

a. 丹参；c. 赤芍；d. 红花；e. 降香

表 4-5　精制冠心片血中代谢产物表征

序号	保留时间（min）	代谢物	分子量	分子式	检测质荷比		来源
					[M+H]⁺	[M–H]⁻	
M1	5.03	大豆素葡萄糖醛酸化产物	430.0900	$C_{21}H_{18}O_{10}$	431.0786		e
M2	5.75	Xenognosin B 葡萄糖醛酸化产物	460.1006	$C_{22}H_{20}O_{11}$		459.0971	e
M3	6.86	（±）-微凸剑叶莎酚葡萄糖醛酸化产物	478.1475	$C_{23}H_{26}O_{11}$		477.1384	e
M4	10.37	柳杉醇葡萄糖醛酸化产物	476.2410	$C_{26}H_{36}O_8$		475.2346	a
M5	12.00	鼠尾草酚硫酸化代谢产物	348.1031	$C_{18}H_{20}O_5S$	349.1019		a
M6	13.90	羟基丹参酮Ⅱ_A 葡萄糖醛酸化产物	486.1526	$C_{25}H_{26}O_{10}$		485.1435	a

a. 丹参；e. 降香

三、精制冠心片血中移行成分与生物标志物的相关性分析

以精制冠心片治疗冠心病有效状态下的体内入血原型成分的相对峰面积来计算每个成分在每只大鼠血清中的相对含量；以已确定的冠心病模型尿液生物标志物的响应值强度作为相对含量，计算各个生物标志物在各给药组和模型组中含量差值。采用 PCMS 分析方法，分别计算精制冠心片体内显效成分与其对应冠心病模型生物标志物效应的皮尔逊相关系数；本实验设置相关系数 1 为 0.6，相关系数 2 为 0.7，即 $0.6 \leqslant |r| < 0.7$ 为高度正（负）相关，$0.7 \leqslant |r| \leqslant 1$ 为极度正（负）相关。经 PCMS 软件处理后得到精制冠心片三个不同剂量给药组的关联性分析热图，如图 4-11～图 4-13 所示。从图中可知，不同剂量的精制冠心片治疗冠心病模型

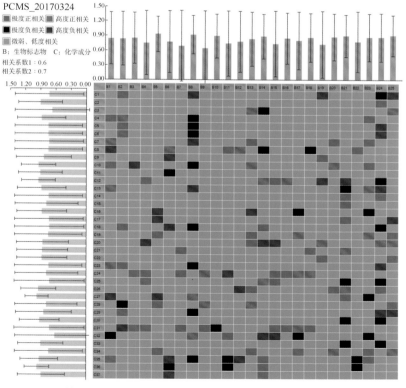

图 4-11　精制冠心片低剂量血中移行成分与生物标志物相关性分析热图

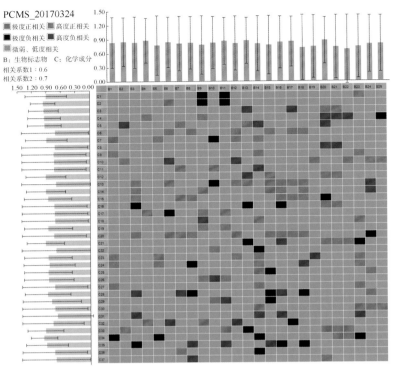

图 4-12　精制冠心片中剂量血中移行成分与生物标志物相关性分析热图

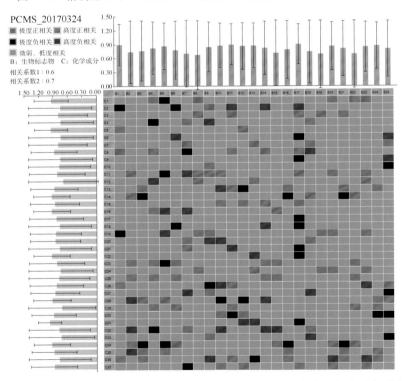

图 4-13　精制冠心片高剂量体内显效成分与冠心病模型尿液生物标志物相关性分析热图

生物标志物的名称和数量不同，并且极度相关的个数随着剂量的增大而呈现出增加的趋势，这可能与不同剂量下，入血原型成分的含量有关。对不同剂量下 PCMS 处理的结果进行归纳，详见表 4-6。精制冠心片体内显效成分与冠心病模型尿液中生物标志物极度相关的个数达到 9 个及以上，即认为该成分为极度相关成分。

表 4-6 精制冠心片给药组显效成分与冠心病模型尿液生物标志物相关分析信息

标号	名称	极度关联个数	极度正负相关标志物的编号
C1	丹参酮 II$_A$	7	B2、B4、B5、B9、B11、B20、B24
C2	8-去苯甲酰芍药苷	5	B1、B6、B9、B11、B24
C3	白香草木犀紫檀酚 A	3	B14、B20、B21
C4	4-乙基芍药苷	8	B1、B4、B7、B8、B9、B18、B23、B25
C5	山柰素 -3，7-二葡萄糖苷	4	B1、B2、B7、B8
C6	芦丁	6	B2、B6、B8、B15、B17、B18
C7	6-羟基山柰酚 -3-O-葡萄糖苷	9	B5、B10、B12、B13、B14、B18、B20、B23、B25
C8	3'-羟基美兰汀	4	B7、B11、B14、B18
C9	Cartormin	5	B1、B14、B17、B19、B23
C10	丹酚酸 G	9	B1、B2、B8、B9、B19、B22、B23、B24、B25
C11	（3R）-4'-甲氧基 -2'，3'，7-三羟基异黄烷酮	4	B5、B6、B20、B23
C12	大豆素	6	B4、B13、B15、B20、B21、B24
C13	山柰黄素	8	B3、B10、B12、B16、B17、B18、B21、B24
C14	芍药新苷	5	B3、B16、B18、B21、B24
C15	（Z）-（1S，5R）-β-蒎 -10-烯基 -β-巢菜糖苷	9	B3、B8、B10、B12、B16、B17、B18、B20、B21
C16	Xenognosin B	8	B3、B4、B13、B16、B17、B20、B21、B23
C17	Stevein	4	B6、B9、B17、B21
C18	苯甲酰芍药苷	6	B2、B6、B8、B14、B17、B24
C19	3'-O-甲基紫黄檀素	10	B1、B5、B8、B9、B11、B13、B19、B20、B23、B25
C20	山柰甲黄素	9	B3、B7、B8、B13、B15、B16、B17、B18、B24
C21	（±）-微凸剑叶莎酚	8	B7、B13、B17、B18、B20、B21、B22、B23
C22	黄檀素	5	B10、B14、B17、B19、B25
C23	15，16-二氢丹参酮 I	11	B1、B2、B4、B5、B8、B12、B14、B15、B22、B23
C24	丹参新醌甲	12	B1、B3、B4、B5、B7、B8、B14、B15、B16、B19、B20、B23
C25	3β-羟基 -11-氧代 -齐墩果 -12-烯 -28-酸	8	B2、B4、B6、B14、B15、B21、B22、B24
C26	1，2，5，6-四氢丹参酮 I	6	B1、B9、B11、B13、B20、B24
C27	丹参隐螺内酯	6	B1、B9、B14、B21、B23、B25
C28	丹参酚醌 II	9	B3、B5、B8、B10、B12、B15、B18、B24、B25
C29	丹参酸甲酯	7	B3、B4、B8、B10、B11、B15、B24
C30	异隐丹参酮	6	B10、B11、B12、B21、B24、B25

续表

标号	名称	极度关联个数	极度正负相关标志物的编号
C31	异丹参酮 I	9	B4、B5、B7、B9、B10、B15、B16 B17、B18
C32	羟基丹参酮 II$_A$	8	B1、B4、B7、B11、B16、B17、B18、B23
C33	柳杉醇	5	B9、B13、B21、B24、B25
C34	丹参酚醌 I	12	B1、B2、B3、B5、B13、B14、B15、B16、B17、B21、B22、B23
C35	丹参新醌乙	11	B1、B3、B5、B8、B11、B14、B16、B18、B21、B22、B23
C36	次甲丹参醌	11	B1、B3、B6、B7、B11、B13、B14、B16、B21、B22、B24
C37	鼠尾草酚	6	B7、B10、B14、B17、B20、B23

应用 PCMS 对外源性精制冠心片显效成分与内源性冠心病模型尿液生物标志物的分析，最终得到极度相关成分有 12 个，它们分别是 6- 羟基山柰酚 -3-*O*- 葡萄糖苷、丹酚酸 G、（*Z*）-（1*S*，5*R*）-*β*- 蒎 -10- 烯基 -*β*- 巢菜糖苷、3′-*O*- 甲基紫黄檀素、山柰甲黄素、15，16- 二氢丹参酮 I、丹参新醌甲、丹参酚醌 II、异丹参酮 I、丹参酚醌 I、丹参新醌乙、次甲丹参醌；其中，2 个来自赤芍，8 个来自丹参，1 个来自降香，1 个来自红花。最终将这 12 个化学成分确定为精制冠心片治疗冠心病大鼠模型的潜在药效物质基础。

四、结　论

本研究采用中医方证代谢组学方法，在综合评价精制冠心片干预冠心病大鼠模型基础上，分析表征了血中移行成分进行及与内源性生物标志物的相关性，揭示了潜在药效物质基础。精制冠心片能够对冠心病模型大鼠起到一定的治疗作用，主要通过调节机体的氨基酸代谢通路、糖类代谢通路、核苷酸代谢通路、维生素和辅酶因子代谢通路和其他氨基酸代谢通路五大代谢途径有效地改善冠心病的病理状态，潜在药效物质基础是山柰黄素、3′-*O*- 甲基紫黄檀素、15，16- 二氢丹参酮 I、丹参新醌甲、3*β*- 羟基 -11- 氧代 - 齐墩果 -12- 烯 -28- 酸、异隐丹参酮、丹参酚醌 I、丹参新醌乙、次甲丹参醌、鼠尾草酚。本研究为精制冠心片质量标准提升及临床合理应用提供了依据。

第三节　罗珍胶囊治疗肝火亢盛型高血压大鼠模型的体内显效成分研究

罗珍胶囊是治疗肝火亢盛型高血压的中成药，目前，国内外有众多针对其单味药化学成分和药理作用的研究，但中药复方的药理作用并不是其单味药及单体活性成分的简单加和，存在药物之间和药物与机体之间的复杂相互作用，罗珍胶囊治疗肝火亢盛型高血压的药效物质基础及其作用机制仍不清楚。本研究采用灌胃附子、干姜、肉桂提取物联合 *N*- 硝基 -*L*- 精氨酸甲酯建立肝火亢盛型高血压模型，以血压、血管紧张素 II（Ang II）、去甲肾上腺素（NE）和 5- 羟色胺（5-HT）为评价指标，并进行尿液和血液代谢组学分析，评价罗珍胶囊治疗肝火亢盛型高血压的疗效及其作用机制。在罗珍胶囊治疗有效的状态下，利用中药血清药物化学的方法，分析表征罗珍胶囊血中移行成分，进而将模型大鼠口服罗珍胶囊后血中移行性成分与潜在内源性生物标志物进行关联性分析，发现与疗效高度相关的罗珍胶囊体内显效成分，揭示罗珍胶囊治疗肝火亢盛型高血压的药效物质基础[3]。

一、罗珍胶囊治疗肝火亢盛性高血压大鼠模型的药效评价

（一）实验方法

1. 灌胃药液的制备

罗珍胶囊内容物用蒸馏水充分混悬，作为灌胃药液。罗珍胶囊给药分为低、中、高三个剂量，分别为人剂量的 1 倍、2 倍、4 倍。罗珍胶囊每天成人剂量为每日 1.2g 成药，根据体表面积折算大鼠一日剂量为 0.107g/（kg·d），则给药的低剂量为 0.107g/（kg·d），中剂量为 0.214g/（kg·d），高剂量为 0.428g/（kg·d）。

阳性对照药天麻钩藤颗粒用蒸馏水充分混悬，作为阳性对照药灌胃药液，按照成人临床每天剂量折算成大鼠剂量为 1.34g/（kg·d）。

2. 实验分组

8 周龄雄性 Wistar 大鼠 60 只（200g±20g），适应环境 1 周，将实验动物随机分为 6 组，空白对照组（K 组，10 只）：普通饲养，自动饮水，每天灌胃给予蒸馏水，其他不做任何处理；模型组（M 组，10 只）：1～4 周灌胃给予造模药［中药提取液（附子 1∶干姜 1∶肉桂∶1，10g 生药/（kg·d)）］和 N-硝基 -L-精氨酸甲酯［6mg/（kg·d）］，并给予 1% 氯化钠溶液自由饮用，不予治疗，从第 5 周开始每只大鼠灌胃给予蒸馏水 4 周；阳性对照药组（Y 组，10 只）：1～4 周灌胃给予造模药，并给予 1% 氯化钠溶液自由饮用，从第 5 周开始灌胃给予阳性对照药治疗 4 周；罗珍胶囊低、中、高剂量组（L、Z、H 组，各 10 只）：1～4 周每天灌胃给予造模药，第 5 周开始灌胃给予罗珍胶囊治疗 4 周。

（二）药效评价

1. 对大鼠模型体重的影响

肝火亢盛型高血压模型制备及治疗过程中大鼠体重会出现较明显的变化，所以在模型的复制过程中，对大鼠体重每 7 天进行实时监测。各组大鼠每 7 天测定一次体重，绘制成曲线，结果见图 4-14。如图显示，造模期间，各组大鼠体重均呈上升趋势，与空白对照组相比，从第 14 天开始，模型组大鼠体重显著降低具有统计学意义（**$P < 0.01$）；与模型组相比，第 56 天的罗珍胶囊中剂量组与罗珍胶囊高剂量组体重出现了明显的回调，具有统计学意义（##$P < 0.01$）。

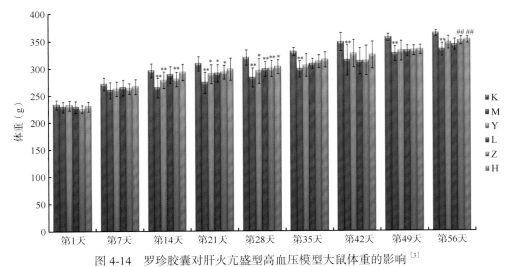

图 4-14　罗珍胶囊对肝火亢盛型高血压模型大鼠体重的影响[3]

K. 空白对照组；M. 模型组；Y. 阳性对照药组；L. 罗珍胶囊低剂量组；Z. 罗珍胶囊中剂量组；H. 罗珍胶囊高剂量组。

**P < 0.01，与空白对照组比较；##P < 0.01，与模型组比较

2. 对大鼠模型血压的影响

各组大鼠每 7 天测定一次收缩压，绘制成柱形图，结果见图 4-15。结果显示，与空白对照组相比，造模期间，各组大鼠血压均呈上升趋势，从第 14 天开始各组均先后出现统计学意义（*P < 0.05，**P < 0.01）；与模型组相比，罗珍胶囊高剂量组和罗珍胶囊中剂量组血压值分别于 42 天、第 49 天开始持续出现明显回调，具有统计学意义（#P < 0.05，##P < 0.01）；阳性对照药组与模型组相比，于第 56 天出现回调，有显著性差异。

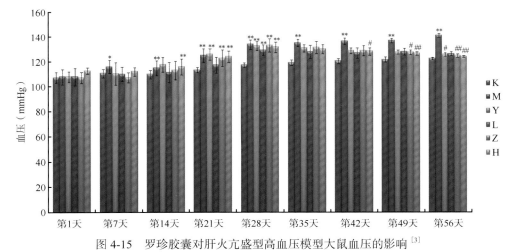

图 4-15　罗珍胶囊对肝火亢盛型高血压模型大鼠血压的影响[3]

K. 空白对照组；M. 模型组；Y. 阳性对照药组；L. 罗珍胶囊低剂量组；Z. 罗珍胶囊中剂量组；H. 罗珍胶囊高剂量组。

*P < 0.05，**P < 0.01，与空白对照组比较；#P < 0.05，##P < 0.01，与模型组比较

3. 对大鼠模型旋转耐受性的影响

大鼠旋转耐受性是用来衡量大鼠平衡性，用来监测由高血压引起的大鼠的晕眩程

度。具体操作：将大鼠立于特制旋转平台上，转速 60r/min，记录其维持旋转的时间，如果转动 2min 后仍不跌下，则停止测试。所有大鼠每次的测试时间统一规定在每周六上午 8：00 ～ 10：00。

　　各组大鼠每 7 天测定一次，绘制成柱形图，结果见图 4-16。结果显示，与空白对照组相比，其他各组旋转耐受的秒数明显下降，差异具有统计学意义（*P < 0.05，**P < 0.01）；与模型组相比，罗珍胶囊高剂量组和罗珍胶囊中剂量组于第 49 天开始出现明显回调，罗珍胶囊低剂量组则于第 56 天出现明显回调，三组旋转秒数明显增多，具有极显著差异（##P < 0.01），而阳性对照药组于第 42 天开始出现显著回调，也具有极显著差异（##P < 0.01）。

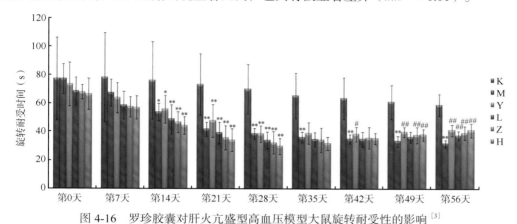

图 4-16　罗珍胶囊对肝火亢盛型高血压模型大鼠旋转耐受性的影响 [3]

K.空白对照组；M.模型组；Y.阳性对照药组；L.罗珍胶囊低剂量组；Z.罗珍胶囊中剂量组；H.罗珍胶囊高剂量组

4. 对大鼠模型易激惹程度的影响

　　大鼠易激惹程度分为Ⅲ级：Ⅰ级指捉持颈部时尖叫、惊跳，记 1 分；Ⅱ级指捉持颈部时咬人，记 2 分；Ⅲ级指提尾时尖叫、惊跳，甚至咬人或同笼大鼠频繁打斗，记 3 分。每 7 天对大鼠易激惹程度进行实时监测。

　　各组大鼠每 7 天测定一次，绘制成表格，结果见表 4-7。结果显示，与空白对照组相比，其他各组大鼠的易激惹程度明显升高，差异具有统计学意义（*P < 0.05，**P < 0.01）；与模型组相比，只有罗珍胶囊高剂量组及低剂量组于第 56 天的得分明显较低，出现显著性差异（#P < 0.05）。

表 4-7　易激惹程度得分表 [3]

组别	易激惹程度得分								
	第 0 天	第 7 天	第 14 天	第 21 天	第 28 天	第 35 天	第 42 天	第 49 天	第 56 天
K 组	8	8	6	4	4	5	6	4	4
M 组	2	6	8	12	15**	15	15	13	11
Y 组	2	6	9	14*	17**	12	8	7	4
L 组	3	7	9	13*	16**	13	10	7	3#
Z 组	4	7	10	14*	16**	12	10	6	5
H 组	3	9	10	14*	18**	15	11	7	3#

5. 对大鼠模型临床生化指标的影响

临床生化指标测定结果如图 4-17 所示。与空白对照组相比，模型组血液中 Ang Ⅱ 的含量明显升高，具有统计学意义（*P < 0.05）；与模型组相比，罗珍胶囊低剂量、中剂量组和高剂量组均有显著性的差异（#P < 0.05，##P < 0.01）。与空白对照组相比，模型组血液中 NE 的含量明显升高，具有统计学意义（*P < 0.05）；与模型组相比，罗珍胶囊中剂量组含量下降，有显著性的差异（#P < 0.05）。与空白对照组相比，模型组体内的 5-HT 较空白对照组明显升高，具有统计学意义（*P < 0.05）；与模型组相比，罗珍胶囊中剂量组、高剂量组大鼠体内 5-HT 较模型组有明显的下降，有显著性的差异（##P < 0.01）。

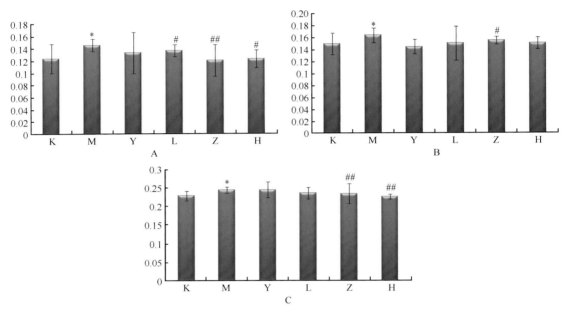

图 4-17　罗珍胶囊对肝火亢盛型高血压模型大鼠临床生化指标的影响[3]

A. Ang Ⅱ；B. NE；C. 5-HT

K. 空白对照组；M. 模型组；Y. 阳性对照药组；L. 罗珍胶囊低剂量组；Z. 罗珍胶囊中剂量组；H. 罗珍胶囊高剂量组

（三）代谢组学分析

1. 大鼠模型代谢轮廓变化

利用已优化的色谱质谱分析条件对各组在第 0 天、第 28 天、第 29 天、第 35 天、第 42 天、第 49 天、第 56 天的尿液进行分析，采集 UPLC/Q-TOF-MS 数据。利用 Progenensis QI 软件进行处理，各色谱峰经过匹配、提取、标准化流程后，将离子归一化；对这些离子进行非监督型 PCA，得到能反映罗珍胶囊高、中、低剂量组及阳性对照药组的变化过程的 S-plot 图，表明罗珍胶囊治疗的过程中，各个治疗组随着治疗天数的增加数据轮廓逐渐远离模型组，趋近于第 0 天正常大鼠，于治疗的第 56 天更趋近于第 0 天的正常大鼠；从代谢组学方面说明罗珍胶囊对肝火亢盛型高血压疾病的治疗过程中，治疗第 56 天代谢变化最显著。第 56 天各组尿液代谢轮廓 PCA 的 S-plot 图（图 4-18），由图可知，在第 56 天各治疗组均趋于空白对照组，远离模型组，且高剂量组更趋于空白对照组，表明罗珍胶囊及阳性对照药对肝火亢盛型高血压有一定的治疗作用，且高剂量组效果更佳。

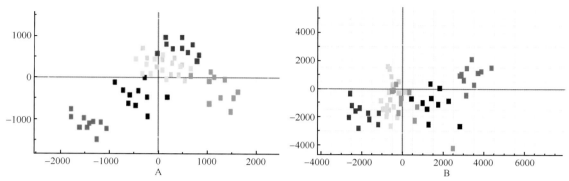

图 4-18　罗珍胶囊治疗肝火亢盛型高血压大鼠模型第 56 天尿液代谢轮廓 PCA 得分图 [3]

A. 正离子模式；B. 负离子模式

■ 空白对照组；■ 模型组；■ 阳性对照药组；■ 罗珍胶囊低剂量组；■ 罗珍胶囊中剂量组；■ 罗珍胶囊高剂量组

　　利用已优化的色谱质谱分析条件对第 56 天各个组血液样品进行详细分析，利用 Progenesis QI 软件进行处理，经峰提取及标准化后，应用非监督型 PCA 分析代谢轮廓变化，见图 4-19。由图可知，在肝火亢盛型高血压大鼠模型复制成功后，罗珍胶囊治疗的过程中，各个治疗组随着治疗数据轮廓逐渐远离模型组，趋近于空白对照组正常大鼠，且罗珍胶囊高剂量组更趋近于空白对照组的正常大鼠；从代谢组学方面说明罗珍胶囊对肝火亢盛型高血压疾病的治疗过程中，罗珍胶囊高剂量组代谢变化最显著。

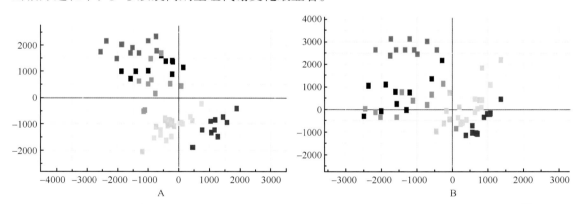

图 4-19　罗珍胶囊治疗肝火亢盛型高血压大鼠模型第 56 天血液代谢轮廓 PCA 分析得分图 [3]

A. 正离子模式；B. 负离子模式

■ 空白对照组；■ 模型组；■ 阳性对照药组；■ 罗珍胶囊低剂量组；■ 罗珍胶囊中剂量组；■ 罗珍胶囊高剂量组

2. 对大鼠模型生物标记物的调节作用

　　利用 UPLC-MS 分析技术，对罗珍胶囊治疗肝火亢盛型高血压模型大鼠尿液代谢组学进行轮廓表征和模式识别分析，证明罗珍胶囊对肝火亢盛型高血压模型大鼠的代谢网络产生了明显影响，使得尿液代谢谱发生了明显变化。在鉴定的 32 个潜在生物标志物中罗珍胶囊高剂量组回调最好，可显著回调其中的 18 个（图 4-20），分别为：1- 甲基组氨酸、2- 羟基苯乙胺、苯乙醛、酪胺葡糖苷酸、2′，3′-环磷酸腺苷、4-吡哆内酯、哌啶酸、L-甘氨酰亮氨酸、3-（3，4-二羟苯基）-乳酸、L-酪氨酸、4-羟基苯丙酮酸、苯乳酸、3-酮基-右旋半乳糖、乙酰氨基半乳糖、3，4-二羟基反式肉桂酸酯、多巴醌、β-酪氨酸、乙酰芳胺。分析肝火亢盛型高血压模型潜在生物标志物在罗珍胶囊治疗后的含量变化趋势，发现罗珍胶囊的治疗作用能影响肝火亢盛型高血压模型的潜在生物标志物，使其含量向趋近于空白对照组的方向回调。在鉴定的 23 个潜在生物标志物中，罗珍胶囊治疗组与阳性对照药组均出现明显回调。其中罗珍胶囊高剂量组作用最显著，可回调 14 个，分别为 N-乙酰谷氨酸、脱氧皮质醇、21-羟基-孕甾烷、胆酸、牛磺酸鹅去氯胆酸、磷酸鞘氨醇、溶血磷脂（16：1）、顺-视黄酸、四氧视黄酸、溶血磷脂（22：6）、溶血磷脂（20：3）、维生素 A、溶血磷脂（22：5）、3，7，12′-三羟基胆甾醇，详见图 4-21。

二、有效状态下的罗珍胶囊血中移行成分分析

（一）罗珍胶囊体外成分分析

利用 UPLC/Q-TOF-MS/MS 技术对罗珍胶囊的化学成分进行分析，比较全面地分析了罗珍胶囊的化学成分，为罗珍胶囊药效物质研究奠定了基础。采集的 MS^E 质谱数据模式结合 UNIFI

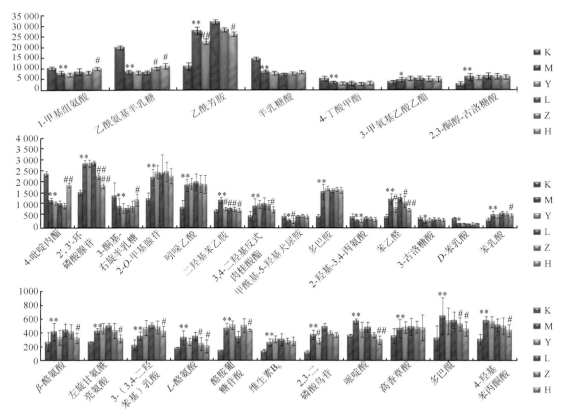

图 4-20　罗珍胶囊治疗后肝火亢盛型高血压潜在的生物标志物尿液相对含量变化[3]

K. 空白对照组；M. 模型组；Y. 阳性对照药组；L. 罗珍胶囊低剂量组；Z. 罗珍胶囊中剂量组；H. 罗珍胶囊高剂量组。*P < 0.05，**P < 0.01，与空白对照组比较；#P < 0.05，##P < 0.01，与模型组比较

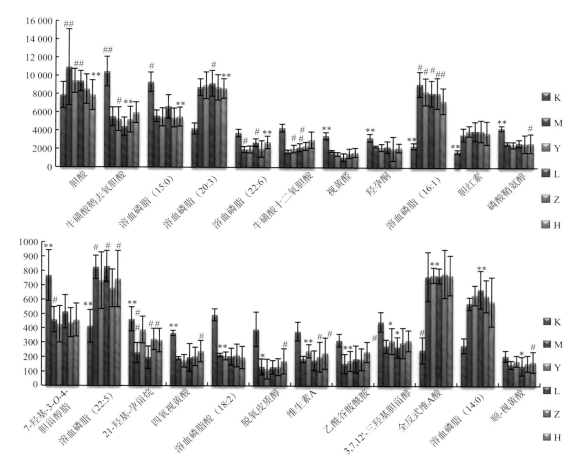

图 4-21　罗珍胶囊治疗后肝火亢盛型高血压潜在的生物标志物血液相对含量变化[3]

K. 空白对照组；M. 模型组；Y. 阳性对照药组；L. 罗珍胶囊低剂量组；Z. 罗珍胶囊中剂量组；H. 罗珍胶囊高剂量组。*$P < 0.05$，**$P < 0.01$，与空白对照组比较；#$P < 0.05$，##$P < 0.01$，与模型组比较

中药数据库，共鉴定了 111 个化合物，其中 11 个来自罗布麻叶，主要为有机酸成分；16 个来自黄芪，主要为黄酮醇类和黄酮类成分；23 个来自丹参，主要为醌类和有机酸类成分；16 个来自白芍，主要为单萜苷类和酚类成分；6 个来自郁金，主要为单萜类成分；10 个来自决明子，主要为醌类成分；15 个来自薄荷，主要为有机酸类和黄酮类成分；3 个来自川芎，主要为单萜类成分；3 个来自人工牛黄，主要为甾体类成分；1 个来自甘松，为倍半萜类成分；1 个来自黄芩苷，为黄芩苷类成分，见表 4-8，为罗珍胶囊的体内显效成分分析奠定了基础。

（二）有效状态下的血中移行成分分析

1. 血清样本的处理

含药血清的制备：取罗珍胶囊治疗组大鼠，于末次给药前禁食 12h（自由饮水），按每 100g 大鼠给予 1ml 灌胃液的剂量对大鼠进行灌胃，30min 后以 0.3ml/100g 的剂量用 3% 戊巴比妥钠腹腔注射麻醉大鼠，肝门静脉采血后，静置 30min，在 4000r/min、4℃ 的条件下离心

表 4-8　罗珍胶囊 UPLC/Q-TOF-MS/MS 数据解析和鉴定结果

序号	保留时间（min）	成分名称	检测正离子质荷比	检测负离子质荷比	分子式	碎片离子	来源
1	0.50	7, 2'-二羟基-3', 4'-二甲氧基异黄烷	649.2152	—	$C_{29}H_{38}O_{15}$	487, 369, 325, 289, 163, 145, 85, 69	b
2	0.55	（-）-甲基肌醇	217.0646	—	$C_7H_{14}O_{16}$	203, 169, 137, 126	a
3	0.58	肌醇	203.0484	—	$C_6H_{12}O_6$	203, 185, 169, 148, 126, 95, 70	a
4	0.64	丹参酮	277.0869	—	$C_{18}H_{12}O_3$	277, 203, 81, 69	c
5	0.69	富马酸	—	115.0015	$C_4H_4O_4$	115, 71, 59	a
6	0.86	2'-羟基-3', 4'-二甲基异氧 - 异黄酮 -7-O-β-D-葡萄糖苷	487.1617	—	$C_{23}H_{28}O_{10}$	325, 256, 163, 145, 127, 85, 69, 61	b
7	0.97	核黄素	399.1229	—	$C_7H_{20}N_4O_6$	325, 145, 85	b
8	1.21	异鼠李皮苷	465.099	—	$C_{21}H_{20}O_{12}$	303, 253, 166	a
9	1.27	琥珀酸	—	117.0165	$C_4H_6O_{10}$	117, 73	a
10	1.38	3-苯基丙酸	188.0663	—	$C_9H_{11}NO_2$	144, 118, 115, 105	a, i
11	1.4	1-O-五没食子酰葡萄糖	—	331.0627	$C_{13}H_{16}O$	313, 169, 125	e
12	1.48	没食子酸 - 水合物	—	169.0109	$C_6H_6O_5$	125, 95, 81	e
13	1.61	3, 4-咖啡酸	—	179.0323	$C_8H_8O_4$	135, 123, 121, 109	d
14	1.62	愈创木酚	—	123.0428	$C_7H_8O_2$	109, 105	e
15	1.64	苯甲酸甲酯	—	135.0424	$C_8H_8O_2$	121, 105	i
16	1.66	天冬酰胺	133.0609	—	$C_4H_8N_2O_3$	124, 115, 85	i
17	1.78	6-O-吡喃-D-吡喃葡萄糖基乳糖内酯	—	361.1468	$C_{16}H_{26}O_9$	319, 208, 169, 116	e
18	1.87	氧化芍药	—	495.1483	$C_{23}H_{28}O_{12}$	421, 375, 243, 213, 121, 109	e
19	1.93	绿原酸	—	353.0844	$C_{16}H_{18}O_9$	191, 173, 135, 93	a
20	1.96	丹参酮 II_A	293.1203	—	$C_{19}H_{18}O_3$	179, 108	c, h
21	2.06	原儿茶醛	—	137.0207	$C_7H_6O_3$	108, 92	c
22	2.07	没食子酸甲酯	—	183.0264	$C_8H_8O_5$	168, 137, 136, 124, 108	e
23	2.09	芍药内酯 B	197.0762	—	$C_{10}H_{12}O_4$	133, 84, 55	e

续表

序号	保留时间（min）	成分名称	检测正离子质荷比	检测负离子质荷比	分子式	碎片离子	来源
24	2.15	7-羟基-3′,4′-二甲氧基-2′,5′-二葡萄糖异黄烷苷	—	641.2073	$C_{29}H_{38}O_{16}$	543，337	b
25	2.18	异咲决明内酯醇	295.0553	—	$C_{15}H_{12}O_5$	249，221，205，165，107，65	g
26	2.19	香叶木素	323.0498	—	$C_{16}H_{12}O_6$	181，163，135，111，93	i
27	2.20	丹酚酸 C	493.1084	—	$C_{26}H_{20}O_{10}$	323，295，93	c
28	2.23	山柰酚-3，7-O-β-D-吡喃葡萄糖苷	—	609.1455	$C_{27}H_{30}O_{16}$	301，217，169，125	a e
29	2.25	黄芩苷	447.092	—	$C_{21}H_{18}O_{11}$	271，253，123，95	j
30	2.26	芍药内酯苷	—	479.1532	$C_{23}H_{28}O_{11}$	449，327，273，165，121，77	e
31	2.28	香膜质素-7-O-β-D-吡喃葡萄糖苷	—	431.1316	$C_{22}H_{24}O_9$	309，283，263，211，165，149，121，77	b
32	2.29	水杨酸乙酯	—	165.0525	$C_9H_{10}O_3$	149，135，121，77，71，59	e
33	2.31	1-O-β-D-吡喃葡萄糖基芍药苷	—	359.1313	$C_{16}H_{24}O_9$	337，281，259，93	e
34	2.38	紫草酸	—	537.1034	$C_{27}H_{22}O_{12}$	285，255，113，85	c
35	2.5	红镰菌素	273.0722	—	$C_{15}H_{12}O_5$	273，207，169	g
36	2.51	甲基苯基环氧丙酸乙酯	207.0969	—	$C_{12}H_{14}O_3$	207，165	d
37	2.52	褐煤酸	447.4199	—	$C_{28}H_{56}O_2$	271，211，151，77	i
38	2.54	山柰酚-3-O-半乳糖苷	—	447.0914	$C_{21}H_{20}O_{11}$	351，339，267，227，125，109	a
39	2.59	异鼠李素-3-O-葡萄糖苷	—	477.099	$C_{22}H_{22}O_{12}$	337，269，215，183，124，107	b
40	2.65	苯甲酸	—	121.0272	$C_7H_6O_2$	105，77	i
41	2.7	丹参素	—	197.0438	$C_9H_{10}O_5$	161，133	c
42	2.72	迷迭香酸	—	359.0739	$C_{18}H_{16}O_8$	197，179，161，133，121，59	i
43	2.76	丹酚酸 G	—	339.0479	$C_{20}H_{18}O_{10}$	321，267，239，185，109	c
44	2.87	槲皮素-3-甲基醚	317.0614	—	$C_{16}H_{12}O_7$	271，253，123	b
45	2.89	精酸 B	—	717.1436	$C_{36}H_{30}O_{16}$	519，409，381，321，267，239，185，100	c
46	2.96	丹酚酸 A	—	493.1104	$C_{26}H_{22}O_{10}$	339，295，243，203，185，157，109，96	c
47	3.01	丹酚酸 D	—	417.0815	$C_{17}H_{14}O_8$	373，321，175，125，107	c

续表

序号	保留时间（min）	成分名称	检测正离子质荷比	检测负离子质荷比	分子式	碎片离子	来源
48	3.02	大黄酸	255.0604	—	$C_{15}H_{10}O_4$	205, 178, 157	g
49	3.05	紫草酸单甲酯	—	551.1162	$C_{28}H_{24}O_{12}$	353, 321, 284, 251, 231, 199, 171, 135, 109, 68	c
50	3.08	β-波劳烯	227.1781	—	$C_{15}H_{24}$	157, 129, 115, 77	i
51	3.14	乙酰黄芪苷	—	909.4888	$C_{47}H_{74}O_{17}$	863, 638, 453, 373	b
52	3.21	香豆酸	149.0411	—		148, 112, 71	i
53	3.26	2-羟基-7,3',4'-三甲氧基异黄烷	—	315.1239	$C_{18}H_{20}O_5$	267, 253, 113	b
54	3.27	紫草酸二甲酯	—	565.1363	$C_{29}H_{26}O_{12}$	321, 269, 241, 136	c
55	3.28	槲皮素	—	301.0339	$C_{15}H_{10}O_7$	151, 91	a
56	3.41	异鼠李素	—	315.0481	$C_{16}H_{12}O_7$	3115, 300	b
57	3.54	苯甲酰芍药苷	—	583.1781	$C_{30}H_{32}O_{12}$	256, 217, 135, 121, 77	e
58	3.69	5,8,4'-三羟基-6,7-二甲基黄酮	—	329.0624	$C_{17}H_{14}O_7$	267, 166, 65	i
59	3.84	7,3'-二羟基-4'-甲氧基异黄酮	285.0726	—	$C_{16}H_{12}O_5$	270, 267, 162	b
60	3.9	橙黄决明素	329.0625	—	$C_{17}H_{14}O_7$	285, 267, 179, 133	g
61	3.97	4',5,6-三羟基-3',7,8-三甲氧基黄酮	—	361.0882	$C_{18}H_{16}O_8$	284, 267, 136	i
62	4.12	异欧前胡素	293.0786	—	$C_{16}H_{14}O_4$	265, 253, 197, 93, 79	c
63	4.23	芦荟大黄素	—	269.041	$C_{15}H_{10}O_5$	239, 223	g, i
64	4.37	山柰酚	—	285.0418	$C_{15}H_{10}O_6$	285, 267	b
65	4.68	芒柄花素	269.0765	—	$C_{16}H_{12}O_4$	253, 237	b
66	5.38	决明素	—	343.0785	$C_{18}H_{16}O_7$	285, 269, 146	g
67	5.56	大黄素-3-甲醚	285.0578	—	$C_{15}H_{10}O_4$	268, 239, 163, 135	d, g, i
68	5.61	白杨素	—	253.0469	$C_{15}H_{10}O_4$	233, 209, 181, 143, 61	k
69	5.73	刺槐素	—	283.0574	$C_{16}H_{12}O_5$	269, 211, 155, 79	i
70	5.8	芍药酮	341.0986	—	$C_{17}H_{18}O_6$	231, 193, 167, 121, 77	e

续表

序号	保留时间（min）	成分名称	检测正离子质荷比	检测负离子质荷比	分子式	碎片离子	来源
71	5.86	大黄素	—	269.0425	$C_{15}H_{10}O_5$	239，74	g
72	5.94	黄决明素	—	357.0957	$C_{19}H_{18}O_7$	342，327，312	g
73	6.09	栽木二酮	259.1656	—	$C_{15}H_{24}O_2$	227，159，81，67，55	f
74	6.16	5-羟基甲基-2-糠醛	149.0198	—	$C_6H_6O_3$	149，105	e
75	6.26	5-羟基-6，7，3'，4'-四甲氧基黄酮	359.1095	—	$C_{19}H_{18}O_7$	326，121，108	i
76	6.31	羟基丹参酮II$_A$	333.1072	—	$C_{19}H_{18}O_4$	271，145，69，55	c
77	6.35	（±）-2-亚甲基-6，6-二甲基-二环[3.1.1]-庚烷	159.1135	—	$C_{18}H_{20}O_5$	121，95，65	b
78	6.37	反式罗勒烯	161.1287	—	$C_{10}H_{18}$	147，135，105，81，67，55	i
79	6.38	青木香酮	235.1658	—	$C_{13}H_{16}O_{10}$	221，175，147，135，81，67，55	h
80	6.45	川芎内酯	193.1188	—	$C_{12}H_{16}O_2$	147，119，105，81	d
81	6.48	麝香草酚	151.1077	—	$C_{10}H_{14}O$	150，65	e
82	6.51	5，6-二羟基-7，8，4'-三甲氧基黄酮	—	343.0801	$C_{18}H_{16}O_7$	214，158	i
83	6.54	丹参新酮	283.1659	—	$C_{19}H_{22}O_2$	283，271，137，95	c
84	6.58	丹参新醌A	—	295.0946	$C_{18}H_{16}O_4$	235，160，141	c
85	6.65	决明子素	—	283.0587	$C_{16}H_{12}O_5$	268，239，211，183	g
86	6.97	岩豆素	345.0928	—	$C_{18}H_{16}O_7$	345，285，181	i
87	7.09	双脱甲氧基姜黄素	309.1075	—	$C_{19}H_{16}O_4$	269，241，189，165，138，115，68	f
88	7.91	丹参酮二酚	299.1602	—	$C_{19}H_{22}O_3$	281，264，165	c
89	7.92	脱氧胆酸	—	391.2812	$C_{24}H_{40}O_4$	345，311，205，163，109，69	k
90	8.25	15，16-二氢丹参酮	279.0967	—	$C_{18}H_{14}O_3$	261，245，161	c
91	8.37	赖氨酸	147.1131	—	$C_6H_{14}N_2O_2$	101，67，55	a
92	8.5	乙酸薄荷酯	221.1492	—	$C_{12}H_{22}O_2$	181，139，67，55	i
93	8.55	胡椒醇	177.123	—	$C_{10}H_{18}O$	121，105，91，81，67	f

续表

序号	保留时间（min）	成分名称	检测正离子质荷比	检测负离子质荷比	分子式	碎片离子	来源
94	8.59	香豆素	235.1649	—	$C_{15}H_{22}O_2$	221，175，147，133，105，95，81，67，51	f
95	8.61	对异丙基甲苯	135.1133	—	$C_{10}H_{14}$	121，119，105，91	f
96	8.75	1，2，5，6-四氢丹参酮	281.1127	—	$C_{18}H_{16}O_3$	281，227，165	c
97	8.82	23-羟基桦木酸	—	471.343	$C_{30}H_{48}O_4$	391，256，116	e
98	8.85	异隐丹参酮	297.1441	—	$C_{19}H_{20}O_3$	202，179，165，153	c
99	9.16	柳杉醇	—	299.1981	$C_{20}H_{28}O_2$	267，227，213	c
100	9.25	异丹参酮 I	277.0822	—	$C_{18}H_{12}O_3$	178，176，152，102	c
101	9.36	黄芪E	293.1133	—	$C_{14}H_{16}N_2O_5$	260，149，223，178，165，152，145	b
102	9.97	鼠尾草	269.1497	—	$C_{18}H_{20}O_2$	269，221	c
103	10.73	α-亚麻酸	—	277.215	$C_{18}H_{30}O_2$	271，99	b
104	10.81	肉豆蔻酸	—	227.1974	$C_{14}H_{28}O_2$	146，74，61	a
105	10.94	3beta-Hydroxyurs-12-en-28-油酸	—	455.3501	$C_{30}H_{48}O_3$	441，277	a
106	11	费鲁吉诺	—	283.2058	$C_{20}H_{28}O$	253，239，146，61	c
107	11.08	桦木酸	—	455.3501	$C_{30}H_{48}O_3$	339，303，163，147，107	e
108	11.12	棕榈酸	—	255.2298	$C_{16}H_{32}O_2$	239，116，99	g
109	11.35	反油酸	—	281.2452	$C_{18}H_{34}O_2$	281，116，99	f
110	11.46	十八酸	—	283.2604	$C_{18}H_{36}O_2$	255，239，205，149，99	g
111	11.96	胆红素	—	583.2537	$C_{33}H_{36}N_4O_6$	455，283，199，109	k

a. 罗布麻叶；b. 黄芪；c. 丹参；d. 川芎；e. 白芍；f. 郁金；g. 决明子；h. 甘松；i. 薄荷；j. 黄芩苷；k. 人工牛黄

10min，取出上清含药血清备用。空白血清的制备：取模型组大鼠，于末次给药前禁食 12h（自由饮水），按每 100g 大鼠给予 1ml 蒸馏水的剂量对大鼠进行灌胃，其他过程同上，制得空白血清备用。取模型大鼠及药物治疗大鼠血清各 1ml，分别加入 4ml 甲醇，混悬振荡 60s，离心（13 000r/min，4℃，10min），取上清液用氮气流吹干，残渣以 100μl 甲醇复溶，混悬振荡 60s 后离心（13 000r/min，4℃，10min），取上层清液供 UPLC/Q-TOF/MS 分析。

2. 罗珍胶囊显效成分

利用 UPLC/Q-TOF/MS 采集得到的大鼠血清样本数据通过 Waters Progenensis QI 软件进行处理，结合 UNIFI 软件进行分析。将相同质谱检测条件下和洗脱梯度，使用 Progenensis QI 软件将罗珍胶囊体外数据设为 Reference，对各组含药血清进行归一化，直接提取血清中相同保留时间的罗珍胶囊原型成分；选择准分子离子的 10 ppm 误差范围并结合 MS^E 高低碰撞能数据和裂解碎片确认候选离子结构。由此确认了肝火亢盛高血压大鼠口服罗珍胶囊后血中 32 个原型移行成分。

其中，1 个来源于罗布麻叶的有机酸类成分（富马酸），3 个来源于黄芪的皂苷类和黄酮类成分（香膜质素 -7-O-β-D- 吡喃葡萄糖苷，乙酰黄芪苷，毛蕊异黄酮），4 个来源于丹参的有机酸类、有机酸酯类和醌类成分（丹参素，丹酚酸 D，紫草酸二甲酯，异丹参酮Ⅰ），3 个来源于白芍的单萜苷类和三萜类成分（6-O-β-D- 吡喃葡萄糖基乳糖内酯，芍药苷元酮，23- 羟基白桦脂酸），2 个来源于郁金的酚类和单萜类成分（双脱甲氧基姜黄素，对异丙基甲苯），4 个来源于决明子的醌类成分（大黄酸，橙黄决明素，决明素，决明子素），9 个来源于薄荷的氨基酸类、有机酸类、萜类和黄酮类成分（天冬酰胺，褐煤酸，β- 波旁烯，刺槐素等），2 个来源于人工牛黄的甾体化合物成分（胆酸，脱氧胆酸），1 个来源于黄芩苷类，见表 4-9；分析检测了 15 个代谢成分，见表 4-10。

三、罗珍胶囊治疗肝火亢盛型高血压血中移行成分与生物标志物的相关性分析

通过前述采集的大鼠血清 UPLC-MS 图谱，以鉴定的体内显效成分的相对峰面积计算每个成分在每只大鼠血液中的相对含量；以肝火亢盛型高血压潜在生物标志物为对象，分别提取其经 Progensis QI 标准化后的相对峰强度作为相对含量，分别计算罗珍胶囊治疗组与肝火亢盛型高血压模型组的含量差值。采用 PCMS 分析方法，分别计算精制冠心片体内显效成分与其对应冠心病模型生物标志物效应的皮尔逊相关系数；本实验设置相关系数 1 为 0.6，相关系数 2 为 0.6，即 $0.6 \leqslant |r| \leqslant 1$ 为极度正（负）相关。入血成分与生物标志物相关的个数达到 6 个及以上，认为该入血成分为高度相关成分。因此，将与肝火亢盛型高血压尿液及血液生物标志物相关联的结果高度相关成分均大于 6 个以上的入血成分，作为罗珍胶囊治疗肝火亢盛型高血压模型大鼠的潜在药效物质基础。

表 4-9 肝火亢盛高血压大鼠口服罗珍胶囊后原型血中移行成分

序号	保留时间（min）	成分名称	正离子质荷比	负离子质荷比	分子式	二级质谱碎片离子	来源
1	0.69	富马酸	—	115.0015	$C_4H_4O_4$	115，71，59	a
2	1.38	3-苯基丙酸	188.0663	—	$C_9H_{11}NO_2$	144，118，115，105	a，i
3	1.66	天冬酰胺	133.0609	—	$C_4H_8N_2O_3$	124，115，85	i
4	1.68	6-O-β-D-吡喃葡萄糖基豇糖内酯	—	361.1468	$C_{16}H_{26}O_9$	319，208，169，116	e
5	2.19	香叶木素	323.0498	—	$C_{16}H_{12}O_6$	181，163，135，111，93	i
6	2.25	黄芩苷	447.092	—	$C_{21}H_{18}O_{11}$	271，253，123，95	j
7	2.28	香膜质素-7-O-β-D-吡喃葡萄糖苷	—	431.1316	$C_{22}H_{24}O_9$	309，283，263，211，165，149，121，77	b
8	2.52	褐煤酸	447.4199	—		271，211，151，77	i
9	2.65	苯甲酸	—	121.0272	$C_7H_6O_2$	105，77	i
10	2.7	丹参素	—	197.0438	$C_9H_{10}O_5$	161，133	c
11	3.01	丹酚酸 D	—	417.0815	$C_{17}H_{14}O_8$		c
12	3.02	大黄酸	255.0604	—	$C_{15}H_{10}O_4$	205，178，157	g
13	3.08	β-波旁烯	227.1781	—		157，129，115，77	i
14	3.14	乙酰黄芪苷	—	909.4888		863，638，453，373	b
15	3.21	香豆酸	171.0411	—		148，112，71	i
16	3.27	紫草酸二甲酯	—	565.1363	$C_{29}H_{26}O_{12}$	321，269，241，223，136	c
17	3.69	5，8，4'-三羟基-6，7-二甲基黄酮	—	329.0624		267，166，65	i
18	3.84	7，3'-二羟基-4'-甲氧基异黄酮	285.0726	—	$C_{16}H_{12}O_5$	270，267，162	b
19	3.9	橙黄决明素	329.0625	—	$C_{17}H_{14}O_7$	285，267，179，133	g
20	5.38	决明素	—	343.0785	$C_{18}H_{16}O_7$	285，269，146	g
21	5.56	大黄素-3-甲醚	285.0578	—	$C_{15}H_{10}O_4$	268，239，163，135	d，g，i
22	5.65	胆酸	—	407.277	$C_{24}H_{40}O_5$	343，289，251，195，1632，97	k
23	5.73	刺槐素	—	283.0574		269，211，155，79	i

续表

序号	保留时间（min）	成分名称	正离子质荷比	负离子质荷比	分子式	二级质谱碎片离子	来源
24	5.8	芍药苷元酮	341.0986	—	$C_{17}H_{18}O_6$	270, 241, 103, 77	e
25	6.37	反-罗勒烯	161.1287	—	$C_{10}H_{18}$	147, 135, 105, 81, 67, 55	i
26	6.65	决明子素	—	283.0587	$C_{16}H_{12}O_5$	268, 239, 211, 183	g
27	7.09	双脱甲氧基姜黄素	309.1075	—	$C_{19}H_{16}O_4$	269, 241, 189, 165, 138, 115, 68	f
28	7.92	脱氧胆酸	—	391.2812	$C_{24}H_{40}O_4$	345, 311, 205, 163, 109, 69	k
29	8.5	乙酸薄荷酯	221.1492	—	$C_{12}H_{22}O_2$	181, 139, 67, 55	i
30	8.61	间异丙基甲苯	135.1133	—	$C_{10}H_{14}$	121, 119, 105, 91	f
31	8.82	23-羟基桦脂酸	—	471.343	$C_{30}H_{48}O_4$	391, 256, 116	e
32	9.35	异丹参酮 I	277.0822	—	$C_{18}H_{12}O_3$	178, 176, 152, 102	c

a. 罗布麻叶；b. 黄芪；c. 丹参；d. 川芎；e. 白芍；f. 郁金；g. 决明子；i. 薄荷；j. 黄芩苷；k. 人工牛黄

表 4-10　肝火亢盛型高血压模型大鼠口服罗珍胶囊后血中代谢成分

序号	保留时间（min）	代谢物代谢途径	正离子质荷比	负离子质荷比	分子式	二级质谱碎片离子	来源
M1	1.07	苯丙酸 $-O+C_6H_8O_6$	326.122	—	$C_{15}H_{19}NO_7$	326, 243, 77	a, i
M2	2.19	胆红素 $+2x$ $(+H_2O)$ $+C_2H_2O$	—	661.2921	$C_{35}H_{42}N_4O_9$	481, 451, 366, 163, 129	k
M3	3.03	胡椒醇 $+O_2$	209.1133	—	$C_{10}H_{16}O_3$	159, 145, 126, 105, 91, 79	f
M4	3.24	丹酚酸 D$+O+C_2H_2O$	—	475.0841	$C_{22}H_{20}O_{12}$	357, 299, 284, 253	c
M5	3.49	胆酸 $+O$	—	423.2712	$C_{24}H_{40}O_6$	329, 233, 113, 75	k
M6	3.89	十六（烷）酸 $+2x$（$+O$）$+C_2H_2O$	—	329.2299	$C_{18}H_{34}O_5$	271, 124	g
M7	3.92	洋川芎内酯 $+H_2O+O$	—	225.1177	$C_{12}H_{18}O_4$	182, 96	d
M8	4.66	鼠尾草酚酮 $-O$	253.1547	—	$C_{18}H_{20}O$	235, 227, 209, 193, 91, 77, 67, 55	c
M9	4.96	丹参新酮 $+2x$（$+CH_2$）	311.197	—	$C_{21}H_{26}O_2$	297, 285, 271, 253, 227, 209, 67, 55	c
M10	6.13	亚麻酸 $+O+C_2H_2O$	—	335.2188	$C_{20}H_{32}O_4$	329, 160, 78, 61	b

续表

序号	保留时间（min）	代谢物代谢途径	正离子质荷比	负离子质荷比	分子式	二级质谱碎片离子	来源
M11	6.27	脱氧胆酸+2x（−H$_2$）	—	387.2494	C$_{24}$H$_{36}$O$_4$	329，285，249	k
M12	6.78	柳杉醇+2x（+O）	—	331.1871	C$_{20}$H$_{28}$O$_4$	301，287	c
M13	8.56	香豆酸-COO	105.0665	—	C$_8$H$_8$	91，79，77，55	i
M14	9.71	褐煤酸（蒙旦尼酸）-COO+2x（+SO$_3$）	563.3425	—	C$_{27}$H$_{56}$O$_6$S$_2$	522，457，345	i
M15	10.87	反-罗勒烯+O$_2$	171.1341	—	C$_{10}$H$_{18}$O$_2$	101，73，57	i

a. 罗布麻叶；b. 黄芪；c. 丹参；d. 川芎；f. 郁金；g. 决明子；i. 薄荷；k. 人工牛黄

　　罗珍胶囊低剂量组第 56 天尿液生物标志物与体内显效成分关联性分析结果显示（图 4-22），罗珍胶囊入血的 47 个化学成分中，有 9 个为高度相关成分。分别为乙酰黄芪苷（C14），毛蕊异黄酮（C18），反 - 罗勒烯（C25），脱氧胆酸（C28），苯丙酸脱羟基化和葡萄糖醛酸化的代谢产物（C33），鼠尾草酚酮脱羟基化代谢产物（C40），亚麻酸羟基化和乙酰化代谢产物（C42），褐煤酸（蒙坦尼酸）硫酸酯化和脱羧基化代谢产物（C46），反 - 罗勒烯羟基化代谢产物（C47）。

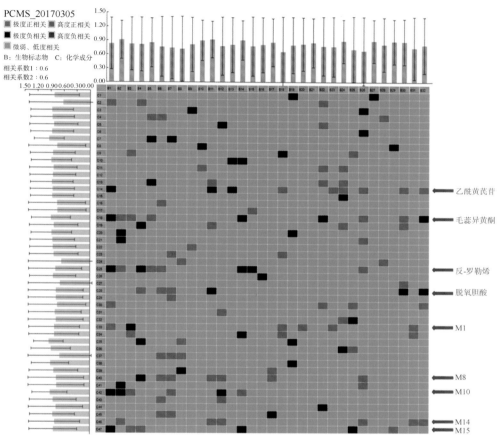

图 4-22　罗珍胶囊低剂量组尿液生物标志物与血中移行成分关联性分析图
■极度正相关；■极度负相关；■微弱低度相关。C. 罗珍胶囊体内成分；B. 代谢生物标志物

　　罗珍胶囊中剂量组第 56 天尿液生物标志物与体内显效成分关联性分析结果显示（图 4-23），罗珍胶囊入血的 47 个化学成分中，有 15 个为高度相关成分。分别为 β- 波旁烯（C13），乙酰黄芪苷（C14），5，8，4′- 三羟基 -6，7- 二甲基黄酮（C17），胆酸（C22），反 - 罗勒烯（C25），决明子素（C26），脱氧胆酸（C28），间异丙基甲苯（C30），苯丙酸脱羟基化和葡萄糖醛酸化的代谢产物（C33），十六（烷）酸羟基化和乙酰化代谢产物（C38），洋川芎内酯水化和羟基化代谢产物（C39），鼠尾草酚酮脱羟基化代谢产物（C40），亚麻酸羟基化和乙酰化代谢产物（C42），脱氧胆酸氧化代谢产物（C43），褐煤酸（蒙坦尼酸）硫酸酯化和脱羧基化代谢产物（C46），反 - 罗勒烯羟基化代谢产物（C47）。

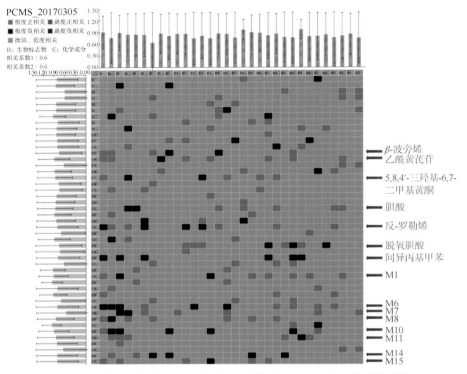

图 4-23　罗珍胶囊中剂量组尿液生物标志物与血中移行成分关联性分析图

■极度正相关；■极度负相关；■微弱低度相关。C. 罗珍胶囊体内成分；B. 代谢生物标志物

　　罗珍胶囊高剂量组第 56 天尿液生物标志物与体内显效成分关联性分析结果显示（图 4-24），罗珍胶囊入血的 47 个化学成分中，有 20 个为高度相关成分。分别为 6-O-β-D-吡啶葡萄糖基（C4），1，8- 二羟基 -3- 甲基蒽醌（大黄酚）（C12），β- 波旁烯（C13），乙酰黄芪苷（C14），5，8，4′- 三羟基 -6，7- 二甲基黄酮（C17），毛蕊异黄酮（C18），胆酸（C22），反 - 罗勒烯（C25），美决明子素（C26），脱氧胆酸（C28），间异丙基甲苯（C30），苯丙酸脱羟基化和葡萄糖醛酸化的代谢产物（C33），胆酸羟基化代谢产物（C37），十六（烷）酸羟基化和乙酰化代谢产物（C38），洋川芎内酯水化和羟基化代谢产物（C39），鼠尾草酚酮脱羟基化代谢产物（C40），亚麻酸羟基化和乙酰化代谢产物（C42），脱氧胆酸氧化代谢产物（C43），褐煤酸（蒙坦尼酸）硫酸酯化和脱羧基化代谢产物（C46），反 - 罗勒烯羟基化代谢产物（C47）。

　　罗珍胶囊低剂量组第 56 天血液生物标志物与体内显效成分关联性分析结果显示（图 4-25），罗珍胶囊入血的 47 个化学成分中，11 个为高度相关成分。分别为富马酸（C1），苯丙酸（C2），香叶木素（C5），1，8- 二羟基 -3- 甲基蒽醌（大黄酚）（C12），β- 波旁烯（C13），胆酸（C22），反 - 罗勒烯（C25），间异丙基甲苯（C30），苯丙酸脱羟基化和葡萄糖醛酸化的代谢产物（C33），脱氧胆酸氧化代谢产物（C43），柳杉醇羟基化代谢产物（C44）。

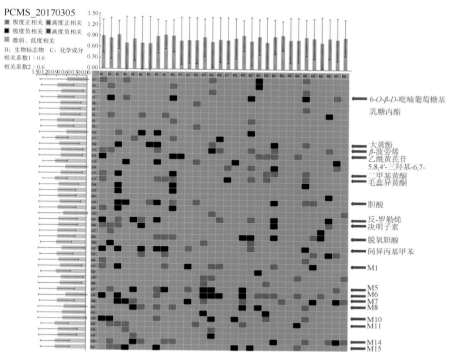

图 4-24　罗珍胶囊高剂量组尿液生物标志物与血中移行成分关联性分析图

■极度正相关；■极度负相关；■微弱低度相关。C.罗珍胶囊体内成分；B.代谢生物标志物

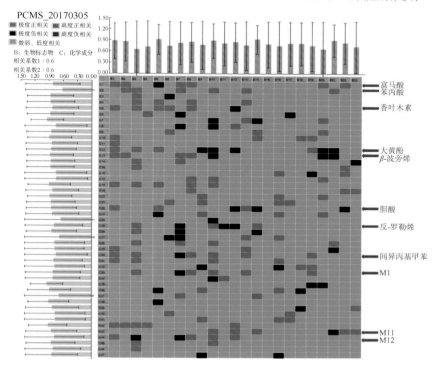

图 4-25　罗珍胶囊低剂量组血液生物标志物与血中移行成分关联性分析图

■极度正相关；■极度负相关；■微弱低度相关。C.罗珍胶囊体内成分；B.代谢生物标志物

罗珍胶囊中剂量组第 56 天血液生物标志物与体内显效成分关联性分析结果显示（图 4-26），罗珍胶囊入血的 47 个化学成分中，10 个为高度相关成分。分别为富马酸（C1），苯丙酸（C2），香叶木素（C5），1，8- 二羟基 -3- 甲基蒽醌（大黄酚）（C12），β- 波旁烯（C13），反 - 罗勒烯（C25），间异丙基甲苯（C30），苯丙酸脱羟基化和葡萄糖醛酸化的代谢产物（C33），脱氧胆酸氧化代谢产物（C43），柳杉醇羟基化代谢产物（C44）。

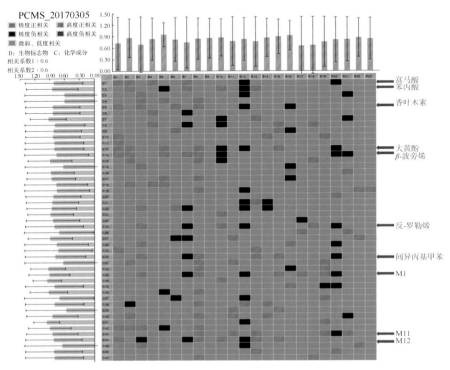

图 4-26　罗珍胶囊中剂量组血液生物标志物与血中移行成分关联性分析图
■极度正相关；■极度负相关；■微弱低度相关。C. 罗珍胶囊体内成分；B. 代谢生物标志物

罗珍胶囊高剂量组第 56 天血液生物标志物与体内显效成分关联性分析结果显示（图 4-27），罗珍胶囊入血的 47 个化学成分中，16 个为高度相关成分。分别为富马酸（C1），苯丙酸（C2），香叶木素（C5），褐煤酸（C8），1，8- 二羟基 -3- 甲基蒽醌（大黄酚）（C12），β- 波旁烯（C13），毛蕊异黄酮（C18），胆酸（C22），反 - 罗勒烯（C25），脱氧胆酸（C28），间异丙基甲苯（C30），苯丙酸脱羟基化和葡萄糖醛酸化的代谢产物（C33），鼠尾草酚酮脱羟基化代谢产物（C40），亚麻酸羟基化和乙酰化代谢产物（C42），脱氧胆酸氧化代谢产物（C43），柳杉醇羟基化代谢产物（C44）。具体的关联性见表 4-11、表 4-12。

综合上述分析结果，确定 25 个成分为罗珍胶囊治疗肝火亢盛型高血压模型大鼠的潜在药效物质基础，其中 1 个来源于罗布麻叶（为原型成分），3 个来源于黄芪（2 个原型成分，1 个代谢产物），2 个来源于丹参（为代谢产物），1 个来源于川芎（为代谢产物），1 个来源于白芍（为原型成分），1 个来源于郁金（为原型成分），3 个来源于决明子（2 个原型成分，1 个代谢产物），7 个来源于薄荷（5 个原型成分，2 个代谢产物），4 个来源于人工牛黄（2 个原型成分，2 个代谢产物），2 个同时来源于罗布麻叶和薄荷（1 个原型成分，1 个代谢产物）。

包括富马酸（C1）、苯丙酸（C2）、6-*O*-*β*-*D*-吡喃葡萄糖基乳糖内酯（C4）、香叶木素（C5）、褐煤酸（C8）、1，8-二羟基-3-甲基蒽醌（大黄酚）（C12）、*β*-波旁老鹳草烯（C13）、乙酰黄芪皂苷Ⅰ（C14）、5，8，4′-三羟基-6，7-二甲基黄酮（C17）、毛蕊异黄酮（C18）、胆酸（C22）、反-罗勒烯（C25）、美决明子素（C26）、脱氧胆酸（C28）、间异丙基甲苯（C30）、苯丙酸脱羟基化和葡萄糖醛酸化的代谢产物（C33）、胆酸羟基化代谢产物（C37）、十六（烷）酸羟基化和乙酰化代谢产物（C38）、洋川芎内酯水化和羟基化代谢产物（C39）、鼠尾草酚酮脱羟基化代谢产物（C40）、亚麻酸羟基化和乙酰化代谢产物（C42）、脱氧胆酸氧化代谢产物（C43）、柳杉醇羟基化代谢产物（C44）、褐煤酸（蒙坦尼酸）硫酸酯化和脱羧基化代谢产物（C46）、反-罗勒烯羟基化代谢产物（C47）。

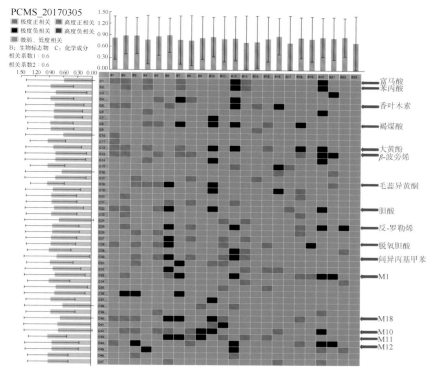

图 4-27 罗珍胶囊高剂量组血液生物标志物与血中移行成分关联性分析图

■极度正相关；■极度负相关；■微弱低度相关。C. 罗珍胶囊体内成分；B. 代谢生物标志物

表 4-11 罗珍胶囊血中移行成分与尿液生物标志物关联性分析结果

编号	名称	低剂量组	中剂量组	高剂量组	来源
C4	6-*O*-*β*-*D*-吡喃葡萄糖基乳糖内酯	3	4	6	e
C12	1，8-二羟基-3-甲基蒽醌（大黄酚）	2	3	6	g
C13	*β*-波旁烯	4	6	8	i
C14	乙酰黄芪苷	9	8	7	b
C17	5，8，4′-三羟基-6，7-二甲基黄酮	1	6	6	i
C18	毛蕊异黄酮	9	1	8	b

编号	名称	低剂量组	中剂量组	高剂量组	来源
C22	胆酸	1	7	9	k
C25	反 - 罗勒烯	8	9	9	i
C26	决明子素	1	1	6	g
C28	脱氧胆酸	6	8	8	k
C30	间异丙基甲苯	4	6	8	f
C33	苯丙酸 $-O+C_6H_8O_6$	6	8	8	a，i
C37	胆酸 $+O$	3	3	9	k
C38	十六（烷）酸 $+2x$（$+O$）$+C_2H_2O$	1	10	12	g
C39	洋川芎内酯 $+H_2O+O$	2	7	10	d
C40	鼠尾草酚酮 $-O$	7	7	7	c
C42	亚麻酸 $+O+C_2H_2O$	6	7	7	b
C43	脱氧胆酸 $+2x$（$-H_2$）	2	6	6	k
C46	褐煤酸（蒙坦尼酸）$-COO+2x$（$+SO_3$）	6	6	10	i
C47	反 - 罗勒烯 $+O_2$	6	6	7	i

a. 罗布麻叶；b. 黄芪；c. 丹参；d. 川芎；e. 白芍；f. 郁金；g. 决明子；i. 薄荷；k. 人工牛黄

表 4-12　罗珍胶囊血中移行成分与血液生物标志物关联性分析结果

编号	名称	低剂量组	中剂量组	高剂量组	来源
C1	富马酸	7	6	7	a
C2	苯丙酸	6	6	6	a，i
C5	香叶木素	6	6	6	i
C8	褐煤酸（蒙坦尼酸）	3	5	7	i
C12	1，8- 二羟基 -3- 甲基蒽醌（大黄酚）	9	8	9	g
C13	β- 波旁烯	7	8	8	i
C18	毛蕊异黄酮	5	3	6	b
C22	胆酸	6	5	7	k
C25	反 - 罗勒烯	6	6	7	i
C28	脱氧胆酸	4	3	7	k
C30	间异丙基甲苯	7	6	7	f
C33	苯丙酸 $-O+C_6H_8O_6$	6	8	8	a，i
C40	鼠尾草酚酮 $-O$	2	5	8	c
C42	亚麻酸 $+O+C_2H_2O$	5	5	9	b
C43	脱氧胆酸 $+2x$（$-H_2$）	6	6	7	k
C44	柳杉醇 $+2x$（$+O$）	6	8	7	c

a. 罗布麻叶；b. 黄芪；c. 丹参；f. 郁金；g. 决明子；i. 薄荷；k. 人工牛黄

第四节　芍药甘草汤治疗神经病理性疼痛的体内显效成分研究

芍药甘草汤源自东汉·张仲景《伤寒论·辨太阳病脉证并治》，由白芍与甘草2味药材组成，具有柔肝舒筋、缓急止痛之功效，是国家中医药管理局发布的《古代经典名方目录（第一批）》所载方剂之一。其止痛作用广泛，现代临床上常将其用于治疗各种神经病理性疼痛，如糖尿病后神经病变、三叉神经痛和带状疱疹后神经痛等，临床疗效突出，且安全性较高。本研究建立神经病理性疼痛模型，采用代谢组学技术探索经典名方芍药甘草汤止痛的作用机制，通过多指标综合指数法和偏最小二乘回归法整合策略的方法筛选芍药甘草汤发挥止痛作用的体内显效成分[4]。

一、芍药甘草汤治疗神经病理性疼痛的药效评价

（一）实验方法

以8～9周龄（180～220g）的雄性SD大鼠为实验对象，采用坐骨神经分支选择性损伤（SNI）建立大鼠神经病理性疼痛模型，用10%水合氯醛腹腔注射麻醉大鼠，从大腿左侧沿股骨下缘划开皮肤，断开股二头肌，暴露出坐骨神经和它的3个末端分支：腓肠神经、腓总神经和胫神经。用4-0丝线结扎并剪断腓总神经和胫神经。整个过程中尽量避免过分牵拉腓肠神经。假手术组大鼠分离腓肠神经、腓总神经和胫神经，不结扎，逐层缝合肌肉组织和皮肤，注射80万单位青霉素钠以免术后伤口感染。将大鼠随机分为6组（$n=8$）：①假手术组；②SNI模型组；③低剂量组（SNI模型+芍药甘草汤低剂量组）（6.3g/kg）；④中剂量组（SNI模型+芍药甘草汤中剂量组）（12.6g/kg）；⑤高剂量组（SNI模型+芍药甘草汤高剂量组）（25.2g/kg）；⑥阳性药对照组（普瑞巴林组）：SNI模型+普瑞巴林（15mg/kg）。其中，芍药甘草汤低、中、高剂量组分别相当于1/2倍、1倍和2倍临床日用量。术后第3天至术后第21天进行灌胃。假手术组和SNI模型组大鼠给予等量生理盐水，给药体积按体重计1ml/100g。末次给药后2h内麻醉大鼠，经大鼠腹主动脉采血，4℃，3000r/min离心15min，收集血清，-80℃储存备用。采血后立即取下丘脑，快速置于液氮中，转入-80℃保存待测。本实验的研究方案如图4-28所示。

（二）药效评价

1. 对大鼠模型机械痛阈值的影响

根据"up and down"方法，将大鼠分别放置于金属网架上透明的有机玻璃笼中，使其适应30min。通过测量后爪对von Frey细丝在0.6～15g（0.6g，1g，1.4g，2g，4g，6g，8g和15g）压力下的逃避反应来评估大鼠50%的机械痛阈值（PWT）。从中间细丝（2g）开始，将该细丝垂直于后爪表面的第四和第五个脚趾（腓肠神经支配区域），以足够的力量使细丝轻微弯曲6～8s，若大鼠出现阳性反应（在3s内迅速缩回爪子），则记为"X"，继续使

用下一个较弱的细丝。如果引起阴性反应，则记为"O"，并使用下一个更强的细丝。每次刺激间隔不少于 2min。当出现"OX"或是"XO"组合后，再刺激 4 次，得一串"O"或"X"组合序列，通过公式 50%PWT（g）=（ $10^{[xf+k*\delta]}$ ）/10 000 计算出大鼠 50%PWT。xf 为序列中最后一根细丝的对数值，k 为所得序列在 k 值表中相对应的数值，δ 为各个细丝力度取 log 后的均差。若连续 5 次刺激均为"O"则记为 15.0g，反之，若刺激均为"X"则记为 0.6g。若计算得出 50%PWT > 15.0g 或 < 0.6g，仍以 15.0g 或 0.6g 作为最大或最小值。分别在 SNI 前 1 天、SNI 后第 1、3、5、7、9、11、14、17、21 天的 9：00 ～ 15：00 采用双盲法进行机械疼痛阈值测试。结果如图 1-2 所示，模型诱导前各组大鼠的 PWT 基线反应基本一致。术后第 1 ～ 21 天，SNI 组的 PWT 明显低于假手术组。连续每日给予芍药甘草汤和普瑞巴林后可不同程度地逆转 SNI 引起的痛阈降低。中剂量组的 PWT 明显高于低剂量组和高剂量组，甚至高于普瑞巴林组，说明芍药甘草汤对神经病理性疼痛有一定的缓解作用，且以中剂量组缓解作用最为显著，如图 4-29 所示。

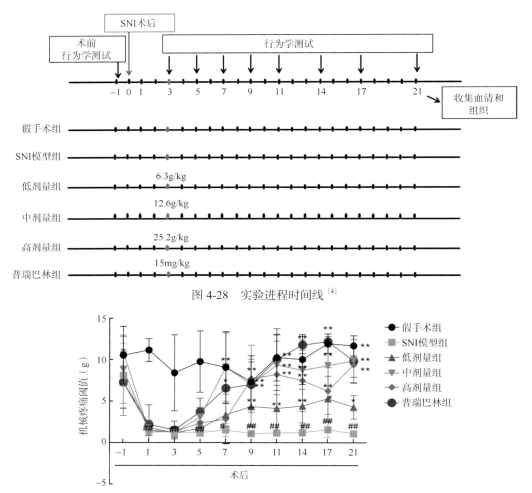

图 4-28　实验进程时间线[4]

图 4-29　各组大鼠不同时间点的机械痛阈值[4]

#P < 0.01，与假手术组比较；*P < 0.05，**P < 0.01，与 SNI 模型组比较

2. 对大鼠模型生化指标的影响

采用酶联免疫吸附测定（ELISA）试剂盒检测各组大鼠血清中 P 物质（SP）、β- 内啡肽（β-EP）、前列腺素 E_2（PGE_2）、一氧化氮（NO）和下丘脑中 5- 羟色胺（5-HT）的含量。结果如图 1-3 所示，与假手术组比较，芍药甘草汤组大鼠血清中 SP、β-EP、PGE_2 和 NO 含量均升高。与 SNI 模型组比较，芍药甘草汤组上述四项指标均显著降低。结果表明，芍药甘草汤对 SP、β-EP、PGE_2 和 NO 均有明显的调节作用。SNI 模型组的 5-HT 水平与假手术组比较无显著变化，而芍药甘草汤组和普瑞巴林组的 5-HT 水平较 SNI 模型组显著升高，如图 4-30 所示。

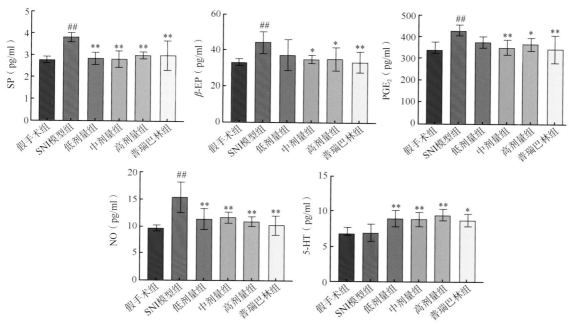

图 4-30　各组 SP、β-EP、PGE_2、NO 和 5-HT 的 ELISA 分析[4]
##$P < 0.01$，与假手术组比较；*$P < 0.05$ **$P < 0.01$，与 SNI 模型组比较

以上研究结果表明，SNI 模型导致大鼠机械痛阈值降低，并且调节了疼痛相关指标，通过给药芍药甘草汤后，发现芍药甘草汤的三个剂量组均可以回调机械痛阈值及各生化指标，且以中剂量组（即人的临床等效剂量）的改善效果最好，表明芍药甘草汤可明显缓解神经病理性疼痛。

（三）代谢组学分析

为了系统地探讨芍药甘草汤对神经病理性疼痛治疗作用的相关机制，本研究采用 UPLC/Q-TOF/MS 分析技术结合 PCA、OPLS-DA 进行代谢轮廓分析和代谢标志物鉴定。

从图 4-31 的 PCA 评分图中可以观察到六组之间存在明显的分离。在正、负离子模式下 SNI 模型组与假手术组均明显分离，且在自然恢复 21 天后仍不能接近于假手术组，从代谢角度说明模型复制成功。芍药甘草汤组更接近假手术组，说明芍药甘草汤对 SNI 有积极的逆转作用。与低剂量组和高剂量组相比，中剂量组更接近假手术组，表明中剂量组芍药甘草汤治疗神经性疼痛疗效更显著。

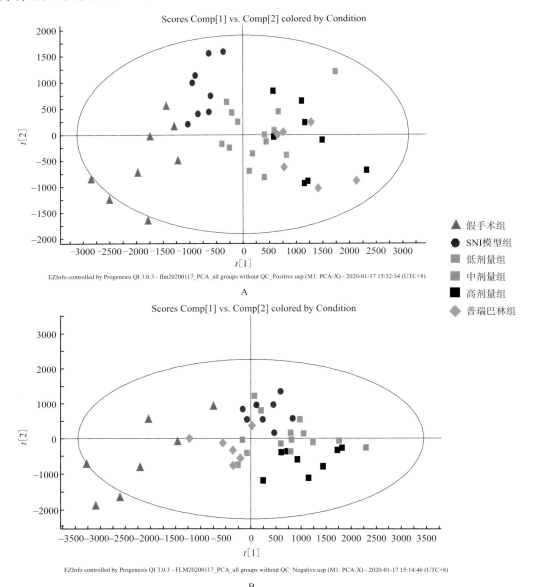

图 4-31　各组正离子（A）和负离子（B）模式下的 PCA 图 [4]

　　OPLS-DA 评分图将血清样本分成两块区域，假手术组和 SNI 模型组在正、负离子模式下均明显分离。正离子模式下假手术组与 SNI 模型组的参数为 R^2Y=97% 和 Q^2=93%，负离子模式下 R^2Y=93%，Q^2=81%，R^2Y 评价模型的适合度，Q^2 评价模型的预测能力，结果表明该模型是可靠的，如图 4-32 所示。

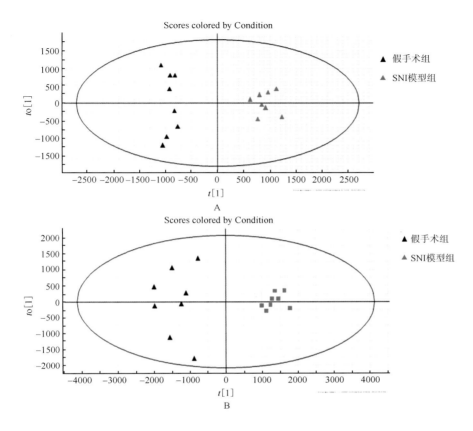

图 4-32　正离子（A）和负离子（B）模式假手术组与 SNI 组的 OPLS-DA 图[4]

图 4-33 为假手术组和 SNI 模型组血清代谢组学数据的 S-plot 图和 VIP 图，通过 S-plot 图和 VIP 图，可以得到组间差异性较大的物质，图中偏离中心（原点）越远的点，表示该代谢物在两组间差异越大，即可能为两组间潜在的生物标志物。

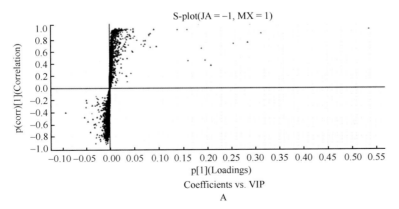

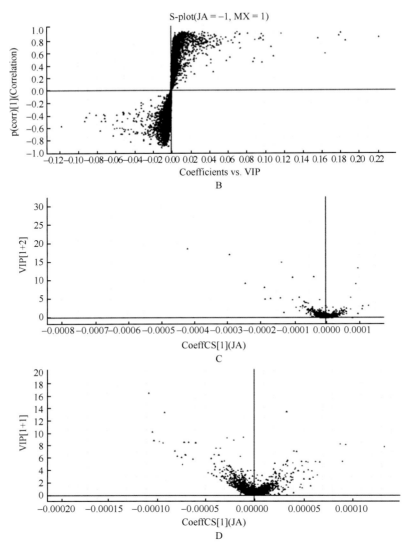

图 4-33　正离子（A）及负离子（B）模式下假手术组与 SNI 组的 S-plot 图；正离子（C）及负离子（D）
模式下假手术组与 SNI 组的 VIP 图 [4]

通过选取 VIP > 1 且 $P < 0.05$ 的差异代谢物作为潜在的生物标志物，通过 Q-TOF/MS 检测到的高精度准分子离子和 MS/MS 裂解图谱计算出可能的生物标志物分子式，并搜索 Progensis MetaScope、HMDB、Metlin 和 ChemSpider 获得结构信息。其中假手术组和 SNI 模型组共鉴定了 128 个差异代谢物（84 个来自负离子模式，44 个来自正离子模式），在此基础上，芍药甘草汤组和 SNI 模型组共鉴定了 40 个差异代谢物并确定为潜在生物标志物（22 个来自负离子模式，18 个来自正离子模式），如图 4-34 和图 4-35 所示，详细信息如表 4-13 所示。以正离子模式下 m/z 为 276.1435 的潜在生物标志物为例（图 4-36），根据 Progensis QI 软件的推算 m/z 276.1435 为 $[M+NH_4]^+$，可能的分子式为 $C_{12}H_{18}O_6$。其主要碎片离子为 m/z 258.1336、m/z 210.1124 和 m/z 156.0655，这些离子分别代表 $[C_{12}H_{18}O_6+NH_4]^+$、

$[C_{12}H_{16}O_5+NH_4]^+$、$[C_{11}H_{13}O_3+NH_4]^+$ 和 $[C_7H_7O_3+NH_4]^+$ 的碎片，暂时鉴定为 1，1′-（tetrahydro-6a-hydroxy-2，3a，5-trimethylfuro［2，3-d]-1，3-dioxole-2，5-diyl）bis-ethanone。

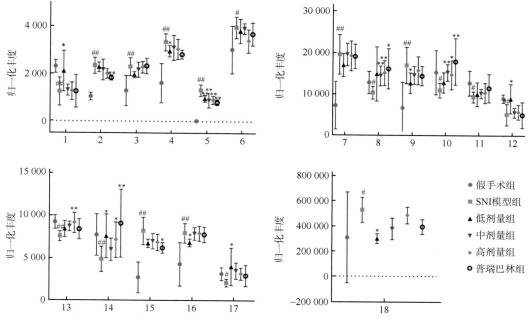

图 4-34　正离子模式下芍药甘草汤干预 SNI 大鼠血清代谢物的相对水平 [4]

与假手术组比较，#$P < 0.05$，##$P < 0.01$；与 SNI 模型组比较，*$P < 0.05$，**$P < 0.01$

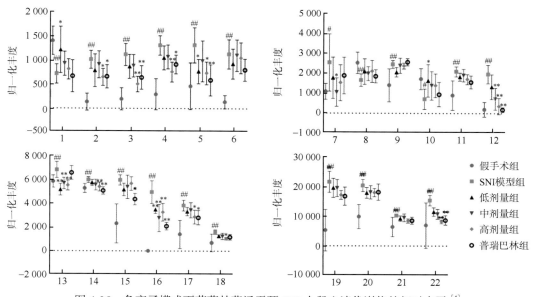

图 4-35　负离子模式下芍药甘草汤干预 SNI 大鼠血清代谢物的相对水平 [4]

与假手术组比较，#$P < 0.05$，##$P < 0.01$；与 SNI 模型组比较，*$P < 0.05$，**$P < 0.01$

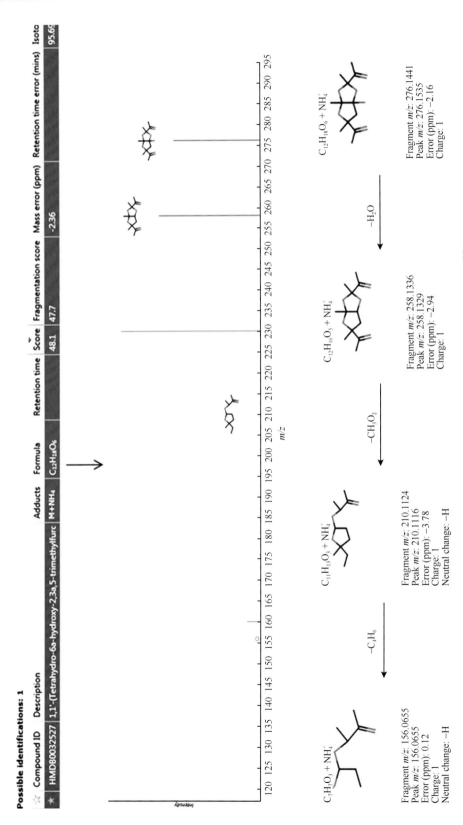

图 4-36 化合物的表征（以正离子模式下的 12 号代谢物为例）[4]

表4-13 潜在生物标志物的鉴定及变化趋势[4]

电离模式	序号	代谢物名称	分子式	质量偏差 (ppm)	保留时间 (min)	质荷比	加合离子	二级离子 (m/z)	假手术组 vs SNI 模型组	低剂量组 vs SNI 模型组	中剂量组 vs SNI 模型组	高剂量组 vs SNI 模型组
正离子电喷雾电离	1	3-Carboxy-4-methyl-5-propyl-2-furanpropionic acid	C$_{12}$H$_{16}$O$_5$	-2.92	0.99	2581.329	[M+NH$_4$]$^+$	174.1124 212.1281 258.1336	↓ **	↑	→	↑
	2	Telaprevir	C$_{36}$H$_{53}$N$_7$O$_6$	-0.73	8.87	702.4765	[M+NH$_4$]$^+$ [M+Na]$^+$	576.4119	↑ **	↑ *	→	↓ **
	3	PG(16:1(9Z)/18:0)	C$_{40}$H$_{77}$O$_{10}$P	1.07	8.87	766.5601	[M+NH$_4$]$^+$	675.5197	↑ **	↑	→	→
	4	Muricatin C	C$_{37}$H$_{60}$O$_8$	-3.11	8.88	661.4630	[M+Na]$^+$	235.1304 351.2166 463.3055 611.4882 639.4831	↑ **	↑ *	→	→
	5	Castanin	C$_{34}$H$_{24}$O$_{22}$	2.91	8.88	807.0674	[M+Na]$^+$		↑ **	↓ **	↓ **	↓ **
	6	PI(18:3(6Z,9Z,12Z)/18:1(9Z))	C$_{45}$H$_{79}$O$_{13}$P	-1.53	9.04	876.5583	[M+NH$_4$]$^+$	876.5596	↑ *	↓ **	↓ **	↓ *
	7	PC(o-18:0/18:2(9Z,12Z))	C$_{44}$H$_{86}$NO$_7$P	-2.67	8.87	794.6014	[M+Na]$^+$	518.3242 794.6034	↑ **	↑	→	→
	8	LysoPC(16:1(9Z)/0:0)	C$_{24}$H$_{48}$NO$_7$P	-0.76	5.90	494.3237	[M+H]$^+$	476.3136 494.3241	↑ *	↑	↑ **	↑ **
	9	PC(P-16:0/20:3(5Z,8Z,11Z))	C$_{44}$H$_{82}$NO$_7$P	-4.02	8.65	768.5871	[M+H]$^+$ [M+Na]$^+$	184.2186 305.2476 603.5347 623.5010 625.5166 731.4986 768.5902	↑ **	↑ *	→	→

续表

电离模式	序号	代谢物名称	分子式	质量偏差（ppm）	保留时间（min）	质荷比	加合离子	二级离子（m/z）	假手术组 vs SNI模型组	低剂量组 vs SNI模型组	中剂量组 vs SNI模型组	高剂量组 vs SNI模型组
正离子电喷雾电离	10	1-（11Z-eicosenoyl）-glycero-3-phosphate	$C_{23}H_{45}O_7P$	-1.55	6.17	482.3234	$[M+NH_4]^+$	312.3261 464.3135 482.3241	↓*	↑	↑	↑*
	11	LysoPC（20：2（11Z，14Z））	$C_{28}H_{54}NO_7P$	-0.97	7.29	548.3705	$[M+H]^+$ $[M+Na]^+$	530.3606 548.3711 570.3530	↓*	↑	↑	↑
	12	1,1'-（Tetrahydro-6a-hydroxy-2,3a,5-trimethylfluro[2,3-d]-1,3-dioxole-2,5-diyl）bis-ethanone	$C_{12}H_{18}O_6$	-2.36	0.98	276.1436	$[M+NH_4]^+$	156.0655 210.1124 258.1336 276.1441	↓**	↑*	↑	↑
	13	Ganglioside GD3（d18：1/23：0）	$C_{75}H_{135}N_3O_{29}$	0.48	6.77	771.9667	$[M+2H]^{2+}$	184.2186	↓**	↑*	↑**	↑**
	14	LysoPC（20：3（5Z，8Z，11Z））	$C_{28}H_{52}NO_7P$	-1.26	6.66	546.3547	$[M+H]^+$	528.3449	↓**	↑*	↑	↑*
	15	PC（15：0/20：2（11Z，14Z））	$C_{43}H_{82}NO_8P$	-1.4	8.65	772.5840	$[M+H]^+$	184.2186 575.5034 669.4854	↑**	↓	↓	↓
	16	PC（P-18：0/18：2（9Z，12Z））	$C_{44}H_{84}NO_7P$	-2.61	8.87	792.5858	$[M+Na]^+$	518.3242 534.3555 792.5877	↑**	↑*	↑	↑
	17	LysoPC（22：5（4Z，7Z，10Z，13Z，16Z））	$C_{30}H_{52}NO_7P$	-0.69	6.45	570.3550	$[M+H]^+$	552.3449	↑*	↑*	↑	↑
	18	PE（15：0/22：2（13Z，16Z））	$C_{42}H_{80}NO_8P$	-0.22	8.15	758.5693	$[M+H]^+$ $[M+NH_4]^+$	765.5538 758.5694	↑*	↑*	↑	↓

续表

电离模式	序号	代谢物名称	分子式	质量偏差 (ppm)	保留时间 (min)	质荷比	加合离子	二级离子 (m/z)	假手术组 vs SNI 模型组	低剂量组 vs SNI 模型组	中剂量组 vs SNI 模型组	高剂量组 vs SNI 模型组
负离子电喷雾电离	1	去氧果糖基醛氨酸	$C_{15}H_{21}NO_8$	-2.77	0.96	342.1185	$[M-H]^-$	222.0772 298.1296	↓**	↑*	→	↑
	2	香叶金合欢二磷酸	$C_{25}H_{44}O_7P_2$	2.23	7.90	1035.5075	$[2M-H]^-$		↑**	→	→	↓*
	3	黄芪苷Ⅳ	$C_{50}H_{80}O_{23}$	3.36	7.91	1047.5053	$[M-H]^-$		↑**	→	→	↓**
	4	去氢香苏碱苷	$C_{50}H_{81}NO_{21}$	-1.31	7.92	1030.5215	$[M-H]^-$		↑**	↑	→	↓**
	5	伐普肽	$C_{57}H_{70}N_{12}O_9S_2$	-4.43	8.37	1129.4707	$[M-H]^-$	171.1013	↑**	↑*	→	↓*
	6	缓激肽	$C_{50}H_{73}N_{15}O_{11}$	-4.41	8.39	1058.5494	$[M-H]^-$	626.3182	↑**	→	→	→
	7	N-丙烯酰甘氨酸	$C_5H_7NO_3$	-4.37	0.95	128.0348	$[M-H]^-$		↑*	↑	↓*	↑
	8	二十四碳六烯酸	$C_{24}H_{36}O_2$	-1.38	9.04	355.2638	$[M-H]^-$	355.2642	↓**	↑	→	→
	9	磷脂酰丝氨酸 (14 : 1 (9Z) / 22 : 6 (4Z, 7Z, 10Z, 13Z, 16Z, 19Z))	$C_{42}H_{68}NO_{10}P$	-2.57	7.58	776.4488	$[M-H]^-$		↑	↓**	→	→
	10	半乳糖苷B	$C_{17}H_{22}N_2O_7$	-2.37	1.77	365.1346	$[M-H]^-$	203.0826	↓*	↑**	↑	↑
	11	苦蘵内酯F	$C_{30}H_{40}O_9$	-0.01	8.60	1087.5272	$[2M-H]^-$	1032.5088	↑*	→	→	→**
	12	西门木烯酸	$C_{20}H_{50}O_2$	-2.28	9.03	393.3729	$[M-H]^-$	393.3738	↑**	↓**	↓**	↓**
	13	七溴联苯醚	$C_{12}H_3Br_7O$	-3.96	8.68	714.4366	$[M-H]^-$		↑**	↓**	↓**	↓**
	14	溶血磷脂 (26 : 0)	$C_{34}H_{70}NO_7P$	4.58	8.96	316.7387	$[M-2H]^{2-}$		↓**	↓**	↓*	↓**
	15	环肽G	$C_{56}H_{75}N_{10}O_5S_2$	-2.58	8.80	1096.4977	$[M-H]^-$		→	↓**	→	↓
	16	聚苯乙烯 (单体 (11, 5) / 单体 (13, 5)) / 单体 (11, 5)	$C_{50}H_{86}NO_{12}P$	-1.69	9.22	922.5799	$[M-H]^-$	878.5916 876.5760 909.5736	↓**	↓**	↓**	↓**
	17	胆影酸	$C_{20}H_{14}I_4N_2O_6$	3.51	8.60	1138.5088	$[M-H]^-$	1092.4992 1137.4969	↑*	↓	→	↓**

续表

电离模式	序号	代谢物名称	分子式	质量偏差（ppm）	保留时间（min）	质荷比	加合离子	二级离子（m/z）	假手术组 vs SNI 模型组	低剂量组 vs SNI 模型组	中剂量组 vs SNI 模型组	高剂量组 vs SNI 模型组
负离子电喷雾电离	18	聚乙烯（单体（11,3）/单体（13,5））	$C_{48}H_{84}NO_{10}P$	-1.99	7.84	864.5743	[M-H]⁻	686.4402 850.5603 852.5760 864.5760	↑*	↓**	↓**	↓**
	19	聚碳酸酯（15:0/18:2（9Z,12Z））	$C_{44}H_{78}NO_8P$	-0.83	7.82	742.5386	[M-H]⁻		↑**	↓	↓	↓**
	20	雷帕霉素	$C_{51}H_{79}NO_{13}$	0.74	9.19	912.5485	[M-H]⁻	658.4086 738.4712 867.5502	↑**	↓*	↓*	↓*
	21	胞苷二磷酸（18:0/22:6（4Z,7Z,10Z,13Z,16Z,19Z））	$C_{52}H_{85}N_3O_{15}P_2$	-4.49	8.68	1052.5336	[M-H]⁻	151.0149 982.5090 1008.5121 1011.5117 1034.5277	↑**	↓*	↓	↓**
	22	聚碳酸酯（18:0/18:2（9Z,12Z））	$C_{44}H_{78}NO_8P$	-1.85	8.15	742.5379	[M-H]⁻	277.2173	↑**	↓**	↓**	↓**

↓：下调，↑：上调；*$P < 0.05$，**$P < 0.01$

功能通路分析结果如图 4-37 可知，由 SNI 诱导的神经病理性疼痛代谢紊乱主要与 5 条代谢途径有关，即甘油磷脂代谢、亚油酸代谢、α- 亚麻酸代谢、糖基磷脂酰肌醇（GPI）- 锚定生物合成和花生四烯酸代谢（表 4-14），各代谢途径相关的生物标志物如图 4-38 所示。芍药甘草汤组中代谢物的含量得到回调，代谢通路的紊乱得到改善，在代谢层面验证了芍药甘草汤对神经病理性疼痛有较好的治疗作用。

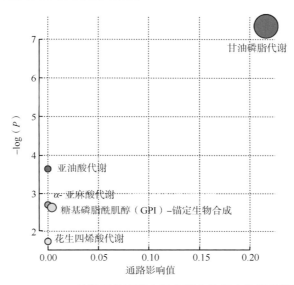

图 4-37　基于 MetaboAnalyst 的神经性疼痛大鼠血清生物标志物相关的代谢通路分析[4]

表 4-14　神经性疼痛大鼠血清生物标志物相关的代谢通路分析[4]

通路名称	匹配状态	Raw P	$-\log(P)$	通路影响值
甘油磷脂代谢	3/36	0.000644	7.3478	0.21631
亚油酸代谢	1/5	0.026263	3.6396	0
α- 亚麻酸代谢	1/13	0.067028	2.7026	0
糖基磷脂酰肌醇（GPI）- 锚定生物合成	1/14	0.072017	2.6308	0.00399
花生四烯酸代谢	1/36	0.17603	1.7371	0

甘油磷脂作为脂质双层的重要组成部分，参与细胞功能，包括转运过程、蛋白质功能和信号转导的调节。越来越多的证据表明，甘油磷脂代谢在重要细胞功能的调节中发挥关键作用，包括增殖、异构化和凋亡。SNI 模型组的大鼠血清中 PC（18 ∶ 0/18 ∶ 2（9Z，12Z））、PC（15 ∶ 0/20 ∶ 2（11Z，14Z））、PC（15 ∶ 0/18 ∶ 2（9Z，12Z））、PC（P-16 ∶ 0/20 ∶ 3（5Z，8Z，11Z））和 PI（18 ∶ 3（6Z，9Z，12Z）/18 ∶ 1（9Z））等脂肪链的糖肽脂显著增加。在正常生理条件下，这些脂质代谢物的数量很少，但在 SNI 条件下，这些脂质聚集在一起并产生明显的病理特征，说明 SNI 可能通过促进细胞增殖而引起疼痛，且疼痛随着这些脂质的增加而增加，芍药甘草汤的治疗减少了这些脂质的增加，说明芍药甘草汤可能通过调节甘油磷脂代谢治疗神经性疼痛。

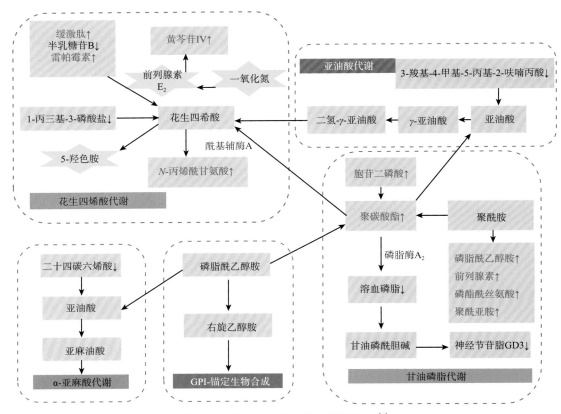

图 4-38　潜在生物标志物的代谢途径[4]

亚油酸作为一种不饱和脂肪酸，对于神经的发生和神经的可塑性来说是必不可少的。它还具有抗炎、抗氧化应激和抗凋亡作用。亚油酸（LA）代谢是亚油酸转化为 γ-亚麻酸（GLA），GLA 被转化为双高-γ-亚麻酸，然后转化为花生四烯酸（AA）的过程，后者又被用来产生促血栓和促炎的 n-6 代谢物。GLA 的主要功能是合成前列腺素 E_1（PGE_1），过量的 PGE_1 可减轻 PGE_2 诱导的炎症效应，进一步抑制炎症反应，达到治疗神经病理性疼痛的目的。在本研究中，SNI 模型组大鼠的 LA 含量明显降低，芍药甘草汤治疗后 LA 水平趋向正常水平，从而推测芍药甘草汤对神经性疼痛的治疗作用，与干预亚油酸代谢有密切相关。

α-亚麻酸（ALA）存在于脂肪酸代谢的代谢通路中，它可以影响脂质炎症细胞因子和介质，并在多种生理功能中发挥重要作用。此外，ALA 还可以改善中枢神经系统的功能和行为。其在体内被代谢成 EPA 和 DHA，这两种物质在酶的作用下被代谢成二十烷类化合物，最终转化为抗炎物质，如溶血素和保护素等。疼痛是炎症反应的特征症状，许多抗炎药物具有温和的镇痛作用。本研究中，SNI 模型组的大鼠血清中油酸、二十碳五烯酸以及溶血素等物质代谢异常，经芍药甘草汤干预后上述物质代谢趋于正常水平，提示 α-亚油酸代谢通路可能是芍药甘草汤干预神经病理性疼痛的作用通路之一。

糖基磷脂酰肌醇（GPI）是一种复杂的糖脂，对细胞的功能和发育至关重要。许多真核蛋白通过 GPI 锚点与细胞膜表面结合。糖基磷脂酰肌醇特异性磷脂酶 D（GPI-PLD）能水解 GPI-锚定蛋白，在特定条件下选择性释放锚蛋白，调节 GPI-锚定蛋白合成，最终调控 GPI-

锚定蛋白表达的磷脂酶。在本研究中，SNI 模型组的 GPI-PLD 的表达异常，导致 GPI- 锚定蛋白生物合成和重塑障碍，芍药甘草汤治疗后，GPI-PLD 的表达明显回调，推测该药物通过调节 GPI- 锚定蛋白生物合成的代谢途径，起到对神经病理性疼痛的干预作用。

花生四烯酸（20 ：4）是许多生物活性脂质和生理活性脂质的前体，它通过 PLA_2 释放和转运 AA 来调节细胞代谢，AA 级联反应主要受 PLA_2 和诱导型环氧合酶 -2（COX-2）两种限速酶的调节。PLA_2 作用于 AA 的产生，而 AA 是导致前列腺素产生的代谢途径中 COX-2 的前体底物，并由 COXs 氧化成 PGG_2 和 PGH_2，最后生成 PGE_2。越来越多的证据表明，炎症介质诱导的神经元敏化参与了疼痛通路上的发生。作为一种广泛存在于炎症组织中的疼痛介质，PGE_2 在炎症性疼痛和神经病理性疼痛中发挥着重要作用。在本实验中，SNI 模型组 PGE_2 含量升高，芍药甘草汤治疗后 PGE_2 含量有明显的下降。推测花生四烯酸代谢通路可能是芍药甘草汤干预神经病理性疼痛的作用通路之一。

本实验利用代谢组学阐明了芍药甘草汤在神经病理性疼痛中的 5 条代谢途径，即甘油磷脂代谢、亚油酸代谢、α- 亚麻酸代谢、糖基磷脂酰肌醇（GPI）- 锚定生物合成和花生四烯酸代谢。代谢组学鉴定的生物标志物可用于评价芍药甘草汤的止痛作用和开发止痛类药物，得到的代谢通路也为后期进一步阐明芍药甘草汤治疗神经病理性疼痛的潜在靶点提供了参考。

二、芍药甘草汤治疗神经病理性疼痛的血中移行成分分析

利用 UPLC-Q-TOF/MS 技术获取芍药甘草汤给药后的入血成分，并进行成分与基于代谢组学鉴定的生物标志物相关性分析。采用多指标综合指数法与偏最小二乘回归法（PLSR）相结合的方法，揭示各成分对疗效的贡献，并做了效应成分的排序，最终找到芍药甘草汤治疗神经病理性疼痛的体内活性成分，进而阐释芍药甘草汤止痛的药效物质基础。

通过将血清色谱峰的准确质量、保留时间和碎片信息与芍药甘草汤的体外成分进行比较，初步确定有 44 个成分被大鼠吸收至体内，并将其鉴定为芍药甘草汤的入血成分。基峰强度（BPI）色谱图如图 4-39 所示，详细信息如表 4-15 所示。

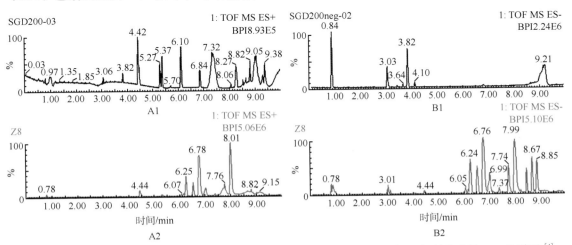

图 4-39　正（A）、负（B）离子模式下芍药甘草汤（1）和给药大鼠血清（2）的代表性 BPI 色谱图 [4]

表 4-15　芍药甘草汤入血成分的鉴定[4]

电离模式	序号	入血成分名称	测得质荷比	质量偏差（mDa）	保留时间（min）	响应值	加合离子
负离子电喷雾电离	1	3，4- 二羟基苯甲酸	199.026	1.2	8.87	732	+HCOO
	2	4′，7- 二羟基黄酮	254.0581	−0.3	3.44	907	+e
	3	4′，7- 二甲氧基异黄酮	341.1079	4.9	0.81	183	+CH₃COO
	4	7-O- 甲基羽扇豆异黄酮	367.1183	−0.4	3.34	218	−H
	5	芍药内酯苷 *	525.1613	−0.1	3	3569	+HCOO，−H，+Cl
	6	苯甲酸 *	121.0295	0	3.07	1299	−H，+HCOO
	7	D-（＋）- 葡萄糖	215.0326	−0.1	0.82	11675	+Cl，−H，+HCOO
	8	dehydroglyasperin C	353.1392	−0.3	8.65	320	−H
	9	去苯甲酰芍药苷	375.1303	0.6	8.51	243	−H
	10	二葡糖基梧酸	539.1248	−0.6	5.31	242	+HCOO
	11	DL- 阿拉伯糖	195.0509	−0.1	0.85	1149	+HCOO
	12	D- 甘露醇	241.0912	−1.7	0.76	527	+CH₃COO
	13	芒柄花素	267.0654	−0.8	3.64	411	−H
	14	没食子酰芍药苷	691.1873	−0.7	3.14	310	+CH₃COO
	15	甘草酸 *	821.3965	0	3.77	3399	−H
	16	欧甘草素 A	427.1636	−4.6	9.35	392	+Cl
	17	isoangustone A	421.165	−0.7	7.08	691	−H
	18	异甘草香豆素	367.1174	−1.3	4.66	188	−H
	19	异甘草素 *	255.066	−0.3	3.92	279	−H
	20	异夏佛塔苷	609.1495	3.3	9.37	226	+HCOO
	21	山奈素 -3-O- 甲醚	299.0596	3.5	3.14	465	−H
	22	甘草查尔酮 B	286.0843	−0.4	3.19	430	+e
	23	甘草黄酮醇	353.1034	0.3	5.1	161	−H
	24	甘草异黄酮 B	351.0873	−0.2	5.75	238	−H
	25	甘草皂苷 A3	983.4496	0.2	3.17	1412	−H
	26	甘草皂苷 E2	820.3895	0.8	8.46	313	+e
	27	甘草西定	469.2252	2	3.83	1404	+HCOO
	28	甘草苷 *	463.1246	0	3.05	809	+HCOO
	29	高丽槐素	283.0601	−1.1	3.43	204	−H
	30	美迪紫檀素	269.0822	0.2	3.44	213	−H
	31	新甘草酚	365.1029	−0.2	4.39	359	−H
	32	芳香膜菊素	265.1473	2.8	6.53	14679	−H
	33	paeonilactone C	377.1278	3.6	8.86	228	+CH₃COO
	34	丹皮酚 *	165.0557	0	3.07	1698	−H

续表

电离模式	序号	入血成分名称	测得质荷比	质量偏差（mDa）	保留时间（min）	响应值	加合离子
负离子电喷雾电离	35	松属素	255.0662	0	3.19	2180	−H
	36	sigmoidin B	401.1272	3	8.67	302	+HCOO
	37	黄宝石羽扇豆素	427.1428	2.9	8.23	231	+CH$_3$COO
	38	红车轴草根苷	445.1141	0	3.44	12907	−H
	39	乌拉尔醇	369.0977	−0.3	3.05	237	−H
	40	乌拉尔甘草皂苷 C	823.4149	2.7	3	315	−H
	41	维斯体素	271.0977	0.2	3.44	488	−H
正离子电喷雾电离	1	邻苯二甲酸二苯酯	251.1248	−3	8.88	184	+H
	2	芒柄花素	269.0807	−0.1	3.24	291	+H
	3	甘草次酸	471.3469	0	7.12	4836	+H

*，通过标准品鉴定

三、芍药甘草汤血中移行成分与生物标志物的相关性分析

本实验采用皮尔逊相关分析法计算代谢组学中得到的生物标志物与入血成分的相关系数（r），得出与药效关系最密切的有效成分，$0.45 \leqslant |r| < 0.55$ 时为高度正（负）相关，$0.55 \leqslant |r| \leqslant 1$ 为极度正（负）相关。采用皮尔逊相关分析法提取 $0.55 \leqslant |r| \leqslant 1$ 的相关系数所对应的极度相关的化学成分，包括甘草皂苷 E$_2$、黄宝石羽扇豆素、异夏佛塔苷、D-（＋）-葡萄糖、paeonilactone C、dehydroglyasperin C、苯甲酸、sigmoidin B、欧甘草素 A、丹皮酚、DL-阿拉伯糖、3，4-二羟基苯甲酸、没食子酰芍药苷、甘草查尔酮 B。这些成分被初步确定为芍药甘草汤治疗神经性疼痛的有效成分，如图 4-40 和图 4-41 所示。

为进一步确定芍药甘草汤治疗神经病理性疼痛的活性成分，本实验采用多指标综合指数法结合 PLSR 的新策略，进一步研究了与芍药甘草汤治疗神经性疼痛作用高度相关的 14 种化学成分对药效的贡献度，并选取贡献度较高的成分作为芍药甘草汤治疗神经性疼痛的活性成分。

PLSR 将多因变量的样本映射到多自变量空间，回归建模，当变量内部有高度线性相关性时，回归模型的准确度高，其具有多元线性回归和主成分分析等方法的算法特点，可以最大限度地保障自变量 X 与因变量 Y 之间存在的相关性，从而确保分析结果的准确性。本研究的 PLSR 分析采用 MATLAB 2019a 软件分析各有效成分对药效学指标镇痛效果的贡献度，以有效成分的归一化丰度为自变量，以加权分析后的总药效指标值为因变量进行回归分析。

本实验采用多指标综合指数法来进行止痛的综合评价，当 SNI 模型组对应指标值（V）高于假手术组时，$V_{标准化}=(V_{模型}-V_{给药})/V_{模型}$；当 SNI 模型组对应指标低于假手术组时，$V_{标准化}=(V_{给药}-V_{模型})/V_{模型}$。对 6 项药效指标（PWT、SP、$\beta$-EP、PGE$_2$、NO、5-HT）进行标准化综合，总结近 10 年来有关 SNI 模型的文献 222 篇，PWT、SP、β-EP、PGE$_2$、5-HT、NO 分别为 106、37、31、25、13、10。我们将总权重系数定义为 10，每个指标的权重系数由包含各指标的文献占所有文献的比例来确定，最后确定 PWT、SP、PGE$_2$、β-EP、NO 和 5-HT 的权重系数分别为 5、1.5、1.5、1、0.5 和 0.5，总镇痛效果为各指标标准值乘以权重系数之和。

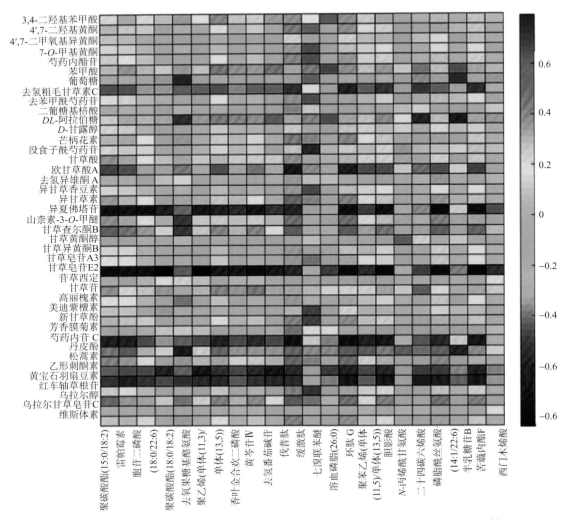

图 4-40　负离子模式下芍药甘草汤入血成分与生物标志物的皮尔逊相关系数矩阵[4]

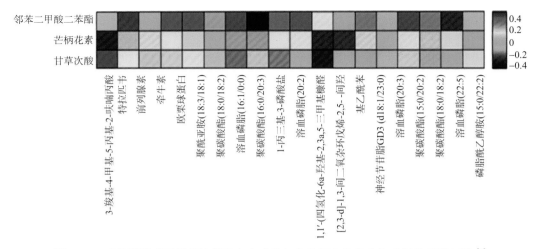

图 4-41　正离子模式下芍药甘草汤入血成分与生物标志物的皮尔逊相关系数矩阵[4]

由图 4-42 结果可知，丹皮酚（$y=0.1312x–496.6$，$r^2=1$）、DL-阿拉伯糖（$y=0.0058x–496.6$，$r^2=1$）、苯甲酸（$y=0.6487x–538.71$，$r^2=1$）、欧甘草素 A（$y=0.7859x–72.156$，$r^2=1$）、pae-onilactone C（$y=0.4051x–321.75$，$r^2=1$）与镇痛作用呈正相关，也是对药效贡献度较高的前 5 个化学成分，x 代表化学成分的归一化丰度，y 代表多指标综合的效值。最终确定这 5 种成分为芍药甘草汤治疗神经病理性疼痛的关键活性成分。

四、讨论与结论

中药越来越受到重视，但中药活性成分的复杂性和不确定性限制了中药的深入开发和利用。PLSR 集中了普通多元线性回归、主成分分析、典型相关分析 3 种分析方法的优点，可以很好地解决自变量之间的多重共线性、样本数少于变量数和计算复杂等问题，并且不再直接考虑因变量与自变量的回归建模，而是对变量系统中的信息重新进行综合筛选，从中选取若干对系统具有最佳解释能力的新综合变量（又称为成分），用它们进行回归建模。多指标综合指数法是对实验过程中各指标的数据进行标准化并整合。本研究论证了芍药甘草汤对神经病理性疼痛的疗效，并对其治疗神经性疼痛的有效成分进行了初步鉴定，首次将 PLSR 法和多指标综合指数法相结合，对初步确定的有效成分和药效指标进行了贡献度分析，进一步明确了芍药甘草汤的活性成分。实验结果表明，初步鉴定的 14 种活性成分与芍药甘草汤治疗神经病理性疼痛极度相关，通过多指标综合指数法与 PLSR 相结合的方法，进一步鉴定出 5 个成分为芍药甘草汤治疗神经病理性疼痛的活性成分。

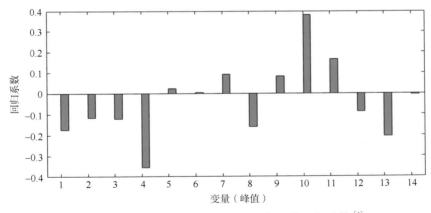

图 4-42 基于偏最小二乘回归分析的标准化回归系数[4]

1. 甘草皂苷 E₂；2. 黄宝石羽扇豆素；3. 异夏佛塔苷；4. D-（＋）-葡萄糖；5. paeonilactone C；6. dehydroglyasperin C；7. 苯甲酸；8. sigmoidin B；9. 欧甘草素 A；10. 丹皮酚；11. DL-阿拉伯糖；12. 3,4-二羟基苯甲酸；13. 没食子酰芍药苷；14. 甘草查尔酮 B

本研究的一个重要发现是丹皮酚、DL-阿拉伯糖、苯甲酸、欧甘草素 A 和 paeonilactone C 是芍药甘草汤治疗神经病理性疼痛的活性成分。目前，国家药品监督管理局批准的丹皮酚剂型包括片剂、软膏、糊剂和注射剂，根据药物说明书，口服和注射剂丹皮酚对发热、头痛、神经痛和肌肉痛等炎症/疼痛症状有效。苯甲酸也具有止痛的潜力。一项新的发明表明，苯甲酸和苯甲酸酯的衍生物具有抗炎和镇痛活性，对三叉神经痛、带状疱疹神经痛和头痛的治疗有很大帮助。欧甘草素 A 是从甘草中分离出来的，具有很强的抗氧化活性，也被用来保护神经系统免受氧化应激的伤害。paeonilactone 在中国和日本民间医学中被广泛用于止痛。paeonilactone C 在 100 mg/ml 时可抑制直接和间接刺激肌肉痉挛，缓解疼痛。部分学者认为芍药苷、甘草苷和甘草酸是芍药甘草汤的镇痛成分，但我们的研究中并未筛选出来，说明快速新陈代谢和排泄可能导致了其含量的下降。

本实验通过生物标志物与入血成分的相关性分析，初步筛选出芍药甘草汤发挥止痛的 14 个有效成分：甘草皂苷 E_2，黄宝石羽扇豆素，异夏佛塔苷，D-（＋）- 葡萄糖，paeonilactone C，dehydroglyasperin C，苯甲酸，sigmoidin B，欧甘草素 A，丹皮酚，DL- 阿拉伯糖，3,4-二羟基苯甲酸，没食子酰芍药苷，甘草查尔酮 B，通过贡献度的大小，进一步确定了丹皮酚、DL- 阿拉伯糖、苯甲酸、欧甘草素 A 和 paeonilactone C 为芍药甘草汤治疗神经性疼痛的活性成分。本实验阐明了生物标志物与入血成分之间的内在联系，探索了芍药甘草汤治疗神经病理性疼痛的活性成分，为提高芍药甘草汤在实践中的质量控制奠定了基础，也为发现其他经典名方的活性成分提供了参考。

第五节　广陈皮治疗高脂血症大鼠模型的体内显效成分研究

高脂血症是一种慢性代谢性疾病，随着人们生活节奏的加快和饮食结构的改变，高脂血症已经成为当今最突出的全球性疾病之一，而中医药在其治疗方面具有独特优势。广陈皮性苦辛，味温，归肺、脾经，具有理气健脾、燥湿化痰的功效。现代药理研究表明，广陈皮具有保肝、降脂的作用，广陈皮中的陈皮苷、川陈皮素等成分同样具有降血脂的功效。本研究建立高脂血症大鼠模型，利用生化指标、代谢组学等方法系统评价广陈皮治疗高血脂的有效性；应用 UPLC/Q-TOF/MS 技术对广陈皮体外化学成分和口服给药后的血中移行成分进行分析鉴定；运用代谢组学技术分析广陈皮对高脂血症大鼠作用的代谢物靶点；构建入血成分与内源性生物标志物关联的数理模型，发掘广陈皮防治高脂血症潜在的药效物质基础[4]。

一、广陈皮治疗高脂血症大鼠模型的药效评价

（一）实验方法

1. 样品制备

按照传统煎煮法，将 2kg 广陈皮粉碎成粗粉末，用 20 倍水浸泡 1h，以武火煮沸后改用文火慢煮 30min；滤出滤液，然后加入 20 倍水以相同方法再煎煮 1 次；合并滤液，蒸发浓缩至 2000ml，4℃保存备用。该水煎液的广陈皮（生药）浓度为 1g/ml，以临床给药剂量的 9 倍计算，给予大鼠口服灌胃（9.36ml/kg）。

2. 实验动物分组与样品采集

健康雄性 SD 大鼠，SPF 级，体重 180 ～ 210g，大鼠随机分为 3 组，分别为空白对照组

（Control）、模型组（Model）和广陈皮组（CRCP），每组各 8 只。空白对照组饲喂普通饲料，其余各组饲喂高脂饲料；广陈皮组灌胃配制好的给药样品溶液（9.36ml/kg），其余各组给予等量蒸馏水，每天 1 次，持续 30 天。

末次给药 1h 后，大鼠以 10% 水合氯醛麻醉，经腹主动脉取血，置于采血管中，以 3000r/min 离心 10min，取上清液，分装成 2 份，1 份进行血脂 4 项检测，另 1 份置于 –80℃ 冰箱中保存备用。

（二）药效评价

采用全自动生化分析仪对血清样本进行血脂 4 项检测：甘油三酯（TG）、总胆固醇（TC）、低密度脂蛋白胆固醇（LDL-C）、高密度脂蛋白胆固醇（HDL-C）水平。检测结果见表 4-16。与空白对照组比较，模型组的体重及 TC、TG、LDL-C 水平均明显升高（$P < 0.05$），而 HDL-C 水平明显降低（$P < 0.01$），表明高脂血症模型成功建立。与模型组比较，广陈皮组大鼠的体重以及 TG、LDL-C 水平明显降低（$P < 0.05$），HDL-C 水平显著升高（$P < 0.05$），表明广陈皮具有降血脂的作用。

表 4-16　各组大鼠血清生化指标及体质量比较（$\bar{X}\pm s$，n=8）[4]

组别	剂量（ml/kg）	TC（mmol/L）	TG（mmol/L）	LDL-C（mmol/L）	HDL-C（mmol/L）	体重（g）
空白对照组	—	1.36±0.11	0.24±0.06	0.28±0.07	1.32±0.06	375.1±26.4
模型组	—	1.88±0.29*	0.67±0.30*	1.12±0.34*	1.01±0.14**	400.4±14.5*
广陈皮组	9.36	1.74±0.48	0.34±0.17#	0.62±0.27#	1.27±0.16#	386.2±9.0#

注：与空白对照组比较，*$P < 0.05$，**$P < 0.01$；与模型组比较，#$P < 0.05$

（三）代谢组学分析

分别取各组大鼠的血清样品 350μl，加入 3 倍量乙腈，摇匀，以 13 000r/min 离心 10min，沉淀蛋白，吸取上清液 300μl 即得。将处理好的血清样品采用 UPLC/Q-TOF/MS 液质联用系统进行分析，完成 QC 样品稳定性、重复性、日内精密度和日间精密度等方法学的考察，计算 RSD 均小于 2%，符合相关要求后进行正式样品的检测。所有样品数据由 Masslynx4.1 工作站统一处理。

将得到的血清样品 UPLC-MS 数据导入 MassLynx 4.1 软件进行峰检测、匹配及峰对齐处理，得到代谢物的相对强度，并进行化合物元素组成鉴定。同时将得到的数据导入 SIMCA-P 14.0 软件进行无监督 PCA 和有监督 OPLS-DA。基于 OPLS-DA 的 S-plot 及 VIP 值用于识别和揭示模型组与空白对照组各离子含量具有差别的代谢物。当同时满足以下 2 个条件：t 检验差异具有统计学意义（$P < 0.05$）和 VIP 值在 1.0 以上时，候选代谢产物被认为是潜在的生物标志物。所得生物标志物根据质核比及元素组成数据，结合 HMDB、ChemSpider 等在线数据库，对这些生物标志物进行初步确认；再通过二级质谱数据的碎片信息的比对，最终鉴定各潜在的生物标志物。考察分析给药组各潜在生物标志物的回调情况，找出广陈皮干预高脂血症大鼠后具有回调作用的生物标志物，作为广陈皮降脂作用机制的特异性生

物标志物。

各组血清样本数据的 PCA 结果见图 4-43A。空白对照组、模型组和广陈皮组的 3 组样本点被划分在不同区域，表明 3 组之间存在差异。进一步进行有监督的 OPLS-DA，结果见图 4-43B，空白对照组与模型组之间完全分离，表明两组之间存在明显差异。使用 500× 置换测试验证 OPLS-DA 模型，结果见图 4-43C，所有模拟值均小于实际值（R^2 和 Q^2），实际值参数为 R^2=0.996，Q^2=0.900，表明所建立的 OPLS-DA 模型拟合良好，能够准确描述数据。图 4-43D 中红色标记的点为空白对照组和模型组比较的差异代谢物，S-plot 图显示了离子的分散度，离子离原点越远，则表明其在组间的差异越大。通过 VIP 和 t 检验来评价血清代谢物相对峰面积的差异，满足 VIP > 1.0 和 $P < 0.05$ 的差异代谢物作为高脂血症模型的生物标志物。

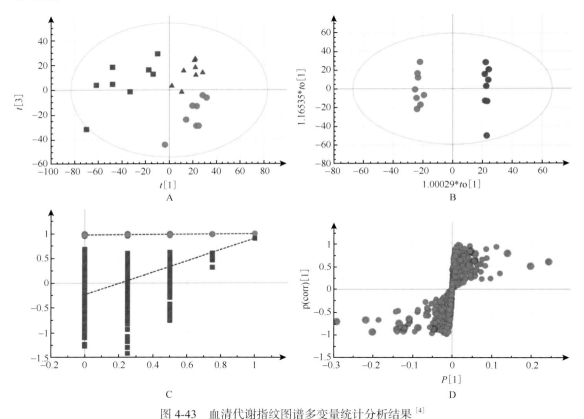

图 4-43 血清代谢指纹图谱多变量统计分析结果[4]

A. PCA-2D 得分图，●空白对照组▲模型组■广陈皮组；B. OPLS-DA 得分图，●对照组，●模型组；C.×500 置换检验图，● R^2，■ Q^2；D. S-plot 图，红色点为与高脂血症相关的血清生物标志物

根据上述原理，对所有的信号离子进行分析，结果鉴定出 19 个与高脂血症相关的生物标志物，见表 4-17。对所鉴定的生物标志物作热图（heatmap）分析，结果见图 4-44，反映了各组的生物标志物相对增加（红色）或减少（蓝色）的情况。通过对模型组与广陈皮组数据进行 t 检验，从 19 个高脂血症模型生物标志物中，筛选出广陈皮干预后具有回调趋势的

11 个生物标志物，如表 4-17 中具有回调作用的代谢物（标为 +），作为广陈皮具有降脂作用机制的特异性生物标志物。

表 4-17　19 个与高脂血症相关的生物标志物 [4]

编号	代谢物名称	保留时间（min）	质荷比	加合离子	分子式	VIP 值	变化趋势	回调作用
B1	LysoPC（16：0）	8.01	991.6706	2M+H	$C_{24}H_{50}NO_7P$	17.34	↓ *	－
B2	LysoPC（18：2）	7.42	520.3410	M+H	$C_{26}H_{50}NO_7P$	14.53	↑ *	+
B3	LysoPC（20：4）	7.39	544.3408	M+H	$C_{28}H_{50}NO_7P$	13.14	↓ *	－
B4	LysoPC（18：0）	9.74	524.3746	M+H	$C_{26}H_{54}NO_7P$	12.76	↑ *	+[##]
B5	LysoPC（17：0）	8.82	510.3555	M+H	$C_{25}H_{52}NO_7P$	11.77	↓ **	
B6	LysoPC（16：1）	7.02	494.3241	M+H	$C_{24}H_{48}NO_7P$	8.27	↓ **	+
B7	LysoPC（20：3）	7.91	546.3555	M+H	$C_{28}H_{52}NO_7P$	8.13	↑ **	
B8	LysoPC（20：1）	10.39	550.3867	M+H	$C_{28}H_{56}NO_7P$	7.99	↓ **	
B9	LysoPE（22：0）	0.86	538.3865	M+H	$C_{27}H_{56}NO_7P$	7.21	↓ **	
B10	乙酰胆碱	7.32	204.1230	M+H	$C_9H_{17}NO_4$	7.06	↓ **	+
B11	LysoPC（22：6）	7.30	568.3398	M+H	$C_{30}H_{50}NO_7P$	6.52	↓ *	+
B12	LysoPC（15：0）	6.65	482.3241	M+H	$C_{23}H_{48}NO_7P$	5.05	↓ **	+
B13	1-磷酸鞘氨醇	6.15	380.2562	M+H	$C_{18}H_{38}NO_5P$	3.45	↑ **	+[#]
B14	Valdiate	6.91	311.1857	M+H	$C_{17}H_{26}O$	3.32	↑ *	+[##]
B15	1-磷酸二氢鞘氨醇	11.44	382.2717	M+H	$C_{18}H_{40}NO_5P$	2.71	↑ *	+
B16	LysoPC（20：0）	6.14	552.4015	M+H	$C_{28}H_{58}NO_7P$	2.65	↓ **	－
B17	鞘氨醇	1.99	302.3055	M+H	$C_{18}H_{39}NO_2$	1.90	↑ *	+
B18	吲哚丙烯酸	0.68	188.0711	M+H	$C_{11}H_9NO_2$	1.89	↑ *	－
B19	*L*-精氨酸	8.01	175.1188	M+H	$C_6H_{14}N_4O_2$	1.45	↓ **	+[#]

注：与空白对照组比较，*$P < 0.05$，**$P < 0.01$；与模型组比较，#$P < 0.05$，##$P < 0.01$。↑ 或 ↓ 表示与空白对照组比较上调或下调；＋或 － 表示与模型组比较回调或未回调

二、有效状态下的血中移行成分分析

广陈皮水煎液体内外样品、空白血清样品及高脂血症模型血清样品的 UPLC-MS 基峰强度离子流（BPI）色谱图见图 4-45，OPLS-DA 分析结果见图 4-46。从 S-plot 图中选择在给药组中含量高而在模型组中几乎没有的离子进行分析，最终确认高脂血症大鼠口服广陈皮后入血的 11 个化学成分，结果见表 4-18、表 4-19。其中 8 个为广陈皮的原型成分；3 个为广陈皮的代谢成分，分别来源于 5-去甲川陈皮素、二氢川陈皮素、5-羟基 -3，7，3′，4′-四甲氧基黄酮。该结果揭示了广陈皮对高脂血症的体内直接作用物质，为广陈皮显效状态下药效物质的鉴定提供了基础。

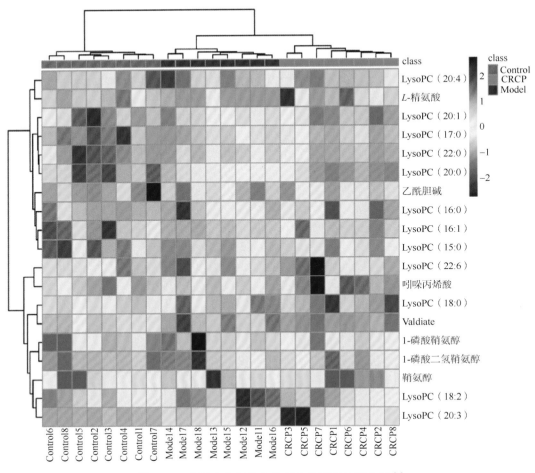

图 4-44　高脂血症相关生物标志物聚类热图分析[4]

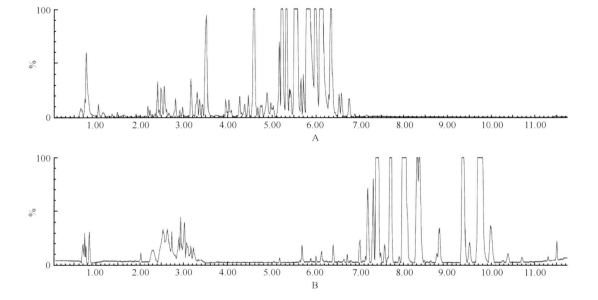

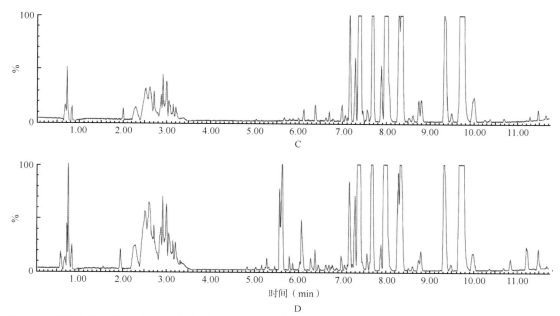

图 4-45 广陈皮体外样品（A）及空白对照组（B）、模型组（C）、广陈皮组（D）血清样品的 BPI 色谱图[4]

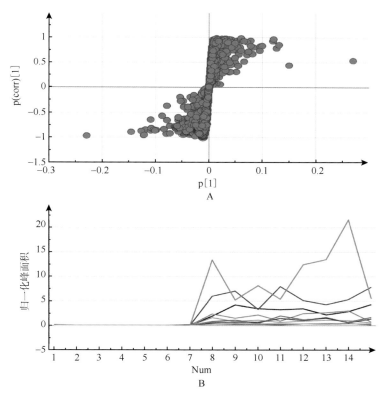

图 4-46 模型组与广陈皮组 OPLS-DA 分析的 S-plot 图（A）和血中移行成分在两组的相对含量（B）[4]

表 4-18　广陈皮治疗高脂血症大鼠模型的原型血中移行成分[4]

编号	中文名	质荷比	分子式	保留时间（min）	碎片离子
C1	5- 羟基 -7，8，2′- 三甲氧基黄酮	329.1009	$C_{18}H_{17}O_6$	4.90	343、328、313
C2	7- 羟基 -5，3′，4′- 三甲氧基黄酮	329.1014	$C_{18}H_{17}O_6$	4.47	343、328、313
C3	4′，5，6，7- 四甲氧基黄酮	343.1175	$C_{19}H_{19}O_6$	5.57	343
C4	橘皮素	373.1271	$C_{20}H_{20}O_7$	5.55	373、359、343、329
C5	甜橙素	373.1275	$C_{20}H_{20}O_7$	5.25	373、359、343、329
C6	5- 去甲川陈皮素	389.1235	$C_{20}H_{22}O_8$	4.89	389、359
C7	川陈皮素	403.1395	$C_{21}H_{22}O_8$	5.84	403、388、373
C8	7- 羟基 -3，3′，4′，5，6，8- 六甲氧基黄酮	419.1324	$C_{21}H_{23}O_9$	5.90	419

表 4-19　广陈皮治疗高脂血症大鼠模型的代谢血中移行成分[4]

编号	代谢物转化途径	质核比	分子式	保留时间（min）	碎片离子
M1	二氢川陈皮素去甲基化代谢物	391.1394	$C_{20}H_{23}O_8$	5.12	405、391、390
M2	5- 羟基 -3，7，3′，4′- 四甲氧基黄酮葡萄糖醛酸化代谢物	535.1448	$C_{25}H_{27}O_{13}$	4.03	535、359
M3	5- 去甲川陈皮素葡萄糖醛酸化代谢物	565.1551	$C_{26}H_{29}O_{14}$	4.10	565、535、389、374、359

三、血中移行成分与生物标志物的相关性分析

结果见图 4-47。11 个血中移行成分与 11 个特异性生物标志物经过 PCMS 分析，有 2 个血中移行成分为高度相关成分，分别为川陈皮素和 5- 去甲川陈皮素葡萄糖醛酸代谢物，被认为是潜在的药效物质。

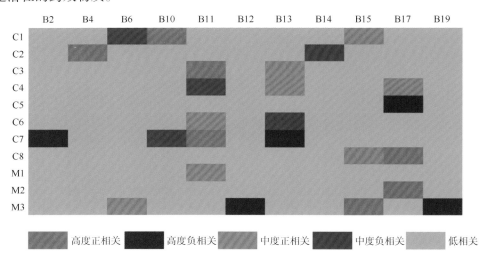

图 4-47　血中移行成分与特异性生物标志物关联分析图[4]

四、结　　论

本研究应用 UPLC/Q-TOF/MS 技术，结合代谢组学和中药血清药物化学的研究方法，分析广陈皮干预高脂血症模型大鼠的生化指标、代谢组特征，以及广陈皮入血的化学成分。广陈皮干预后高脂血症模型大鼠体内的鞘脂类和溶血磷脂酰胆碱类代谢物得到回调，使紊乱的鞘脂代谢和甘油酯代谢得到改善，在代谢层面验证了广陈皮防治高脂血症的作用。明确在干预高脂血症模型有效的前提下，发现入血成分中的川陈皮素和 5- 去甲川陈皮素葡萄糖醛酸代谢物与模型所引起的内源性代谢物表达异常的鞘脂类和溶血磷脂酰胆碱类成分表现出高度的关联性，影响鞘脂代谢和甘油酯代谢，从而改善高脂血症。本研究结果为筛选广陈皮中治疗高脂血症的有效成分奠定了基础，可为发现明确的效应物质及其作用机制提供参考。

第六节　广西产桑叶治疗高脂血症的体内显效成分研究

桑叶为桑科植物 *Morus alba* L. 的干燥叶，具有降血糖、降血压、抗菌、抗病毒等多种药理活性，被列入国家卫生健康委员会批准的药食两用品种目录。广西是桑叶主产地之一，药材资源丰富。目前桑叶降血脂方面研究较少，特别是关于血清药物成分研究未见相关报道。本研究用 Triton WR-1339 诱导建立急性高脂血症小鼠模型，桑叶提取物给药后分别测定小鼠血清中总胆固醇（TC）、甘油三酯（TG）、高密度脂蛋白胆固醇（HDL-C）及低密度脂蛋白胆固醇（LDL-C）的含量，以明确桑叶提取物的降血脂作用；用液质联用（HPLC-Q-TOF/MS）色谱法对桑叶提取物的入血成分进行鉴定，探讨其降血脂的药效物质基础。

一、桑叶不同提取物的降血脂药效评价

（一）实验方法

1. 实验材料

桑叶采摘于广西南宁市郊，并经广西中医药大学药用植物教研室韦松基教授鉴定；桑叶提取物（实验室自制，为浓缩液冷冻干燥的粉末）；TG、TC、HDL-C、LDL-C 测试试剂盒（上海荣盛生物技术有限公司）；银杏黄酮片（深圳海王药业有限公司，批号：20161009）。

160 只 SPF 级健康昆明种小鼠（20±2）g，雌雄各半，购于广西中医药大学实验动物中心。实验动物给予普通饲料分笼饲养 1 周以适应实验条件。饲养环境温度 22 ～ 27℃，相对湿度 50% ～ 70%。

2. 实验分组

将实验小鼠随机分为 12 组：正常对照组、模型组、实验组（10mg/kg，20mg/kg 和 40mg/kg 三个剂量组）和阳性对照药组。模型组、实验组和阳性对照药组分别尾静脉注射

Triton WR-1339（400mg/kg）诱导血脂升高；正常对照组注射等体积生理盐水（NS）。注射 Triton WR-1339 后 12h，实验组［水提物组、醇提物组、水提物组＋醇提物组（1：3）］分别用桑叶提取物灌胃（10mg/kg，20mg/kg 和 40mg/kg 三个剂量组），阳性对照药组以银杏黄酮灌胃（20mg/kg）。给药后 6h 和 12h，每组随机选取 10 只小鼠，摘除眼球采血分离血清，于 −38℃保存，备用。

（二）药效评价

按照试剂盒说明书进行操作，分别测定各组血清样品中 TC、TG、HDL-C 及 LDL-C 的含量，并计算 HDL-C/TC 及 HDL-C/LDL-C 的值。

与正常对照组相比，模型组注射 Triton WR-1339 后，小鼠血清中 TC、TG、LDL-C 值较注射前分别升高 5.8 倍、6 倍、4 倍，HDL-C/TC 及 HDL-C/LDL-C 值分别降低 41% 和 12%，由此可见，小鼠造模成功。注射 Triton WR-1339 后 12h，除正常对照组外，各组小鼠血清中 TC、TG、LDL-C 和 HDL-C/TC 值分别对比没有显著性差异（$P > 0.05$）。实验组各组给药后 12h 的数据显示，桑叶水提物、桑叶醇提物和桑叶水提物＋桑叶醇提物均能一定程度地降低由 Triton WR-1339 诱发的高脂血症，且给药剂量越大，降脂效果越好。从实验结果看（表 4-20，图 4-48），实验组三组中以混合给药降脂效果最好，混合给药高剂量组降脂效果显著优于阳性对照药组（$P < 0.01$）。

二、有效状态下的桑叶提取物血中移行成分分析

（一）实验样品的制备

精密称定桑叶水提物＋桑叶醇提物（1：3）0.5106g，用 50% 甲醇溶解，超声 10min，置离心机中离心 10min，13 000r/min，取上清液作为药材供试品。

分别取实验组（混合给药组）的小鼠血清置离心机中重新离心 10min，13 000r/min（25℃），取上清液作为血清供试品。

分别精密称取槲皮素对照品、山柰酚对照品、山柰酚芸香苷对照品、紫云英苷对照品、槲皮素芸香苷对照品、木犀草素芸香苷对照品、绿原酸对照品（中国食品药品检定研究院，批号分别为：201607、201611、201606、201607、201602、201606、201607，纯度均 ≥98%）适量，置于 10ml 量瓶中，加甲醇定容至刻度，制成相应质量浓度的混合对照品溶液，低温保存，备用。

（二）分析方法

采用 Agilent RRHD Eclipse Plus C18 色谱柱（2.1mm×100mm，1.8μm），以 90% 乙腈（A）-0.2% 磷酸溶液（B）为流动相进行梯度洗脱［0～10min，A-B（20：80）；10～20min，A-B（30：70）；20～30min，A-B（40：60）］，流速为 1.0ml/min，检测波长为 365nm。质谱采用 AJS ESI 源，扫描方式为正、负离子模式，采集范围为 m/z：100～1700Da。分别取供试品溶液、血清样品及对照品溶液在同一色谱条件下进行分析，并结合文献及质谱信息初步确定桑叶提取物降血脂入血成分。

表4-20 桑叶不同提取物对急性高脂血症小鼠血脂指标的影响（给药后12h）（$n=10$，$\bar{X}\pm s$）[4]

指标	正常对照组	模型组	阳性对照药组	水提物组			醇提物组			（水提物＋醇提物）组		
				10mg/kg	20mg/kg	40mg/kg	10mg/kg	20mg/kg	40mg/kg	10mg/kg	20mg/kg	40mg/kg
TC（g/100L）	80.6±3.9	468.4±35.9*	318.6±36.2	432.3±18.9	402.2±19.3	318.4±21.9**	374.6±42.1	323.9±31.4	285.4±22.3**	371.1±37.4	289.6±38.2	217.3±29.8**
TG（g/100L）	86.3±4.1	548.5±36.7*	452.8±38.4	537.2±36.4	512.2±39.7	443.6±42.7**	528.2±49.4	501.5±49.1	421.7±26.8**	508.2±24.7	451.4±31.7	398.3±35.4*
LDL-C（g/100L）	73.2±5.7	321.3±23.8*	230.7±18.3	296.3±21.5	279.8±26.5	223.6±25.3**	258.7±28.6	224.5±21.2	201.2±10.1**	257.9±19.5	203.8±13.2	163.6±21.7*
HDL-C/TC	0.54±0.03	0.35±0.02*	0.39±0.03	0.35±0.03	0.36±0.04	0.38±0.03	0.36±0.03	0.37±0.04	0.39±0.03	0.37±0.04	0.39±0.05	0.43±0.03**
HDL-C/LDL-C	0.59±0.04	0.51±0.02	0.55±0.02	0.51±0.03	0.52±0.02	0.54±0.02	0.52±0.02	0.53±0.03	0.55±0.02	0.53±0.03	0.55±0.04	0.57±0.05

注：*$P < 0.01$，与正常对照组相比；##$P < 0.05$，与模型组相比

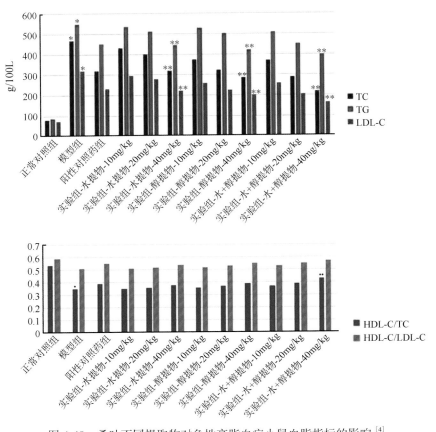

图 4-48　桑叶不同提取物对急性高脂血症小鼠血脂指标的影响[4]

*$P < 0.01$，与正常对照组比较；**$P < 0.05$，与模型组比较

（三）血中移行成分鉴定

根据 HPLC 色谱图及质谱碎片离子信息，在小鼠血清样品中检测出 9 个入血成分，主要为黄酮类化合物，鉴定了 7 个成分，其中 3 个为原型成分，4 个为代谢产物，见图 4-49、表 4-21。

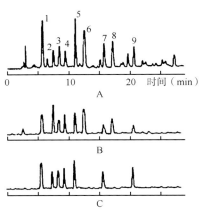

图 4-49　各样品 HPLC 色谱图[4]

A. 桑叶提取物供试品；B. 血清样品；C. 混合对照品

表 4-21　桑叶提取物血中移行成分谱峰信息归属[4]

序号	化合物	保留时间（min）	分子式	加合离子	分子量	质谱碎片离子（m/z）	来源
1	绿原酸	5.8	$C_{16}H_{18}O_9$	[M–H]$^-$	354.3	353.0、191.3、179.1、135.2	原型
2	槲皮素芸香苷	7.6	$C_{27}H_{30}O_{16}$	[M+H]$^+$	610.5	612.0、611.0、465.1、303.4	代谢产物
3	木犀草素芸香苷	8.2	$C_{27}H_{30}O_{16}$	[M+H]$^+$	610.5	612.2、611.0、449.1、287.4	代谢产物
4	山柰酚芸香苷	9.8	$C_{27}H_{30}O_{15}$	[M+H]$^+$	594.5	596.0、595.0、449.2、287.1	代谢产物
5	紫云英苷	11.6	$C_{21}H_{20}O_{11}$	[M+H]$^+$	448.4	450.2、449.0、287.4	代谢产物
6	未知	12.8	$C_{16}H_{18}O_8$	[M–H]$^-$	338.2	337.0、177.2、158.1	原型
7	槲皮素	16.2	$C_{15}H_{10}O_7$	[M+H]$^+$	302.2	304.1、303.0、287.3	原型
8	未知	17.4	$C_{16}H_{12}O_5$	[M–H]$^-$	283.1	282.0、265.2、255.5	原型
9	山柰酚	20.6	$C_{15}H_{10}O_6$	[M+H]$^+$	286.2	288.2、287.0、271.2	原型

化合物 1，在负离子模式下得到准分子离子 m/z：353.0，碎片离子 m/z191.3[M–162]$^-$可能是奎尼酸的特征峰，为准分子离子失去一分子咖啡酸基团而得，推测为绿原酸的裂解途径，通过与文献数据及绿原酸对照品比较，鉴定化合物 1 为绿原酸。化合物 2，准分子离子 m/z：611.0，准分子离子失去一分子芸香糖后的碎片为 m/z303.4，是黄酮类化合物典型的裂解途径，通过与文献数据及槲皮素芸香苷对照品比较，鉴定化合物 2 为槲皮素芸香苷。化合物 3，准分子离子 m/z：611.0，推断为化合物 2 的同分异构体，准分子离子失去一分子芸香糖后再失去一个 O·得到碎片离子 m/z287.4，通过与文献及木犀草素芸香苷对照品比较，鉴定化合物 3 为木犀草素芸香苷。化合物 4，准分子离子 m/z：595.0，其余碎片离子与化合物 3 相似，推测化合物 4 是由化合物 3 失去一个 O·而得，通过与文献数据及山柰酚芸香苷对照品比较，鉴定化合物 4 为山柰酚芸香苷。化合物 5，准分子离子 m/z：449.0，有一个 m/z287.4 的碎片离子，与化合物 3、4 相似，推测化合物 5 由化合物 3 或化合物 4 失去一分子呋喃糖（m/z：162.0）而得，通过与文献数据及紫云英苷对照品比较，鉴定化合物 5 为紫云英苷。化合物 7 和 9 的准分子离子峰在化合物 2 和 4 的碎片离子中均有出现，推测为化合物 2 和 4 的母核，通过与文献数据及槲皮素、山柰酚对照品比较，鉴定化合物 7 为槲皮素，化合物 9 为山柰酚。

三、讨论与结论

桑叶提取物能显著拮抗急性高脂血症小鼠中的 TC、TG 和 HDL-C 升高，对动脉粥样硬化和冠心病等疾病有一定的预防作用，以此为理论依据开发治疗心脑血管疾病的药物或食品制剂有很好的市场前景。血清药物分析能精准确定发挥药效的具体物质成分，在中药研究方面也初见成效，对药材质量标准的完善和深度开发起到重要作用。

本实验中，有几个值得注意的问题。一是在进行降血脂实验时，混合给药组涉及一个混合比例的问题，即水提物与醇提物的混合比例问题。我们在前期实验曾尝试了水提物＋醇提物（1∶1、1∶2、1∶3、2∶1、3∶1）多种混合比例，发现混合比例不同降脂效果不一样，最后发现水提物＋醇提物（1∶3）降脂效果最好。二是关于血清的取样和采集时间问题。我们发现有些文献在研究血药成分时直接用健康小鼠给药后采集血清，这样是否科学？应该还要进行更深入的研究和探讨，因为这涉及健康体和带病体对药物摄取是否一致的问题。为保证实验条件的一致性和更具有针对性，我们源用的是给药后 6h 的小鼠血清，我们通过研究发现此时血药浓度最高，对血药成分分析较为有利。

在成分鉴定方面，血清中同时检测出黄酮苷和苷元。但从图谱信息来看，苷元的含量极少，可能是尚未代谢完成的遗留成分。另外，有 2 个化合物尚未鉴定出来，但是根据生源途径及离子碎片分析，初步推测为黄酮类或绿原酸衍生物，我们会在下一步工作结合更多的色谱技术对其进行解析。

参 考 文 献

［1］Xiong H，Zhang AH，Zhao QQ，et al. Discovery of quality-marker ingredients of Panax quinquefolius driven by high-throughput chinmedomics approach［J］. Phytomedicine，2020，74：152928.

［2］Sun H，Li XN，Zhang AH，et al. Exploring potential biomarkers of coronary heart disease treated by Jing Zhi Guan Xin Pian using high-throughput metabolomics［J］. RSC Advances，2019，9：11420-11432.

［3］Wang XJ，Gao X，Zhang AH，et al. High-throughput metabolomics for evaluating the efficacy and discovering the metabolic mechanism of Luozhen capsules from the excessive liver-fire syndrome of hypertension［J］. RSC Advances，2019，9：32141-32153.

［4］Feng LM，Chen YY，Xu DQ，et al. An integrated strategy for discovering effective components of Shaoyao Gancao decoction for treating neuropathic pain by the combination of partial least-squares regression and multi-index comprehensive method［J］. Journal of Ethnopharmacology，2020，260：113050.

［5］曾威，罗艳，黄可儿，等 . 广陈皮抗高脂血症的血清代谢组学研究［J］. 中药新药与临床药理，2020，31（1）：73-79.

［6］曾瑜，李远杰，马健雄，等 . 广西产桑叶调节血脂作用及成分鉴定研究［J］. 中国药业，2020，29（5）：75-78.

（闫广利　熊　辉　吴芳芳　唐于平　陈艳琰　柯雪红　陈　路）

第五章
基于代谢组学的中药有效成分的效应机制研究

　　中药具有多成分、多靶点、多途径的特点及复杂性，中药有效性是中药的基本属性之一，中药有效成分的发掘及其生物效应及作用机制的阐明是推动中药有效性研究的基础。因此，中药有效成分的研究是中药研究、发展的必经之路，是阐明中药整体功效及作用机制的重要环节，明确中药有效成分的生物效应及机制是中药安全性、有效性和质量控制的重要基础，是助力中药走向国际化的基石 [1]。代谢组学是继基因组学、转录组学及蛋白组学之后兴起的学科，通过揭示内在和外在因素影响下代谢物质的动态变化，进而反映病理生理过程中发生的生物学事件，是系统生物学的重要组成部分。代谢产物是基因表达的终产物，借助代谢组学技术，可以深入了解疾病的发生发展过程，为疾病的发生机制、作用靶点、药物治疗效果提供参考。借助多元统计分析软件，代谢组学的多维数据呈现了可视化，更好地将中医药的整体观、辨证论的治疗思维与代谢组学的整体性、动态性有机结合，应用代谢组学技术阐明中药有效成分的生物效应及作用机制，是现代科学技术与传统中医理论的充分融合。借助代谢组学技术，中医理论科学价值和中医临床经验实用价值则可以以科学的语言进行阐释，有利于中医药的现代化、国际化发展。

　　近年来，代谢组学技术已经广泛应用于中药有效成分的生物效应及机制研究 [2~8]。京尼平苷是栀子的主要成分，作为临床治疗黄疸的有效药物，Fang[2] 等以阳黄证小鼠为模型，结合网络药理学及代谢组学技术探讨了京尼平苷干预阳黄证的作用机制，可能与京尼平苷激活血红素加氧酶 1 的代谢过程相关。Liu[3] 等以胰腺癌细胞为切入点，结合代谢组学方法与 RNA 测序和表型成像技术探讨了小檗碱对胰腺癌的治疗潜力，表明细胞代谢组学方法可用于快速研究天然产物的生化功能，为小檗碱在胰腺癌中的治疗提供了新的见解。人参皂苷 Rb1 是中药材人参中含有的一种单体皂苷类成分，具有诸多药理学作用，Yu[4] 等以自然衰老小鼠模型为基础，采用代谢组学技术探讨了人参皂苷 Rb1 的抗衰老作用及其分子机制。研究中结合分子生物学技术系统性地评价了人参皂苷 Rb1 延缓小鼠自然衰老的过程，这种抗衰老作用与调节代谢紊乱、抑制 Cav-1 表达，进而调节细胞周期进程和抑制细胞凋亡相关。Yan 等 [5] 以 ¹H-NMR 代谢组学为技术手段，研究了黄芩素抑制脂多糖诱导的小鼠小胶质细胞神经炎症的作用机制，首先通过炎症因子水平检测评价黄芩素的抗神经炎症作用，进而结合代谢组学研究方法探究黄芩素抗神经炎的机制，其主要是通过调节氨基酸代谢途径发挥抗神经炎症的作用。其他研究包括虎杖苷氧嗪酸钾诱导的高尿酸血症大鼠的作用研究 [6]、咖啡酸延长果蝇寿命的作用机制研究 [7] 以及葛根多糖对高脂血症的治疗效果及作用机制研究 [8]。

　　中药是大自然对人类的馈赠，从古至今广泛用于疾病的预防和治疗，中药有效成分的研究是中药走向现代化、国际化的重要环节。中药有效成分的生物效应及机制研究对揭示中药复方配伍的内在规律、指导临床应用、优化配伍组方、中药新品研发等方面具有重要意义 [9]。

随着代谢组学技术的不断发展，越来越多的中药有效成分的生物效应及作用机制被阐明，对中医药国际化起到了强大的推动作用。

第一节　京尼平苷治疗阳黄证的作用机制研究

京尼平苷为栀子的主要成分，后者为茜草科植物栀子的干燥成熟果实，2020 年版《中国药典》有收录，其具有清热利湿、凉血解毒的功效，临床上主要用于治疗湿热黄疸等疾病。阳黄证是中医临床上的常见症候，严重影响患者的生活和工作。京尼平苷作为临床治疗黄疸的有效药物，其作用机制尚不明确，Fang[2] 等基于网络药理学及代谢调控技术对京尼平苷干预阳黄证小鼠的作用靶标进行研究，为京尼平苷治疗黄疸类疾病提供可靠依据，具体实验流程如图 5-1 所示。

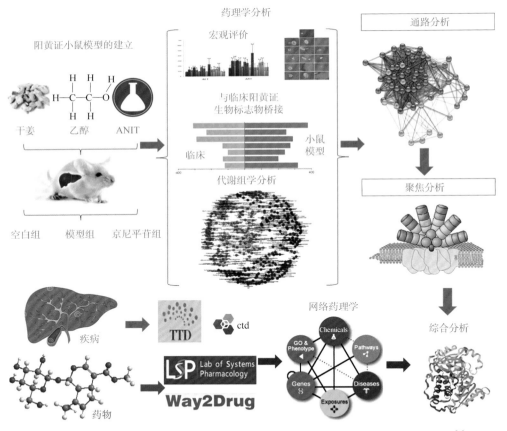

图 5-1　基于代谢组学结合网络药理学技术研究京尼平苷治疗阳黄证机制流程图[2]

一、样品采集与处理

（一）实验动物及分组

研究通过干姜、乙醇和 α-萘异硫氰酸盐（ANIT）联合方法诱导小鼠湿热黄疸，即临床阳黄证动物模型，评价京尼平苷药效。将 Babl/c 小鼠（15g±5g）分为 3 组（每组 6 只），包括空白组、模型组（阳黄证组）、京尼平苷组。

称取干姜生药材 50.8g，加入 10 倍量（即 500ml）蒸馏水浸泡 1h，大火煎煮至沸腾后，小火煎煮 1h，纱布滤过，滤液置于烧杯中；滤渣再加入 10 倍量蒸馏水，重复以上过程 2 次，合并 3 次滤液，浓缩至 500ml，–80℃冰箱冻存。每天融化 15.6ml 浓缩液，加入 104.4ml 蒸馏水稀释，制成浓度为 0.013g/ml 的干姜灌胃溶液；量取 3.125ml 无水乙醇，加入 96.875ml 纯净水，混匀，配制成 3.125%（v/v）乙醇溶液；分别称取 37.5mg 和 25mg 的 ANIT 粉末溶于 25ml 橄榄油中，制成浓度为 1.5mg/ml 和 1mg/ml 的 ANIT 橄榄油灌胃液；分别取京尼平苷标准品粉末 168mg，精密称定，分别以 28ml 的 0.3%CMC 溶液混悬，后溶于 5.6ml 蒸馏水中，制成京尼平苷（5mg/ml）灌胃溶液；实验前于代谢笼适应饲养 1 周，空白组灌胃给予生理盐水和橄榄油；模型组和京尼平苷组上午 8：00 灌胃给予干姜溶液（0.013g/ml），下午 2：00 灌胃乙醇溶液［3.125%（v/v）］，灌胃体积为 0.1ml/10g，持续 14 天。空白组小鼠每天口服相同剂量的蒸馏水。于第 15 天和第 16 天，模型组小鼠分别给予浓度为 1.5mg/ml 和 1mg/ml 的 ANIT 橄榄油灌胃溶液，灌胃体积为 0.1ml/10g。于实验第 17 天，京尼平苷组给予 50mg/kg 的京尼平苷进行干预，连续 7 天。空白组给予相同剂量的橄榄油，每日 1 次。

（二）样品采集

每天对每组小鼠收集尿样，冻存于 –80℃冰箱。于实验第 23 天对空白组、模型组及各给药组小鼠摘眼球采集血样，并于 4℃、3000r/min 离心 10min 以分离血清，冻存于 –80℃冰箱；同时取肝脏称重，部分保存在 10% 甲醛（福尔马林）溶液中用于组织病理检测，剩余部分用于生化指标检测。

（三）生化指标检测

取各组血清样本进行以下临床生化指标的检测：谷丙转氨酶、谷草转氨酶、碱性磷酸酶、直接胆红素、间接胆红素、谷氨酰转肽酶、总胆汁酸。肝脏匀浆液用于检测丙二醛、谷胱甘肽过氧化物酶和超氧化物歧化酶。

二、研究结果

（一）京尼平苷干预阳黄证的网络药理学研究结果

根据中药血清药物化学理论及认识，中药成分只有吸收入血并维持较高血药浓度时才能在体内发挥药效。近年来，京尼平苷在生命科学领域有着广泛的应用。本部分研究中，首先利用网络药理学技术和方法，从分子对接的角度对京尼平苷的靶点进行理论预测，从 Chem-Spider 网站获得标准 mol 文件，并使用 ChemBioOffice 2014 的 Bio3D Ultra 14.0 模块将其转换为 mol2 文件。从药物靶点和疾病发病靶点两个方面同时进行相关预测。从众多预测结果中筛选出具有匹配值的前 10 个靶蛋白。最后，使用 AutoDuck 软件模拟药物配体 - 靶蛋白受体的对接过程，并确定最佳软件和对接方向。通过开源数据及网络对接网站共计预测了 536 个蛋白节点，其中最关键的预测靶标为血红素加氧酶 1，该蛋白为京尼平苷在体内的直接作用物质。分子对接结果表明京尼平苷和血红素加氧酶 1 的结合能大于 5eV，表明存在稳定的结合能力和分子对接状态。

（二）临床生化指标及组织病理学研究结果

直接胆红素、间接胆红素是黄疸临床诊断中最常见指标。空白组和模型组之间的 t 检验结果显示，生化指标（如谷草转氨酶、谷丙转氨醇、碱性磷酸酶、直接胆红素和总胆汁酸）显著升高。同时，显著的趋势表明模型组小鼠肝脏碱性磷酸酶、直接胆红素、谷胱甘肽过氧化物酶等代谢酶已经受损和紊乱。此外，我们建立了肝组织的 H-E 染色方法，以获得病灶的直观感觉（图 5-2）。与空白组相比，模型组小鼠 H-E 染色肝切片的显微镜分析观察到明显变化，肝细胞呈局灶性层状坏死，肝小叶中央静脉周围水肿，炎性细胞浸润。综合上述指标及病理改变，判定阳黄证模型建立成功，同时发现给予京尼平苷干预后，阳黄证小鼠得到有效恢复，与空白组的肝组织状态相似，证实京尼平苷对阳黄证有很好的干预作用。

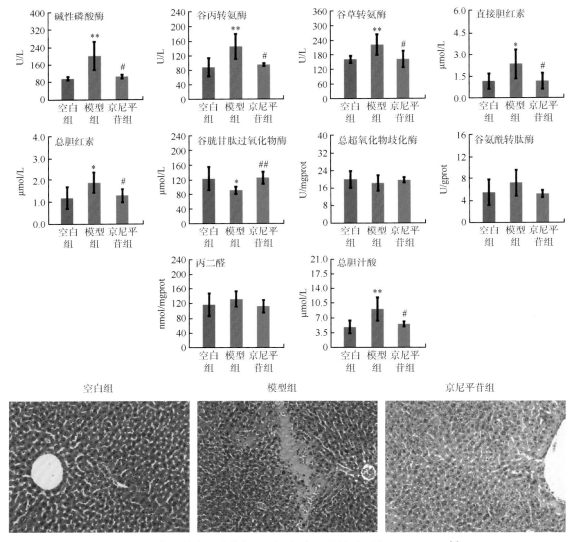

图 5-2　各组临床生化指标及肝组织病理学结果（$\bar{X}\pm$SD，$n=6$）[2]

与空白组比较，* $P < 0.05$，** $P < 0.01$；与模型组比较，# $P < 0.05$，## $P < 0.01$

（三）京尼平苷干预阳黄证的代谢组学研究结果

本部分采用高通量尿液代谢组学技术对京尼平苷干预阳黄证小鼠的疗效进行进一步研究。首先将 VIP ＞ 1 和 P ＜ 0.05 作为筛选条件，对显著变化的代谢物进行鉴别，共鉴定 33 个生物标志物，其中 17 个下调、16 个上调（表 5-1）。与空白组相比，模型组含量升高的生物标志物有 1，2- 苯醌、肾上腺素、10- 甲酰四氢叶酸、5- 甲氧基色氨酸、L-β- 天冬氨酸 -L- 苯丙氨酸、3- 亚甲基吲哚列宁、褪黑素、L-β- 天冬氨酸 -L- 亮氨酸、还原态核黄素、N- 乙酰香草胺、L-γ- 谷氨酰 -L- 亮氨酸、酪醇、高龙胆酸、2- 异丙基苹果酸、苯丙酮酸、多巴醌、异戊基丙氨酸。阳黄组含量降低的生物标志物有亚精胺、牛磺酸、酪胺葡萄糖醛酸、2- 酮基 -6- 乙酰氨基二甲酸酯、L- 半胱氨酸、吡哆醛、7，8- 二氢蝶酸、羟基苯乙酰甘氨酸、犬尿酸、5，6- 二氢尿苷、3b，16a- 二羟基雄烯酮硫酸盐、8- 羟基鸟苷、L- 古洛糖酸内酯、葡萄糖酸、N- 甲酰 -L- 甲硫氨酸、香草酸。经过京尼平苷干预，干预组的上述生物标志物的含量更趋近于空白组，从代谢组学层面表明了京尼平苷对阳黄证的有效干预作用（表 5-1）。

表 5-1　与阳黄证相关的差异代谢物鉴定结果[2]

序号	保留时间（min）	检测到的质荷比	离子模式	分子式	代谢物名称	变化趋势（空白组 vs 模型组）	t 检验
1	0.57	146.1653	[M+H]$^+$	$C_7H_{19}N_3$	亚精胺	↓	0.0069
2	0.86	126.0222	[M+H]$^+$	$C_2H_7NO_3S$	牛磺酸	↓	0.0062
3	1.96	314.1202	[M+H]$^+$	$C_{14}H_{19}NO_7$	酪胺葡萄糖醛酸	↓	0.0297
4	2.10	188.0911	[M+H]$^+$	$C_8H_{13}NO_4$	2- 酮基 -6- 乙酰氨基二甲酸酯	↓	0.0096
5	2.70	122.0263	[M+H]$^+$	$C_3H_7NO_2S$	L- 半胱氨酸	↓	0.0001
6	3.17	109.0286	[M+H]$^+$	$C_6H_4O_2$	1，2- 苯醌	↑	0.0143
7	3.32	168.0662	[M+H]$^+$	$C_8H_9NO_3$	吡哆醛	↓	0.0010
8	3.33	315.1193	[M+H]$^+$	$C_{14}H_{14}N_6O_3$	7，8- 二氢蝶酸	↓	0.0006
9	3.74	210.0742	[M+H]$^+$	$C_{10}H_{11}NO_4$	羟基苯乙酰甘氨酸	↓	0.0041
10	3.92	184.0972	[M+H]$^+$	$C_9H_{13}NO_3$	肾上腺素	↑	0.0442
11	4.67	474.1725	[M+H]$^+$	$C_{20}H_{23}N_7O_7$	10- 甲酰四氢叶酸	↑	0.0060
12	4.87	235.1081	[M+H]$^+$	$C_{12}H_{14}N_2O_3$	5- 甲氧基色氨酸	↑	0.0038
13	4.87	281.1146	[M+H]$^+$	$C_{13}H_{16}N_2O_5$	L-β- 天冬氨酸 -L- 苯丙氨酸	↑	0.0284
14	5.10	190.0504	[M+H]$^+$	$C_{10}H_7NO_3$	犬尿酸	↓	0.0010
15	5.11	130.0637	[M+H]$^+$	C_9H_7N	3- 亚甲基吲哚列宁	↓	0.0011
16	5.64	247.0949	[M+H]$^+$	$C_9H_{14}N_2O_6$	5，6- 二氢尿苷	↓	0.0040
17	6.22	233.1281	[M+H]$^+$	$C_{13}H_{16}N_2O_2$	褪黑素	↑	0.0013
18	6.38	247.1293	[M+H]$^+$	$C_{10}H_{18}N_2O_5$	L-β- 天冬氨酸 -L- 亮氨酸	↑	0.0075
19	6.75	385.1694	[M+H]$^+$	$C_{19}H_{28}O_6S$	3b，16a- 二羟基雄烯酮硫酸盐	↓	0.0364
20	7.37	300.0913	[M+H]$^+$	$C_{10}H_{13}N_5O_6$	8- 羟基鸟苷	↓	0.0024

续表

序号	保留时间（min）	检测到的质荷比	离子模式	分子式	代谢物名称	变化趋势（空白组 vs 模型组）	t 检验
21	0.65	177.0400	[M−H]⁻	$C_6H_{10}O_6$	L- 古洛糖酸内酯	↓	0.0241
22	0.65	195.0505	[M−H]⁻	$C_6H_{12}O_7$	葡萄糖酸	↓	0.0215
23	3.18	347.0977	[M−H]⁻	$C_{15}H_{16}N_4O_6$	还原态核黄素	↑	0.0077
24	3.49	252.0850	[M−H]⁻	$C_{12}H_{15}NO_5$	N- 乙酰香草胺	↑	0.0003
25	3.72	176.0375	[M−H]⁻	$C_6H_{11}NO_3S$	N- 甲酰 -L- 甲硫氨酸	↓	0.0394
26	3.78	259.1292	[M−H]⁻	$C_{11}H_{20}N_2O_5$	L-γ- 谷氨酰 -L- 亮氨酸	↑	0.0083
27	4.52	137.0602	[M−H]⁻	$C_8H_{10}O_2$	酪醇	↑	0.0263
28	4.52	167.0341	[M−H]⁻	$C_8H_8O_4$	高龙胆酸	↑	0.0036
29	5.16	175.0607	[M−H]⁻	$C_7H_{12}O_5$	2- 异丙基苹果酸	↑	0.0259
30	5.61	163.0393	[M−H]⁻	$C_9H_8O_3$	苯丙酮酸	↑	0.0040
31	6.76	194.0452	[M−H]⁻	$C_9H_9NO_4$	多巴醌	↑	0.0024
32	6.96	172.0975	[M−H]⁻	$C_8H_{15}NO_3$	异戊基丙氨酸	↑	0.0015
33	7.31	211.0600	[M−H]⁻	$C_{10}H_{12}O_5$	香草酸	↓	0.0104

　　进一步分析京尼平苷对阳黄证小鼠干预作用过程中涉及的代谢通路，将上述生物标志物带入代谢关系网络中进行 MetPA 分析，如图 5-3 所示，京尼平苷可以通过调控酪氨酸代谢，牛磺酸和低牛磺酸代谢，泛醌和其他萜醌生物合成，谷胱甘肽代谢，苯丙氨酸、酪氨酸和色

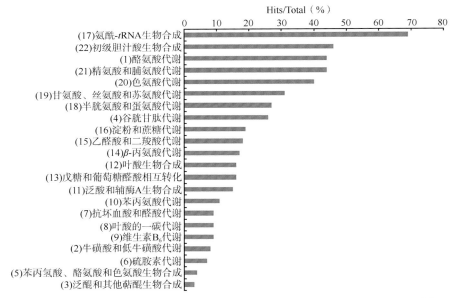

图 5-3　基于 MetPA 分析的京尼平苷对阳黄证小鼠干预作用的代谢通路分析[2]

1. 酪氨酸代谢；2. 牛磺酸和低牛磺酸代谢；3. 泛醌和其他萜醌生物合成；4. 谷胱甘肽代谢；5. 苯丙氨酸、酪氨酸和色氨酸生物合成；6. 硫胺素代谢；7. 硫胺素代谢；8. 叶酸的一碳代谢；9. 维生素 B₆ 代谢；10. 苯丙氨酸代谢；11. 泛酸和辅酶 A 生物合成；12. 叶酸生物合成；13. 戊糖和葡萄糖醛酸相互转化；14. β- 丙氨酸代谢；15. 乙醛酸和二羧酸代谢；16. 淀粉和蔗糖代谢；17. 氨酰 -tRNA 生物合成；18. 半胱氨酸和甲硫氨酸代谢；19. 甘氨酸、丝氨酸和苏氨酸代谢；20. 色氨酸代谢；21. 精氨酸和脯氨酸代谢；22. 初级胆汁酸生物合成

氨酸生物合成，硫胺素代谢，抗坏血酸和醛酸代谢叶酸的一碳代谢，维生素 B_6 代谢，苯丙氨酸代谢，泛酸和辅酶 A 生物合成，叶酸生物合成，戊糖和葡萄糖醛酸相互转化，β- 丙氨酸代谢，乙醛酸和二羧酸代谢，淀粉和蔗糖代谢，氨酰 -tRNA 生物合成，半胱氨酸和甲硫氨酸代谢，甘氨酸、丝氨酸和苏氨酸代谢，色氨酸代谢，精氨酸和脯氨酸代谢，初级胆汁酸生物合成等代谢通路治疗阳黄证。

酪胺葡萄糖醛酸是酪胺的末端代谢物，来源丰富，可通过蛋白质降解或肠道细菌作用产生。多余的酪胺葡萄糖醛酸通过葡萄糖醛酸转移酶（UDP1A1）的葡萄糖醛酸化途径排出，该酶同时也是控制肝脏解毒的关键酶。作为阳黄证临床诊断的标志性指标，胆红素的代谢异常可能导致黄疸的发生。胆红素是红细胞的终末代谢产物，具有一定的神经毒性。现代药理学研究表明，胆红素的排出完全由 UDP1A1 通过葡萄糖醛酸化控制。与空白组相比，阳黄证小鼠体内酪胺葡萄糖醛酸的水平显著升高，这种现象可能导致 UDP1A1 活性降低，从而影响 UDP1A1 活性的代谢和转运，最终诱导阳黄证的发生。近年来，一系列关于京尼平苷或其活性成分的报告表明其具有 UDP1A1 的激活功能，这对黄疸的预防作用有了更好的认识。

谷胱甘肽代谢是生物体每个细胞的基本反应，它涉及许多关键代谢物和酶，如谷胱甘肽二硫化物、谷胱甘肽、葡萄糖 -6- 磷酸脱氢酶和谷胱甘肽过氧化物酶。当上述化合物的正常运行被破坏时，就会发生肝脏疾病和损害。本研究发现模型组小鼠的亚精胺和 L- 半胱氨酸浓度显著降低，并且谷胱甘肽和谷胱甘肽过氧化物酶浓度低于正常水平，而后者也被用作肝功能的常见生化指标。葡萄糖 -6- 磷酸脱氢酶也是谷胱甘肽转化中的一种重要酶，其缺乏与新生儿黄疸直接相关。结合临床化学和代谢组学数据，发现阳黄证小鼠的亚精胺和 L- 半胱氨酸含量降低，从而验证了阳黄证的潜在发病机制。

牛磺酸是胆汁酸的关键成分，在肝脏代谢中起着重要作用。模型组牛磺酸的含量显著低于空白组。因此，谷氨酸脱羧酶的活性受到抑制，这种反应的紊乱可能导致脑瘫，其临床表现为高胆红素血症（也称为黄疸）。L- 半胱氨酸是谷胱甘肽代谢和牛磺酸代谢途径之间的联系，也与症状的总体观点一致。在代谢通路分析研究中，不同的代谢途径相互关联，由此推断京尼平苷可能通过调节上述靶点或途径在阳黄证的治疗中发挥作用。

（四）网络药理学和代谢组学整合分析结果

网络药理学及代谢组学技术可得到海量数据，更重要的是将两部分数据结合，达到深入揭示京尼平苷治疗阳黄证机制的目的。在众多预测靶标结果中发现血红素加氧酶 1 是酪胺葡萄糖醛酸的调节因子，而酪胺葡萄糖醛酸是小鼠阳黄证的尿液生物标志物。血红素加氧酶 1 是胆红素的一种重要代谢酶，即血红素加氧酶 1 修饰后血红蛋白代谢为胆红素。胆红素是黄疸发病的直接因素和最直观的表现。因此，临床上阳黄证患者的血红素氧合酶 1 代谢异常可能与上述过程相关。在既往研究中，已经报道京尼平苷可治疗阳黄证患者，本研究又进一步进行了验证，并结合网络药理学研究表明京尼平苷可能在激活血红素加氧酶 1 的代谢过程中发挥着不可替代的作用。

三、综 合 结 论

本研究通过建立阳黄证小鼠模型，结合网络药理学以及代谢组学技术评价京尼平苷干预阳黄证的作用及作用机制。通过代谢组学技术共鉴定 33 个生物标志物，其中戊糖和葡萄糖醛酸相互转化、初级胆汁酸生物合成等相关的代谢物被认为对分组产生了主要贡献。更重要的是这些代谢物通过京尼平苷治疗后都恢复到正常水平，证明京尼平苷的有效性和生物标志物对阳黄证的专属性。结合网络药理学分析，表明京尼平苷可能在激活血红素加氧酶 1 的代谢过程中发挥不可替代的作用，进而有效干预阳黄证。

第二节　小檗碱抑制胰腺癌的作用机制研究

胰腺癌是目前世界上第七大致死癌症，其五年生存率低于 3%。目前，治疗胰腺癌的常规措施仍为手术，结合吉西他滨和卡培他滨等药物进行化疗，但是治疗效果仍不理想。因此，目前迫切需要从新的天然化合物库中筛选出新的针对胰腺癌的候选化合物。近年来，越来越多的证据表明，来源于中药的天然化合物可靶向多个药物靶点，在治疗心血管疾病、神经退行性疾病、癌症等方面都具有巨大潜力。小檗碱是一种异喹啉生物碱，存在于多种中药植物中。据报道，小檗碱具有广谱的治疗作用，对抗动脉粥样硬化、抗炎和抗肿瘤都有较好的疗效，它可通过产生活性氧导致 DNA 损伤和信号通路失调，从而抑制癌细胞增殖和转移。Liu[3] 等采用细胞代谢组学研究探讨小檗碱治疗胰腺癌增殖及转移机制。

一、样品采集和处理

（一）细胞培养

Panc-1 细胞在含有 10% 胎牛血清（FBS）的 DMEM 培养基中培养，并辅以 100U/ml 青霉素和 100μg/ml 链霉素。对于脂多糖（LPS）给药组，以 1 ∶ 1000 的比例加入 1mg/ml LPS，使其终浓度为 1μg/ml。盐酸小檗碱用水溶性储备液超声稀释，配成不同浓度的 DMEM 溶液。

（二）细胞活力测定

使用 CCK-8 试剂盒进行细胞活力测定。将细胞以每孔 5×10^4 的浓度种到 96 孔板中。培养 24h 后，加入含有不同浓度小檗碱的新鲜培养基，再培养细胞 48h 或 72h。然后用含有 10μl CCK-8 的培养基更换培养基，孵育细胞 2.5h。最后，使用酶标仪在 450nm 处测量吸光度值。

（三）流式细胞术分析细胞凋亡

首先，用 PBS 洗涤细胞 2 次后，将细胞用 5μl 碘化丙啶（PI）、膜联蛋白 V（FITC）或双染料在黑暗环境中室温染色 15min。然后，加入缓冲液终止细胞染色，并通过流式细胞仪检测被染色的细胞。最后，用 FlowJo 软件计算细胞凋亡率。

（四）细胞因子测定

使用 ELISA 试剂盒进行细胞因子检测。将细胞接种在 6 孔板中，用小檗碱孵育 72h 后，取 1mmol/L 苯甲基磺酰氯（PMSF）以 1 ∶ 100 的比例混合的冰冷 PBS，刮取细胞。收集的细胞经超声处理后在4℃下以12 000r/min离心收集上清液,并按照试剂盒方法测定各细胞因子表达量。

（五）细胞迁移实验

使用Transwell进行细胞转移表征。将细胞接种到带有8μm孔径膜的24孔板中。培养48h后,将细胞用甲醇在-20℃下固定20min,然后用0.1%结晶紫(用甲醇稀释的0.5%储备液)在37℃下染色15min。用水洗涤后,用棉花除去腔室中的细胞,迁移的细胞黏附在膜的另一侧。用正向相差显微镜观察迁移细胞数,用30%冰醋酸冲洗结晶紫,在570nm处测定吸光度值。

（六）透射电子显微镜样品制备

收集所有处理过的细胞在4℃下用2.5%戊二醛固定24h。隔日,所有细胞用0.1mol/L PBS溶液洗涤4次,然后用1%锇酸固定2h。所有细胞样品用不同浓度的乙醇逐渐脱水,用丙酮洗涤3次,准备渗透。丙酮和树脂以2∶1的比例混合,处理样品1h。继而替换为1∶1丙酮树脂混合物和纯树脂,浸泡样品10h以上。最后,细胞在切片和染色前在60℃聚合48h。用120kV透射电子显微镜观察。

（七）代谢样本制备

细胞按上述方法培养后,用冰PBS洗涤两次,用1ml 80%冰甲醇固定。从板上刮取细胞,加入0.5mm的破碎珠,研磨处理细胞。离心后收集上清液,与800μl乙腈在冰上混合去除蛋白。最后,离心收集上清液并在室温下利用氮气吹开浓缩样本,将浓缩样本溶解在100μl蒸馏水中。每个样本取5μl进样,用于LC-TQ-MS的代谢组学分析。

二、研究结果

（一）小檗碱显著抑制胰腺癌细胞的存活和转移

CCK-8结果显示,72h后,小檗碱明显抑制了胰腺癌细胞的生长活力,IC_{50}约为4.76μmol/L(图5-4A、B)。此外,FITC/PI的荧光激活细胞分选(FACS)实验表明,小檗碱确实可显著促进胰腺癌细胞凋亡,且具有浓度依赖性(图5-4C),上述研究结果表明,小檗碱具有显著抑制Panc-1细胞增殖活力和促进细胞凋亡的能力。在寻找有效治疗候选药物时,抑制细胞转移也是一个主要的挑战。Transwell数据显示,小檗碱处理后,通过膜迁移的细胞数量显著减少,证明了小檗碱可抑制胰腺癌细胞转移(图5-5)。因此,小檗碱是一种潜在的抗癌化合物,它不仅能促进胰腺癌细胞凋亡,还能抑制癌细胞增殖和转移。

（二）小檗碱通过负调控细胞因子和癌基因的表达抑制胰腺癌细胞增殖

为了进一步探索小檗碱的抗肿瘤能力,进行了酶联免疫吸附试验以确定小檗碱治疗对肿瘤坏死因子α(TNF-α)和CA242的调控。结果表明,小檗碱能显著降低LPS激活后的TNF-α和CA242的表达水平,表明了小檗碱对胰腺癌的治疗潜力(图5-6)。最后,通过分析发现小檗碱治疗后癌基因*Kras*的表达水平显著降低,这表明胰腺癌被显著阻断。经小檗碱治疗后,抑癌基因*CDKN2A*的表达显著增加,表明肿瘤细胞受到了显著的抑制(图5-7)。

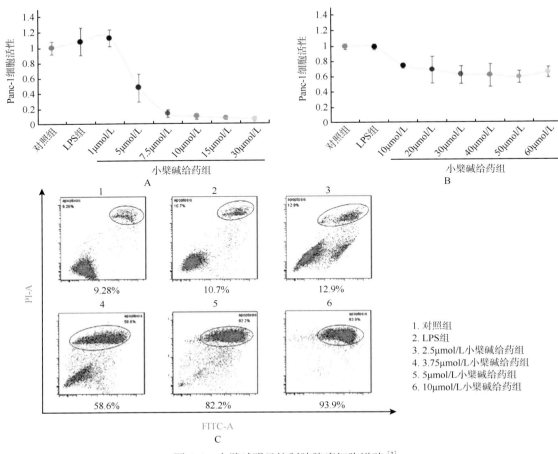

图 5-4 小檗碱明显抑制胰腺癌细胞增殖[3]

A、B. CCK-8 实验表明，小檗碱在不同处理浓度下均能显著抑制胰腺癌细胞活力。小檗碱治疗 72h 后存在明显的剂量依赖性；
C. 流式细胞仪检测提示小檗碱可诱导胰腺癌细胞凋亡，且凋亡率与小檗碱处理浓度有关

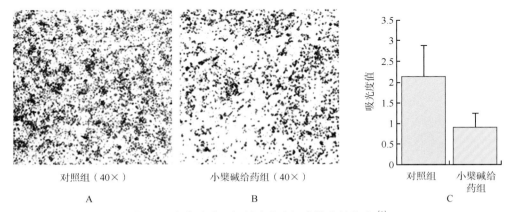

图 5-5 小檗碱明显抑制胰腺癌细胞转移的能力[3]

A. 对照组细胞处理 48h 后的细胞通过膜的情况；B. 小檗碱给药组细胞在经过 10μmol/L 小檗碱处理 48h 后的细胞通过膜的情况；
C. 对照组与小檗碱给药组细胞在 570nm 的 30% 乙酸溶液中的吸光度值

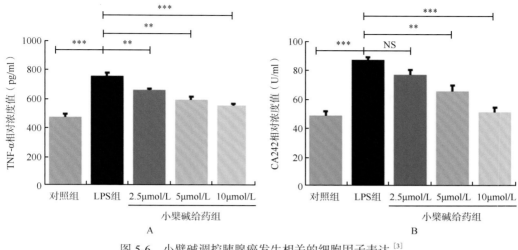

图 5-6　小檗碱调控胰腺癌发生相关的细胞因子表达[3]

A. TNF-α 相对表达量；B. CA242 相对表达量

NS，没有显著性差异；** $P < 0.05$；*** $P < 0.01$

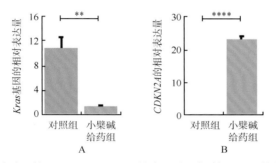

图 5-7　小檗碱调控 *Kras* 和 *CDKN2A* 的表达进而抑制 Panc-1 的肿瘤发生[3]

A. *Kras* 基因的相对表达量；B. *CDKN2A* 基因的相对表达量

** $P < 0.05$；**** $P < 0.01$

（三）代谢组学结果分析

1. 小檗碱对胰腺癌细胞的代谢具有显著调控作用

代谢组学分析表明，经小檗碱治疗后，胰腺癌细胞代谢发生显著变化，大多数功能代谢产物表达被上调。小檗碱和吉西他滨都能显著调节胰腺癌细胞代谢并具有相似的调节模式，然而，小檗碱对细胞代谢产生了更强的影响（图 5-8A）。同时，小檗碱对胰腺癌代谢的调控具有很强的浓度依赖性（图 5-8B）。经小檗碱治疗后大多数氨基酸和核苷酸被上调，这表明细胞代谢活性大大增强。有趣的是，小檗碱显著增加了能量代谢（糖酵解和谷氨酰胺代谢）相关代谢物的水平，但三羧酸循环相关代谢物的表达被下调（图 5-9）。该结果表明胰腺癌细胞的线粒体结构可能被小檗碱破坏，从而大大影响了三羧酸循环的活性，因此，进一步采用透射电镜成像分析证实小檗碱治疗确实使胰腺癌细胞线粒体结构被破坏（图 5-10）。由此，提出小檗碱可以通过调节能量代谢和促进线粒体损伤来抑制细胞增长及转移，并触发胰腺癌细胞的凋亡。

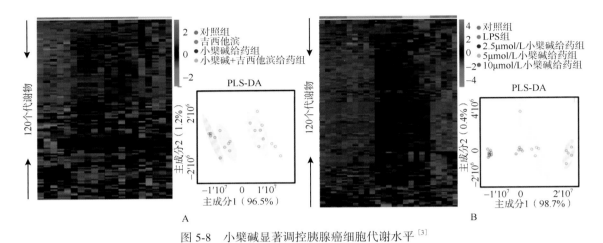

图 5-8　小檗碱显著调控胰腺癌细胞代谢水平[3]

A. 小檗碱及吉西他滨对胰腺癌细胞代谢的影响；B. 不同浓度的小檗碱对 1μmol/L LPS 处理的胰腺癌细胞代谢的影响

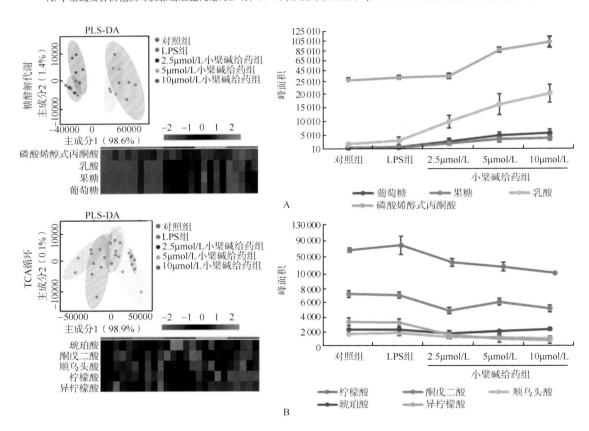

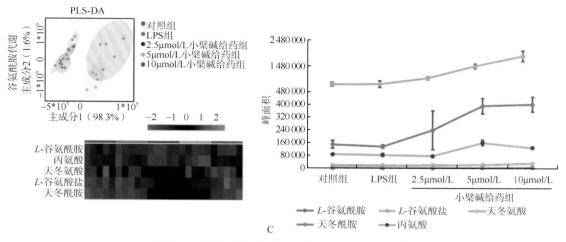

图 5-9　小檗碱对胰腺癌细胞能量代谢的影响[3]

A. 小檗碱对糖酵解代谢途径的影响；B. 小檗碱对三羧酸循环代谢途径的影响；C. 小檗碱对谷氨酰胺代谢途径的影响

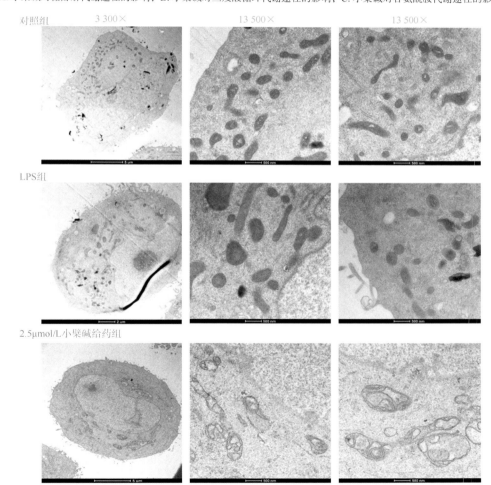

5μmol/L小檗碱给药组

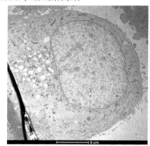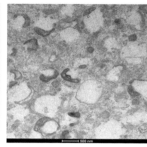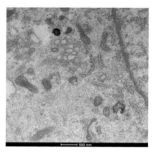

图 5-10　不同浓度小檗碱对胰腺癌细胞线粒体损伤的影响[3]

2. 柠檬酸或是小檗碱治疗胰腺癌的关键靶点

为了进一步确定可以抑制胰腺癌细胞增殖和转移的功能性代谢物，筛选了经小檗碱治疗后的显著差异代谢物（差异倍数大于 2）。使用相同的选择模式，鉴定胰腺正常细胞 hTERT-HPNE 和胰腺癌细胞 Panc-1 中的差异代谢物。基于对差异代谢物的分析，能量代谢相关的功能代谢物柠檬酸引起了我们的注意。数据显示，胰腺癌细胞中柠檬酸的水平高于胰腺正常细胞，经小檗碱治疗后柠檬酸水平显著下调（图 5-11A），这一发现表明柠檬酸可能是重要的治疗靶点之一，可作为靶点被用于治疗胰腺癌。然而，除了三羧酸循环外，柠檬酸的另一重要功能是调节脂肪酸的生物合成，这在胰腺癌细胞增殖和转移中起重要作用。因此，小檗碱可能通过抑制柠檬酸代谢来破坏脂肪酸的生物合成，并对脂肪酸合成相关基因进行调控（图 5-11B）。

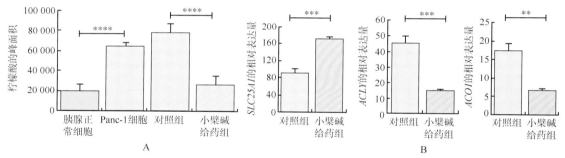

图 5-11　小檗碱靶向调节柠檬酸及相关代谢通路的基因[3]

A. 小檗碱对不同细胞系及治疗条件下对柠檬酸的调节；B. 小檗碱对脂肪酸合成相关基因表达量的影响

3. 关键生物标志物的生物学意义阐释

作为三羧酸循环中的关键代谢物，柠檬酸在肿瘤生长过程中发挥着不同的作用。一方面，柠檬酸在细胞线粒体内合成，据报道其可抑制癌细胞增殖，被转运到细胞质中后，它可以抑制 PFKM（糖酵解的限速酶）的表达并增强 PTEN（抑癌基因）的表达以抵抗肿瘤生长。另一方面，柠檬酸也是脂肪酸生物合成的必要底物，而脂肪酸主要诱导炎症过程和细胞增殖及转移。综上所述，柠檬酸对癌细胞的影响是双刃的，取决于不同种类的癌症。对于胰腺癌来说，实验结果显示柠檬酸的累积将促进脂肪酸的生物合成，对癌细胞的发育至关重要。

研究表明，细胞中有四种基因参与柠檬酸的表达和调控，包括柠檬酸合酶（CS）、乌头酸酶 1/2（ACO1/2）、线粒体柠檬酸载体（CIC）和 ATP 柠檬酸裂解酶（ACLY）。线粒体中的 CS 可以催化乙酰辅酶 A 生成柠檬酸以启动三羧酸循环，并且它在胰腺癌中高度表达，为脂肪酸合成提供了足够的柠檬酸。然而，CS 的表达并不是小檗碱的目标，药物治疗后没有明显效果。ACO1 和 ACO2 是将柠檬酸转化为异柠檬酸的酶，其区别是，ACO2 位于线粒体中，ACO1 位于细胞质中。在我们的研究中观察到 ACO1 的表达被小檗碱下调，但 ACO2 的表达没有明显改变。因此，我们提出柠檬酸表达的降低可能归因于细胞质中发生的代谢修饰。CIC 是一种使柠檬酸从线粒体转运到细胞质的通道控制器，其表达与 *SLC25A1* 基因密切相关。实验结果表明 *SLC25A1* 的表达被小檗碱上调，这意味着小檗碱可以促进柠檬酸从细胞线粒体到细胞质的转运。*ACLY* 是一种公认的致癌基因，通过将柠檬酸转化为细胞质中的乙酰辅酶 A 和草酰乙酸，对脂肪酸的生物合成做出了重大贡献。小檗碱显著降低了 *ACLY* 的表达，导致脂肪酸代谢被破坏。总之，小檗碱可以通过调控 ACO1、SLC25A1 和 ACLY 来介导柠檬酸的定位并抑制其在细胞质中合成脂肪酸的能力。因此，柠檬酸调控可能是治疗胰腺癌的新靶点，而小檗碱通过调节柠檬酸代谢来调节脂肪酸的生物合成以提高治疗效率。

三、综合结论

综上所述，小檗碱是一种重要的天然产物，目前已被发现可有效预防和治疗包括癌症等多种复杂疾病。为了探索小檗碱对胰腺癌的治疗潜力，我们将细胞代谢组学方法与 RNA 测序和表型成像技术相结合，进一步探究代谢表型下的作用机制。简而言之，我们推测细胞线粒体是小檗碱作用的主要部位，线粒体相关的三羧酸循环是启动小檗碱功能的关键代谢途径。其机制可能是小檗碱通过抑制柠檬酸的生物合成和运输，调节特定脂肪酸的生物合成，同时破坏胰腺癌细胞线粒体结构以诱导细胞凋亡。因此，小檗碱在胰腺癌细胞增殖和转移中起抑制作用。总的来说，细胞代谢组学方法可用于快速研究天然产物的生化功能，为小檗碱在胰腺癌中的治疗提供了新的见解。

第三节　人参皂苷 Rb1 抗衰老的作用机制研究

人参是最常见的中草药之一，人参自古以来拥有"百草之王"的美誉，具有抗炎、抗氧化和抗肿瘤等作用。人参皂苷 Rb1（GRb1）为人参二醇系皂苷，是人参发挥药理学作用的主要成分，具有抗氧化应激、调节自噬和抑制细胞凋亡等多种活性。然而，GRb1 在自然衰老过程中的作用机制尚不清楚。Yu[4] 等利用自然衰老小鼠模型探讨了 GRb1 的抗衰老的作用及其分子机制。

一、人参皂苷 Rb1 对自然衰老小鼠的治疗作用研究

（一）实验动物及分组

六周龄雄性 C57BL/6J 小鼠，于恒温房间（22℃ ±2℃）饲养，适应环境 1 周后，将小

鼠随机分为三组：对照组（$n=6$）、衰老组（$n=8$）、GRb1 治疗组（$n=8$）。GRb1 治疗组小鼠隔天灌胃给予 100 mg/（kg·BW）GRb1，对照组和衰老组灌胃给予等体积的生理盐水。在 2 月龄时将对照组小鼠处死取材，衰老组和 GRb1 治疗组继续连续给药 10 个月。

（二）样品采集

在 2 月龄时将对照组小鼠处死取材，其余组小鼠连续给药 10 个月后，采用眼球取血方法获得各组小鼠血浆用于代谢组学分析，并取各组小鼠心脏、主动脉、肝脏和结肠组织进行病理学分析。组织保存在 4% 多聚甲醛中，通过 H-E 染色法染色观察其形态结构。为了评估动脉壁中胶原纤维的表达，对其进行了 Masson 三色染色。

（三）实时定量 PCR

采用 TRIzon 试剂提取心脏组织的总 RNA。总 RNA 使用第一链 cDNA 合成试剂盒进行逆转录。40 个循环的扩增方案如下：95℃下初始活化 10min，95℃下变性 10s，60℃下退火 / 延伸 30s。基因对甘油醛 -3- 磷酸脱氢酶（GAPDH）进行归一化处理，采用 $2^{(-\Delta\Delta Ct)}$ 法计算相对表达情况。

（四）免疫印迹分析

将心脏组织用 RIPA 缓冲液裂解，然后将裂解产物置于 8% ～ 12%SDS 聚丙烯酰胺凝胶电泳分离，并转移至聚偏氟乙烯（PVDF）膜上。分离的蛋白与 PAI、裂解的半胱氨酸蛋白酶 -3（cleaved caspase-3）、p53、p21、细胞周期蛋白依赖性激酶 2（Cdk2）、Cdk4、核因子 κB（NF-κB）、p-NF-κB、GAPDH 的一抗于 4℃下孵育过夜后，将膜在含有 Tween-20 的磷酸盐缓冲液中洗涤，并与酶联二抗在室温下孵育 1h。最后，用电化学发光基板对信号进行检测。

（五）代谢组学分析

血液样本于 5000g 离心 10min，取上清液进行代谢组学分析。

二、实验结果

（一）GRb1 可以缓解小鼠的衰老症状

在整个实验过程中，对饲料消耗量及生长情况进行了监测。衰老组小鼠在实验前 8 个月的饮食量和体重均有所增加。随后在实验周期的第 9 个月，衰老组出现饮食量减少，体重下降，但是 GRb1 治疗组小鼠的体重减少幅度显著减缓（图 5-12A、B）。形态学分析显示，与衰老组相比，GRb1 治疗组小鼠的衰老表型有所减缓，小鼠的毛发数量较多，毛发颜色乌黑有光泽，与对照组类似（图 5-12C）。

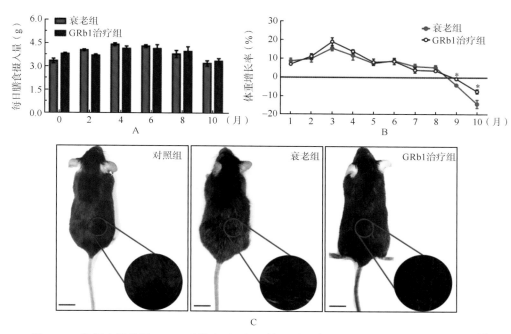

图 5-12　各组小鼠给予 GRb1 后饮食（A）、体重增长率（B）和形态学（C）的影响[4]

标尺：0.5cm。与衰老组相比，*P < 0.05

　　组织病理学的检测结果显示，与对照组小鼠主动脉相比，衰老组小鼠动脉壁增厚，弹性纤维板破坏且排列紊乱，具有血管周围平滑肌细胞和胶原纤维弥漫性增生等特征性改变，而 GRb1 治疗组小鼠出现衰老表型逆转（图 5-13A）。此外，小鼠心脏重量和心脏重量指数（HWI：心脏重量 / 总体重 ×100%）分析结果显示，随着衰老程度的增加，小鼠的心脏重量和 HWI 均增加。与衰老组相比，GRb1 治疗组小鼠心脏增重显著减慢（图 5-13B、C）。

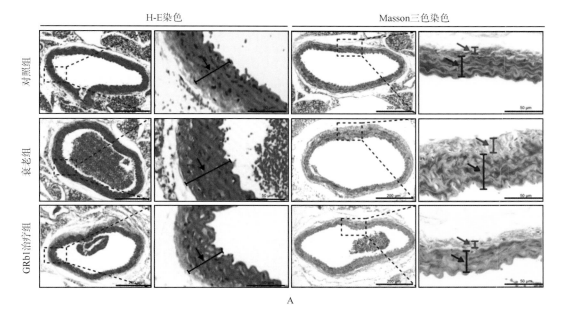

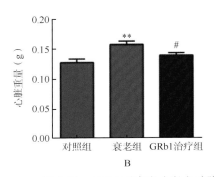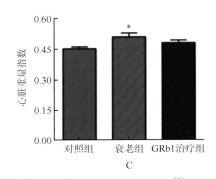

图 5-13　GRb1 对衰老小鼠主动脉形态、心脏重量和心脏重量指数的影响[4]

A. 采用 H-E 染色和 Masson 三色染色对小鼠主动脉进行形态学分析；B. 各组小鼠的心脏重量分析；C. 各组小鼠的心脏重量指数分析

黑色箭头指示主动脉壁厚度；蓝色箭头指示平滑肌；红色箭头指示胶原纤维

与对照组相比，*$P < 0.05$，**$P < 0.01$；与衰老组相比，#$P < 0.05$

为了进一步证实 GRb1 的抗衰老作用，研究人员检测了各组小鼠的心脏组织中衰老相关标记因子（PAI-1 和 Mmp12）和抗衰老标记基因（*Tert*）的表达。荧光定量 PCR 结果显示，与对照组相比，衰老组小鼠 *PAI-1* 和 *Mmp12* 基因的 mRNA 表达量显著升高，而 GRb1 治疗后可显著抑制衰老小鼠 *PAI-1* 和 *Mmp12* 基因的 mRNA 表达。随着衰老进程，衰老组小鼠的端粒酶逆转录酶基因 *Tert* mRNA 表达量下降，而 GRb1 治疗组小鼠 *Tert* mRNA 表达量显著上升（图 5-14A ～ C）。综上所述，GRb1 治疗后减轻了小鼠的衰老相关表型，表现出对自然衰老进程的抗衰老作用。

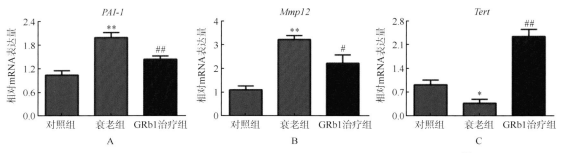

图 5-14　GRb1 对衰老小鼠心脏组织中衰老相关标志基因表达量的影响[4]

与对照组相比，*$P < 0.05$，**$P < 0.01$；与衰老组相比，#$P < 0.05$，##$P < 0.01$

（二）GRb1 对自然衰老小鼠的抗衰老作用机制及代谢组学研究

为了进一步分析人参皂苷对小鼠抗衰老作用的分子机制，本研究对调控细胞周期的 p53-p21-Cdk2 通路进行分析。荧光定量 PCR 和免疫印迹分析结果显示，与对照组小鼠相比，衰老组小鼠的细胞周期调控因子 *p53* 和 *p21* 表达量显著上调，而 *Cdk2* 表达量显著降低。与衰老组小鼠相比，GRb1 处理的衰老小鼠 *p53* 和 *p21* 的 mRNA 和蛋白表达量均显著下调，而 *Cdk2* 的 mRNA 表达量显著上升（图 5-15），表明 GRb1 可通过调控衰老小鼠中抑制细胞周期的 p53-p21-Cdk2 通路实现抗衰老作用。

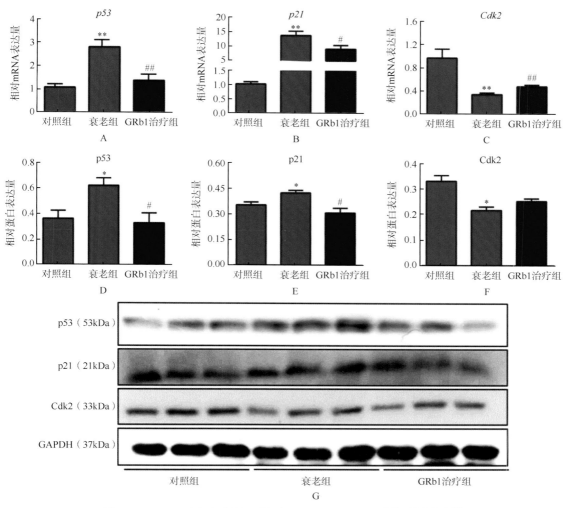

图 5-15　GRb1 对衰老小鼠心脏组织 p53-p21-Cdk2 通路的逆转效果[4]

A ～ C. 荧光定量 PCR 分析三组小鼠心脏组织中 p53、p21 和 Cdk2 基因的 mRNA 相对表达水平；D ～ F. 利用 Image J 软件对小鼠心脏组织中 p53、p21 和 Cdk2 蛋白表达量的灰度分析；G. 免疫印迹分析三组小鼠心脏组织中 p53、p21 和 Cdk2、GAPHD 蛋白水平的表达与对照组相比，$*P < 0.05$、$**P < 0.01$；与衰老组相比，$\#P < 0.05$，$\#\#P < 0.01$

　　在衰老过程中，细胞衰老常常伴随着细胞凋亡，细胞凋亡被认为是衰老发展的一个影响因素。因此，本研究还检测了 GRb1 对衰老小鼠的抗凋亡作用。结果显示，衰老组小鼠心脏组织中主要凋亡效应因子 Bax 和 Caspase-3 的表达显著上调，说明细胞凋亡被激活。但是 GRb1 治疗组可有效抑制衰老诱导的 Bax、Caspase-3 和 cleaved Caspase-3 的 mRNA 和蛋白水平的表达（图 5-16），表明 GRb1 可通过抑制衰老小鼠的细胞凋亡进而发挥抗衰老作用。值得注意的是，对三组实验小鼠心脏组织中促炎细胞因子的 mRNA 水平的检测结果显示，与对照组小鼠相比，衰老组小鼠 IL-1β、IL-6、IL-8、TNF-α 和炎症关键调节因子 NF-κB 的磷酸化表达水平显著升高，说明随着衰老的进行，小鼠的炎症反应加剧，然而 GRb1 并不能缓解衰老小鼠的炎症反应（图 5-17）。

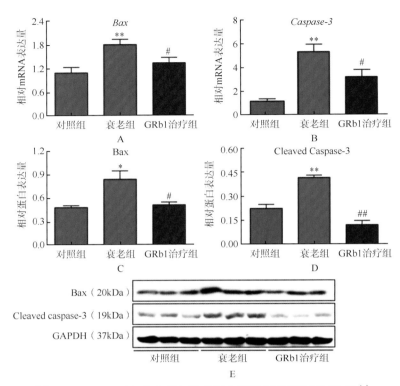

图 5-16　GRb1 对衰老小鼠心脏组织中促凋亡因子的抑制作用 [4]

A、B. 荧光定量 PCR 分析各组小鼠心脏组织中 *Bax* 和 *Caspase-3* 基因的 mRNA 表达水平；C、D. 利用 Image J 软件对小鼠心脏组织中 Bax 和 Cleaved Caspase-3 蛋白表达量进行的灰度分析；E. 免疫印迹分析各小鼠心脏组织中 Bax，Cleaved Caspase-3 和 GAPHD 蛋白的表达水平

与对照组相比，$*P < 0.05$，$**P < 0.01$；与衰老组相比，$\#P < 0.05$，$\#\#P < 0.01$

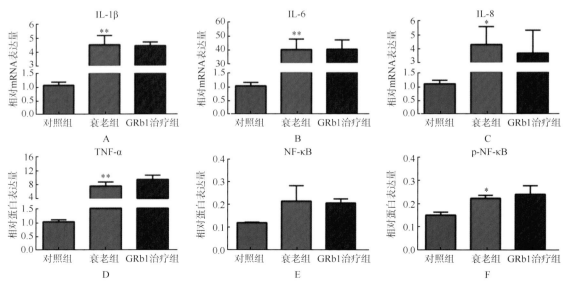

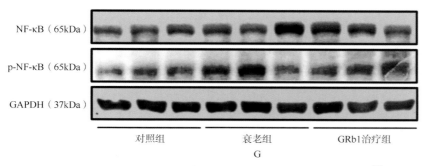

图 5-17　GRb1 对衰老小鼠心脏组织炎症反应的影响[4]

A ～ D. 荧光定量 PCR 分析各组小鼠心脏组织中 IL-1β、IL-6、IL-8 和 TNF-α 基因的 mRNA 表达水平；E、F. 利用 Image J 软件对小鼠心脏组织中 NF-κB、p-NF-κB 蛋白表达量进行的灰度分析；G. 免疫印迹分析各组小鼠心脏组织中 NF-κB、p-NF-κB 和 GAPHD 蛋白的表达水平。与对照组相比，*$P < 0.05$，**$P < 0.01$

　　代谢组学分析是研究体内代谢途径的一种有效手段，因此本研究还通过代谢组学方法对 GRb1 的抗衰老作用机制进行进一步研究。通过 HPLC-MS/MS 分析，从三组实验小鼠的血浆样品中获得了 1484 个代谢物。为了分析不同组别之间的代谢差异，本研究采用 OPLS-DA 构建分析模型，OPLS-DA 得分图表明，对照组、衰老组和 GRb1 治疗组的代谢谱分离明显（图 5-18A），为了进一步鉴定随衰老变化的相关代谢产物，利用 VIP 值（VIP > 1）和 t 检验（$P < 0.05$）进行各组间差异代谢物的评估。结果筛选出 30 个差异显著的代谢物作为潜在的代谢生物标志物（表 5-2）。在这些差异代谢标志物中，与对照组小鼠相比，衰老组小鼠的甘油磷脂、羧酸及其衍生物、脂肪酰类的代谢水平具有显著性差异，而在 GRb1 治疗组中，均得到了有效恢复。影响自然衰老进程的代谢通路分析结果显示，多种代谢途径发生改变（图 5-18B、C），包括甘油磷脂代谢、氨基酸代谢和 α- 亚麻酸代谢等均参与其中，其中甘油磷脂代谢通路变化最为显著。因此，本研究进一步分析三组小鼠血浆中甘油磷脂代谢通路中的重要代谢产物的峰值强度，包括溶血磷脂酰胆碱（18：3（9Z，12Z，15Z）），溶血磷脂酰胆碱（20：3（5Z，8Z，11Z）），溶血磷脂酰乙醇胺（18：2（9Z，12Z）/0：0），溶血磷脂酰乙醇胺（0：0/20：2（11Z，14Z））和溶血磷脂酰乙醇胺（18：1（9Z）/0：0）。结果显示，这些代谢产物在 GRb1 治疗组小鼠中的含量均得到了一定程度恢复，分布情况与对照组小鼠类似（图 5-19A ～ E）。

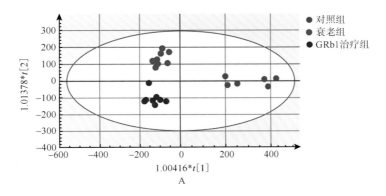

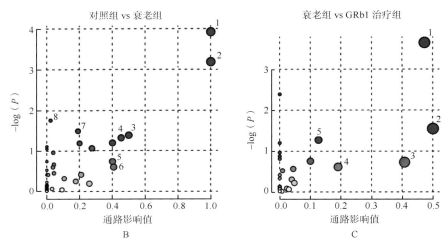

图 5-18　各组小鼠血清代谢组学分析[4]

A. 小鼠血浆代谢组学 OPLS-DA 得分图；B. 对照组与衰老组潜在代谢标志物的主要代谢途径分析（1. α- 亚麻酸代谢；2. 谷氨酰胺和谷氨酸代谢；3. 苯丙氨酸、酪氨酸和色氨酸生物合成；4. 谷胱甘肽代谢；5. 甘油磷脂代谢；6. 苯丙氨酸代谢；7. 烟酸和烟酰胺代谢；8. 鞘脂代谢）；C. 衰老组与 GRb1 治疗组的潜在代谢标志物的主要代谢途径分析（1. 甘油磷脂代谢；2. 苯丙氨酸、酪氨酸和色氨酸生物合成；3. 苯丙氨酸代谢；4. 烟酸和烟酰胺代谢；5. 甘油酯代谢）

表 5-2　各组小鼠血浆中变化最显著的潜在代谢标志物列表[4]

代谢物名称	分子式	VIP 值	变化倍数[a]	变化倍数[b]	P 值[a]	P 值[b]
2- 花生四烯基甘油磷酸胆碱	$C_{28}H_{51}NO_7P$	3.04	1.42	0.84	0.03	0.03
溶血磷脂酰胆碱（18：3（9Z, 12Z, 15Z））	$C_{26}H_{48}NO_7P$	2.84	0.83	1.40	0.00	0.00
溶血磷脂酰胆碱（20：3（5Z, 8Z, 11Z））	$C_{28}H_{52}NO_7P$	1.82	0.85	1.27	0.04	0.00
1- 棕榈酰甘油磷酸胆碱	$C_{24}H_{50}NO_7P$	5.99	0.72	1.01	0.00	0.80
溶血磷脂酰乙醇胺（0：0/20：2（11Z, 14Z））	$C_{25}H_{48}NO_7P$	1.26	2.59	0.91	0.00	0.04
溶血磷脂酰乙醇胺（18：1（9Z）/0：0）	$C_{23}H_{46}NO_7P$	3.76	0.70	1.08	0.00	0.03
溶血磷脂酰乙醇胺（18：2（9Z, 12Z）/0：0）	$C_{23}H_{44}NO_7P$	1.52	0.59	1.03	0.00	0.04
溶血磷脂酰乙醇胺（22：6（4Z, 7Z, 10Z, 13Z, 16Z, 19Z）/0：0）	$C_{27}H_{44}NO_7P$	2.26	0.49	1.05	0.00	0.52
L- 谷氨酸	$C_5H_9NO_4$	1.06	2.58	0.74	0.03	0.33
4- 亚甲基 -DL- 谷氨酸盐	$C_6H_9NO_4$	3.56	0.45	1.22	0.01	0.17
谷氨酰甘氨酸	$C_7H_{12}N_2O_5$	1.13	0.66	1.42	0.01	0.01
精氨酸 - 组氨酸	$C_{12}H_{21}N_7O_3$	1.11	11.56	0.93	0.00	0.79
天冬氨酸 - 半胱氨酸	$C_7H_{12}N_2O_5S$	1.45	2.40	0.84	0.01	0.51
刀豆氨酸	$C_5H_{12}N_4O_3$	1.10	0.57	1.61	0.00	0.01
N-（1- 脱氧 -1- 果糖基）甲硫氨酸	$C_{11}H_{21}NO_7S$	6.77	0.44	1.18	0.01	0.24
7- 羟基二十碳四烯酸	$C_{20}H_{32}O_3$	1.30	0.59	1.14	0.02	0.41
棕榈酸	$C_{16}H_{32}O_2$	3.43	0.08	1.17	0.00	0.12
10（Z）- 壬二酸	$C_{19}H_{36}O_2$	3.23	0.36	1.83	0.41	0.01
十八碳 -9- 烯酸	$C_{18}H_{34}O_2$	1.62	0.38	1.86	0.41	0.01

续表

代谢物名称	分子式	VIP 值	变化倍数 [a]	变化倍数 [b]	P 值 [a]	P 值 [b]
植物鞘氨醇	$C_{18}H_{39}NO_3$	1.81	0.06	1.19	0.00	0.32
左旋肉碱	$C_7H_{15}NO_3$	1.26	1.33	0.82	0.01	0.00
三磷酸胞苷	$C_9H_{16}N_3O_{14}P_3$	1.36	2.71	0.88	0.01	0.62
Cycasin	$C_8H_{16}N_2O_7$	2.76	0.53	1.36	0.00	0.02
二氢阿魏酰甘氨酸	$C_{12}H_{15}NO_5$	1.00	0.52	1.38	0.00	0.02
Hovenidulcigenin A	$C_{32}H_{48}O_7$	1.93	1.48	0.92	0.03	0.29
肾上腺素 D	$C_{27}H_{42}O_7$	1.32	0.19	2.87	0.00	0.00
脱氧肌苷酸	$C_{10}H_{13}N_4O_7P$	1.12	0.25	1.27	0.02	0.27
磷酸腺苷	$C_{10}H_{14}N_5O_{10}PS$	5.76	4.04	0.81	0.00	0.43
胞苷	$C_9H_{13}N_3O_5$	1.32	3.87	0.82	0.00	0.44
去甲 - 正戊醇	$C_{26}H_{46}O_5$	1.79	1.14	0.82	0.13	0.01

a. 衰老组与对照组相比较；b. GRb1 治疗组与衰老组相比较

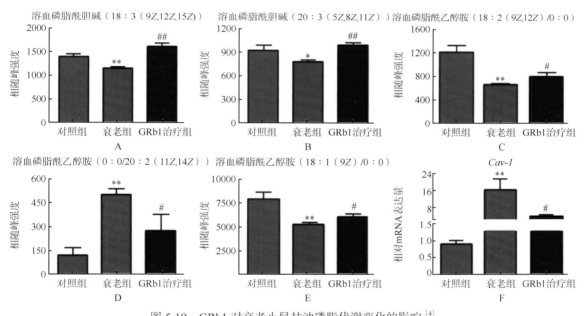

图 5-19　GRb1 对衰老小鼠甘油磷脂代谢变化的影响 [4]

A ～ E. 对甘油磷脂代谢途径中的主要代谢产物的峰值强度分析；F. 荧光定量 PCR 检测小鼠心脏组织 Cav-1 的相对 mRNA 表达量

此外，根据已有报道，微囊蛋白 1（Cav-1）是细胞膜上的一种富含磷脂的整合膜蛋白。且可调节 p53/p21 通路进而阻断 G_0/G_1 期的细胞分裂进程。因此，本研究进一步利用荧光定量 PCR 检测 Cav-1 基因的表达量，结果显示，在衰老小鼠心脏组织中 Cav-1 mRNA 水平明显升高，而 GRb1 治疗后可显著抑制衰老诱导激活 Cav-1 表达量（图 5-19F）。GRb1 可能通过抑制 Cav-1 表达来缓解自然衰老诱导的细胞凋亡。

三、结　　论

综上所述，本研究证明了 GRb1 可延缓小鼠的自然衰老过程，这种抗衰老作用与调节代谢紊乱、抑制 Cav-1 表达，进而调节细胞周期进程和抑制细胞凋亡相关，为缓解人类衰老进程提供了一种可行的治疗策略。

第四节　黄芩素抗神经炎症的作用机制研究

从天然草药中开发可有效改善衰老性认知功能障碍的药物，已然成为当今研究的热点。传统中药黄芩隶属于唇形科草本植物，收录于中国最早的中草药著作《神农本草经》，药用价值列为上品，药用历史悠久。黄芩素（5，6，7- 三羟基黄酮）是从黄芩根部分离出的黄酮类化合物，具有广泛的药理活性，包括抗炎、神经保护和抗氧化作用等。现代研究表明，黄芩素对脑损伤具有显著的改善和保护作用，可通过减弱中枢神经炎症反应来保护神经元，并在一定程度上对认知功能障碍有较好的改善作用。然而，目前对于黄芩素抗神经炎症实现神经保护作用的机制尚不完全清楚。Yan 等[5] 基于 ¹H-NMR 代谢组学技术研究了黄芩素抑制脂多糖（LPS）诱导的小鼠小胶质（BV-2）细胞神经炎症的作用机制。

一、样品采集与处理

（一）细胞模型的建立及样品收集

BV-2 细胞以 1.2×10^5 个 / 孔的密度接种于 96 孔板中，置于培养箱中培养 24h 后，将细胞与无血清培养基共孵育 6h，给予不同浓度的黄芩素（0.5μmol/L、1μmol/L、2μmol/L 和 4μmol/L）预处理 2h 后，再加入 0.1μg/ml LPS 共孵育 24h。收集培养基上清液，以供其他实验测定，同时采用活性氧荧光探针（DCFH-DA）测定细胞内活性氧（ROS）水平。

（二）核磁样品采集与制备

从 CO_2 恒温培养箱中取出药物处理后的 BV-2 细胞，置于冰盒上，弃去培养基后，加入 2ml 的 PBS 并用细胞刮刮取培养皿中的细胞，收集在离心管中，收集的细胞数量为 $3 \times 10^7 \sim 4 \times 10^7$ 个。之后加入 2ml PBS，弹散细胞，润洗细胞 2 次，在 4℃、3500r/min 离心 20min，收集 BV-2 细胞于液氮中淬灭并转移至 –80℃冰箱保存，备用。

取出 –80℃冰箱中备用的 BV-2 细胞，再转移至 37℃条件下解冻 30min。再将细胞置于 –80℃冷冻 1h，解冻。通过反复冻融的方式对细胞进行破碎，重复 5 次。之后向细胞沉淀物中加入 1ml 预冷的甲醇 / 水（1：2，v/v）中，并用超声波破碎细胞 5min，超声时间为 5s。在 4℃、13 000r/min 条件下离心 20min，收集提取物上清液，将上述细胞提取步骤重复两次，以便提取完全。

取上清液置于离心浓缩机中吹干样本，使其形成粉末。将 600μl D₂O［包含 0.02% 三甲基硅烷基丙酸钠和 0.1mol/L PBS（pH 7.4）］添加到样本中，在 4℃、13 000r/min 条件下离心 20min，再吸取 550μl 上清液转移到核磁管中，保存在 4℃冰箱中以供 ¹H-NMR 代谢组学分析。

二、研 究 结 果

（一）黄芩素对 LPS 诱导 BV-2 细胞株炎症反应的抑制作用

通过 MTT 测定法测定黄芩素对 LPS 激活的 BV-2 细胞的细胞活力的影响。将 BV-2 细胞暴露于 0.1μg/ml LPS 或不同浓度的黄芩素（0.5μmol/L、1μmol/L、2μmol/L 和 4μmol/L）及 LPS 中。与对照组相比，用 0.1μg/ml LPS 处理和用 0.5μmol/L、1μmol/L、2μmol/L、4μmol/L 黄芩素进行预处理对 BV-2 细胞活力均无显著性影响（图 5-20A）。同时，正常的 BV-2 细胞形状扁平，有一些突起，LPS 处理后可导致细胞呈圆形或椭圆形，并具有较短的突起，并且其形态特征显示出典型的变形虫状外观。然而，用黄芩素处理则抑制了 LPS 引起的 BV-2 细胞的形态变化（图 5-21）。

用格里斯（Griess）试剂评估黄芩素对细胞外一氧化氮（NO）水平的影响。在正常状态下，BV-2 细胞会产生少量 NO。用 1μmol/L、2μmol/L 和 4μmol/L 黄芩素进行预处理后，NO 水平明显降低，分别降低了 25.42%、35.73% 和 55.42%（图 5-20B）。这些数据表明黄芩素抑制了 LPS 激活的 BV-2 细胞中 NO 的产生。

用 ELISA 试剂盒测定了黄芩素对促炎细胞因子 IL-6 和 TNF-α 水平的影响。在正常状态下，BV-2 细胞会产生少量促炎细胞因子。一旦被 LPS 激活，与对照组相比，IL-6 和 TNF-α 的水平显著增加了 711.11% 和 666.04%。但是，用 0.5μmol/L、1μmol/L、2μmol/L 和 4μmol/L 黄芩素进行预处理后可分别将 IL-6 水平降低 34.01%、56.34%、69.63%、81.06%，并将 TNF-α 水平分别降低 27.71%、63.79%、73.32%、85.47%（图 5-20C、D）。结果表明黄芩素可以显著抑制促炎细胞因子（IL-6 和 TNF-α）的水平。

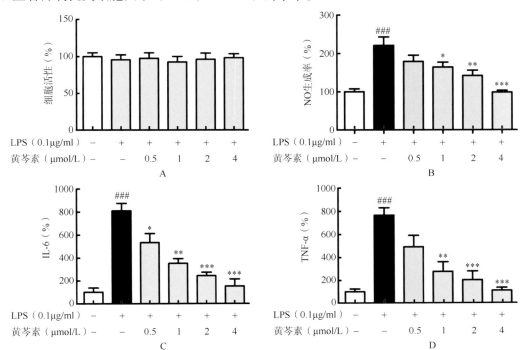

图 5-20　黄芩素对 LPS 激活的 BV-2 细胞的细胞活力和促炎细胞因子的影响[5]

A. 黄芩素对 LPS 激活的 BV-2 细胞的细胞活力的影响；B ～ D. 黄芩素对 LPS 激活的 BV-2 细胞中 NO、TNF-α 和 IL-6 水平的影响
与对照组相比，###$P < 0.001$；与 LPS 组相比，*$P < 0.05$，**$P < 0.01$，***$P < 0.001$

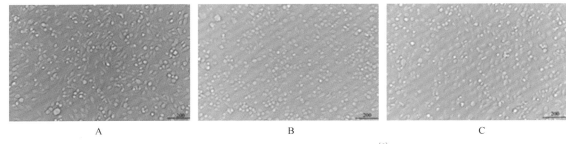

图 5-21　显微镜下观察的 BV-2 细胞[5]

A. 对照组；B. LPS 组；C. 黄芩素组

（二）免疫荧光染色

为了确定黄芩素是否可以抑制 ROS 的产生，使用 DCFH-DA 测定细胞内 ROS 水平。结果表明，与对照组相比，用 0.1μg/ml LPS 处理可将 DCF 荧光强度提高 91.07%。但是，用黄芩素（1μmol/L、2μmol/L 和 4μmol/L）进行预处理会明显减弱 DCF 荧光强度 33.35%、44.27% 和 47.95%（图 5-22）。这些结果证实了黄芩素可以显著抑制细胞内 ROS 的产生。

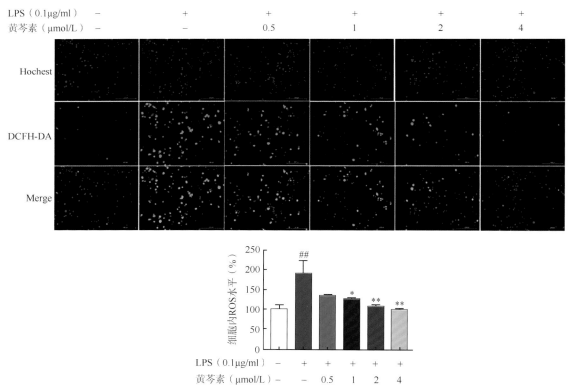

图 5-22　黄芩素对 LPS 激活的 BV-2 细胞内 ROS 生成的影响[5]

与对照组相比，## $P < 0.01$；与 LPS 组相比，* $P < 0.05$，** $P < 0.01$

（三）代谢组学结果分析

1. ¹H-NMR 图谱的指认与分析

本研究选取空白组 BV-2 细胞提取物的 ¹H-NMR 图谱作为代表性图谱（图 5-23）。该谱图所显示的信号峰强，峰容量大，可以进行分析。通过匹配标准化学位移和已报道的文献以及 NMR 数据库，包括 Human Metabolome Database（http：//www.hmdb.ca/）、Biological Magnetic Resonance Data Bank（http：//www.bmrb.wisc.edu/），将图谱中的信号峰与单个代谢物相匹配。表 5-3 罗列了所有 BV-2 细胞提取物中鉴定的内源性代谢物。

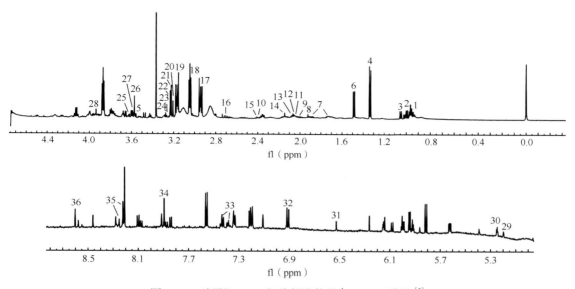

图 5-23 对照组 BV-2 细胞提取物的 ¹H-NMR 谱图 [5]

表 5-3 BV-2 细胞提取物的 ¹H-NMR 数据归属表 [5]

峰号	代谢物	化学位移（ppm）
1	异亮氨酸	0.93（t，$J = 7.2$Hz），1.01（d，$J = 6.6$Hz）
2	亮氨酸	0.97（t，$J = 6.0$Hz），0.99（d，$J = 7.2$Hz）
3	脯氨酸	1.01（d，$J = 6.6$Hz），1.04（d，$J = 6.6$Hz）
4	乳酸	1.33（d，$J = 6.6$Hz），4.12（q，$J = 7.2$Hz）
5	苏氨酸	1.33（d，$J = 6.6$Hz），3.59（d，$J = 4.8$Hz），4.26（m）
6	丙氨酸	1.48（d，$J = 7.2$Hz），3.78（d，$J = 7.2$Hz）
7	精氨酸	1.72（m），1.91（m），3.25（t，$J = 8.4$Hz），3.77（d，$J = 6.6$Hz）
8	乙酸	1.92（s）
9	脯氨酸	2.01（m），2.07（m），4.13（m）
10	焦谷氨酸	2.04（m），2.42（m），2.52（m），4.18（dd，$J = 3.6$，3.6Hz）
11	谷氨酸	2.09（m），2.35（m），3.78（m）
12	谷氨酰胺	2.15（m），2.46（m），3.78（m）
13	谷胱甘肽	2.16（m），2.56（m），2.94（m）

续表

峰号	代谢物	化学位移（ppm）
14	丙酮酸盐	2.38（s）
15	琥珀酸	2.41（s）
16	二甲胺	2.73（s）
17	三甲胺	2.91（s）
18	肌酐	3.04（s），3.93（s）
19	乙醇胺	3.15（t，$J = 7.2$Hz），3.86（t）
20	胆碱	3.20（s）
21	磷酸胆碱	3.22（s）
22	甘磷酸胆碱	3.23（s）
23	肌醇	3.28（t，$J = 9.0$Hz），3.54（dd，$J = 3.0$，6.6Hz），3.63（t，$J = 9.6$Hz），4.07（t，$J = 3.0$Hz）
24	甲醇	3.36（s）
25	甘油	3.56（dd，$J = 9.6$，3.6Hz），3.66（dd，$J = 11.4$，4.2Hz）
26	甘氨酸	3.56（s）
27	1，3- 二羟基丙酮	3.58（s），4.41（s）
28	腺苷单磷酸	4.01（m），4.37（m），4.51（m），6.14（m），8.27（s），8.61（s）
29	β- 葡萄糖	4.65（d，$J = 7.8$Hz）
30	α- 葡萄糖	5.23（d，$J = 3.6$Hz）
31	富马酸	6.53（s）
32	酪氨酸	6.91（d，$J = 8.4$Hz），7.19（d，$J = 4.2$Hz）
33	苯丙氨酸	7.33（m），7.38（m），7.43（m）
34	羟基固醇	8.18（s）
35	次黄嘌呤	8.20（s），8.22（s）
36	富马酸	8.46（s）

2. 多元统计分析

为了进一步确定各组间代谢物的差异，将上述这些信号峰进行多变量分析，用以确定黄芩素引起的代谢改变。PLA-DA 得分图显示对照组、LPS 组和黄芩素组之间存在明显差异（图 5-24A）。进一步构建和验证了 PLS-DA 模型，其中 PLS-DA 模型的参数 R^2 和 Q^2 值（$R^2X = 0.704$，$Q^2Y = 0.948$）低于原始值，被认为模型具有可靠性和良好的预测能力（图 5-24B）。采用 OPLS-DA 模式下的 S-plot 和 VIP 确定 BV-2 细胞中的差异代谢物，并对差异代谢物的相对峰面积进行独立 t 检验（图 5-24C、D）。结果表明，与对照组相比，LPS 处理后可引起 12 种差异代谢产物的变化，其中包括上调亮氨酸、丙氨酸、脯氨酸、谷氨酰胺、谷胱甘肽、谷氨酸、甘磷酸胆碱、乙醇胺、肌酐、次黄嘌呤和精氨酸的含量，下调甘氨酸含量。而用 4μmol/L 黄芩素预处理可以显著逆转这 12 种差异代谢的变化（表 5-4，图 5-25）。

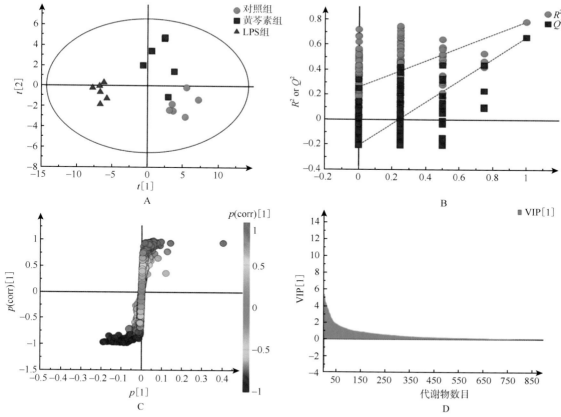

图 5-24　LPS 激活 BV-2 细胞代谢物的多元统计分析[5]

A. 对照组、LPS 组和黄芩素组的 PLS-DA 评分图；B. 模型验证图；C. S-plot 图；D. VIP 值图

表 5-4　LPS 组和黄芩素组之间的差异代谢物[5]

序号	代谢物	LPS 组	黄芩素组
1	亮氨酸	↑ ###	↓ ***
2	丙氨酸	↑ ##	↓ *
3	脯氨酸	↑ ###	↓ ***
4	谷氨酰胺	↑ ##	↓ **
5	谷胱甘肽	↑ ###	↓ ***
6	谷氨酸	↑ ###	↓ ***
7	甘氨酸	↓ ##	↑ *
8	甘油磷酸胆碱	↑ ###	↓ ***
9	乙醇胺	↑ ##	↓ **
10	肌酸	↑ ##	↓ *
11	次黄嘌呤	↑ ###	↓ *
12	精氨酸	↑ ###	↓ ***

注：与对照组相比，##$P < 0.01$，###$P < 0.001$；与 LPS 组相比，*$P < 0.05$，**$P < 0.01$，***$P < 0.001$

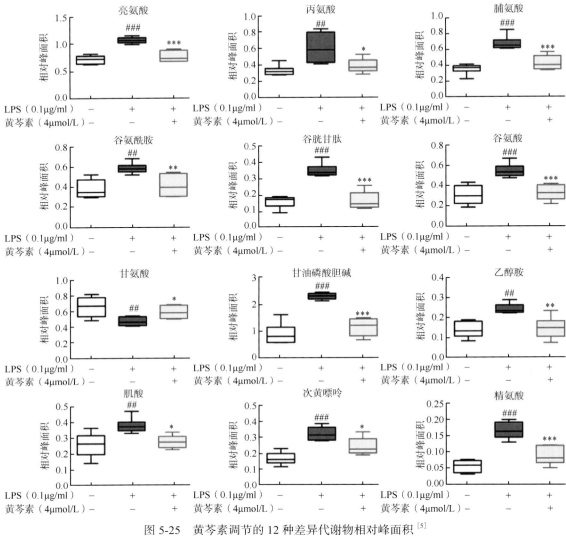

图 5-25　黄芩素调节的 12 种差异代谢物相对峰面积[5]

与对照组相比，##$P < 0.01$，###$P < 0.001$；与 LPS 组相比，*$P < 0.05$，**$P < 0.01$，***$P < 0.001$

3. 差异代谢物的聚类分析

对 12 种差异代谢物进行聚类分析，以便更好突显对照组、LPS 组和黄芩素组之间代谢物含量的差异。结果表明，LPS 组与对照组明显分开，而黄芩素可以逆转 LPS 组引起的代谢物改变（图 5-26）。热图分析结果与 PLS-DA 结果相一致，黄芩素组与对照组高度相似，而 LPS 组则与对照组有较大差异。这些结果均表明，给予 0.1μg/mL LPS 刺激可致 BV-2 细胞代谢异常，而用 4μmol/L 黄芩素进行预保护处理后可以减轻 LPS 引起的代谢异常。

4. 代谢途径分析

将黄芩素调节的 12 种差异代谢物导入 MetaboAnalyst 3.0 分析软件中，进行代谢通路富集分析。结果表明，黄芩素对代谢异常的调控涉及 4 条关键代谢途径（图 5-27）。

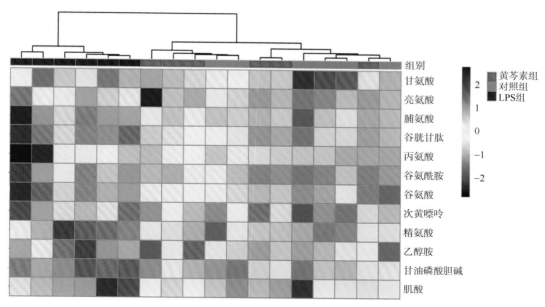

图 5-26 黄芩素调节的 12 种差异代谢物热图分析[5]

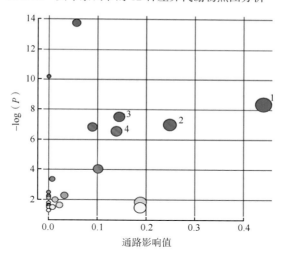

图 5-27 基于 MetPA 分析的黄芩素抗神经炎症的代谢通路分析[5]

1. 丙氨酸、天冬氨酸和谷氨酸代谢；2. 谷胱甘肽代谢；3. 精氨酸和脯氨酸代谢；4. *D*- 谷氨酰胺和 *D*- 谷氨酸代谢

将黄芩素抗 LPS 致 BV-2 细胞神经炎症作用的生化指标和差异代谢物相关联，推测黄芩素可能通过如下机制调控代谢异常，从而保护小胶质细胞（图 5-28）。

（四）黄芩素抗神经炎症的作用机制探讨

小胶质细胞是脑组织中具有免疫特性的常驻效应细胞，一旦被过度激活，可通过释放炎性介质和氧自由基而导致神经元死亡和神经退行性变，是介导多种神经系统疾病的关键诱因。因此，抑制小胶质细胞异常活化的治疗策略可延缓衰老性认知功能障碍和神经退行性疾病的进展。本研究采用 ¹H-NMR 代谢组学技术研究黄芩素对 LPS 激活的 BV-2 细胞的保护作用及其分子机制。

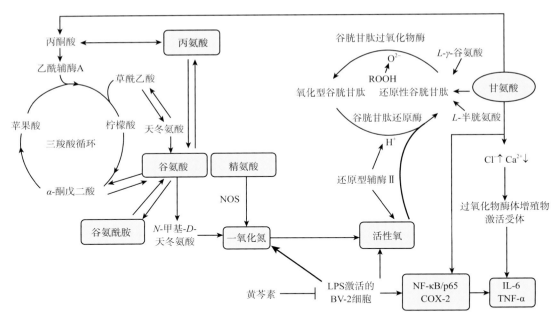

图 5-28　黄芩素抗 LPS 激活的 BV-2 细胞神经炎症的可能机制示意图 [5]

方形框代表黄芩素具有抑制作用，椭圆框代表黄芩素具有促进作用

代谢组学分析结果显示，黄芩素可能通过增加甘氨酸的含量，降低亮氨酸、丙氨酸、脯氨酸、谷氨酰胺、谷胱甘肽、谷氨酸、甘油磷酸胆碱、乙醇胺、肌酐、次黄嘌呤和精氨酸的含量，从而起到抗 LPS 激活的 BV-2 细胞神经炎症的作用。黄芩可调控 4 条代谢通路，包括丙氨酸、天冬氨酸和谷氨酸代谢，谷胱甘肽代谢，精氨酸和脯氨酸代谢以及 D- 谷氨酰胺和 D- 谷氨酸代谢。

谷氨酸对神经元、神经细胞和突触具有兴奋性毒性，可通过诱导氧化应激、神经炎症以及线粒体功能障碍等多种复杂机制，诱导神经毒性并致使中枢神经退行性病变。谷氨酸诱导神经细胞凋亡的机制之一是过度激活 N- 甲基 -D- 天冬氨酸受体，致使 Ca^{2+} 内流积聚在细胞内，激活 NOS，催化过量的 NO 合成。因此，NO 参与谷氨酸诱导的神经毒性作用。细胞内谷氨酸和谷氨酰胺的正常转化是保证机体氨基酸动态平衡的关键，一旦遭到破坏，会促使小胶质细胞产生或释放高水平的 NO 和 ROS，最终导致更严重的神经炎症和氧化损伤。此外，抑制核因子 κB（NF-κB）和环氧合酶 -2（COX-2）信号途径可减少谷氨酸的释放，从而抑制神经炎症反应。本研究结果表明，LPS 可显著性升高 BV-2 细胞内谷氨酸和谷氨酰胺水平，然而，给予黄芩素可降低 LPS 激活的 BV-2 细胞中谷氨酸和谷氨酰胺水平。

精氨酸是机体必需氨基酸，也是生物体内合成 NO 的底物氨基酸，在炎症反应中精氨酸可以被 NOS 酶代谢产生 NO，也可以诱导 ROS 的生成。脯氨酸可以被代谢产生电子，进而产生 ROS，从而触发各种下游效应，包括氧化损伤和神经炎症。在本研究中，LPS 处理可增加精氨酸和脯氨酸水平，但用黄芩素预处理可显著降低 LPS 激活的 BV-2 细胞中精氨酸和脯氨酸水平。

甘氨酸是一种必需氨基酸，可参与大鼠脑组织的氧化应激和神经炎症反应。小胶质细胞中甘氨酸通过抑制 NF-κBp65/Hif-1α 信号传导而具有神经保护作用。此外，甘氨酸可抑制

COX-2 蛋白表达、TNF-α 基因表达和 ROS 的产生。在这项研究中，LPS 处理后降低了甘氨酸水平，但用黄芩素预处理可增加 LPS 激活的 BV-2 细胞中甘氨酸含量。

三、综合结论

在本研究中，通过 LPS 诱导 BV-2 细胞建立神经炎症模型，通过炎症因子检测评价黄芩素抗神经炎症的作用，并通过代谢组学方法研究黄芩素抗神经炎症的机制。^{1}H-NMR 代谢组学分析结果表明，黄芩素调节 12 种不同的代谢产物，涉及丙氨酸、天冬氨酸和谷氨酸代谢，谷胱甘肽代谢，精氨酸和脯氨酸代谢，D- 谷氨酰胺和 D- 谷氨酸代谢 4 种途径。综上所述，黄芩素可能通过调节代谢异常，从而起到抗神经炎症的作用。

第五节 虎杖苷治疗高尿酸血症的作用机制研究

虎杖苷是白藜芦醇的天然前体，是从虎杖中分离鉴定的主要生物活性成分之一。虎杖苷的药理作用包括心血管作用、神经保护作用、抗炎和免疫调节作用、抗氧化作用、抗肿瘤作用以及对肝和肺的保护作用。前期研究已经揭示了虎杖苷的抗高尿酸血症作用，然而其作用机制尚不清楚。为进一步诠释虎杖苷治疗氧嗪酸钾诱导的高尿酸血症的作用机制，Han[6] 等采用基于核磁共振（NMR）技术的代谢组学研究方法，进一步探讨虎杖苷对氧嗪酸钾诱导的大鼠高尿酸血症的治疗作用及其机制。

一、样品采集和处理

（一）实验动物及分组

雄性 SD 大鼠 24 只（体重 200g±20g），适应环境 1 周，随机分为 4 组（$n=6$）：对照组、模型组、虎杖苷组、别嘌醇组。模型组、虎杖苷组、别嘌醇组灌胃给予氧嗪酸钾（250mg/kg）共 7 天，氧嗪酸钾给药后 1h 按照组别灌胃给予虎杖苷（50mg/kg）或别嘌醇（5mg/kg），对照组给予等体积溶媒（0.5% CMC-Na）。

（二）样品采集

给药后第 6 天，将各组大鼠分别置于代谢笼中，每只大鼠取 12h 尿液（4～9ml），放入含 2% 叠氮钠 0.5ml 的冰冷容器中，4℃下 5000r/min 离心 10min。第 7 天末次给药 3h 后，采用乙醚吸入法麻醉大鼠，眼眶后静脉丛采血，4℃凝血 1h 后 4000r/min 离心 10min，取血清，所有样本置于 –80℃保存用于生化指标的测定和代谢组学分析。

（三）样品分析

血清样品在冰上解冻，用酶比色法测定血清尿酸、肌酐和尿素氮水平。另外，于 400μl 血清中加入 50μl 磷酸盐缓冲液（0.2mol/L Na_2HPO_4 和 0.2mol/L NaH_2PO_4，pH7.4）和 50μl D_2O，然后在 4℃下以 4000r/min 离心 10min，上清液转移到 5mm 的核磁共振管中，进行

NMR 分析。

尿液样品在冰上解冻，取 400µl 尿液与 200µl 磷酸盐缓冲液（0.2mol/L Na$_2$HPO$_4$ 和 0.2mol/L NaH$_2$PO$_4$，pH7.4）充分混合。在 4℃静置 20min 后，将尿液样品离心（4000r/min，10min，4℃），然后取上清液 500µl 转移到 5mm 核磁共振管中，加入含 0.05%3- 三甲基硅基［2，2，3，3-d4］丙酸钠（TSP-d4）的 50µl D$_2$O（w/v）作为化学位移参照物（δ_0），进行 NMR 分析。

二、研究结果

（一）生化指标检测结果

血尿酸升高是高尿酸血症的主要特征。尿素氮和肌酐是蛋白质代谢的含氮终产物，其水平是反映肾功能的有价值的标志物。如图 5-29 所示，与对照组大鼠相比，口服氧嗪酸钾可显著提高大鼠的血尿酸、血肌酐和尿素氮水平。经过虎杖苷和别嘌醇治疗，高尿酸血症大鼠的血尿酸、血肌酐和尿素氮水平均可显著降低，这些结果表明虎杖苷对大鼠高尿酸血症有一定的治疗作用。

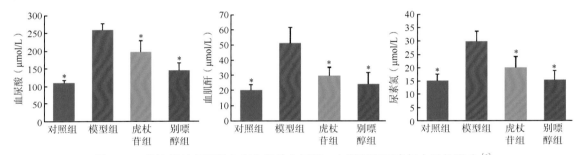

图 5-29　虎杖苷对高尿酸血症大鼠的血尿酸、血肌酐和尿素氮水平的影响[6]

与模型组比较，*$P < 0.05$

（二）代谢组学研究结果

1. 高尿酸血症相关生物标志物的鉴定

本研究对 ^{1}H-NMR 采集到的数据进行预处理，然后进行 PLS-DA 多元数据分析，研究高尿酸血症大鼠血清和尿液整体代谢轮廓的变化。从血清和尿液样本中获得的具有代表性的 ^{1}H-NMR 谱分别如图 5-30 和图 5-31 所示。通过参考人类代谢组数据库（HMDB）和相关文献，并借助 Chenomx NMR 软件（Chenomx Inc.，Edmonton，AB，Canada）鉴定了主要的内源性代谢物。根据归一化核磁共振波谱数据绘制的血清和尿样 PLS-DA 得分图（图 5-32A、C）显示，模型组和对照组之间有明显的分离，表明高尿酸血症模型复制成功，与对照组相比具有完全不同的代谢特征。

血清和尿液的 PLS-DA 模型参数分别为 R^2Y=0.97，Q^2=0.91；R^2Y=0.99，Q^2=0.98。一般认为，当 R^2Y 和 Q^2 值大于 0.8 时，即是一个很好的模型。Permutation Test 置换检验图（图 5-32B、D）显示，原始的 PLS-DA 模型不是随机的，也不是过拟合的，因为置换后的 Q^2 和 R^2 值都显著低于相应的原始值，且 Q^2 点的回归线的 Y 轴截距小于零。

　　根据 PLS-DA 模型中 VIP 值（≥ 1.0）和单变量统计分析 P 值（< 0.05）的差异代谢物，被认为是潜在的生物标志物。并根据此标准进行潜在生物标志物的鉴定，与大鼠高尿酸血症相关的差异代谢物的鉴定如表 5-5 所示。

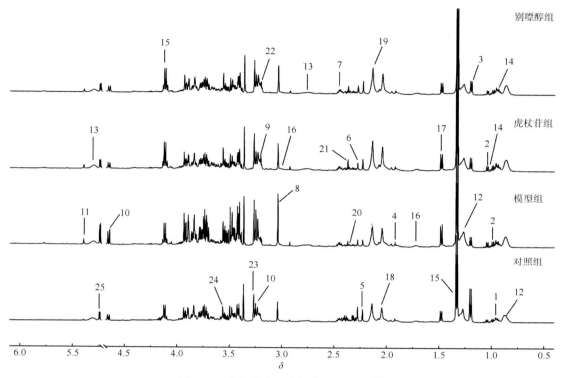

图 5-30　各组大鼠血清的 ^{1}H-NMR 谱[6]

1. 亮氨酸；2. 缬氨酸；3. β- 羟基丁酸；4. 乙酸酯；5. 丙酮；6. 乙酰乙酸酯；7. 谷氨酰胺；8. 肌酸 / 磷酸肌酸；9. 磷酸胆碱；10. β- 葡萄糖；11. 尿囊素；12. 极低密度脂蛋白 / 低密度脂蛋白；13. 不饱和脂质；14. 异亮氨酸；15. 乳酸；16. 赖氨酸；17. 丙氨酸；18. N-乙酰糖蛋白；19. O- 乙酰糖蛋白；20. 谷氨酸；21. 丙酮酸；22. 胆碱；23. 甜菜碱 / 三甲胺 N- 氧化物；24. 甘氨酸；25. α- 葡萄糖

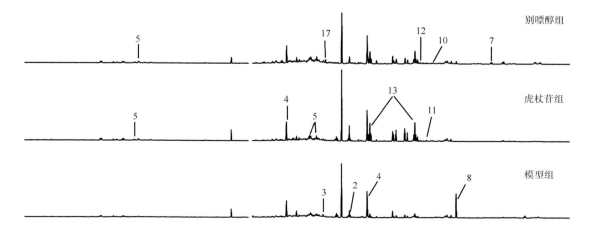

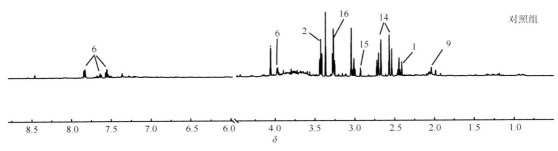

图 5-31　各组大鼠尿液的 ¹H-NMR 谱[6]

1：琥珀酸；2：牛磺酸；3：肌氨酸；4：肌酐；5：苯乙酰甘氨酸；6：马尿酸；7：丙氨酸；8：乙酸酯；9：N- 乙酰基糖蛋白；
10：丙酮；11：乙酰乙酸酯；12：丙酮酸；13：2- 氧戊二酸；14：柠檬酸；15：二甲基甘氨酸；16：甜菜碱 / 三甲胺 N- 氧化物；
17：甘氨酸

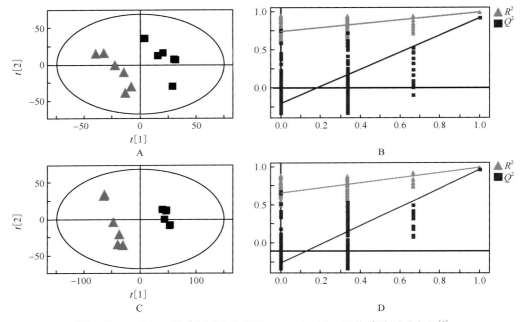

图 5-32　PLS-DA 得分图（左）和 Permutation Test 置换检验图（右）[6]

A、B. 血清；C、D. 尿液

■：对照组；▲：模型组

表 5-5　与大鼠高尿酸血症相关的差异代谢物的鉴定结果[6]

生物样本	代谢物名称	化学位移（ppm）[a]	VIP 值	M vs C[b]	P vs M[b]	A vs M[b]
血清	亮氨酸	0.96（t）	1.9	↓[*]	↑[*]	↑[*]
	缬氨酸	0.99（d），1.04（d）	1.4	↓[*]	↑[*]	—
	β- 羟基丁酸	1.20（d）	7.6	↓[*]	—	—
	乙酸酯	1.92（s）	1.3	↓[*]	—	—
	丙酮	2.23（s）	2.3	↓[*]	↑[*]	↑[*]
	乙酰乙酸酯	2.28（s）	4.6	↓[*]	—	—
	谷氨酰胺	2.45（m）	1.4	↓[*]	—	—

续表

生物样本	代谢物名称	化学位移（ppm）[a]	VIP 值	M vs C[b]	P vs M[b]	A vs M[b]
尿液	肌酸 / 磷酸肌酸	3.04（s）	4.8	↑*	−	−
	磷酸胆碱	3.21（s）	2.0	↓*	↑*	↑*
	β- 葡萄糖	3.25（dd），4.65（d）	3.4	↑*	↓*	↓*
	尿囊素	5.40（s）	2.6	↑*	−	−
	琥珀酸	2.41（s）	2.6	↓*	−	↑*
	牛磺酸	3.26（t），3.42（t）	4.0	↓*	−	−
	肌氨酸	3.60（s）	2.3	↑*	↓*	↑*
	肌酐	4.06（s）	4.8	↑*	−	↑*
	苯乙酰甘氨酸	3.68（s），3.76（d），7.35（m），7.43（t）	1.1	↓*	↑*	↑*
	马尿酸	3.97（d），7.56（t），7.64（t），7.84（d）	1.4	↓*	↑*	−

a 括号中的字母表示峰多重性，s：单重峰；d：双重峰；t：三重峰；m：多重峰

b 与模型组比较，*$P < 0.05$。"−"代表差异无统计学意义，"↑"表示相对峰面积增加，"↓"表示相对峰面积减少。

C：对照组，M：模型组，P：虎杖苷组，A：别嘌醇组

　　结果表明，共有 11 种血清代谢物和 6 种尿液代谢物分别被鉴定为与高尿酸血症有关的差异代谢物。与对照组相比，高尿酸血症模型大鼠血清中的代谢紊乱主要表现为亮氨酸、缬氨酸、β- 羟基丁酸、乙酸酯、丙酮、乙酰乙酸酯、谷氨酰胺和磷酸胆碱水平降低，肌酸 / 磷酸肌酸、β- 葡萄糖和尿囊素水平升高；高尿酸血症模型大鼠尿液中的代谢紊乱主要表现为尿肌氨酸和肌酐水平升高，琥珀酸、牛磺酸、苯乙酰甘氨酸和马尿酸水平降低。

2. 虎杖苷和别嘌醇处理下的代谢变化

　　与模型组相比，虎杖苷组和别嘌醇组中代谢情况有恢复正常的趋势（图 5-33）。此外，虎杖苷可显著逆转 5 种大鼠血清和 3 种尿液中与高尿酸血症有关的差异代谢物（表 5-5）。给予别嘌醇可缓解血清和尿样中共 8 种不同代谢物的改变（表 5-5），上述结果表明，高尿酸血症引起的代谢紊乱可以通过虎杖苷和别嘌醇的治疗恢复正常。然而，虎杖苷和别嘌醇逆转的潜在生物标志物存在差异，这可能是由于作用机制不同。

3. 虎杖苷对氧嗪酸钾诱导的大鼠高尿酸血症的治疗作用及机制探讨

　　虎杖苷具有丰富的生物活性，其抗高尿酸血症作用已有报道。本研究首次从整体角度利用基于核磁共振的代谢组学技术来探索虎杖苷对高尿酸血症大鼠的保护作用。在临床实践中，高尿酸血症的诊断仅基于显著升高的血尿酸水平，这阻碍了其早期发现和预防。因此，识别更多可能与高尿酸血症相关的生物标志物是至关重要的。在本研究中，大鼠血清和尿液样本中分别鉴定出 11 种和 6 种代谢产物与高尿酸血症相关的差异代谢物，并揭示了包括缬氨酸、亮氨酸和异亮氨酸的生物合成；酮体的合成和降解；牛磺酸和亚牛磺酸的代谢；丙氨酸、天冬氨酸和谷氨酸的代谢，以及丁酸代谢等 5 种明显受到干扰的代谢途径（图 5-34）。

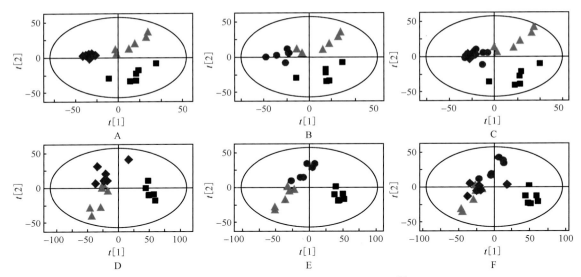

图 5-33　各组大鼠血清及尿液的代谢特征[6]

A ～ C. 血清；D ～ F. 尿液

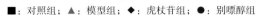

■：对照组；▲：模型组；◆：虎杖苷组；●：别嘌醇组

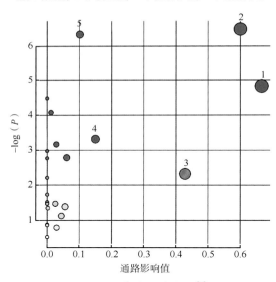

图 5-34　代谢通路分析[6]

1. 缬氨酸、亮氨酸和异亮氨酸的生物合成；2. 酮体的合成和降解；3. 牛磺酸和亚牛磺酸的代谢；4. 丙氨酸、天冬氨酸和谷氨酸的代谢；5. 丁酸代谢

以往的研究证实了高尿酸血症患者和动物模型的能量代谢紊乱。痛风患者和高尿酸血症小鼠的尿液中重要的三羧酸循环中间代谢物如琥珀酸、柠檬酸和富马酸均下调。本研究结果显示，与对照组大鼠相比，高尿酸血症大鼠血清 β- 葡萄糖水平升高，尿液琥珀酸水平降低，这些数据提示碳水化合物代谢发生改变。大量研究表明，血清尿酸与胰岛素抵抗引起的血糖升高呈正相关，高尿酸血症的发生往往与 2 型糖尿病相关。琥珀酸是线粒体三羧酸循环的关

键中间体，不仅涉及葡萄糖的有氧氧化，还是脂肪和氨基酸代谢的主要途径。因此，本研究结果证实了大鼠高尿酸血症诱导抑制了作为能量供应来源的糖酵解和三羧酸循环。同时，血清样品核磁共振波谱测定显示高尿酸血症大鼠血清中 β-羟基丁酸、丙酮和乙酰乙酸含量降低。在健康的个体中，身体主要利用碳水化合物代谢来为细胞提供燃料，如果缺乏足够的碳水化合物，机体开始将脂肪代谢为酮体（β-羟基丁酸和乙酰乙酸）以提供必需的燃料。脂质组学研究发现，氧嗪酸钾诱导的高尿酸血症大鼠中含饱和脂肪酸的溶血磷脂酰胆碱上调，含不饱和脂肪酸的溶血磷脂酰胆碱下调，而果糖诱导大鼠高尿酸血症时，所有磷脂酰胆碱和含不饱和脂肪酸的溶血磷脂酰胆碱水平均升高，含饱和脂肪酸溶血磷脂酰胆碱水平降低，这些相反的结论可能是由于不同的建模方法所致。本研究中，酮体水平的下降表明，一方面酮体为糖酵解和三羧酸循环活性的抑制提供了替代能源，另一方面，上述脂质代谢异常导致了酮体合成的功能障碍。

已有报道，高尿酸血症患者的血浆中存在氨基酸代谢异常。氨基酸在包括尿酸生物合成在内的多种生理和病理生理过程中发挥着重要作用。越来越多的证据表明，氨基酸与代谢综合征、胰岛素抵抗、高甘油三酯血症和 2 型糖尿病之间存在联系。研究表明异亮氨酸、赖氨酸和丙氨酸可以作为区分痛风患者和高尿酸血症患者的潜在标志物。有研究发现，果糖诱导的高尿酸血症大鼠血浆中异亮氨酸和缬氨酸水平降低。本研究证实，模型组大鼠血清亮氨酸和缬氨酸水平降低。然而，与本次研究结果相反，在痛风患者中观察到血清亮氨酸和缬氨酸水平升高。这种不同的结果可能是由于人和动物之间新陈代谢存在差异。谷氨酰胺是通过从头合成途径合成嘌呤的重要物质，其血清水平会影响尿酸的产生。本研究发现高尿酸血症大鼠血清谷氨酰胺水平显著降低，提示嘌呤合成代谢加快。此外，据报道，氨基酸代谢不平衡与慢性肾脏疾病相关。本研究观察到高尿酸血症诱导的肾病大鼠谷氨酰胺含量降低。谷氨酰胺是肾脏 NH_3 的主要供体，在调节酸碱平衡中起着重要作用。在高尿酸血症条件下，肾脏为了补偿过量的酸，极有可能摄入更多的谷氨酰胺。在酸中毒过程中，肾脏中谷氨酰胺的提取增加。谷氨酰胺水平降低可能提示肾功能异常。尿酸可诱导活性氧（ROS）的产生，导致氧化应激。研究表明，高尿酸血症大鼠尿和血浆中牛磺酸水平降低。牛磺酸是一种抗氧化剂，也是一种具有保护和稳定细胞功能的抗氧化剂和有机渗透剂。尿液中牛磺酸水平下降可能反映了牛磺酸消耗的增加，以对抗尿酸升高引起的氧化损伤。肾病是高尿酸血症的常见并发症。肌酐是肌酸的一种分解产物，产生速率恒定，尿肌酐升高仅在肾功能受损的情况下才能观察到。在本研究中，尿素氮、肌酐作为模型大鼠肾功能指标，呈水平升高。与以往研究一致，高尿酸血症大鼠尿肌酐排泄增加，提示高尿酸血症引起肾脏损伤。

大多数哺乳动物（高等灵长类除外）能将尿酸分解为可溶性尿囊素。本研究虽然采用尿酸酶抑制剂氧嗪酸钾建立高尿酸血症模型，但尿酸酶仍能在一定程度上催化尿酸氧化为尿囊素，且尿囊素水平在一定程度上可以代表尿酸的量。有研究表明，尿囊素在高尿酸血症大鼠的尿液和粪便中升高。本研究证实，模型组大鼠血清尿囊素水平高于对照组。此外，尿囊素是氧化应激的生物标志物，模型组大鼠血清尿囊素水平升高可能与尿酸引起的氧化损伤有关。

众所周知，肠道微生物群可部分负责将黄嘌呤转化为尿酸，并将1/3的尿酸排入肠道。肠道菌群及其代谢产物在高尿酸血症相关疾病（如痛风）的发病机制中发挥着重要作用。与对照组相比，高尿酸血症模型大鼠尿液中细菌代谢产生的独特产物马尿酸和苯乙酰甘氨酸水平显著降低，提示肠道菌群紊乱在高尿酸血症发病机制中可能存在一定的意义。肠道微生物群的改变揭示了高尿酸血症引起肾病的可能分子机制，并与治疗大鼠高尿酸血症相关。

以往研究表明，虎杖苷对大鼠高尿酸血症的治疗作用与抑制黄嘌呤氧化酶活性、促进肾尿酸排泄、抑制炎症级联反应有关。在本研究中，虎杖苷共逆转了与高尿酸血症相关的8种差异代谢物。这些结果表明，虎杖苷通过部分恢复受干扰的代谢途径的平衡，包括支链氨基酸代谢、糖酵解、三羧酸循环、酮体合成和降解、嘌呤代谢和肠道菌群代谢而发挥抗高尿酸血症的作用。

三、综合结论

本研究基于 ^{1}H-NMR 的代谢组学方法，研究了与氧嗪酸钾诱导的高尿酸血症相关的血清和尿液代谢变化，并探讨了虎杖苷的抗高尿酸血症作用。在大鼠血清和尿液中分别鉴定出11种代谢物和6种与高尿酸血症相关的差异代谢物。虎杖苷通过干预这些代谢紊乱来降低血清尿酸水平，这些发现有助于了解高尿酸血症的病理生理过程，为揭示虎杖苷治疗高尿酸血症的代谢机制提供参考。

第六节　咖啡酸延长果蝇寿命的作用机制研究

咖啡酸是植物合成的一种天然化合物，因其结构中含两个游离酚羟基而被认为是一种天然抗氧化剂，其广泛存在于咖啡、红酒、茶等中。越来越多的研究表明，咖啡酸在多种与衰老相关的疾病，如阿尔茨海默病、心血管疾病、肾脏疾病等中均具有显著的药理活性。Li 等 [7] 应用基于 ^{1}H-NMR 技术的代谢组学研究方法，探究了咖啡酸延长果蝇寿命的作用机制。

一、样品采集与处理

（一）实验动物分组及给药

W^{1118} 黑腹果蝇饲养于温度为 25℃、湿度为 65% 的恒温恒湿智能人工气候箱。实验选用 3 日内羽化的雄性果蝇，基础培养基配方如下：1L 培养基中包含 85g 玉米粉、70g 蔗糖、18g 酵母、10g 琼脂、5ml 丙酸。空白组果蝇于基础培养基中饲养；咖啡酸组在基础培养基中分别给予含有不同剂量的咖啡酸，即分别含有 0.04mg/ml 和 0.2mg/ml 咖啡酸的培养基。

（二）行为学试验

自然衰老实验：将 3 日内羽化的雄性果蝇随机分为 3 组，即空白组（给予基础培养基）、0.04mg/ml 咖啡酸组、0.2mg/ml 咖啡酸组，每组约 250 只。每隔两天换一次新鲜培养基，每天记录果蝇死亡只数，直至果蝇全部死亡。绘制果蝇生存曲线，计算果蝇的中位寿命和最高寿命。

攀爬实验：通过考察果蝇的负趋地性行为，评估果蝇的运动性能，从而反映果蝇的衰老情况。将 20 只 10 日龄雄性果蝇放在透明的圆柱体中并将其轻轻拍至底部，记录在 20s 内爬升到 12cm 处的果蝇数量，分别在 3 个时间点重复此过程 3 次，每组 100 只果蝇。分别计算每组果蝇的攀爬指数（20s 内爬至 12cm 高处果蝇的比例）。

应激实验：分为饥饿应激和热应激实验。饥饿应激实验，将 10 日龄雄性果蝇放入装有 1% 琼脂（无营养）的饲养瓶中（每瓶约 20 只果蝇）于正常条件下饲养。热应激实验，将 10 日龄雄性果蝇饲养于 37℃环境，正常饮食饲养。每个实验组约 120 只果蝇，每小时记录一次果蝇死亡数量并绘制各实验组果蝇的生存曲线。

（三）样品采集与制备

分别收集 3 日龄组果蝇（年轻组，基础培养基饲养）、30 日龄组果蝇（老年组，基础培养基饲养）、0.2mg/ml 咖啡酸组果蝇（老年咖啡酸组，含有 0.2mg/ml 咖啡酸培养基饲养至 30 日龄），饥饿 2h 后，将果蝇放置液氮中速冻，存于 –80℃冰箱。

（四）生化指标检测

将 10 只果蝇作为一个样品，在液氮下研磨后按照试剂盒说明书进行操作，分别检测 ATP 水平、线粒体复合物 I 活性、丙二醛（MDA）浓度、超氧化物歧化酶（SOD）及过氧化氢酶（CAT）活性，每组检测 5 个样品。

（五）代谢组学分析

使用玻璃研磨棒将每组样品在液氮下充分研磨后加入冷的甲醇：氯仿：水（7：2：1，$v : v : v$）缓冲液充分混合后，于 13 000r/min 离心 10min。将上清液冻干，加入 500μl 含有三甲基硅基丙酸盐 / 重水的 PBS 溶液溶解后转移至核磁共振管中，用于代谢组学分析。

二、研 究 结 果

（一）咖啡酸显著延长果蝇寿命，提高果蝇的攀爬能力和耐应激能力

如图 5-35A 和表 5-6 所示，0.04mg/ml 咖啡酸对果蝇的寿命没有显著影响。然而，膳食中添加 0.2mg/ml 的咖啡酸可显著延长果蝇的寿命（$P=0.0017$），与空白组相比，0.2mg/ml 的咖啡酸可分别提高中位寿命和最大寿命 9.31% 和 4.36%。

图 5-35B 为咖啡酸对果蝇攀爬能力的影响。结果表明，与空白组相比，膳食中添加 0.2mg/ml 咖啡酸能提高果蝇 17.43% 的攀爬指数；但是，0.04mg/ml 咖啡酸不能提高果蝇的攀爬能力。图 5-35C、D 为耐热应激和耐饥饿应激实验结果。与空白组相比，膳食中添加 0.2mg/ml 咖啡酸增加了果蝇在热应激和饥饿应激条件下的生存率（$P < 0.001$），而 0.04mg/ml 咖啡酸没有这样的作用。上述结果表明，膳食中添加 0.2mg/ml 咖啡酸可以显著提高果蝇的攀爬能力和抗应激能力，这可能与其延长果蝇寿命的作用有关。

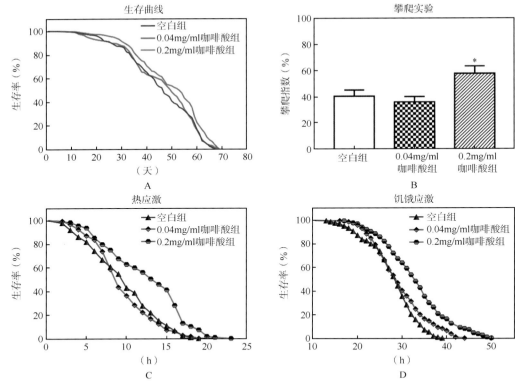

图 5-35 咖啡酸对果蝇寿命（A）、攀爬能力（B）、耐热应激（C）和耐饥饿应激能力（D）的影响[7]

与空白组比较，*$P < 0.05$

表 5-6 咖啡酸对果蝇寿命的影响[7]

咖啡酸（mg/ml）	果蝇只数	P 值	中位寿命（天）	最大寿命（天）
0	228	—	45.1±1.7	64.2±0.4
0.04	235	> 0.05	48.1±1.3	64.7±0.5
0.2	231	0.0017	49.3±1.0*	67.0±0.3***

注：与空白组比较，*$P < 0.05$，***$P < 0.001$

（二）果蝇代谢组学研究结果

1. ¹H-NMR 图谱的指认与分析

代表性的果蝇 ¹H-NMR 图谱如图 5-36 所示，参照文献报道并结合 HMDB、BMRB 数据库对图谱中的主要化合物进行指认，共鉴定出 28 种代谢物（表 5-7）。

2. 多元统计分析

PCA 用于分析除去水峰外的全部光谱信息，如图 5-37A 所示，30 日龄的老年组果蝇的代谢轮廓与 3 日龄年轻组以及 0.2mg/ml 咖啡酸组明显分离，而 0.2mg/ml 咖啡酸组更接近于 3 日龄年轻果蝇组。采用 OPLS-DA 分析 30 日龄的老年组和 3 日龄年轻组果蝇之间以及 0.2mg/ml

咖啡酸组与 30 日龄的老年组果蝇之间的差异代谢物（图 5-37C、F）。如图 5-37B、E 所示，PLS-DA 模型验证有效，CV-ANOVA 测试结果证明 OPLS-DA 模型具有统计学意义（$P < 0.001$）。进一步进行 OPLS-DA 分析，得到 VIP 值，筛选出 VIP > 1 的代谢物，并结合独立样本 t 检验 $P < 0.05$，得到 30 日龄的老年组和 3 日龄年轻组果蝇之间的 19 种差异代谢物（图 5-37D），0.2mg/ml 咖啡酸组与 30 日龄的老年组果蝇之间的 17 种差异代谢物（图 5-37H）。

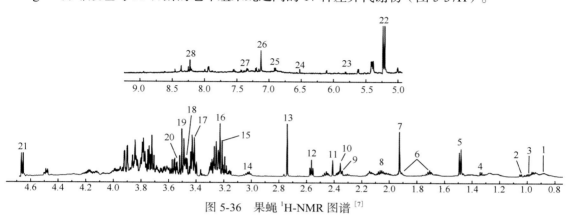

图 5-36　果蝇 ¹H-NMR 图谱[7]

表 5-7　果蝇组织中主要代谢产物的 ¹H-NMR 谱图归属[7]

峰号	代谢物	基团	δH
1	脂质	terminal-（CH₂）ₙ	0.89（m），1.25（m）
2	异亮氨酸	δCH_3，$\delta' CH_3$，CH_3，γCH_3	0.96（t），1.01（d）
3	缬氨酸	γCH_3，$\gamma' CH_3$	0.99（d），1.05（d）
4	乳酸盐	αCH，βCH_3	1.34（d），4.12（q）
5	丙氨酸	βCH_3	1.48（d）
6	赖氨酸	αCH，βCH_2，δCH_2，γCH_2，εCH_2	1.47（m），1.72（m），1.90（m），3.03（t），3.79（t）
7	乙酸盐	CH_3	1.92（s）
8	谷氨酰胺	αCH，βCH_2，γCH_2	2.13（m），2.45（m），3.80（m）
9	谷氨酸盐	γCH_2	2.35（m）
10	丙酮酸盐	CH_3	2.36（s）
11	琥珀酸盐	CH_2	2.41（s）
12	β- 丙氨酸	αCH_2，βCH_2，	2.56（t），3.19（t）
13	二甲胺	CH_3	2.74（s）
14	半胱氨酸	CH_2	3.03（m）
15	胆碱	N（CH₃）₃	3.21（s）
16	三甲胺 N- 氧化物	CH_3	3.23（s）
17	胱氨酸	CH_2	3.41（s）
18	色氨酸	CH，CH_2	3.47（dd），7.55（d）
19	甘氨酸	CH_2	3.50（s）
20	甘油	βCH_2，$\beta' CH_2$	3.56（dd），3.64（dd）

峰号	代谢物	基团	δH
21	β-D- 葡萄糖	βC_1H	4.66（d）
22	α-D- 葡萄糖	CH	5.23（d）
23	尿嘧啶	C_5H，C_6H	5.81（d），7.55（d）
24	延胡索酸盐	CH=CH	6.53（s）
25	酪氨酸	3 or 5-CH，2 or 6-CH	6.91（d），7.20（d）
26	组氨酸	5CH，3CH	7.09（s），7.38（s）
27	苯丙氨酸	2CH，4CH，3CH	7.33（m），7.38（m），7.43（m）
28	一磷酸腺苷	C_4H-ribose，C_3H-ribose，C_1H-ribose，CH-ring，CH-ring	4.01（m），4.37（m），4.51（m），6.11（m），8.24（s）

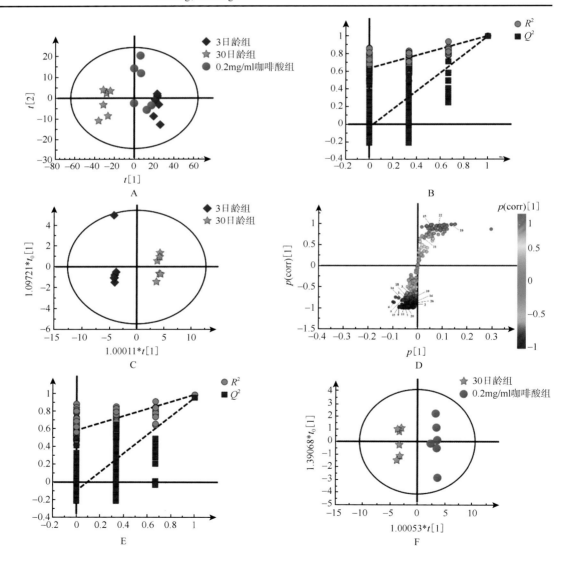

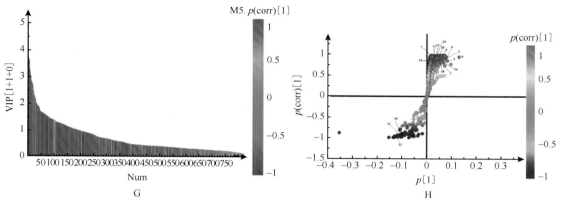

图 5-37　果蝇代谢物的多元统计分析 [7]

A. 果蝇 1H-NMR 谱的 PCA 图；B ～ D. 3 日龄组和 30 日龄组果蝇 PLS-DA 模型验证、OPLS-DA 图和 S-plot 图；E ～ H. 0.2mg/ml
咖啡酸组和 30 日龄组果蝇 PLS-DA 模型验证、OPLS-DA 图、VIP 图和 S-plot 图

图 5-38 展示了差异代谢物的相对含量和代谢物之间的内部关系。与 3 日龄年轻组相比，30 日龄老年组代谢物中 α-D- 葡萄糖、β-D- 葡萄糖和甘氨酸分别增加了 54.00%、63.12% 和 75.02%；相反，乙酸盐、丙氨酸、β- 丙氨酸、半胱氨酸、谷氨酸、甘油、组氨酸、异亮氨酸、脂质、赖氨酸、丙酮酸盐、琥珀酸盐、色氨酸和缬氨酸分别下降了 36.28%、32.25%、32.44%、29.81%、43.55%、41.29%、71.37%、31.52%、40.75%、40.75%、50.83%、50.32%、36.15%、32.46%。有趣的是，膳食中添加 0.2mg/ml 咖啡酸可以将这些代谢物的水 平 显 著 回 调 23.95%、21.29%、31.00%、45.11%、50.28%、33.61%、37.82%、50.87%、40.20%、222.50%、48.10%、46.75%、46.75%、80.06%、62.01%、38.38%、50.74%。 这 与 PCA 结果一致，0.2mg/ml 咖啡酸组果蝇的代谢轮廓与 30 日龄老年果蝇组具有明显差异，而接近于 3 日龄年轻果蝇组。

3. 咖啡酸调节果蝇代谢通路分析

为了研究咖啡酸引起的果蝇生理功能变化的机制，将咖啡酸反向调节的差异代谢物输入到 MetaboAnalyst 中进行代谢通路分析，得到 9 个代谢通路：氨酰 -tRNA 生物合成，丙氨酸、天冬氨酸和谷氨酸代谢，糖酵解和糖异生，泛酸和 CoA 的生物合成，乙醛酸和二羧酸的代谢，谷胱甘肽代谢，甘氨酸、丝氨酸和苏氨酸代谢，三羧酸循环和丙酮酸代谢（图 5-39）。

4. 潜在生物标志物的生物学意义阐释

研究发现除甘氨酸外，大多数氨基酸在 30 日龄组果蝇中均显著减少，这与衰老过程伴随的氨基酸水平降低的报道一致。有趣的是，在衰老的秀丽隐杆线虫中发现了相同的代谢特征，甘氨酸的增加与其代谢酶基因表达的下降有关。值得注意的是，咖啡酸可有效恢复这些氨基酸的水平，包括丙氨酸、半胱氨酸、谷氨酸、甘氨酸、组氨酸、异亮氨酸、赖氨酸、色氨酸、缬氨酸。研究表明，在这些伴随衰老减少的氨基酸如谷氨酸、半胱氨酸、丙氨酸、赖氨酸、组氨酸和色氨酸中，食物补充其中一种氨基酸即可延长秀丽隐杆线虫的寿命。此外，谷氨酸与长寿和改善认知有关，并且谷氨酸水平的降低已在多种衰老模型中得到验证。最近，我们课题组证明了黄芩花提取物可通过调节谷氨酰胺 - 谷氨酸代谢通路而延缓 d- 半乳糖诱

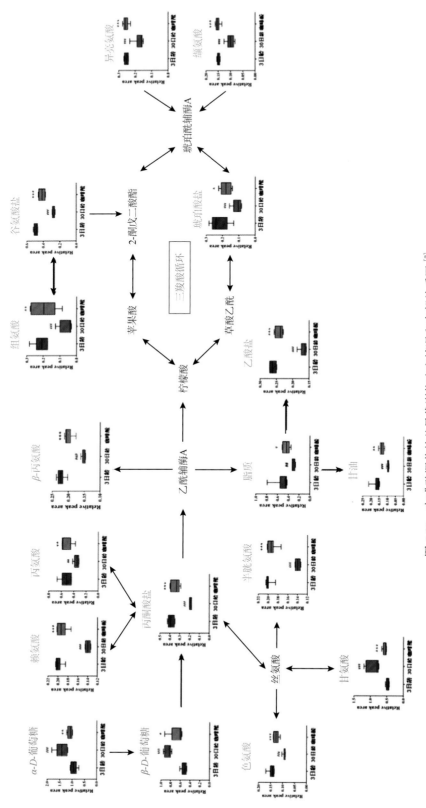

图 5-38　咖啡酸调节的差异代谢物改变情况和内部关系图 [7]

橙色和绿色分别代表膳食中添加 0.2 mg/ml 咖啡酸后代谢物升高和降低

与 3 日龄组比较，###P < 0.01，####P < 0.001；与 30 日龄组比较，*P < 0.05，**P < 0.01，***P < 0.001

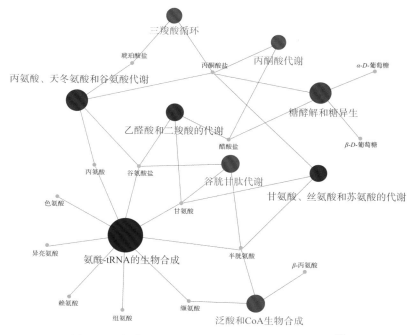

图 5-39　咖啡酸调节果蝇代谢的通路 - 代谢物网络[7]

紫色节点具有较小的通路影响值，而蓝色节点具有较大的通路影响值；P 值越小，网络中的节点越大；粉色结点代表代谢通路中
涉及的 15 种差异代谢物

导的老年大鼠的衰老。线粒体 DNA 编码半胱氨酸的频率被认为是长寿的特异性指标。补充 *N*-乙酰基 *-L-* 半胱氨酸可以恢复谷胱甘肽的生物合成，改善细胞的氧化还原状态，增加应激耐受性，进而延长寿命。这些研究表明，咖啡酸延长果蝇的寿命、提高其运动能力及增强其抗应激能力的作用可能与上述其对氨基酸的调节作用有关。

此外，丙氨酸被认为是氨基酸的能量传感器，可激活 AMPK 信号通路，并有助于调节全身代谢。异亮氨酸和缬氨酸属于支链氨基酸，可被线粒体利用以提供能量。禁食期间，支链氨基酸转移酶 -1 基因表达的减少可能会增加支链氨基酸的水平，从而诱导中枢 - 内分泌反应而激活 mTOR 信号通路，最终达到延长寿命的效果。研究表明，在包括果蝇在内的多种模型中，通过抑制色氨酸 -2，3- 二加氧酶或膳食补充色氨酸来增加体内色氨酸水平可以达到延长寿命的效果。色氨酸还可以通过犬尿氨酸途径参与烟酰胺腺嘌呤二核苷酸（NAD+）合成，NAD+ 是线粒体能量产生和氧化还原反应的重要辅助因子，可以调节衰老过程中巨噬细胞的免疫功能。总之，我们的结果证明了咖啡酸可恢复氨基酸的平衡，这与其延长寿命的作用密切相关。此外也提示了咖啡酸调节代谢的作用可能与其抗氧化、改善线粒体的功能有关。

（三）咖啡酸抗氧化和改善线粒体功能的作用与其调节代谢的作用有关

氧化损伤的增加是衰老的标志。MDA 是膜脂质过氧化的重要产物之一，SOD 和 CAT 是体内重要的抗氧化酶。如图 5-40 所示，与 3 日龄组相比，30 日龄组果蝇的 MDA 水平明显提高了 212.50%，而 SOD 和 CAT 活性分别下降了 8.29% 和 42.17%；然而，膳食中添加 0.2mg/ml

咖啡酸可使 30 日龄组果蝇的 MDA 水平明显降低 55.68%，并使 SOD 和 CAT 活性分别提高 11.21% 和 9.22%。这些结果表明，咖啡酸可以通过防止果蝇的氧化损伤来延长其寿命。

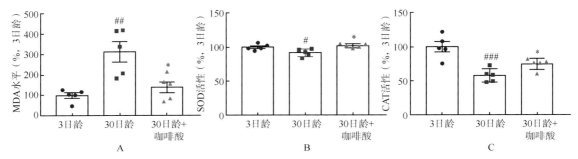

图 5-40　咖啡酸在果蝇中的抗氧化作用[7]

A. MDA 水平；B. SOD 活性；C. CAT 活性

与 3 日龄组比较，###$P < 0.001$，##$P < 0.01$，#$P < 0.05$；与 30 日龄组比较，*$P < 0.05$

从咖啡酸调节的代谢通路中我们推测咖啡酸延长果蝇寿命可能与其改善线粒体功能有关。线粒体复合物 I 是线粒体内膜中最大的蛋白质复合物。复合物 I 的活性不仅可以反映呼吸电子转移链的状态，而且可以反映活性氧的产生状态。如图 5-41 所示，与 3 日龄组相比，30 日龄组果蝇的 ATP 含量和复合物 I 活性分别降低了 46.23% 和 59.45%。膳食中添加 0.2mg/ml 咖啡酸使 ATP 含量和复合物 I 活性分别增加了 32.83% 和 102.22%。因此，线粒体功能的改善可能是咖啡酸延长果蝇寿命的作用机制之一。

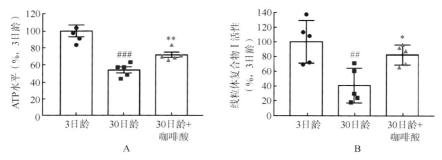

图 5-41　咖啡酸在果蝇中对线粒体功能的影响[7]

A. ATP 水平；B. 线粒体复合物 I 活性；

与 3 日龄组比较，###$P < 0.001$，##$P < 0.01$；与 30 日龄组比较，**$P < 0.01$，*$P < 0.05$

为了探索咖啡酸调节的代谢物与其抗氧化活性或线粒体保护作用之间的潜在关系，将代谢通路中的 15 种差异代谢物分别与抗氧化活性和线粒体功能指标进行了皮尔逊相关分析。如图 5-42 所示，缬氨酸、赖氨酸、乙酸盐、谷氨酸盐、丙酮酸盐、β- 丙氨酸、半胱氨酸和色氨酸与抗氧化酶 SOD 和 CAT 呈正相关，但与氧化产物 MDA 呈负相关。有趣的是，所有差异代谢物均与 ATP 呈显著的相关性，除 β-D- 葡萄糖和组氨酸外的所有差异代谢物均与复合物 I 呈显著相关。我们的结果表明，咖啡酸调节代谢的作用与其抗氧化活性和线粒体保护作用有关，最终达到延长黑腹果蝇寿命的效果。

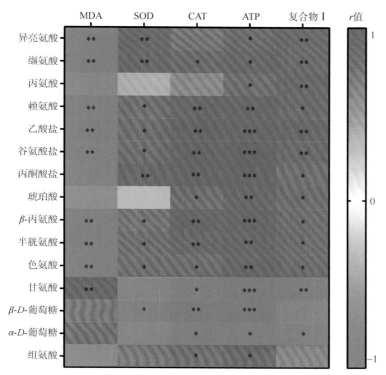

图 5-42　差异代谢物与氧化还原指标及线粒体功能之间的相关性分析[7]

r 是皮尔逊相关系数，$|r|^* > 0.6$，$|r|^{**} > 0.7$，$|r|^{***} > 0.8$；* 表示具有统计学意义（$P < 0.05$）

三、综合结论

上述研究表明，咖啡酸是一种可延长果蝇寿命的潜在化合物。本研究通过一系列行为学考察、^{1}H-NMR 代谢组学和生化指标检测表明了咖啡酸可延长果蝇的寿命，改善攀爬行为，并具有提高果蝇的耐热和耐饥饿应激的能力；咖啡酸可显著改善因衰老引起的氨基酸失衡；咖啡酸通过调节氧化还原反应和线粒体代谢从而改善线粒体功能。总之，我们的数据翔实地支持了咖啡酸可通过调节代谢异常和改善线粒体功能从而延长果蝇的寿命这一结论。

第七节　葛根多糖治疗高脂血症的作用机制研究

葛根是古老的药食两用草本植物，药理研究表明，葛根及其成分具有降血糖、降血压、调脂及抗炎作用。多糖是葛根的有效成分之一，具有免疫调节、抗氧化、抗炎及降血糖的特性，但在调脂方面的研究较少，并且其成分对疾病的作用机制也未全面阐明。Rao 等[8] 采用高通量代谢组学技术，从小分子代谢水平变化上表征葛根多糖（PL-S2）对高脂血症的治疗效果及作用机制的深入研究。

一、样品采集及处理

（一）动物分组

雄性 Wistar 大鼠 32 只（200g±20g），所有大鼠适应性喂养 1 周，然后随机分为 4 组（$n=8$）：空白对照组，模型组，葛根多糖组，辛伐他汀组。空白对照组大鼠给予正常饮食，其他组给予高脂肪饮食（主要包括 1.2% 胆固醇、0.3% 胆酸钠和 19% 猪油）连续 11 周。葛根多糖组于第 9 周至第 11 周给予 PL-S2［50mg/（kg·d）］，辛伐他汀组于第 9 周至第 11 周给予辛伐他汀［8mg/（kg·d）］，与此同时，空白对照组和模型组给予同体积的蒸馏水。

（二）样品采集

给药 3 周后，所有大鼠禁食过夜。在异氟烷麻醉下将用毛细管从眼眶静脉采集的血浆样本置于肝素钠处理后的 EP 管中，并于 4000r/min，4℃条件下离心 10min，取上清液，–80℃保存待用，用于 TG、TC、LDL-C 及 HDL-C 四项指标的检测。然后将所有大鼠脱颈处死后，取出肝脏并单独称重，用于测定肝脏指数。部分肝组织保存在 4% 多聚甲醛中，通过 H-E 染色观察其形态结构。剩余的肝组织和血浆样品保存在 –80℃进行后续分析。

（三）代谢组学分析

精准移取血浆 50μl，加入含内标（2- 氯 -L- 苯丙氨酸，5.3μg/ml）的甲醇溶液 200μl，涡旋 30s。静置后于离心机 13 000r/min，4℃，离心 10min，取上清液转移到样品瓶中进行 UPLC-MS 分析。

二、实验结果

（一）生化指标测定结果

高脂血症是一种慢性疾病，其特征是血脂水平升高，主要体现在血浆中 TC、TG、LDL-C 和 HDL-C 含量的异常紊乱。通过给予 50mg/kg 的 PL-S2 治疗 3 周后检测大鼠血浆中血脂相关指标，反映葛根多糖的降血脂作用（图 5-43）。模型组 TC、TG 和 LDL-C 水平值显著高于空白对照组，葛根多糖给药治疗后，组内 TC、TG 和 LDL-C 水平显著降低，其降血脂程度与辛伐他汀阳性药疗效相近，表明 PL-S2 能够有效改善高脂血症大鼠血浆紊乱的脂质水平。

在动物实验中，长期高脂喂养会引起肝损伤。图 5-43E 显示，两个给药组大鼠的肝脏指数显著低于模型组（$P < 0.05$），表明 PL-S2 有效降低了肝损伤小鼠的肝脏指数。

（二）组织病理学结果

如图 5-44 所示，组织病理学观察可从另一方面支持血脂指标测定的结果。各组肝组织病理切片经 H-E 染色后可在组织形态观察到显著差异。空白对照组的肝脏切片无明显肝脂肪滴和脂肪空泡积聚。模型组的肝脏切片中可观察到明显的泡状脂肪滴的积累和胞质内空泡现象，严重的肝脂肪变性。与模型组相比，辛伐他汀组大鼠肝细胞结构基本恢复正常，细胞质中未见典型的脂肪变性。葛根多糖组的肝组织中也未见明显的脂肪空泡，肝脏结构有一定程度的恢复，类似于空白对照组的肝脏组织。结果表明，PL-S2 具有良好的保肝作用。

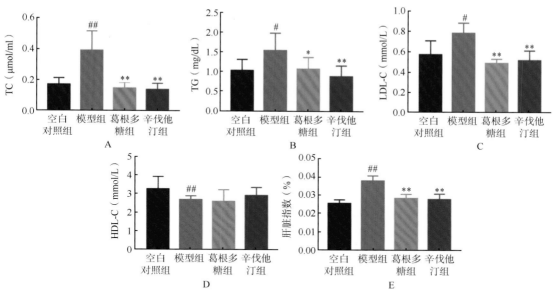

图 5-43　PL-S2 对高脂血症大鼠血浆生化指标调节作用及肝脏指数影响[8]

与空白对照组比较，#$P < 0.05$，## $P < 0.01$；与模型组比较，* $P < 0.05$，** $P < 0.01$

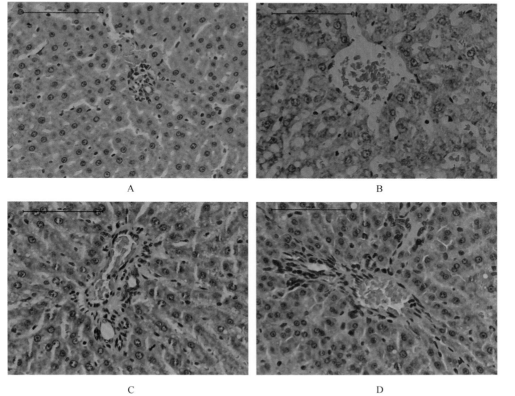

图 5-44　大鼠血脂异常组织病理学结果（40×）[8]

A. 空白对照组；B. 模型组；C. 葛根多糖组；D. 辛伐他汀组

（三）代谢组学研究结果

本研究通过 SIMCA-P 多元统计软件处理代谢组学数据集。如图 5-45A、B 所示，可以清楚地看到空白对照组与模型组的血浆样品在 PCA 图中的聚类分离，表明在分析的血浆样品中，在 ESI 正离子模式和负离子模式下，空白对照组和模型组的代谢轮廓存在显著性差异。OPLS-DA 是用于两组样本间有监督模式下的多元分析，结果表明，空白对照组和模型组两组样本明显于左右两侧分列（图 5-45C、D），说明了两组样本间代谢产物存在本质不同。以 VIP ≥ 1 和 $P < 0.05$ 为条件筛选差异生物标志物，最终鉴定 45 种代谢物作为潜在生物标志物，见表 5-8。

为了验证 PL-S2 对高脂血症大鼠血浆代谢轮廓的影响，对空白对照组、模型组和葛根多糖组的数据进行多元统计分析，如图 5-46 所示，正负离子模式下 PCA 图可清楚地看到各组样本有明显的分离趋势，这表明各组在内源性代谢谱上存在明显差异。模型组和空白对照组之间有显著性差异，PL-S2 给药后，高脂血症大鼠体内代谢水平发生了改变，其代谢轮廓趋向于空白对照组。

PLS-DA 分析是从大量的代谢组学数据集中筛选标志物代谢物并建立准确的判别模型，对于鉴定潜在的差异代谢物具有重要意义。PLS-DA 评分模型在正离子模式下 R^2Y 为 0.987，Q^2 为 0.814；负离子模式下 R^2Y 为 0.991，Q^2 为 0.938，说明该分析对于 PL-S2 引发的体内血脂水平变化具有较强的可信度，能较好地预测其中的差异变量。

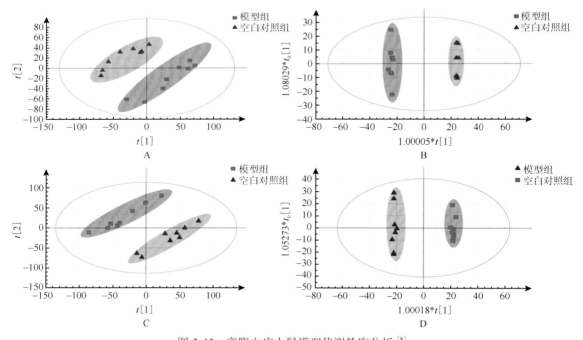

图 5-45　高脂血症大鼠模型代谢轮廓分析[8]

A. 负离子模式的 PCA；B. 正离子模式的 PCA；C. 负离子模式的 OPLS-DA；D. 正离子模式的 OPLS-DA

表 5-8 潜在生物标志物鉴定结果[6]

编号	保留时间(min)	代谢物名称	分子式	测得质量	离子形式	偏差(ppm)	碎片	含量变化
P1	13.21	花生四烯酸	$C_{20}H_{32}O_2$	303.2337	$[M-H]^-$	-1.3	259.2431, 191.1086, 205.1959, 231.2109, 229.1942	↓
P2	12.96	二十二碳六烯酸	$C_{22}H_{32}O_2$	327.2325	$[M-H]^-$	-1.3	283.2409, 175.1485, 201.0657, 149.1335, 121.1024	↓
P3	13.52	二十二碳五烯酸	$C_{22}H_{34}O_2$	329.2486	$[M-H]^-$	-0.2	285.2580, 311.2353, 301.2196	↓
P4	11.71	二十碳五烯酸	$C_{20}H_{30}O_2$	301.2171	$[M-H]^-$	-0.7	283.2016, 257.2297	↓
P5	5.08	牛磺胆酸	$C_{26}H_{45}NO_7S$	514.2841	$[M-H]^-$	-0.5	496.2741, 149.9836	↓
P6	14.45	肾上腺素酸	$C_{22}H_{36}O_2$	331.2642	$[M-H]^-$	-0.9	287.2749, 313.2541	↓
P7	0.80	左旋肉碱	$C_7H_{15}NO_3$	144.1023	$[M-H_2O+H]^+$	2.3	162.1129, 144.1019, 100.0751	↑
P8	9.06	Kinetensin 4-7	$C_{26}H_{37}N_9O_6$	616.2845	$[M+HCOO]^-$	-1.4	570.2798, 552.2642, 528.2529	↑
P9	5.19	脱氧胆酸甘氨酸结合物	$C_{26}H_{43}NO_5$	448.3067	$[M-H]^-$	-0.3	448.3062, 404.3182, 386.3052, 74.0246	↑
P10	7.42	磷脂酸(20:4/2:0)	$C_{25}H_{43}O_7P$	509.2632	$[M+Na]^+$	-1.3	487.2861, 445.2744, 98.9851	↑
P11	7.75	7α-羟基-3-氧代-4-胆甾酸酯	$C_{27}H_{42}O_4$	429.3006	$[M-H]^-$	-1.5	327.23297, 377.24597, 411.2896, 73.0293	↑
P12	5.17	甘胆酸	$C_{26}H_{43}NO_6$	464.3017	$[M-H]^-$	-0.2	446.2929, 116.0323, 74.0248.	↑
P13	7.20	溶血磷脂酰胆碱(20:3)	$C_{28}H_{52}NO_7P$	568.3371	$[M+Na]^+$	-0.5	546.3543, 528.3421, 443.2513, 363.2896, 184.0737	↑
P14	6.86	溶血磷脂酰乙醇胺(0:0/18:2)	$C_{23}H_{44}NO_7P$	500.2747	$[M+H]^+$	1.5	460.2841, 337.2735, 263.2375, 198.0554	↑
P15	15.56	胆固醇硫酸盐	$C_{27}H_{46}O_4S$	465.3043	$[M-H]^-$	-0.3	96.9601, 447.2930	↑

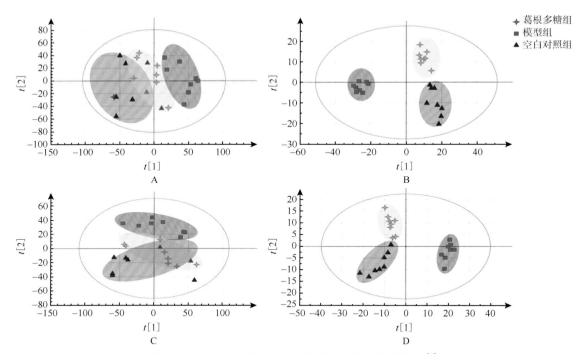

图 5-46　PL-S2 治疗高脂血症大鼠血浆样品代谢轮廓[8]

A. 负离子模式的 PCA；B. 正离子模式的 PCA；C. 负离子模式的 OPLS-DA；D. 正离子模式的 OPLS-DA

共鉴定 PL-S2 给药后调控的内源性代谢产物 15 个，如图 5-47 所示，图中 15 个生物标志物都有一定程度的回调，与模型组相比，除溶血磷脂酰胆碱（20∶3）、溶血磷脂酰乙醇胺（0∶0/18∶2）、磷脂酸（20∶4/2∶0）等脂类的下调，其中花生四烯酸及牛磺胆酸等标志物的上调效果显著。上述生物标志物主要参与了脂类代谢，花生四烯酸代谢，初次胆汁酸的生物合成及不饱和脂肪酸的生物合成。除相关的炎症途径外，胆汁酸代谢途径的影响最大。因此，推测 PL-S2 可能通过激发体内抗炎机制和调节胆汁酸代谢而发挥降脂作用。下一步通过检测胆汁酸代谢通路上的 FXR/CYP7A1/BSEP/MRP2 蛋白表达进一步验证组学实验结果。

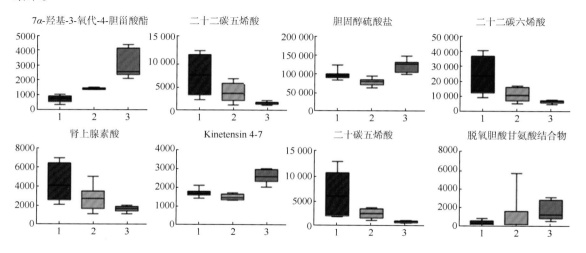

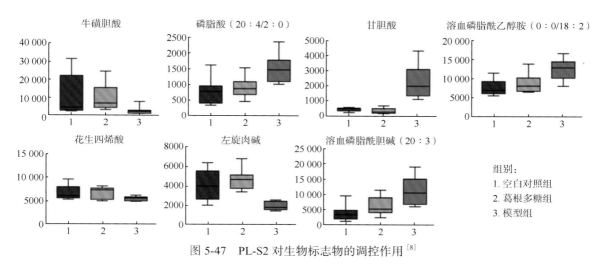

图 5-47　PL-S2 对生物标志物的调控作用[8]

（四）蛋白质印迹验证

肝脏组织的蛋白质印迹分析显示，与空白对照组进行比较，葛根多糖组和辛伐他汀组的 FXR、FGFR4、CYP7A1、BSEP、MRP2、PPAR 和 LXR 蛋白表达增加。模型组中 FXR、FGFR4、CYP7A1、BSEP、MRP2、PPAR 和 LXR 蛋白表达降低（图 5-48）。

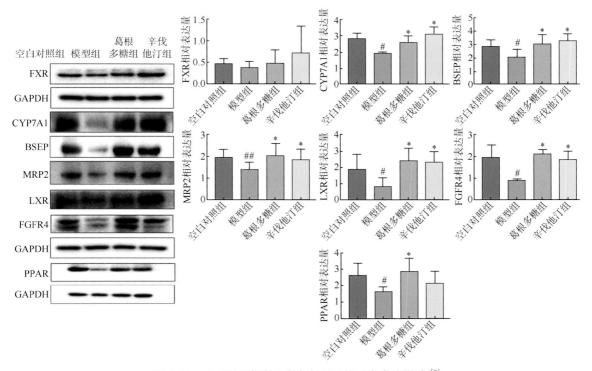

图 5-48　PL-S2 对高脂血症大鼠肝组织蛋白表达影响[8]

与模型组比较，$*P < 0.05$；与空白对照组比较，$\#P < 0.05$

胆汁酸（BA）是法尼醇 X 受体（FXR）的天然配体，可在转录水平上调节相关的酶和转运蛋白，从而维持胆固醇的稳态。且胆固醇转化为胆汁酸是在肝脏中代谢胆固醇的主要方式，可以通过激活经典（或中性）途径的 CYP7A1，然后通过胆汁盐输出泵 BSEP 和 MRP2 将胆汁酸转运到胆汁中。Western blotting 实验验证发现 PL-S2 通过激活 CYP7A1 促进胆汁酸的合成，导致 BESP 和 MRP2 的蛋白表达量上升。证明胆汁酸排泄通路被激活，胆固醇向胆汁酸的转化率提高，引起血浆中脂质水平降低。然而，与先前研究不同的是大鼠肝脏中 FXR 和 FGFR4 的蛋白表达也被激活，这可能是由于独立的 FXR-FGFR4 肝 - 轴的机制介导造成的，胆汁酸升高引发的适应性反应导致肝脏 FXR 表达的增加，也可能是由于大鼠体内 PPAR 和 LXR 等炎症相关蛋白的激活增强引发的结果。

三、综 合 结 论

在本研究中，从葛根中分离并纯化出一种新的均质多糖 PL-S2，并使用代谢组学技术探索其降脂机制，结果表明 PL-S2 可以改善高脂血症，其降脂功能与胆汁酸代谢和 FXR 信号通路密切相关，可能通过激活 FXR 信号通路并促进胆汁酸排泄，进而降低高脂血症大鼠体内的血浆水平。因此，可以认为 PL-S2 是一种具有调脂功能的活性因子。

参 考 文 献

[1] 崔文博，李爱平，崔婷，等．基于目标成分敲除 / 敲入技术辨识中药药效物质基础研究进展［J］．中国中药杂志，2020，45（6）：1279-1286.

[2] Fang H，Zhang AH，Zhou XH，et al. High-throughput metabolomics reveals the perturbed metabolic pathways and biomarkers of Yang Huang syndrome as potential targets for evaluating the therapeutic effects and mechanism of geniposide［J］. Frontiers of Medicine，2020，14：651-663.

[3] Liu JJ，Luo XL，Guo R，et al. Cell metabolomics reveal berberine inhibited pancreatic cancer cell viability and metastasis by regulating citrate metabolism［J］. Journal of Proteome Research，2020，19（9）：3825-3836.

[4] Yu SJ，Xia H，Guo YL，et al. Ginsenoside Rb1 retards aging process by regulating cell cycle，apoptotic pathway and metabolism of aging mice［J］. Journal of Ethnopharmacology，2020，255：112746.

[5] Yan JJ，Du GH，Qin XM，et al. Baicalein attenuates the neuroinflammation in LPS-activated BV-2 microglial cells through suppression of pro-inflammatory cytokines，COX2/NF-κB expressions and regulation of metabolic abnormality［J］. International Immunopharmacology，2020，79：106092.

[6] Han B，Gong MJ，Li Z，et al. NMR-based metabonomic study reveals intervention effects of polydatin on potassium oxonate-induced hyperuricemia in rats［J］. Oxidative Medicine and Cell Longevity，2020，2020（12）：1-10.

[7] Li JQ，Fang JS，Qin XM，et al. Metabolomics profiling reveals the mechanism of caffeic acid in extending lifespan in Drosophila melanogaster［J］. Food Function，2020，11（9）：8202-8213.

[8] Rao YF，Wen Q，Liu RH，et al. PL-S2，a homogeneous polysaccharide from Radix Puerariae lobatae，attenuates hyperlipidemia via farnesoid X receptor（FXR）pathway-modulated bile acid metabolism［J］. International Journal of Biological Macromolecules，2020，165（Part B）：1694-1705.

[9] 张王宁，李爱平，李科，等．中药药效物质基础研究方法进展［J］．中国药学杂志，2018，53（10）：761-764.

（任俊玲　方　衡　吕海涛　夏　慧　刘洪涛　秦雪梅　高　丽　闫姣姣　邹忠杰

方坚松　李佳琪　欧阳辉　冯育林）

第六章

基于代谢组学的有毒中药毒性及解毒机制研究

中药及复方作为中华民族五千年历史长河积累下的瑰宝，已逐渐得到全世界的关注和广泛使用。《神农本草经》中依据药物的性能，将 365 种中草药分为上、中、下三品，其中有 25 种有毒中草药被划为下品，如乌头、甘遂等。随着对中药研究的不断深入，已发现 50 多种单味中药可产生肝肾毒性，包括马钱子、细辛、雷公藤等，中药成分繁杂，毒性成分及毒性机制不明确使中药的安全性倍受外界质疑，进而限制了中医药的国际化发展。代谢组学利用现代化的高通量分析技术监测生物系统内源性小分子的动态变化。通过连续取样分析毒性标志物和代谢通路变化，快速地从整体角度出发，预测中药毒性的产生，评价中药毒性，观察毒性的发展过程，明确中药毒性靶器官及阐明毒性作用机制和解毒机制。

在 2020 年，众多研究学者利用代谢组学技术开展了大量的中药毒性及解毒机制研究。Ren 等 [1] 利用超高效液相色谱 - 质谱联用技术，对给予云南白药后正常大鼠尿液中内源性小分子物质进行系统的、全面的分析，找寻与草乌毒性相关的生物标志物，探讨云南白药配伍环境下的草乌毒性效应变化及配伍减毒作用机制。Zhang 等 [2] 采用代谢组学等方法，探究了甘遂巨大戟烷型二萜类成分醋炙转化及体内代谢产物变化与甘遂醋炙减毒存效的相关性，发现甘遂中毒性较大的巨大戟烷型二萜醇酯类化合物经醋炙后转化为毒性较小的醇类，可能是甘遂醋炙减毒存效的作用机制之一，泻水逐饮功效主要涉及甘油磷脂代谢和花生四烯酸代谢。吴昊等 [3] 采用代谢组学方法对甘草炮制雷公藤后小鼠血清内源性代谢物的变化差异进行探讨，发现甘草炮制雷公藤可有效降低小鼠的肝毒性，其机制可能与调节脂肪酸代谢等通路相关。

第一节　云南白药配伍环境下草乌毒性的代谢组学研究

云南白药为我国具有自主知识产权的中药大品种，具有化瘀止血、止痛消肿、抗炎愈伤等功效，但其所含的有毒中药草乌严重影响了云南白药的临床应用和国际化。草乌为毛茛科植物北乌头（*Aconitum kusnezoffii* Reichb.）的干燥块根，味辛、苦，性热，归心、肝、肾、脾经。生草乌由于含有乌头碱、新乌头碱、次乌头碱等生物碱成分，有较强的心脏毒性和神经毒性。目前大多数研究仅集中在云南白药的有效机制或草乌本身的毒性上，而云南白药配伍环境下的草乌毒性还有待研究。Ren 等 [1] 利用代谢组学技术，采用超高效液相色谱 - 质谱联用技术，对给予云南白药后正常大鼠尿液中内源性小分子物质进行系统的、全面的分析，锁定与草乌毒性相关的生物标志物，探讨基于云南白药配伍环境的草乌毒性效应变化及配伍减毒作用机制。

一、样品采集与处理

（一）给药样品的制备

称取云南白药全方、缺草乌云南白药、生草乌、制草乌药粉各18.00g（其中生草乌和制草乌药粉为云南白药全方中含量相同的草乌与辅料组成），分别加入1L的羧甲基纤维素钠溶液，搅拌均匀并放入超声仪中超声，直至完全溶解，分别配制成药物浓度为18.00mg/ml的云南白药、缺草乌云南白药和生草乌、制草乌灌胃液。

（二）实验动物及分组

SD大鼠（清洁级）共60只，雄性，体重180～200g，饲养于12h昼夜交替环境，其间自由饮食饮水，适应1周后开始实验。将大鼠随机分为5组，即对照组、生草乌给药组、制草乌给药组、云南白药给药组、缺草乌给药组。每组大鼠每天定时灌胃1次，每只鼠按照180mg/kg进行灌胃，连续灌胃15天。

（三）生物样品的采集与制备

给药周期结束后，收取大鼠给药第15天的尿液，经13 000r/min，4℃离心10min后，取上清液，于–80℃保存。大鼠处死后立即取心脏、肝脏、脾脏、肺脏、肾脏置于10%甲醛中固定至少24h，石蜡包埋，H-E染色，用可见光显微镜观察并拍照。

尿液样品分析之前，在4℃下解冻，取100μl尿液，加入900μl超纯水，涡旋1min，于4℃，13 000r/min离心15min后，取上清液过滤膜，然后进样分析。

二、传统毒理学研究

组织病理学观察结果如图6-1所示，与对照组相比，生草乌给药组、制草乌给药组、云南白药给药组、缺草乌给药组的心脏、肝脏、脾脏、肺脏和肾脏组织未见明显病理变化，说明各给药组在一个治疗周期内无明显毒性。

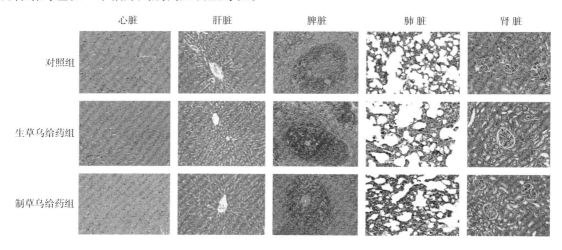

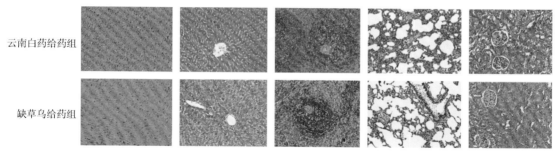

图 6-1 组织病理学检查结果[1]

三、代谢组学研究

（一）代谢组学数据分析

各组尿液样品制备后，利用 UPLC-Q-TOF/MS 进行分析，获得尿液代谢组学数据，将各给药组尿液代谢轮廓数据导入 Markerlynx 软件进行数据降维和质谱矩阵信息获取。进一步利用 Ezinfo2.0 软件对数据进行无监督模式的 PCA，PCA 结果表明各给药组并不能很好地区分开来，即各给药组大鼠尿液代谢轮廓并没有非常明显的差异，与组织病理学得到的结果保持一致。代谢组学具有前瞻性，能够从微观的代谢层面发现代谢物的扰动，因此进一步采用有监督模式的 PLS-DA 对各给药组间的差异进行放大，可使得相关信息更为集中地表现在主成分上，最终得到反映组间离散程度的 S-plot 图（图 6-2）。从 S-plot 图中可以看出，生草乌给药组相较于其他给药组明显远离对照组，其次是制草乌给药组、缺草乌给药组，云南白药给药组最接近对照组，表明一个临床给药周期内，生草乌可能对正常大鼠产生了一定的毒性影响，而基于云南白药配伍之后，这种毒性影响显著回调。对潜在性生物标志物进行了表

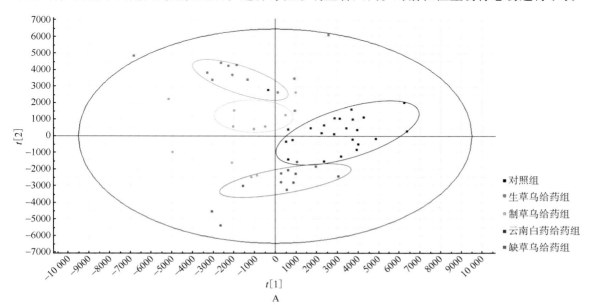

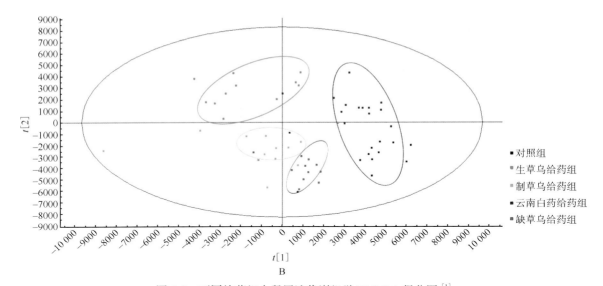

图 6-2　不同给药组大鼠尿液代谢组学 PLS-DA 得分图[1]

A. 正离子模式各给药组尿液代谢轨迹 PLS-DA 得分图；B. 负离子模式各给药组尿液代谢轨迹 PLS-DA 得分图

征与鉴定，进而明确产生潜在毒性作用的内源性生物标志物，最终共鉴定 44 个潜在毒性生物标志物。详细的质谱裂解信息和鉴定结果见表 6-1。将鉴定得到的 44 个与毒性相关的生物标志物进行 MetaboAnalyst 分析，获得热图（图 6-3）及相关代谢通路（图 6-4）。

（二）核心生物标志物功能阐释

通过聚焦各给药组所回调的潜在尿液毒性生物标志物，发现制草乌给药组、云南白药给药组以及缺草乌给药组均可以显著回调正常大鼠体内潜在异常代谢，且并未产生类似于生草乌给药组的潜在毒性，其中云南白药给药组的回调效果最佳。进一步分析 44 种潜在毒性生物标志物的含量变化，最终筛选出 5 种代谢物作为云南白药减毒作用的核心生物标志物（图 6-5）。将这 5 个标志物再次导入 MetaboAnalyst 进行进一步代谢途径分析，结果表明赖氨酸降解是云南白药发挥减毒作用的关键代谢途径。

2- 酮 -6- 乙酰氨基己酸酯是赖氨酸降解的中间产物，它可以由 N6- 乙酰 -L- 赖氨酸产生。N- 乙酰赖氨酸是一种乙酰化氨基酸，翻译后赖氨酸乙酰化是不同蛋白质中赖氨酸残基的两种主要修饰之一。乙酰化在真核转录中起着重要作用，N6- 乙酰 -L- 赖氨酸在 N6- 乙酰赖氨酸氨基转移酶作用下转化为 2- 酮 -6- 乙酰氨基己酸。赖氨酸是人体必需的氨基酸，能促进人体发育，增强免疫功能，改善中枢神经系统功能。此外，赖氨酸降解是中枢代谢的重要环节。通过对不同给药组大鼠尿液代谢物的研究发现，赖氨酸降解途径是云南白药发挥减毒作用的核心代谢途径。推测云南白药可能通过调节赖氨酸降解影响中枢代谢，进而产生减毒效应。

γ- 谷氨酰胺氨基酸是氧化应激的标志物，能够反映谷胱甘肽的逆转。氧化应激下谷胱甘肽的细胞内转化率升高，从而激活 γ- 谷氨酰胺转移酶，裂解细胞外谷胱甘肽，释放 γ- 谷氨酰胺氨基酸，被细胞内谷胱甘肽重构作用系统吸收。据报道，较高水平的 γ- 谷氨酰胺亮氨酸与氧化应激有关。在本研究中，生草乌组 γ- 谷氨酰胺亮氨酸的显著增加可能导致氧化应激，这是衰老和疾病的一个重要因素。氧化应激途径的激活可能是导致草乌毒性的一个重要因素。

表 6-1 潜在毒性尿液生物标志物结构鉴定信息表[1]

序号	保留时间	实际质核比	理论质核比	误差(ppm)	离子形式	分子式	代谢物	碎片信息
1	0.92	156.077	156.0767	1.8	[M+H]⁺	$C_9H_9N_3O_2$	L-组氨酸	139.0508/110.0718/83.0609
2	1.02	158.081	158.0812	−1.3	[M+H]⁺	$C_7H_{11}NO_3$	N-(3-甲基-1-氧代-2-丁烯基)氨基乙酸	140.1026/112.1082/58.0812
3	1.3	146.0926	146.0924	1.4	[M+H]⁺	$C_5H_{11}N_3O_2$	4-胍基丁酸	128.0783/111.0510/104.0666/87.0403/60.0521
4	1.48	245.1492	245.1496	−1.8	[M+H]⁺	$C_{11}H_{20}N_2O_4$	羟脯氨酰组氨酸	227.1333/209.0523/96.0405/84.0770
5	1.61	261.1438	261.1444	−2.8	[M+H]⁺	$C_{11}H_{20}N_2O_5$	γ-谷氨酰胺半胱氨酸	215.1353/197.1263/130.0827/84.0773
6	2.28	153.0408	153.0407	0.6	[M+H]⁺	$C_5H_4N_4O_2$	黄嘌呤	136.0106/110.0315
7	2.61	238.0933	238.0934	−0.8	[M+H]⁺	$C_9H_{11}N_5O_3$	生物蝶呤	220.0783/210.1203/168.1096
8	2.74	169.0974	169.0972	1.5	[M+H]⁺	$C_8H_{12}N_2O_2$	吡哆胺	152.0647/142.0905/135.0387/122.0569
9	2.99	160.0973	160.0968	2.7	[M+H]⁺	$C_7H_{13}NO_3$	2-甲基丁酰甘氨酸	142.0627/132.0757
10	3.16	229.1548	229.1546	0.6	[M+H]⁺	$C_{11}H_{20}N_2O_3$	异亮氨酰脯氨酸	211.1040/142.0812/114.0873
11	3.31	188.0922	188.0917	2.7	[M+H]⁺	$C_8H_{13}NO_4$	2-酮-6-乙酰氨基己酸酯	170.1465/146.0661/128.0536/100.0705
12	3.62	178.0867	178.0862	2.7	[M+H]⁺	$C_{10}H_{11}NO_2$	5-羟基色氨酸	162.0749/149.0400/122.0547/108.0406
13	3.88	200.128	200.1281	−0.6	[M+H]⁺	$C_{10}H_{17}NO_3$	2-辛烯酰甘氨酸	154.0616/125.0661/70.0612
14	3.98	209.0926	209.0921	2.5	[M+H]⁺	$C_{10}H_{12}N_2O_3$	甲酰基-5-羟基犬尿胺	192.1002/164.1033/136.071
15	4.03	360.1297	360.1289	2.3	[M+H]⁺	$C_{15}H_{21}NO_9$	肾上腺素葡萄糖醛酸	184.0984/166.0872/148.0798
16	5.16	148.0606	148.0604	0.9	[M+H]⁺	$C_5H_9NO_4$	N-乙酰丝氨酸	116.0577/102.0364/89.0325
17	7.36	265.1435	265.1434	0.1	[M+H]⁺	$C_{15}H_{20}O_4$	啤酒花酸	247.1281/225.0852/207.0992/91.0500
18	8.1	289.2158	289.2162	−1.3	[M+H]⁺	$C_{19}H_{28}O_2$	脱氢表雄酮	271.2045/253.1906/243.2084/211.1462
19	8.17	315.1947	315.1955	−2.6	[M+H]⁺	$C_{20}H_{26}O_3$	4-氧代-视黄酸	297.1817/271.2026/253.1911/201.1229/149.0918
20	8.34	351.2161	351.2166	−1.5	[M+H]⁺	$C_{20}H_{30}O_5$	前列腺素 E_3	333.2027/315.1940/257.1862/81.0676
21	8.42	317.2106	317.2111	−1.7	[M+H]⁺	$C_{20}H_{28}O_3$	4-羟基视黄酸	299.1992/271.2027/253.1918/239.1747/149.0920/105.0660/623.4839/599.5016
22	0.68	209.0305	209.0292	1	[M−H]⁻	$C_6H_{10}O_8$	葡萄糖二酸	191.0199/165.0413/147.0308/133.0135/89.0242

续表

序号	保留时间	实际质核比	理论质核比	误差（ppm）	离子形式	分子式	代谢物	碎片信息
23	0.7	135.0298	135.0288	-0.6	[M-H]⁻	$C_4H_8O_5$	赤酮酸	117.0180/87.0101/75.0082/59.0118
24	0.77	173.0563	173.0556	-2.6	[M-H]⁻	$C_6H_{10}N_2O_4$	亚氨基谷氨酸	146.0423/128.0348/102.0550/59.0137
25	0.88	149.0453	149.0444	-1.7	[M-H]⁻	$C_5H_{10}O_5$	2-脱氧核糖酸	131.0324/101.0240/89.0248/59.0426
26	1.23	159.0298	159.0288	-0.8	[M-H]⁻	$C_6H_8O_5$	氧己二酸	141.0912/115.0365/97.0300/87.0445
27	1.81	249.0074	249.0063	-0.4	[M-H]⁻	$C_8H_{10}O_7S$	3, 4-二羟基苯基乙二醇-O-硫酸盐	230.9863/218.9961/188.9869/169.0495/151.0396
28	3.44	171.0665	171.0652	1.2	[M-H]⁻	$C_8H_{12}O_4$	2-辛烯二酸	153.0581/127.0753/125.0603/109.0643
29	3.53	181.0358	181.0356	0.2	[M-H]⁻	$C_6H_6N_2O_3$	9-甲基尿酸	138.0553/108.0449
30	3.73	164.0352	164.0342	-0.9	[M-H]⁻	$C_8H_7NO_3$	4-吡哆醇内酯	145.8895/134.0470/120.0473
31	3.83	232.9764	232.975	1.1	[M-H]⁻	$C_7H_6O_7S$	4-羟基-3-（磺氧基）苯甲酸	188.9903/151.0402/107.0111
32	3.88	301.057	301.0554	1.6	[M-H]⁻	$C_{12}H_{14}O_9$	邻苯三酚-2-O-葡糖苷酸	283.0989/257.1110/125.0244/108.0280
33	3.98	178.0507	178.0498	-1.7	[M-H]⁻	$C_9H_9NO_3$	马尿酸	128.0783/111.0510/160.0400/132.0446
34	4.5	157.0868	157.0859	-1.1	[M-H]⁻	$C_8H_{14}O_3$	3-氧辛酸	139.8917/109.0324/105.0436/
35	4.74	204.0303	204.0291	0.3	[M-H]⁻	$C_{10}H_7NO_4$	黄嘌呤酸	160.0392/134.0245
36	4.76	181.0507	181.0495	0.6	[M-H]⁻	$C_9H_{10}O_4$	高香草酸	163.2654/101.2648
37	4.79	261.0077	261.0063	1	[M-H]⁻	$C_9H_{10}O_7S$	二氢咖啡酸-3-硫酸盐	242.9983/217.0157/181.0501/137.0607
38	4.91	180.0662	180.0655	-2.3	[M-H]⁻	$C_9H_{11}NO_3$	L-酪氨酸	163.0392/147.8955/134.0367/120.0544
39	5.82	289.0376	289.0376	0	[M-H]⁻	$C_{11}H_{14}O_7S$	4-羟基-5-（3'-羟苯基）-戊酸-3'-O-硫酸盐	271.1561/245.1376/209.0448/165.055/6623.4839/599.5016
40	6.05	199.0973	199.0965	-1.4	[M-H]⁻	$C_{10}H_{16}O_4$	顺-4-癸二酸	181.0866/155.1080/139.1116/125.0510/87.0458
41	6.71	188.0349	188.0342	-2	[M-H]⁻	$C_{10}H_7NO_3$	大尿酸	162.0178/144.0441/118.0625
42	6.86	173.0819	173.0808	-0.2	[M-H]⁻	$C_8H_{14}O_4$	琥珀酸二乙酯	129.0913/127.1125/111.0807/99.0810
43	7.23	187.0977	187.0965	0.6	[M-H]⁻	$C_9H_{16}O_4$	2-戊基琥珀酸	143.1080/125.0965/97.065
44	8.07	351.2177	351.2166	0.1	[M-H]⁻	$C_{20}H_{32}O_5$	前列腺素 D_2	333.2052/279.1963/233.1536

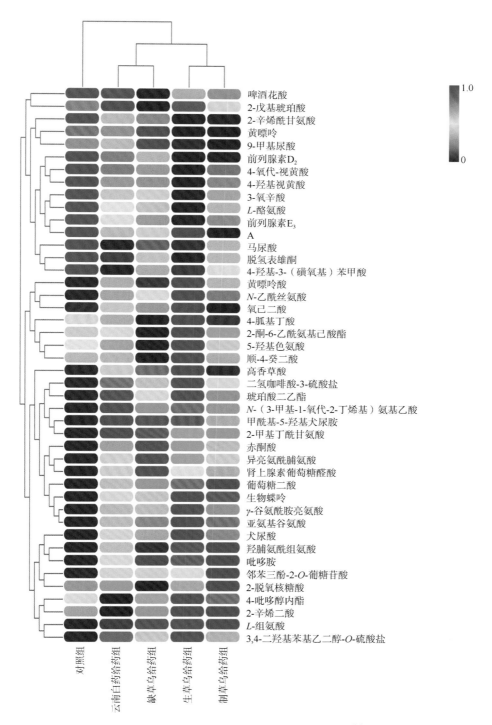

图 6-3　各组中潜在毒性生物标志物的热图 [1]

A 为 4- 羟基 -5-（3′- 羟苯基）- 戊酸 -3′-O- 硫酸盐的代谢物

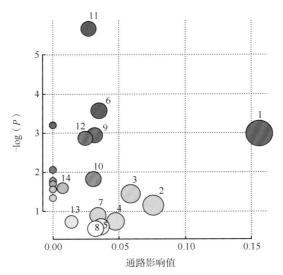

图 6-4　基于 MetPA 的生草乌潜在尿液毒性生物标志物代谢路径分析[1]

1. 组氨酸代谢；2. 抗坏血酸和 aldarate 代谢；3. 赖氨酸生物合成；4. 酪氨酸代谢；5. 嘌呤代谢；6. 维生素 B$_6$ 代谢；7. 花生四烯酸代谢；8. 类固醇激素生物合成；9. 咖啡因代谢；10. 苯丙氨酸代谢；11. 色氨酸代谢；12. 赖氨酸降解；13. 精氨酸和脯氨酸代谢；14. 苯丙氨酸、酪氨酸和色氨酸的生物合成

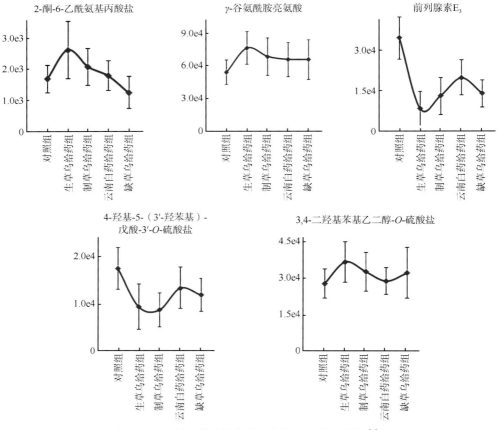

图 6-5　各组中关键潜在毒性生物标志物的变化[1]

　　前列腺素 E_3（PGE_3）是一种可以由二十碳五烯酸经环氧化酶 -2（COX-2）合成的具有抗癌和抗炎作用的分子。前列腺素 E_2（PGE_2）也可通过具有促炎活性的 COX-2 由花生四烯酸生成。因此，PGE_3 和 PGE_2 竞争 PGE 受体。故，PGE_3 的增加可能抑制 PGE_2 的促炎作用。在本研究中，生草乌组 PGE_3 含量显著降低，可能是 PGE_3 含量的降低导致了 PGE_2 含量的升高，从而导致炎症反应的发生。炎症反应可引起组织细胞损伤，使细胞变性或坏死，云南白药可通过调节 PGE_3 的含量来抑制炎症反应，使机体趋于稳定。

　　3，4- 二羟基苯乙二醇由交感神经细胞质中的去甲肾上腺素通过连续脱氨基形成二羟基苯乙醇醛，并通过醛还原酶或醛糖还原酶还原醛而形成。3，4- 二羟基苯乙二醇 -O- 硫酸盐是去甲肾上腺素的代谢产物，去甲肾上腺素是交感神经产生的一种递质，特别是支配肠系膜器官的递质。当交感神经介导的胞吐作用增强时，去甲肾上腺素和 3，4- 二羟苯基乙二醇的含量增加。在本研究中，3，4- 二羟基苯乙二醇 -O- 硫酸酯显著增加，这可能表明交感神经功能受到干扰。

　　通过网络药理分析，获得了与草乌的化学成分相关的靶蛋白（表 6-2）和途径网络（表 6-3）。核心代谢产物可以映射到网络药理学预测的通路包括：白细胞介素 -4 和白细胞介素 -13 信号、神经递质间隙、肾上腺素受体、白细胞介素信号、前列腺素（PG）和血栓素的合成；相应的上游靶点包括：δ 型阿片受体、Mu 型阿片受体、前列腺素 G/H 合酶 2、乙酰胆碱酯酶、钠依赖多巴胺转运体 A3、钠依赖多巴胺转运体 A4、α-1B 肾上腺素能受体、β2 肾上腺素能受体、α-1D 肾上腺素能受体、前列腺素 G/H 合酶 1。

表 6-2　草乌化学成分的预测靶标[1]

序号	Uniprot-ID	靶标 / 基因
1	P05979	前列腺素 G/H 合酶 1，PTGS1
2	P20309	毒蕈碱乙酰胆碱受体 M3，CHRM3
3	P11229	毒蕈碱乙酰胆碱受体 M1，CHRM1
4	P10275	雄激素受体，AR
5	Q14524	钠通道蛋白 5 型亚基，SCN5A
6	P08912	乙酰胆碱受体 M5，CHRM5
7	P35354	前列腺素 G/H 合酶 2，PTGS2
8	P08173	毒蕈碱乙酰胆碱受体 M4，CHRM4
9	P19793	维 A 酸受体，RXR-α
10	P41143	δ 型阿片受体，OPRD1
11	P22303	乙酰胆碱酯酶，ACHE
12	P35368	α-1B 肾上腺素能受体，ADRA1B
13	Q01959	钠依赖多巴胺转运体 A3，SLC6A3
14	P07550	β2 肾上腺素能受体，ADRB2
15	P25100	α-1D 肾上腺素能受体，ADRA1D
16	P11388	DNA 局部异构酶Ⅱ，TOP2A
17	P31645	钠依赖多巴胺转运体 A4，SLC6A4
18	P35372	Mu 型阿片受体，OPRM1

续表

序号	Uniprot-ID	靶标 / 基因
19	P08238	热休克蛋白 HSP 90，HSP90AB1
20	P29474	内皮型一氧化氮合酶，NOS3
21	P35348	α-1A 肾上腺素能受体，ADRA1A

表 6-3　草乌的化学成分相关的代谢途径信息

序号	通路	P 值	FDR	基因
1	胺受体配体结合	1.50E-10	2.63E-08	CHRM3；CHRM1；CHRM4；CHRM5；ADRA1D；ADRB2；ADRA1B
2	毒蕈碱样乙酰胆碱受体	3.95E-10	3.48E-08	CHRM3；CHRM1；CHRM4；CHRM5
3	A/1 类（视紫红质样受体）	4.95E-08	2.87E-06	OPRD1；CHRM3；CHRM1；CHRM4；CHRM5；ADRA1D；OPRM1；ADRB2；ADRA1B
4	GPCR 配体结合	9.19E-07	4.05E-05	OPRD1；CHRM3；CHRM1；CHRM4；CHRM5；ADRA1D；OPRM1；ADRB2；ADRA1B
5	白细胞介素 -4 和白细胞介素 -13 信号	1.47E-06	5.13E-05	OPRD1；OPRM1；PTGS2
6	神经递质间隙	6.44E-05	0.001867	ACHE；SLC6A3；SLC6A4
7	肾上腺素受体	8.32E-05	0.00208	ADRA1D；ADRB2；ADRA1B
8	G α（q）信号事件	1.18E-04	0.002592	CHRM3；CHRM1；CHRM5；ADRA1D；ADRA1B
9	GPCR 下游信号	3.19E-04	0.006069	OPRD1；CHRM3；CHRM1；CHRM4；CHRM5；ADRA1D；OPRM1；ADRB2；ADRA1B
10	GPCR 信号	6.19E-04	0.010518	OPRD1；CHRM3；CHRM1；CHRM4；CHRM5；ADRA1D；OPRM1；ADRB2；ADRA1B
11	白细胞介素信号	6.88E-04	0.011014	OPRD1；OPRM1；PTGS2
12	E2F 靶点的转录受 DREAM 复合事件负调控	8.99E-04	0.012588	TOP2A
13	MECP2 调节神经元受体和通道	0.0014621	0.019007	OPRM1
14	转导信号	0.001629324	0.019552	OPRD1；CHRM3；CHRM1；HSP90AB1；NOS3；CHRM4；CHRM5；ADRA1D；OPRM1；ADRB2；ADRA1B；AR；RXRA
15	G_0 和 G_1 早期	0.002048558	0.022534	TOP2A
16	细胞内受体类泛素化	0.002265005	0.024915	AR；RXRA
17	SUMO E3 连接酶对靶蛋白进行磺酰化	0.003944368	0.039444	TOP2A；AR；RXRA
18	类泛素化	0.004508396	0.040576	TOP2A；AR；RXRA
19	前列腺素（PG）和血栓素的合成	0.004671182	0.042005	PTGS2；PTGS1
20	SLC6A3 缺陷导致帕金森病 - 肌张力障碍	0.005250618	0.042005	SLC6A3

四、结 论

综上所述，赖氨酸降解是云南白药对草乌产生解毒作用的核心代谢途径，网络药理学分析的相应途径是神经递质清除。因此，ACHE、SLC6A3 和 SLC6A4 可能是云南白药发挥减毒作用的靶标。对这些靶标进行进一步研究，可能有助于生草乌解毒剂的研究。

第二节 甘遂醋炙减毒存效作用机制研究

甘遂为大戟科植物甘遂的干燥块根，长期以来被用于治疗水肿和腹水。然而，其严重的肝毒性和胃肠道毒性严重限制了其临床应用。中医临床采用醋炙以降低甘遂的肝、胃肠道毒性。近年来，尽管越来越多的研究表明，甘遂醋炙后毒性降低且泻水逐饮药效有所保留，但其作用机制研究尚欠深入。本实验以甘遂中毒性较大的成分 3-O-（2′E，4′Z- 癸二烯）-20-O- 乙酰基巨大戟醇（3-O-EZ）为研究对象，采用代谢组学等方法，探究了甘遂巨大戟烷型二萜类成分醋炙转化及体内代谢产物变化与甘遂醋炙减毒存效的相关性，为甘遂临床安全有效应用提供依据。

一、样品采集与制备

（一）给药样品的制备

3-O-（2′E，4′Z- 癸二烯）-20-O- 乙酰基巨大戟醇（3-O-EZ），由实验室前期分离、纯化所得（经检测纯度均大于 98%）。巨大戟醇，由实验室自制的 3-O-EZ 经 3mol/L 冰醋酸溶液水解得到，并经 UPLC-Q-TOF 和 NMR 结构确认，通过与文献比对，确定该化合物为巨大戟醇，纯度大于 98%。

（二）研究动物与分组

1. 胚胎收集

将斑马鱼养殖控制在水温为 28.0℃ ±0.5℃、光周期为 14：10（即光照 14h，黑暗 10h）[1]的条件下，每日喂养三次新鲜丰年虾。繁殖时，将斑马鱼雌雄按 2：3 分开喂养 2 ～ 3 天后，置于产卵盒中，抽去隔板。次日去除排泄物、鱼食等杂物，用新鲜培养液冲洗 2 ～ 3 次，置于 28℃恒温培养箱中培养。

2. 小鼠癌性腹水模型

将 ICR 小鼠置于清洁级动物室中，适应 1 周饲养后，按体重随机分为 9 组，每组 10 只，分别为：空白对照组、模型组、阳性药组，3-O-EZ 高、中、低剂量组，巨大戟醇高、中、低剂量组。

采用细胞株 H22 复制小鼠癌性腹水模型。造模 1 天后开始给药，空白对照组、模型组小鼠均灌胃给予大豆油溶液，3-O-EZ 和巨大戟醇溶于大豆油中灌胃，阳性药组小鼠灌胃给予呋塞米（大豆油）混悬液，给药剂量为 9.459mg/kg（临床等倍剂量）；3-O-EZ 和巨大戟醇给药组小鼠灌胃给予 3-O-EZ 和巨大戟醇大豆油溶液，给药剂量为 110.14mg/kg、55.07mg/kg、27.54mg/kg，连续给药 7 天。

（三）生物样品的采集与制备

1. 血清样品的采集与制备

第 7 天给药结束后，摘眼球取血，静置 30min 后 4000r/min 离心 10min，取上清液，存储于 −80℃，备用。取 −80℃保存的血清于 4℃下低温解冻，取 100μl，加入乙腈 300μl，涡旋 2min，4℃下 13 000r/min 离心 10min，取上清液 300μl，30℃真空离心浓缩，至干。然后用 80% 乙腈 200μl 复溶，涡旋 2min，13 000r/min 离心 10min，取上清液用于液质分析，进样体积为 2μl。

2. 腹水、粪便的采集与制备

取血前，测量小鼠体重及腹围，取血后，放腹水并收集，通过计算体重的差值得腹水重量，腹水量 =（取血后小鼠质量 − 放腹水后小鼠质量）。

收集小鼠新鲜粪便，以干湿粪便质量差计算粪便含水率，含水率 =（粪便湿重量 − 粪便干重量）/ 粪便湿重量 ×100%。

3. 脏器组织的采集与制备

取各组小鼠肝、胃、肠组织适量，放入含有 4% 的中性多聚甲醛溶液的 10ml 离心管中固定，H-E 染色，显微镜下观察其组织形态学变化。

二、甘遂巨大戟烷型二萜类成分的毒性研究

（一）3-O-EZ 及巨大戟醇对斑马鱼胚胎的 LC_{50} 测定

预实验结果表明水解产物巨大戟醇对斑马鱼胚胎的 LC_{100} 和 LC_0 均大于 100μg/ml，与 3-O-EZ 对斑马鱼胚胎的 LC_{100} 和 LC_0 相比后发现，巨大戟醇对胚胎的毒性远小于 3-O-EZ，故不再进行巨大戟醇对斑马鱼胚胎 LC_{50} 的测定实验。

3-O-EZ 预实验结果确定给药后 96h LC_{100} 为 0.990μg/ml，96h LC_0 为 0.166μg/ml，在该浓度范围内按几何级数梯度设定 6 个试验浓度组和 1 个空白对照组，按 10 个 / 孔置于 24 孔板，分别加入相应不同浓度的药液，从低到高分别为 0.990μg/ml、0.693μg/ml、0.485μg/ml、0.340μg/ml、0.238μg/ml、0.166μg/ml，96 h 结束后，统计各组死亡率。根据得到的各组死亡情况，采用 SPSS Statistics 17 软件计算出 LC_{50} = 0.412μg/ml±0.017μg/ml。

（二）3-O-EZ 及巨大戟醇对斑马鱼胚胎的毒性评价

将化合物 3-O-EZ 及巨大戟醇以高（0.412μg/ml）、中（0.206μg/ml）、低（0.103μg/ml）浓度进行培养。在荧光显微镜下观察并记录斑马鱼胃肠道 1min 内的蠕动次数，结果如

图 6-6 所示，钙黄绿素活体染色结果如图 6-7 所示，与空白对照组相比，3-*O*-EZ 高、中剂量组均能显著减小胃肠道蠕动次数，且 3-*O*-EZ 各剂量组均能显著减小斑马鱼胚胎胃肠道面积，并有一定的剂量依赖性，结果表明 3-*O*-EZ 对斑马鱼胚胎具有一定的胃肠道毒性；而巨大戟醇各剂量组对胃肠道蠕动次数和面积均无显著性影响，表明其对斑马鱼胚胎未表现出胃肠道毒性。

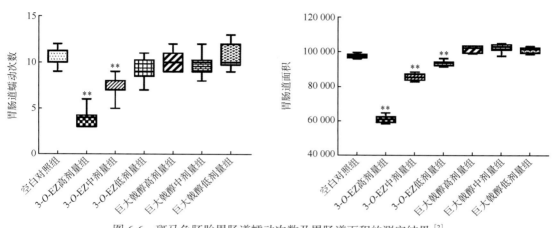

图 6-6　斑马鱼胚胎胃肠道蠕动次数及胃肠道面积的测定结果[2]

**P < 0.01，与空白对照组相比

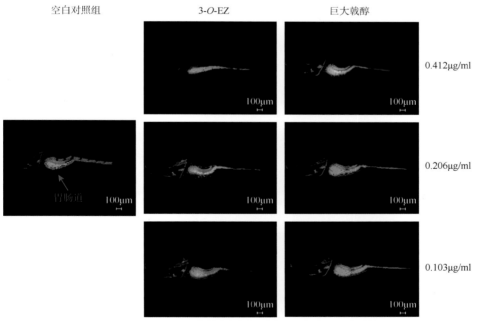

图 6-7　钙黄绿素对斑马鱼胚胎胃肠道染色结果[2]

（三）3-*O*-EZ 及巨大戟醇在生、醋甘遂中的含量比较

采用 UPLC 法对甘遂醋炙前后 3-*O*-EZ 及巨大戟醇的含量进行测定，结果表明，与甘遂生品相比，甘遂醋炙品中 3-*O*-EZ 含量降低了 19.14%，巨大戟醇的含量升高了 92.31%。

三、甘遂巨大戟烷型二萜类成分的药效评价

（一）3-O-EZ 对正常小鼠的急性毒性研究

3-O-EZ 对小鼠的半数致死量即 LD_{50}=1101.41mg/kg。各组中毒小鼠与空白对照组相比，主要表现为身体蜷缩，行动迟缓，精神萎靡，不食。

（二）3-O-EZ 及巨大戟醇对模型小鼠的组织损伤和炎性指标研究

1. 小鼠肝胃肠组织 H-E 染色结果

如图 6-8a 所示，空白对照组小鼠肝组织正常，未见肝细胞变性、坏死等病理变化。与空白对照组相比，模型组可见肝细胞灶性或片状坏死，以及病理变化，如炎性细胞浸润和溶解。与模型组相比，3-O-EZ 高剂量组和巨大戟醇高剂量组小鼠肝细胞损伤有所减轻。如图 6-8b 所示，空白对照组小鼠胃黏膜上皮结构完整，黏膜内的腺体排列紧密，与空白对照组比较，模型组小鼠胃上皮细胞糜烂、脱落严重。与模型组比较，3-O-EZ 和巨大戟醇高、中剂量组小鼠胃上皮细胞损伤有所缓解。如图 6-8c 所示，空白对照组小鼠肠黏膜结构未受损，腺体排列正常。与空白对照组比较，模型组小鼠肠黏膜固有层可见大量中性粒细胞和上皮细胞脱落严重，绒毛之间的间隙扩大。与模型组比较，3-O-EZ 和巨大戟醇高、中剂量组小鼠肠黏膜细胞损伤有所减轻。上述 H-E 染色结果表明，模型组小鼠肝胃肠组织有明显的损伤，而 3-O-EZ 高剂量组和巨大戟醇高剂量组可减轻这些器官的损伤。

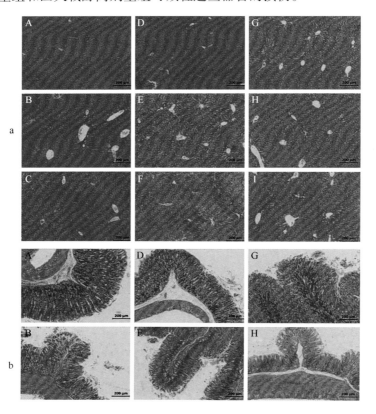

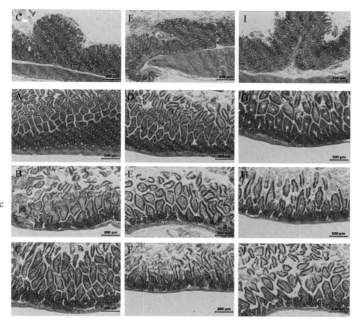

图 6-8 肝（a）、胃（b）、肠（c）H-E 染色结果[2]

100×，A：空白对照组；B：模型组；C：阳性对照药组；D：3-*O*-EZ 高剂量组；E：3-*O*-EZ 中剂量组；F：3-*O*-EZ 低剂量组；
G：巨大戟醇高剂量；H：巨大戟醇中剂量；I：巨大戟醇低剂量

2. 小鼠腹水免疫抗炎因子的测定

与模型组相比，3-*O*-EZ 高、中剂量组和巨大戟醇高剂量组腹水中白介素 -2、白介素 -6、γ 干扰素、肿瘤坏死因子 -α 和血管内皮生长因子的含量均显著降低。3-*O*-EZ 低剂量组中白介素 -2 和 γ 干扰素的含量显著降低，此外，巨大戟醇中剂量组白介素 -2 的含量显著降低（图 6-9），该结果表明 3-*O*-EZ 和巨大戟醇可缓解腹水炎症反应。

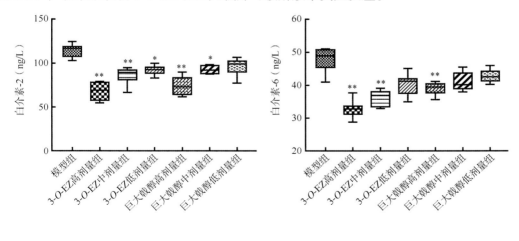

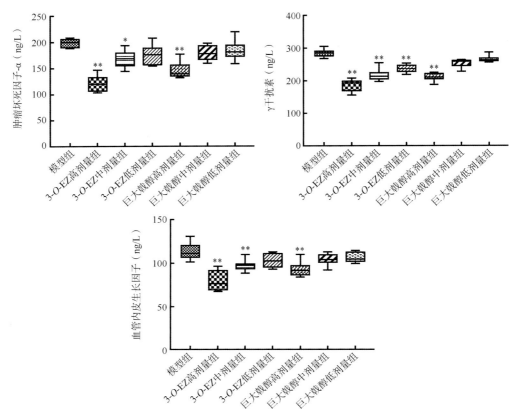

图 6-9　各给药组对腹水白介素 -2、白介素 -6、γ 干扰素、肿瘤坏死因子 -α 和血管内皮生长因子的影响[2]

数据用 $\bar{X}\pm$ SD 表示（$n=10$）（与模型组相比，*$P<0.05$，**$P<0.01$）

（三）3-O-EZ 及巨大戟醇对模型小鼠的泻水逐饮功效研究

1. 小鼠腹水量、腹围、体重及粪便含水率的测定

腹水量、腹围、体重和粪便含水率的测定结果如图 6-10 所示。与空白对照组相比，模型组小鼠腹水量、腹围、体重明显增加，粪便含水率明显降低。与模型组相比，阳性药组的腹水量、腹围、体重明显降低，粪便含水率有所升高；3-O-EZ 所有组和巨大戟醇高剂量组的腹水量和腹围均明显降低；除 3-O-EZ 中剂量组对体重有显著影响外，其余 3-O-EZ 组和巨大戟醇组的体重和粪便含水率均无显著变化。该结果表明 3-O-EZ 和巨大戟醇可能在干预 H22 细胞诱导的腹水中起关键作用。

2. 小鼠血清 ALT、AST 的测定

如图 6-11 所示，与空白对照组相比，模型组血清谷丙转氨酶和谷草转氨酶水平显著升高。与模型组相比，3-O-EZ 和巨大戟醇高剂量组血清谷丙转氨酶和谷草转氨酶水平显著降低。此外，3-O-EZ 中、低剂量组血清谷丙转氨酶水平也显著降低。结合 H-E 染色结果，该结果进一步证实了模型小鼠存在一定的肝损伤，并且 3-O-EZ 和巨大戟醇可以减轻肝损伤。

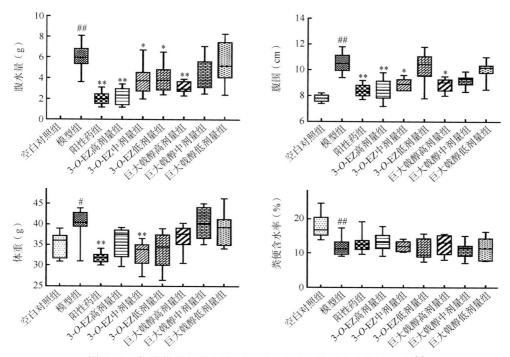

图 6-10　各给药组对腹水量、腹围、体重和粪便含水率的影响[2]

数据用 $\overline{X} \pm SD$ 表示（$n = 10$）（与空白对照组相比，#$P < 0.05$，##$P < 0.01$；与模型组相比，*$P < 0.05$，**$P < 0.01$）

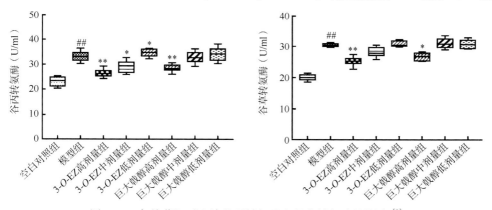

图 6-11　各给药组对血清谷丙转氨酶和谷草转氨酶的影响[2]

数据用 $\overline{X} \pm SD$ 表示（$n = 10$）（与空白对照组相比，#$P < 0.01$；与模型组相比，*$P < 0.05$，**$P < 0.01$）

3. 小鼠腹水肝癌细胞凋亡的测定

如图 6-12 所示，与模型组相比，3-O-EZ 组（高剂量和中剂量）的细胞凋亡和细胞凋亡率明显提高。巨大戟醇组（高剂量）虽然能提高细胞凋亡率，但巨大戟醇组与模型组之间无明显变化。结合上述腹水炎症因子测定结果，表明 3-O-EZ 和巨大戟醇可缓解腹水炎症反应，3-O-EZ 也可诱导 H22 细胞凋亡。

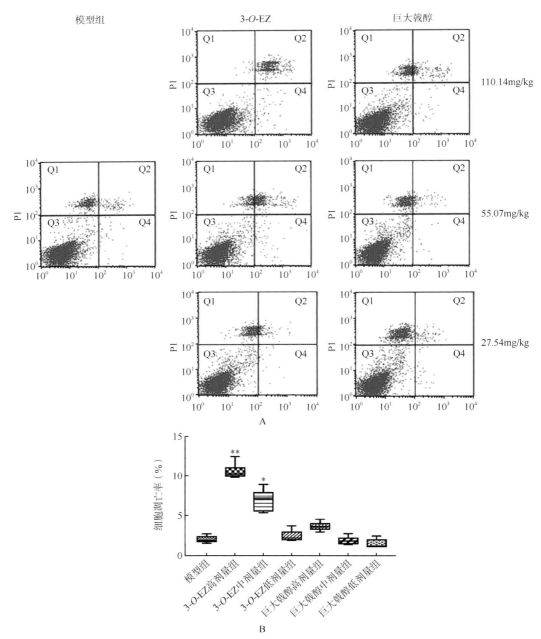

图 6-12　3-O-EZ 和巨大戟醇对癌性腹水模型小鼠细胞凋亡（A）和凋亡率（B）的影响[2]
与模型组相比，*$P < 0.05$，**$P < 0.01$

四、3-O-EZ 及巨大戟醇对癌性腹水模型小鼠血清代谢组学研究

（一）代谢组学分析

代谢组学（metabolomics）研究的主要内容是利用现代分析技术（NMR、GC-MS、LC-

MS）和模式识别（PCA、PLS-DA）等多元统计分析手段表征整个生物体系（细胞、组织、整体动物等）内源性代谢物的变化。该研究在前期对药效评价的基础上，采用代谢组学方法，研究癌性腹水模型小鼠血清中内源性代谢物的变化，寻找与癌性腹水密切相关的差异生物标志物，探讨 3-O-EZ 及巨大戟醇给药后对异常代谢的调节作用及可能的泻水逐饮效应机制。

（二）潜在生物标志物的分析

通过在线数据库搜索［HMDB（http://www.hmdb.ca/）、PeakView 1.2 软件，KEGG（http://www.genome.jp/kegg/）和 MassBank（http://www.massbank.jp/）等］，总共鉴定了 15 种潜在代谢物（表 6-4）。与空白对照组相比，在 15 种潜在的生物标志物中，除 17- 羟基亚麻酸、4- 氧视黄醇、棕榈酸、磷脂酰乙醇胺（16∶1（9Z）/24∶1（15Z））和 5- 去氢燕麦甾醇的水平在模型组明显降低外，其他的均明显上调。与模型组相比，在 3-O-EZ 和巨大戟醇组中，血清中的异常代谢物水平趋于正常（图 6-13）。

表 6-4　血清中潜在的代谢物鉴定结果[2]

序号	保留时间	质荷比	代谢物	分子式	加合物	KEGG	趋势	通路
S1	5.66	294.2194	17- 羟基亚麻酸	$C_{18}H_{30}O_3$	$[M+Na]^+$	C16346	↓	亚麻酸代谢
S2	7.30	300.2089	4- 氧视黄醇	$C_{20}H_{28}O_2$	$[M+H]^+$	C16683	↓	视黄醇代谢
S3	9.80	523.3637	溶血磷脂酰胆碱（18∶0）	$C_{26}H_{54}NO_7P$	$[M+Na]^+$	C04230	↑	甘油磷脂代谢
S4	9.93	449.3141	鹅去氧胆酸甘氨酸结合物	$C_{26}H_{43}NO_5$	$[M+K]^+$	C05466	↑	初级胆汁酸生物合成
S5	10.22	378.2770	2- 花生酰基甘油	$C_{23}H_{38}O_4$	$[M+K]^+$	C13856	↑	刺激神经的配体 - 受体相互作用
S6	12.31	551.3950	溶血磷脂酰胆碱（20∶0/0∶0）	$C_{28}H_{58}NO_7P$	$[M+H]^+$	C04230	↑	甘油磷脂代谢
S7	15.14	256.2402	棕榈酸	$C_{16}H_{32}O_2$	$[M+H]^+$	C00249	↓	脂肪酸生物合成
S8	17.57	799.6091	磷脂酰乙醇胺（16∶1（9Z）/24∶1（15Z））	$C_{45}H_{86}NO_8P$	$[M+H]^+$	C00350	↓	糖基磷脂酰肌醇锚着点生物合成
S9	19.44	410.3548	5- 去氢燕麦甾醇	$C_{29}H_{46}O$	$[M+H]^+$	C15783	↓	类固醇生物合成
S10	5.30	330.2406	9，12，13- 三羟基油酸	$C_{18}H_{34}O_5$	$[M-H]^-$	C14833	↑	亚油酸代谢
S11	5.87	334.2144	12- 酮 - 白三烯 B4	$C_{20}H_{30}O_4$	$[M-H]^-$	C05949	↑	花生四烯酸代谢
S12	7.23	318.2194	白三烯 A4	$C_{20}H_{30}O_3$	$[M-H]^-$	C00909	↑	花生四烯酸代谢
S13	7.29	314.2457	12，13- 二羟基油酸	$C_{18}H_{34}O_4$	$[M-H]^-$	C14829	↑	亚油酸代谢
S14	8.62	296.2351	α- 十八碳二烯酸	$C_{18}H_{32}O_3$	$[M-H]^-$	C14767	↑	亚油酸代谢
S15	16.64	116.0473	戊二酸半醛	$C_5H_8O_3$	$[M+FA-H]^-$	C03273	↑	赖氨酸降解

↑. 模型组与空白对照组相比含量增加；↓. 模型组与空白对照组相比含量降低。

如图 6-14 显示，在 PCA 和 PLS-DA 模式下，空白对照组和模型组小鼠血清样本得到了较好的分离，同时也表明两组具有不同的代谢分布，且 PCA 模型的 R^2Y 值在正离子模式和负离子模式下分别为 0.995 和 0.999，Q^2 值分别为 0.925 和 0.943，表明所建立的模型可靠。

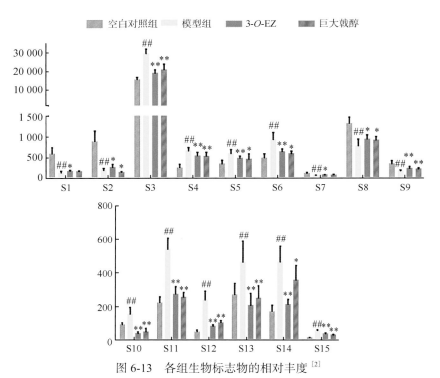

图 6-13　各组生物标志物的相对丰度 [2]

##$P < 0.01$，空白对照组与模型相比较；*$P < 0.05$，**$P < 0.01$，3-O-EZ 和巨大戟醇组与模型组比较

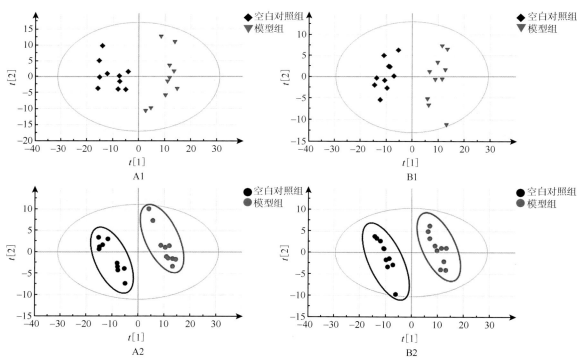

图 6-14　空白对照组和模型组血清样本的 PCA 得分图（A1，B1）和 PLS-DA 得分图（A2，B2）[2]

A. 正离子模式，$R^2X = 0.526$，$R^2Y = 0.995$，$Q^2 = 0.925$；B. 负离子模式，$R^2X = 0.552$，$R^2Y = 0.999$，$Q^2 = 0.943$

PLS-DA 得分图显示（图 6-15），各组分离良好，个别有交叉，与模型组相比，3-O-EZ 及巨大戟醇组均有向空白对照组回调的趋势，该结果表明模型组给予 3-O-EZ 和巨大戟醇后，血清中的异常代谢物得到改善，且受影响的生物标志物大多数趋于正常水平。

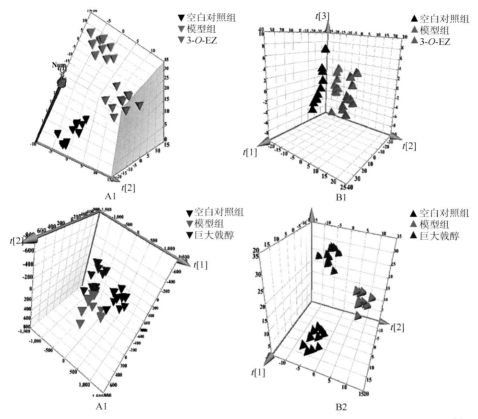

图 6-15　空白对照组、模型组、3-O-EZ 和巨大戟醇组的血清样品的 PLS-DA 得分图[2]

A. 正离子模式（A1，$R^2X = 0.552$，$R^2Y = 0.935$，$Q^2 = 0.789$；A2，$R^2X = 0.788$，$R^2Y = 0.752$，$Q^2 = 0.622$）。B. 负离子模式（B1，$R^2X = 0.575$，$R^2Y = 0.980$，$Q^2 = 0.952$；B2，$R^2X = 0.522$，$R^2Y = 0.972$，$Q^2 = 0.927$）

（三）代谢通路分析

为了探索 3-O-EZ 和巨大戟醇致 H22 腹水的可能机制，基于鉴定出的潜在代谢物，使用代谢组学通路分析平台（http：//www.metaboanalyst.ca/）进行了相关代谢途径分析。通路分析结果见图 6-16，共找到 6 条与癌性腹水模型相关的代谢路径，包括甘油磷脂代谢，花生四烯酸代谢，胆汁酸生物合成，脂肪酸生物合成，糖基磷脂酰肌醇生物合成和类固醇的生物合成。结果表明两个代谢途径甘油磷脂代谢和花生四烯酸代谢表现出明显的扰动（通路影响值 > 0.05）。

五、结　　论

甘遂醋炙品中 3-O-EZ 和巨大戟醇含量测定结果和泻水逐饮功效实验结果表明，3-O-

EZ 和巨大戟醇可减小腹水量，对小鼠癌性腹水模型表现出一定的干预作用，推测甘遂中毒性较大的巨大戟烷型二萜醇酯类化合物经醋炙后转化为毒性较小的醇类，且两者均具有一定的泻水逐饮功效，可能是甘遂醋炙减毒存效的作用机制之一。血清代谢组学分析表明，3-*O*-EZ 和巨大戟醇可缓解模型组小鼠的肝损伤，且可能通过调节白三烯 A4、12-酮 - 白三烯 B4 的水平来抑制炎症并减轻腹水。但在该研究中，仅评价了巨大戟烷型二萜类（3-*O*-EZ）醋炙前后的毒性和功效，对假白榄烷型二萜类和三萜（7- 酮 -8- 烯的结构）醋炙前后的毒性和功效评价仍需进一步研究。本研究结果可为甘遂醋炙减毒存效的作用机制提供证据。

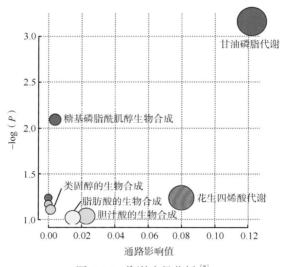

图 6-16　代谢途径分析[2]

第三节　甘草制雷公藤降低肝毒性的作用机制研究

雷公藤在临床上治疗类风湿关节炎、系统性红斑狼疮等自身免疫系统疑难病症有良好的效果，但因其毒性较大，易引起中药药源性不良反应，很大程度上限制了其临床上的广泛应用。甘草味甘，性平，能缓和药性，有解毒功效，早在 2000 多年前，就被《神农本草经》列为药之上品。研究发现甘草炮制雷公藤可以有效降低其肝毒性，但甘草炮制雷公藤后的减毒机制尚不清晰。基于此，本实验在前期研究基础上，对甘草炮制雷公藤后的减毒效果在小鼠模型上进行评价，同时采用代谢组学方法对甘草炮制雷公藤后小鼠血清内源性代谢物的变化差异进行探讨，对生物标志物进行筛选，初步探讨其可能的减毒作用通路，为甘草炮制雷公藤的临床合理应用提供参考。

一、样品采集与制备

（一）给药样品的制备

生雷公藤提取物：精确称取适量雷公藤样品，用打粉机打碎成细颗粒状，加 8 倍量水充分润湿，放置浸泡 1h，加热煮沸后回流提取 45min，趁热用 3 层纱布过滤，滤渣加 6 倍量水回流提取 30min，滤过，合并滤液，滤液于旋转蒸发仪浓缩至一定体积后冷冻干燥成粉末。

甘草炮制雷公藤：用 8 倍体积的纯净水浸泡甘草饮片 1h，煎煮 30min，趁热过滤，相同步骤重复煎煮两次后合并滤液，浓缩至合适体积（能完全浸泡雷公藤），用滤液浸泡雷公藤 30min，待其基本被雷公藤药材吸尽；于恒温 100℃炒 10min，至雷公藤药材表面不粘手，即得雷公藤炮制品。取制得的雷公藤炮制品，按上述生雷公藤制备方法，粉碎，浸泡，过滤，滤液于旋转蒸发仪浓缩至一定体积后冷冻干燥成粉末，制得雷公藤炮制样品。

（二）研究动物与分组

采用简单随机抽样方法将 30 只小鼠分为正常空白对照组、雷公藤组和甘草炮制雷公藤组，每组 10 只。各组小鼠适应性喂养 1 周后，连续给药 10 天，给药剂量为 4g/（kg·d），每天上午 10：00 进行灌胃给药，空白对照组给予等量生理盐水。

（三）生物样品的采集与制备

1. 血清样品的采集与制备

实验第 10 天，对各组小鼠眼眶取血留取血液，血浆采用 3000r/min，4℃离心 10min，吸取上清。将血清分为两份，一份留于生化指标检测，另一份加入到 1.5ml EP 管中，再加入甲醇溶液，混匀，静置，10 000r/min，4℃离心 10min，取上清，并用 0.22μm 微孔滤膜滤过，备用。

2. 肝组织的采集与制备

取出实验动物肝组织，用生理盐水冲洗，用 4% 多聚甲醛固定，用不同浓度梯度的乙醇溶液进行梯度脱水，脱水后的组织再进行透蜡处理，最后进行包埋、切片与染色，最后进行显微观察。

二、雷公藤炮制前后的肝毒性评价

（一）组织病理学观察

肝组织病理切片（H-E 染色）结果显示，空白对照组小鼠肝组织肝细胞排列紧密、形态完好、肝索排列整齐、肝小叶结构清晰；雷公藤组小鼠肝索排列紊乱，肝细胞出现部分肿胀、浑浊、伴有水肿、结构破坏、局部区域出现炎性细胞浸润；甘草炮制雷公藤组小鼠肝组织肝索结构清晰，形态完好，肝细胞可见轻度水肿变性，细胞肿胀，细胞质疏松淡染，未见明显炎症反应（图 6-17A）。血清中谷丙转氨酶、谷草转氨酶检测结果显示，雷公藤组和空白对照组比较时，存在显著性差异（$P < 0.01$），甘草炮制雷公藤组与雷公藤组比较时，也存在显著性差异（$P < 0.01$）。结果表明甘草炮制雷公藤后对小鼠肝毒性的影响显著降低（图 6-17B、C）。

（二）血清炎症因子检测

对小鼠血清中的炎症因子进行检测，检测肿瘤坏死因子 -α、白介素 -6 在各组小鼠中的表达水平。结果显示，空白对照组小鼠血清中白介素 -6、肿瘤坏死因子 -α 表达水平最低；雷公藤组血清中白介素 -6、肿瘤坏死因子 -α 表达水平最高，且较空白对照组有显著升高（$P < 0.01$）；甘草炮制雷公藤组小鼠血清中肿瘤坏死因子 -α 表达水平与雷公藤组比较显著降低（$P < 0.01$），白介素 -6 表达水平与雷公藤组比较也显著降低（$P < 0.05$）（图 6-18）。

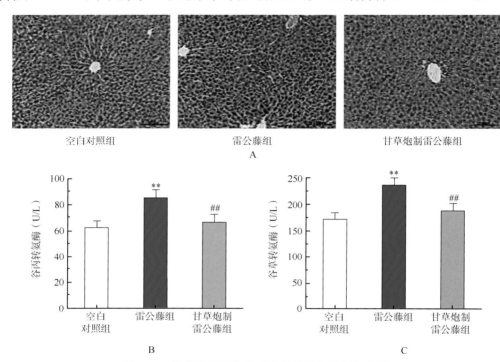

图 6-17　甘草炮制雷公藤对小鼠的肝毒性的影响 [3]

A. 病理组织形态学检查；B. 谷丙转氨酶；C. 谷草转氨酶。与空白对照组相比，**$P < 0.01$；与雷公藤组相比，##$P < 0.01$

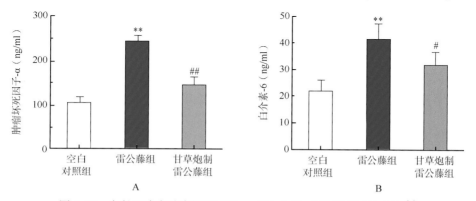

图 6-18　小鼠血清中肿瘤坏死因子 -α 和白介素 -6 炎症因子的表达 [3]

A. 肿瘤坏死因子 -α；B. 白介素 -6。与空白对照组相比，**$P < 0.01$；与雷公藤组相比，#$P < 0.05$，##$P < 0.01$

三、甘草制雷公藤降低肝毒性的代谢组学研究

（一）代谢轮廓分析

使用 MetaboAnalyst（http：//www.metaboanalyst.ca/）对 3 组小鼠的血清样本进行多元统计分析，由图 6-19A 可看出空白对照组、雷公藤组和甘草炮制雷公藤组均存在较明显的差异。在 PCA 模型中，空白对照组、雷公藤组和甘草炮制雷公藤组之间可以观察到明显的分离趋势，表明三组之间存在相当大的代谢差异。雷公藤组小鼠由于受到雷公藤毒性的影响，其体内的小分子代谢物水平发生了显著性的改变，从而在图中显示出远离空白对照组小鼠的直观表现；当雷公藤与甘草炮制后用于小鼠，其因雷公藤毒性影响而发生显著性变化的小分子代谢物有恢复正常水平的态势，并且整体有向着空白对照组小鼠区域发展的趋势（图 6-19B）。

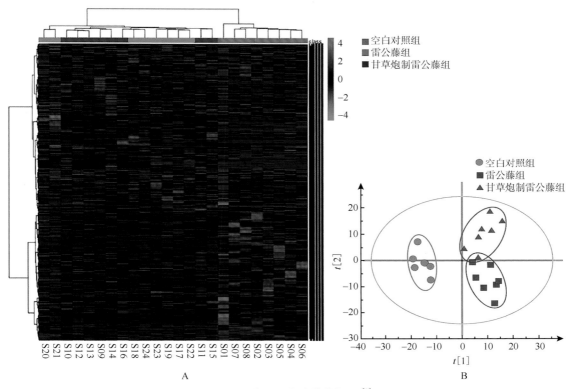

图 6-19　热图及主成分分析图 [3]

A. 空白对照组、甘草炮制雷公藤组和雷公藤组的分层聚类热图；每个部分的颜色与代谢物变化的显著性成正比（红色：上调；绿色：下调）。B. 空白对照组、甘草炮制雷公藤组和雷公藤组的 PCA 得分图

采用有监督的 OPLS-DA 对 3 组小鼠的血清样品数据进行分析。为了降低潜在生物标志物选择中的假阳性风险，变量为 $|p（corr）|$ 选择 ≥ 0.5 作为与 OPLS-DA 判别分数最相关的变量。图 6-20 显示了源自 ESI+ 分析数据的 OPLS-DA 模型的结果。使用来自空白对照组和雷公藤组的数据显示 OPLS-DA 模型的结果（图 6-20A），评分图显示出良好的模型适应性，空白对照组可以清楚地与雷公藤组分开。类似地，基于雷公藤组和甘草炮制雷公藤组数据构建 OPLS-DA 模型（图 6-20D），雷公藤组可以清楚地从甘草炮制雷公藤组中分离出来。图

6-20B、E 分别显示两个模型的 S 图。通过应用这个分析过程，负责分组分离的变量被选为潜在的生物标志物候选者（图 6-20C，F）。

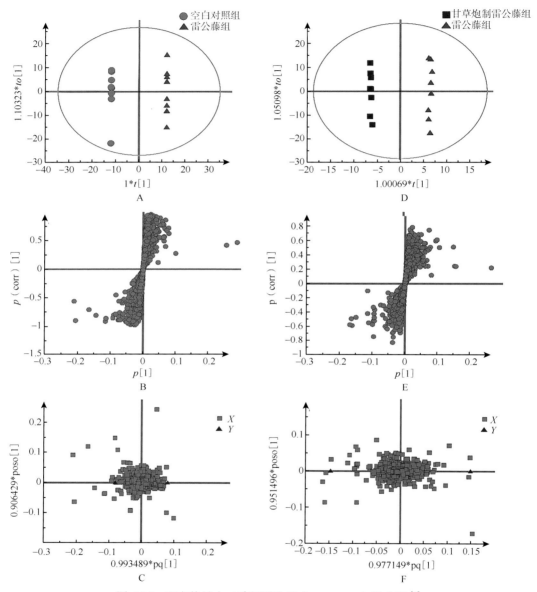

图 6-20 正交偏最小二乘判别分析（OPLS-DA）得分图 [3]

空白对照组和雷公藤组（A）以及甘草炮制雷公藤组和雷公藤组（D）之间的成对比较；OPLS-DA 模型的 S 图为空白对照组和雷公藤组（B）以及甘草炮制雷公藤组和雷公藤组（E）；OPLS-DA 模型的散点图为空白对照组和雷公藤组（C）以及甘草炮制雷公藤组和雷公藤组（F）

（二）甘草制雷公藤减毒的血清生物标志物的筛选

选择各组相比时显著不同的代谢物（$P < 0.05$）作为候选生物标志物，并应用靶向 MS/MS 分析来鉴定代谢物。本研究中共鉴定了 12 种潜在的生物标志物，见表 6-5，包括脂肪酸、磷脂酸、甘油酯、卵磷脂、胆汁酸、反油酸等。

表 6-5　基于 HPLC-MS/MS 鉴别差异化合物 [3]

保留时间 (min)	化合物	质量 (neutral)	误差 (ppm)	分子式	碎片离子 (m/z)
正离子模式					
35.21	羟基棕榈酸内酯	254.4082	12.32	$C_{16}H_{30}O_2$	255.2421 [M+H]- 237.2512 [M+H-OH$_2$]- 193.2041 [M+H-C$_2$H$_6$O$_2$]+ 155.1921 [M+H-C$_5$H$_2$O$_2$]- 85.0248 [M+H-C$_{12}$H$_{33}$]-
35.41	磷脂酸	700.9752	10.62	$C_{39}H_{73}O_8P$	701.6254 [M+H]+ 683.5214 [M+H-OH$_2$]- 603.5482[M+H-H$_2$O$_4$P]+ 419.2632 [M+H-C$_{18}$H$_{35}$O$_2$]+
38.49	L-(-)-α-甘油棕榈酸酯	330.6421	8.42	$C_{19}H_{38}O_4$	331.7254 [M+H]+ 313.6587[M+H-OH$_2$]+ 229.5421 [M+H-C$_5$H$_{10}$O$_2$]+
25.04	甘油酯	324.3152	-5.36	$C_{13}H_{25}O_5P$	325.1242[M+H]+ 307.1556[M+H-OH$_2$]+ 152.9832[M+H-C$_{10}$H$_{20}$O$_2$]+ 113.1454[M+H-C$_5$H$_8$O$_7$P]+
负离子模式					
39.35	别鹅去氧胆酸	392.5682	8.76	$C_{24}H_{40}O_4$	291.452[M-H]- 264.0283[M-H-C$_2$H$_3$]- 246.157[M-H-CHO$_2$]-
31.09	反油酸	282.465	-11.22	$C_{18}H_{34}O_2$	281.6413 [M-H]- 265.457 [M-H-OH$_2$]- 184.4312 [M-H-C$_5$H$_5$O$_2$]- 119.2541 [M-H-C$_{10}$H$_{10}$O$_2$]-
30.71	棕榈酸	256.4287	-8.42	$C_{16}H_{32}O_2$	255.436 [M-H]- 237.4049 [M-H-OH$_2$]-
32.15	棕榈酸乙酯	284.482	7.62	$C_{18}H_{36}O_2$	283.5124 [M-H]- 265.415 [M-H-OH$_2$]- 197.4234 [M-H-C$_5$H$_{10}$O]-
24.84	胆汁酸	408.5774	14.73	$C_{24}H_{40}O_5$	407.6521 [M-H]- 489.2547 [M-H-OH$_2$]-
37.36	卵磷脂	758.051	10.62	$C_{42}H_{80}NO_8P$	757.0214 [M-H]- 739.1247 [M-H-OH$_2$]- 575.2796 [M-H-C$_5$H$_{10}$O$_7$]- 503.3301 [M-H-C$_{12}$H$_{30}$O$_3$]- 190.2172 [M-H-C$_{36}$H$_{55}$O$_5$]-
39.95	刺桐硫品碱	407.2851	8.86	$C_{19}H_{21}NO_7S$	406.2547 [M-H]- 388.2541 [M-H-OH$_2$]- 204.0372 [M-H-C$_{12}$H$_{10}$O$_3$]-
36.65	二十一烷酸	326.254	-17.68	$C_{21}H_{42}O_2$	325.2942 [M-H]- 307.1871 [M-H-OH$_2$]- 244.1806 [M-H-C$_5$H$_5$O]- 98.2113 [M-H-C$_{15}$H$_{15}$O$_2$]-

通过比较相同生物标志物在不同分组小鼠体内的含量变化趋势，发现甘草炮制雷公藤减毒的过程中，小鼠体内的小分子代谢物水平也在同步地发生变化，表现为甘草炮制改变了雷公藤肝毒性作用所引起的代谢物含量变化。而这些小分子代谢物的改变，可能就是甘草炮制雷公藤减毒作用的关键所在。将各组小鼠体内相同生物标志物的变化进行比较，并进行相关统计学分析，结果见图 6-21。

（三）甘制雷公藤减毒生物标志物通路分析

将上述所鉴定出的 12 种生物标志物相关信息输入 MetaboAnalyst 3.0 在线通路分析数据库，依次查看标志物在 KEGG 数据库中所对应的作用靶点，对应的代谢通路包括不饱和脂肪酸的生物合成；脂肪酸生物合成；甘油磷脂代谢；亚油酸代谢；花生四烯酸代谢；脂肪酸代谢；原发性胆汁酸生物合成等，见图 6-22。其中，与标志物相关性最强的是脂肪酸代谢相关通路。酮体是脂肪酸在肝脏进行正常分解代谢所生成的特殊中间产物，肝脏主要参与内源性脂肪的合成与转运。肝细胞主要摄取来自血液中的游离脂肪酸，也摄取血中糖代谢转化来的游离脂肪酸，再合成甘油三酯、磷脂及胆固醇酯等。脂肪酸代谢途径对肝脏有着重要影响，其代谢产物的改变可能会引起肝脏组织的变化，这也可能是甘草炮制雷公藤可降低肝毒性的较重要原因之一。

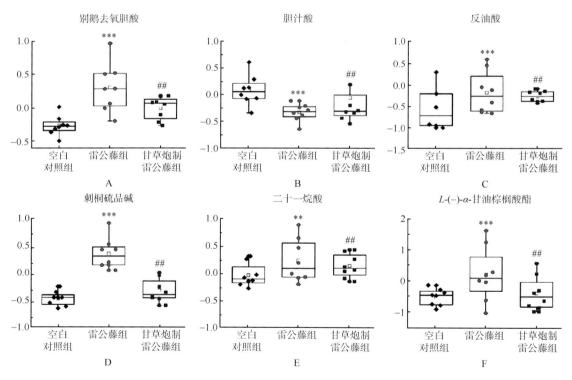

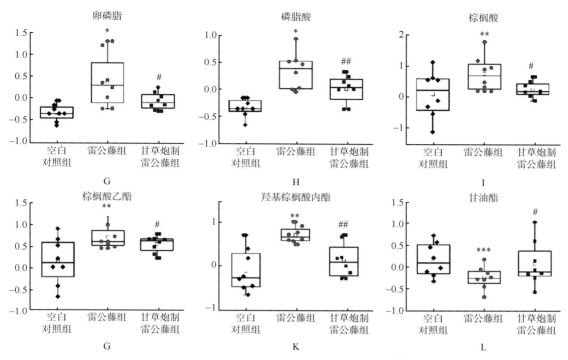

图 6-21　各组小鼠血清中代谢物趋势的变化[3]

与空白对照组相比，$*P < 0.05$，$**P < 0.01$，$***P < 0.001$；与雷公藤组相比，$#P < 0.05$，$##P < 0.01$

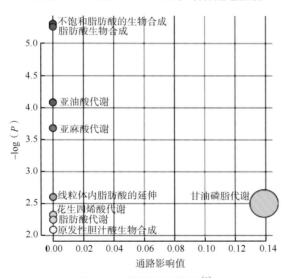

图 6-22　代谢通路分析[3]

　　本实验观察到棕榈酸、二十一烷酸、磷脂酸、卵磷脂等在雷公藤组大量堆积，分析可能是由于加入雷公藤后，细胞生物膜持续被破坏，无法及时修复或转运所致，此部分脂类代谢物的堆积加重了炎症反应的发生。在甘草炮制雷公藤后，脂类代谢物含量显著下调。脂类化合物的显著变化表明药物肝毒性扰乱了肝细胞内长链脂肪酸的正常代谢，尤其是脂肪酸的氧化过程。而长链脂肪酸包括棕榈酸及二十一烷酸等，在雷公藤组呈上升趋势，在甘草炮制雷公藤组呈显著性下降，这也符合这一趋势。由此认为，脂肪酸代谢通路是雷公藤肝毒性和甘草炮制可降低肝毒性的关键代谢通路。

四、结　　论

雷公藤对小鼠产生一定的肝毒性影响，在甘草炮制雷公藤后，其肝毒性显著降低，通过对血清中代谢物的进一步分析，发现脂肪酸代谢可能是影响雷公藤肝毒性和减毒的重要代谢通路，为甘草炮制雷公藤的临床合理应用提供了参考。

参 考 文 献

［1］Ren JL，Sun H，Dong H，et al. A UPLC-MS-based metabolomics approach to reveal the attenuation mechanism of Caowu compatibility with Yunnan Baiyao［J］. RSC Advances，2019，9（16）：8926-8933.

［2］Zhang Q，Ju YH，Zhang Y，et al. The water expelling effect evaluation of 3-*O*-（2′*E*，4′*Z*-decadienoyl）-20-*O*-acetylingenol and ingenol on H22 mouse hepatoma ascites model and their content differences analysis in *Euphorbia kansui* before and after stir-fried with vinegar by UPLC［J］. J. Ethnopharmacol，2021，267：113507.

［3］吴昊，于小红，马光朝，等 . 基于 LC-MS 的甘草炮制雷公藤降低肝毒性的代谢组学研究 ［J］. 中草药，2020，51（21）：5501-5508.

（刘　畅　杨　乐　张　桥　张　丽　章从恩　马致洁）

第七章

基于代谢组学的中药质量评价研究

中药质量决定了中药的安全性与有效性，中药质量控制与评价是中药研究与发展的核心内容，也是中医药现代化及国际化的关键环节。中药材的质量等级与化学成分差异直接相关，其有效成分的组成、含量和存在状态等受品种、产地、部位、采收时间、生长年限、饮片炮制等多方面因素的影响。中药学具有与西药学不同的独特理论体系，它的性味归经遵循整体性观念与系统性思维，在物质基础上表现为复杂的混合体系，传统分析技术多采用单一指标或几个成分的定性、定量来进行质量评价，中药具有多成分、多靶点的作用特点，单一指标尚不能全面反映其临床功效和安全性，因此在中药现代化研究过程中必须充分发挥中药学的原创思维、原创优势，同时也要借鉴现代科学的新思路、新方法、新技术，多学科交叉、融合。代谢组学充分利用其"定性与定量相结合"、"初生与次生代谢产物同表征"的方法学优势，可分析中药各组分的类型、含量和状态随相关因素的变化，还可对其进行定量评价，并具有高通量、高分辨率、高灵敏度的技术特点。基于代谢组学技术的中药现代化研究符合中药物质基础整体观的理论，便于阐明中药多组分对复杂生物系统多靶点、整体调节作用的科学内涵，在中药质量评价中表现出整体性和系统性的独特优势。本章以丹参、蝉蜕、肉苁蓉、金银花、车前子、女贞子为例，简述代谢组学技术在中药材质量评价中的应用进展。

第一节　丹参发汗过程中代谢物的变化研究

丹参为唇形科鼠尾草属多年生直立草本植物丹参 *Salvia miltiorrhiza* Bge. 的干燥根和根茎，于春、秋二季采挖，除去泥沙，干燥。丹参，味苦，性微寒，入心、肝经，具有活血祛瘀、通经止痛、清心除烦、凉血消痈的功效，临床上多用于治疗心脑血管疾病。丹参生物活性成分主要包括脂溶性的丹参酮类和水溶性的丹酚酸类，具有抗炎、抗癌、抗氧化、抗血栓等多种药理作用。中药产地初加工对中药材的质量有重要的影响，在加工过程中能减轻药材毒副作用，增加疗效。对于丹参而言，"发汗"是目前流行的主要初加工方法。"发汗"不仅有利于药材的干燥，还能调节和促进药材组织中的酶系统和微生物群落活动，加速初生和次生代谢产物的生物和化学转化过程，直接影响药材的质量，从而改变药材的药理效应。相关药效学研究表明，丹参在"发汗"后，药理活性明显增强，而活性成分是药材发挥药理作用的基础。因此，有必要研究丹参"发汗"后根部化学成分和含量的变化。然而，由于中药的复杂性，仅仅关注中药中的几个主要活性成分而忽视代谢物的整体变化是远远不够的。仅通过测定一些主要特征性成分很难全面、准确地研究"发汗"这一加工技术对丹参化学成分的影响。而通过代谢组学的手段，可以对丹参"发汗"前后整个化学成分谱的变化进行研究，这对于进一步理解丹参"发汗"的科学内涵和合理性是非常有意义的。

一、样品处理和分析方法

（一）丹参材料的"发汗"处理

取同一批次各种规格的丹参，彻底清洗，摊放在露天、干净、干燥、阴凉的地方，避免丹参在自然失水过程中由于过分堆积而产热。去除芦头后，挑出粗细均匀的丹参根，随机分成两组。其中一组经"发汗"处理，另一组未经处理，直接储存在 –80℃环境中。经过对相关研究的修改，筛选出"发汗"处理的步骤，具体如下：将200多千克不同大小的丹参鲜根堆放7天，用薄膜完全覆盖，以使其发热、根组织的内部水分向外扩散。为了让整个根部均匀"发汗"，每隔2天将根部摊开一夜，然后用薄膜盖住。当丹参根的内部变成紫红色时，停止"发汗"并把它们收集在一起。从两组样品中各随机收集6份独立样品，每份样品材料大小相近，在真空速冻干燥后粉碎成粉末，过50目筛，在 –80℃条件下储存。

（二）样品制备

将粉末状样品精确称量后（80mg）转移至1.5ml EP管中，并向每个管中放入两个小钢球。两种内标：0.01mg/ml的LysoPC17：0（1-十七碳酰基-sn-甘油-3-磷酸胆碱）和0.3mg/ml的 L-2-氯苯丙氨酸，各20μl，内标均用甲醇制备；并向每个样品中加入1.0ml甲醇和水的混合物（3：7，$v：v$），在 –20℃条件下预冷2min。然后将样品在60Hz下研磨2min，室温下超声处理30min，然后在 –20℃的冰箱中放置20min，于4℃、13 000r/min离心10min。将棕色玻璃瓶中的300μl上清液在冷冻浓缩离心干燥机中干燥，然后向每个样品中加入400μl甲醇和水的混合物（1：4，$v：v$），涡旋30s，超声处理2min将样品再次在4℃、13 000r/min离心10min。使用晶体注射器收集每个试管的上清液（约150μl），用0.22μm微孔滤膜过滤并转移至液相进样小瓶中，于 –80℃进行LC-MS分析。将6份"发汗"丹参和6份非"发汗"丹参的等分试样混合在一起制成质控样品，用于平衡LC-MS系统的质控分析。

（三）分析条件

应用Q-Exactive Orbitrap质谱仪联用Dionex Ultimate 3000 RS液相系统（赛默飞世尔科技公司，美国）在正、负离子模式下分析代谢谱。色谱条件：ACQUITY UPLC BEH C18色谱柱（100mm×2.1mm，1.7μm），二元梯度洗脱系统A相为水（0.1%甲酸），B相为乙腈（0.1%甲酸），梯度洗脱程序如下：0～1.5min，5% B；1.5～3min，5%～30% B；3～7min，30%～60% B；7～9min，60%～90% B；9～11min，90%～100% B；11～13min，100% B；13～13.2min，100%～5% B；13.2～16min，5% B。流速为0.35ml/min，柱温为40℃，进样量为5μl。质谱条件：扫描质量范围为100～1000Da，完整MS扫描的分辨率为70 000，高能碰撞诱导解离（HCD）MS/MS扫描的分辨率为17 500，碰撞能量为10eV、20eV和40eV，喷雾电压正负均为3500V，源温度320℃，鞘气流速为40arb，辅助气体流速为10arb。在整个分析过程中，质控样品以固定间隔（每6个样品）进样一次，这样所得到的数据可以用来评估重复性和样品检测过程中质谱系统的稳定性。

（四）数据分析

采集的 LC-MS 原始数据经代谢组学处理软件 Progenesis QI v2.3 软件（Nonlinear Dynamics，Newcastle，UK）进行基线过滤，峰识别，积分，保留时间校正，峰对齐和归一化，其主要参数为：母离子偏差 5ppm，子离子偏差 10ppm，子离子阈值 5%，保留时间偏差 0.02min。为便于分析，未包括同位素峰，并将噪声消除水平设置为 10.00，最小强度设置为基峰强度的 15%。导出三维数据集生成的 Excel 文件，包括质荷比（*m/z*），峰保留时间（RT）和峰强度，RT-*m/z* 组成保留时间和质荷比的 ID。内标用于数据质量控制（可重复性）。代谢物由 Progensis QI 数据处理软件根据精确质量数、二级碎片和同位素分布进行鉴定，并通过映射到 Human Metabolome Database（HMDB）、LIPID MAPS（v 2.3）和 METLIN 数据库进行定性。

对于提取的数据，删除其组内缺失值（离子强度等于 0）大于 50% 的离子峰，用最小值的一半代替缺失值，根据化合物定性结果打分，对定性得到的化合物进行筛选。筛选标准为 30 分（满分 60 分），分数低于 30 分的，定性结果视为不准确，予以删除。最后，将正、负离子数据进行合并，得到包含从原始数据中提取的所有信息的组合数据矩阵表，并将其导入 R ropls 软件包中。在分别通过中心化处理和帕累托方差处理对数据进行归一化之后，利用 PCA 和 OPLS-DA 对"发汗"组和非"发汗"组之间的代谢组变化进行可视化。Hotelling 的 T2 区域，在模型的得分图上为一个椭圆形区域，代表 95% 的置信区间。VIP 值表示每个变量对 OPLS-DA 模型的总体贡献，而那些 VIP ≥ 1.0 的变量被认为与组间差异有关。本研究采用 7 次循环交互验证和 200 次响应排序检验，每次剔除 1/7 的样本，以检验模型质量，防止过度拟合。根据 OPLS-DA 模型得到 VIP 值，用 Benjamini-Hochberg 方法对归一化峰面积进行双尾 *t* 检验得到校正后的 *P* 值，并将 VIP ≥ 1.0 且 *P* 值＜ 0.05 的代谢物作为差异代谢物。在计算差异倍数（FC）时，如果数据显示代谢物含量为零，则变为数据矩阵表中最小对应值的一半。

（五）单变量统计分析与差异代谢物可视化

实验数据用 6 个独立生物重复的均数 ± 标准差（SD）表示，组间代谢物的显著性水平采用 GraphPad Prism 7.0 软件，进行 *t* 检验和 FC 等单变量分析来计算。

利用火山图可以对 *P* 值和 FC 进行可视化，有利于筛选差异代谢产物。我们用红点代表在实验组中显著上调的差异代谢产物，用蓝点代表显著下调的差异代谢产物，用灰点代表不显著的差异代谢产物。

（六）差异代谢物的 KEGG 代谢通路分析

将差异代谢物映射到 KEGG 数据库（http：//www.genome.jp/kegg/），搜索到它们的 KEGG ID 和它们所属的通路，然后统计相应通路中富集的代谢物的数量。用 –lg（*P*）来衡量该通路是否富集，当 *P* 值为≤ 0.05 时，该通路被认为是富集通路，其计算公式如下：

$$P = 1 - \sum_{i=0}^{m-1} \frac{\binom{M}{i}\binom{N-M}{n-i}}{\binom{m}{n}}$$

式中，N 为代谢物总数；n 为差异代谢物的数量；M 为某特定通路的代谢物数量；m 为某特定通路的差异代谢物数量。

二、代谢组学研究

（一）代谢物的鉴定

应用液质联用系统检测"发汗"丹参和非"发汗"丹参的甲醇提取物，研究"发汗"过程中的代谢物变化，并鉴定出导致代谢组变化的关键代谢物。

"发汗"丹参和非"发汗"丹参的典型总离子流图如图 7-1A、B 所示。L-2- 氯苯丙氨酸（$C_9H_{10}ClNO_2$，RT 2.514min）和 LysoPC（17∶0）（$C_{25}H_{52}NO_7P$，RT 6.430min）加入提取物中，作为两个内标物（L-2- 氯苯丙氨酸，质量数 200.0478，0.3mg/ml；Lyso PC17∶0，质量数 510.3481，0.3mg/ml）。根据 HMDB、LIPID MAPS 和 METLIN 等代谢组学数据库以及内标物，利用 Progensis QI v2.3 软件对丹参样品中的代谢物进行鉴定。UPLC-MS 在"发汗"丹参和非"发汗"丹参样品中共检测到 10 108 个物质峰，其中鉴定出 4759 个代谢物，包括 2241 个来自负离子模式的代谢物和 2518 个来自正离子模式的代谢物。

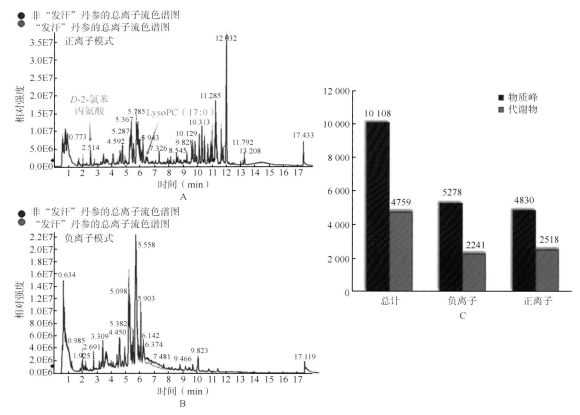

图 7-1 "发汗"和非"发汗"丹参甲醇提取物总离子流色谱图和鉴定出的代谢物总数量直方图[1]

A. 正离子模式总离子流色谱图，箭头指示内标物；B. 负离子模式总离子流色谱图；C. 所检测物质峰和鉴定代谢物的数目

（二）已鉴定代谢物的多元统计分析

对检测到的 10 108 个物质峰进行 PCA，通过 PCA 将质控样品和"发汗"、非"发汗"样品划分为不同的代谢物轮廓，质控样品表明 LC-MS 检测的稳定性和重复性较好（图 7-2A）。为了直观地显示实验样品和质控样品的代谢物差异，并消除定量对模式识别的影响，对每个代谢物进行峰面积 $\log_{10}$ 变换和层次聚类分析。"发汗"、非"发汗"样品和质控样品被合并为独立的簇。因此，PCA 结合层次聚类分析表明，"发汗"、非"发汗"样品具有明显不同的代谢轮廓。

用 PLS-DA 来研究"发汗"、非"发汗"丹参的代谢物差异（图 7-2B）。采用另一种有监督的方法，OPLS-DA 来突出两个样本之间代谢物的定量差异，解释率 R^2X 和预测率 Q^2 的值也表明模型质量良好（图 7-2C）。200 次排列检验的交叉验证表明，该模型是可靠的，R^2 和 Q^2 的截距分别为 0.654 和 –0.516（图 7-2D）。

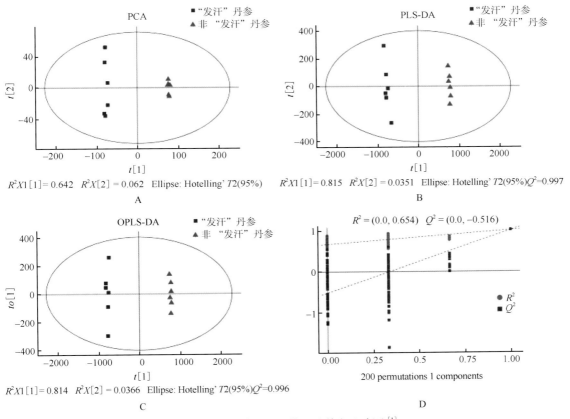

图 7-2　多元统计分析模型及其交叉验证[1]

A. PCA；B. PLS-DA；C. OPLS-DA；D. OPLS-DA 预测模型的响应排列检验

R^2X（cum）：X 方向的累积解释率，R^2Y（cum）：Y 方向的累积解释率，Q^2（cum）：模型的累积预测率，R^2 和 Q^2：响应排序检验的参数，用于衡量模型是否过度拟合

（三）差异代谢物的筛选和分类

为了直观显示 10 108 个物质峰的 FC 分析结果，将每个物质峰的 FC 值转换为 $\log_2$（FC），

并将 t 检验的 P 值（$P=0.05$）转换为 $-\log_{10}(P)$，绘制火山图。在所有差异代谢物中，"发汗"后上调的代谢物以红色圆点聚集为一组，而下调的代谢物以蓝色圆点聚集为一组，如图 7-3A 所示，两种样品的代谢物有明显差异。"发汗"丹参与非"发汗"丹参比较，FC $\geqslant$ 1.6（上调）或 $\leqslant$ 0.625（下调）的代谢物，被认为是差异代谢物，并使用 OPLS-DA 模型中的 VIP $\geqslant$ 1.0 对这些代谢物做进一步筛选。根据 VIP 和 FC 值，从 4759 个已鉴定的代谢物中再次筛选出 287 个差异代谢物，其中 130 个来自正离子模式，157 个来自负离子模式。经过"发汗"处理，这些差异代谢物中有 112 个代谢物上调，175 个代谢物下调，如图 7-3B 所示，差异代谢物主要包括脂质和类脂分子、苯丙烷和聚酮、苯环型化合物、有机酸及其衍生物、有机氧化合物，还有 30 种未分类的化学物质（图 7-4A）。这些结果表明，"发汗"过程显著改变了丹参的代谢组轮廓。最新文献表明，脂质和类脂分子具有较小的抗炎活性、较高的抗氧化作用和免疫调节作用，能降低胆汁淤积的风险，并改善某些亚组患者的临床预后；苯丙烷和聚酮具有抗癌、抗炎、神经保护、免疫调节、抗高血压和代谢作用；苯环型化合物具有抗炎作用。丹参在"发汗"过程中药理作用的变化与这些差异代谢产物的变化有关。

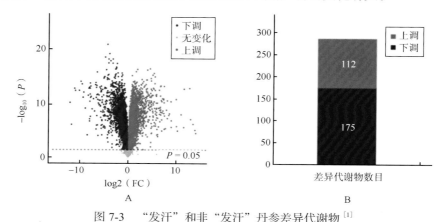

图 7-3　"发汗"和非"发汗"丹参差异代谢物[1]

A. 已鉴定的 4759 种代谢物的火山图。FC $\geqslant$ 1.6 或 $\leqslant$ 0.625（"发汗"和非"发汗"丹参相比）作为差异代谢物。用 VIP $>$ 1.0 的阈值来区分差异代谢物和非显著差异代谢物；B. "发汗"和非"发汗"丹参的差异代谢物的数量

（四）差异代谢物的 KEGG 分类及富集分析

我们将 287 种差异代谢物映射到 KEGG 数据库中，首先查看代谢通路的信息。结果表明，有 51 种代谢物映射到"代谢"，并具有 KEGG ID 号。随后，对"发汗"和非"发汗"丹参的代谢通路进行 KEGG 通路富集分析，以确定"发汗"和非"发汗"丹参在代谢通路上的差异。结果发现 19 种代谢产物富集到了 30 条 KEGG 通路中。通过计算各通路的 $-\lg(P)$，我们发现富集度最高的是亚油酸代谢通路，乙醛酸和二羧酸代谢、苯丙烷生物合成也是主要的富集通路（图 7-4B）。有研究表明，亚油酸及其相关代谢途径与骨密度有关。亚油酸有助于保护肥胖和超重女性的肝脏安全，并能遏制死亡率。研究还发现，丹参改善微循环障碍大鼠血液流变性和血管内皮功能的生物标志物主要与亚油酸代谢、谷胱甘肽代谢、乙醛酸和二羧酸代谢等有关。所有这些研究表明，"发汗"过程中丹参主要代谢产物及其相应通路的改变

可提高"发汗"后丹参的药理作用。

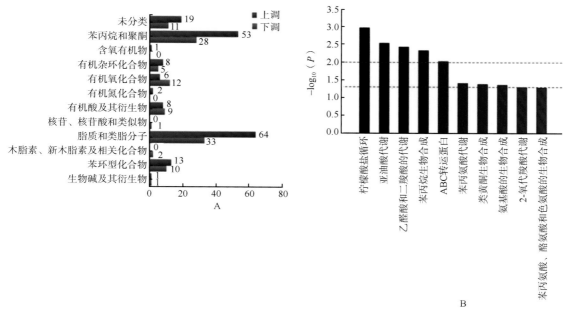

图 7-4　差异代谢物的分类和富集通路[1]
A. 差异代谢物的分类；B. Top10 富集通路，红线表示 P 值为 0.01，蓝线表示 P 值为 0.05

（五）Top 差异代谢物分析

在这 297 个差异代谢物中，我们选中 VIP 值排在前 50 位的差异代谢物。通过从数据矩阵计算出的 FC 值对这些代谢物进行排序，结果表明，"发汗"丹参的吲哚乙酸含量最高，是非"发汗"丹参的 7.54 倍，而厚鳞茶渍酸的含量仅为非"发汗"丹参的 5% 左右。"发汗"丹参和非"发汗"丹参之间的代谢物存在显著差异，丹参发汗加工过程中化合物的含量发生了显著变化。研究发现，吲哚乙酸作为一种植物激素，具有促进抗炎反应和治疗效果的功能，先前的研究表明，吲哚乙酸可以剂量依赖的方式抑制肿瘤细胞的侵袭、迁移和细胞增殖。据报道，厚鳞茶渍酸具有抗氧化和心血管保护作用。这些 Top 差异代谢物各有药理作用，它们协同作用，改善丹参的药理活性。

（六）新生成和消失的化合物

通过比较每个物质峰的碎片离子强度之和，我们发现有 58 个物质峰只出现在"发汗"丹参中，从中鉴定出 31 种代谢物，其中有 19 种来自正离子模式，12 种来自负离子模式。有 99 个物质峰只能在非"发汗"丹参中检测到，从中鉴定出 49 种代谢物，其中 27 种来自正离子模式，22 种来自负离子模式（图 7-5A）。在鉴定出的这 80 个（"发汗"组 31 个，非"发汗"组 49 个）独有代谢物中，有 20、9、6、4、4、3 个化合物分别属于羧酸及其衍生物、聚酮类化合物、脂肪酰基化合物、黄酮类化合物、异戊烯醇类化合物、苯及其取代物。

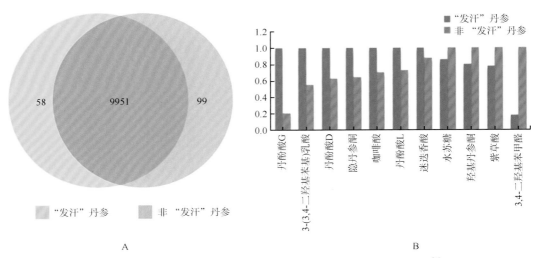

图 7-5 "发汗"丹参和非"发汗"丹参差异特征代谢物的比较[1]

A.韦恩图表示"发汗"后新生成和消失的化合物；B."发汗"丹参和非"发汗"丹参中差异特征代谢物的含量

（七）发汗丹参的特征性代谢物分析

丹参酮和丹酚酸是丹参中具有显著生物活性的两类特征性生物活性物质。在本次非靶向代谢组学研究中，共检测到 23 个丹参酮和丹酚酸的特异性化合物，其中 11 个化合物的含量存在显著差异。在这 11 种特征性差异代谢物中，"发汗"后有 7 种代谢物含量增加，4 种代谢物含量降低。此外，在"发汗"后，丹参中丹酚酸 G 含量增加幅度最大，而 3，4- 二羟基苯甲醛含量降低幅度最大（图 7-5B）。结合前人对丹参中 10 个目标特征性代谢物的指纹图谱的研究，可以得出结论：大部分丹参酮和丹酚酸的含量在"发汗"后发生了变化。

第二节 不同基原蝉蜕药材质量一致性评价研究

蝉蜕是蝉科（Cicadidae）多种蝉的若虫羽化时脱落下的皮壳，为常用中药材。黑蚱 *Cryptotympana pustulata* Fabricius 为 2020 年版《中国药典》收载的蝉蜕药材唯一法定基源。近年来，蝉蜕临床应用范围日益扩大，但当前蝉蜕药材品种混乱。据文献记载，除黑蚱外，山蝉 *Auritibicen flammatus*、华南蚱蝉 *C. mandrina*、螗蛄 *Platypleura kaempferi* 等昆虫的皮壳在我国多地也作为蝉蜕使用。然而，各品种与法定基源的蝉蜕药材内在质量是否相同，尚未见报道。为了保证蝉蜕药材质量和临床疗效，对不同基原的蝉蜕药材进行质量一致性评价是当前亟待解决的科学问题。本研究建立基于 UPLC-Q-TOF-MS/MS 的化学轮廓表征方法，对蝉蜕小分子成分进行全成分表征，并对其主要的特征性成分——乙酰多巴胺寡聚体进行半定量分析，从整体化学轮廓和主要成分含量角度评估四个基源蝉蜕的质量一致性，为蝉蜕资源合理利用提供科学依据和数据支撑。

一、样品处理与数据采集

（一）样品制备

精密称定过 3 号筛的蝉蜕药材粉末 1g，加入 10ml 80% 甲醇置具塞试管中，称定重量，超声（400W，25kHz）提取 1h，再称定重量，用 80% 甲醇补足减失的重量；提取物离心（13 000r/min，10min），取上清 1ml，用 80% 甲醇稀释并定容至 10ml，即得；每批药材平行制备三份样品。

（二）样品测定条件

应用 Waters ACQUITY UPLC™ 液相色谱仪，SYNAPT G2-SQ-TOF 质谱仪（美国 Waters 公司）分析。色谱、质谱条件如下：

色谱柱：Waters ACQUITY HSS C18（100mm×2.1mm，1.8μm）；柱温：40℃；样品盘温度：15℃；进样量：2μl；流动相：0.1% 甲酸乙腈（A）-0.1% 甲酸水溶液（B）；梯度洗脱：0～10min，15%～50% A；10～10.5min，50%～95% A，10.5～12.5min，95% A；流速：0.4ml/min。

电喷雾离子源（electrospray ionization，ESI），正离子扫描模式；毛细管电压 3000V，锥孔电压 40V；源温度 120℃；脱溶剂温度 450℃；脱溶剂气流速 800L/h；锥孔气流速 50L/h；碰撞能量：30～60eV；质量扫描范围 *m/z* 50～1500Da。采用亮氨酸 - 脑啡肽（leucine-enkephalin，ESI+：*m/z* 556.2771）溶液为校正液。所有质谱数据由 MassLynx 软件（4.1 版，美国 Waters 公司）处理。

（三）数据处理

通过查询 PubMed、CNKI、SciFinder 等数据库，建立蝉蜕化学成分数据库，总结从蝉蜕药材中分离或鉴定的每种已知化合物的名称、分子式、分子量、化学结构等信息。通过匹配其准确分子量与计算分子量的准确度（ppm 值小于 5）来确定其准分子离子峰 $[M+Na]^+$ 和 $[M+H]^+$，以及碎片离子的分子组成，从而推导出经验分子式。

二、代谢组学研究

（一）不同基源蝉蜕化学成分表征

采用 UPLC-Q-TOF-MS/MS 技术，在正离子模式下得到四个基源蝉蜕样品（图 7-6）：黑蚱、山蝉、华南蚱蝉、螳蛄的基峰离子流图（图 7-7）。依据化合物的精确分子量、碎片离子，比对对照品标准图谱、化学成分数据库及文献报道，从四个基源的蝉蜕样本中共鉴定出 34 种乙酰多巴胺聚体类成分，包括 4 种乙酰多巴胺二聚体，11 种乙酰多巴胺三聚体，10 种乙酰多巴胺四聚体和 9 种乙酰多巴胺五聚体，结果列于表 7-1。

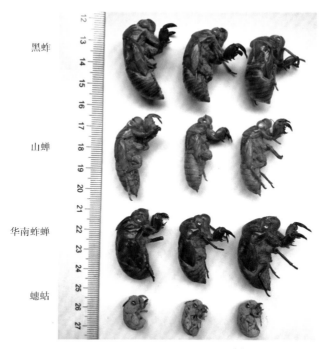

图 7-6 四个基源蝉蜕药材图[2]

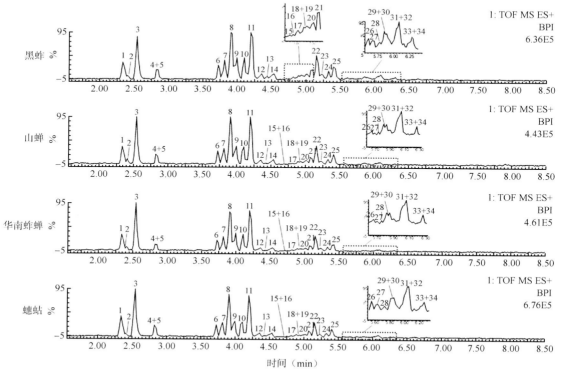

图 7-7 正离子模式下四个基源蝉蜕样品 BPI 图[2]

表 7-1 蝉蜕化学成分鉴定 [2]

编号	化合物	分子式	保留时间(min)	分子离子	检测质量数(Da)	理论质量数(Da)	误差(ppm)	碎片离子
1	N-乙酰多巴胺二聚体 A^a	$C_{20}H_{22}N_2O_6$	2.33	$[M+H]^+$	387.1555	387.1556	-0.3	328.1185, 269.0808, 194.0813, 192.0661, 150.0558
2	N-乙酰多巴胺三聚体侧链异构体	$C_{30}H_{29}N_3O_9$	2.40	$[M+H]^+$	576.1973	576.1982	-1.6	517.1580, 192.0649, 150.0544
3	N-乙酰多巴胺二聚体 B^a	$C_{20}H_{22}N_2O_6$	2.54	$[M+H]^+$	387.1559	387.1556	0.8	328.1184, 269.0816, 192.0662, 150.0555
4	N-乙酰多巴胺二聚体	$C_{20}H_{22}N_2O_6$	2.83	$[M+H]^+$	387.1558	387.1556	0.5	328.1178, 269.0813, 192.0658, 150.0554
5	N-乙酰多巴胺二聚体侧链异构体	$C_{20}H_{20}N_2O_6$	2.83	$[M+Na]^+$	407.1213	407.1219	-1.5	385.1385, 192.0646, 150.0550
6	N-乙酰多巴胺三聚体	$C_{30}H_{31}N_3O_9$	3.72	$[M+H]^+$	578.2143	578.2139	0.7	192.0662, 150.0560
7	N-乙酰多巴胺三聚体	$C_{30}H_{31}N_3O_9$	3.82	$[M+H]^+$	578.2144	578.2139	0.9	192.0652, 150.0554
8	N-乙酰多巴胺三聚体	$C_{30}H_{31}N_3O_9$	3.90	$[M+H]^+$	578.2143	578.2139	0.7	192.0662, 150.0564
9	N-乙酰多巴胺三聚体	$C_{30}H_{31}N_3O_9$	4.00	$[M+H]^+$	578.2144	578.2139	0.9	192.0659, 150.0552
10	N-乙酰多巴胺三聚体	$C_{30}H_{31}N_3O_9$	4.10	$[M+H]^+$	578.2142	578.2139	0.5	192.0666, 150.0555
11	N-乙酰多巴胺三聚体	$C_{30}H_{31}N_3O_9$	4.20	$[M+H]^+$	578.2146	578.2139	1.2	192.0655, 150.0569
12	N-乙酰多巴胺三聚体	$C_{30}H_{31}N_3O_9$	4.35	$[M+H]^+$	578.2137	578.2139	-0.3	192.0654, 150.0561
13	N-乙酰多巴胺三聚体侧链异构体	$C_{30}H_{29}N_3O_9$	4.44	$[M+H]^+$	576.1984	576.1982	0.3	192.0653, 150.0543
14	N-乙酰多巴胺三聚体	$C_{30}H_{31}N_3O_9$	4.53	$[M+H]^+$	578.2130	578.2139	-1.6	387.1542, 192.0661
15	N-乙酰多巴胺三聚体侧链异构体	$C_{30}H_{29}N_3O_9$	4.71	$[M+H]^+$	576.1979	576.1982	-0.5	192.0653, 150.0562
16	N-乙酰多巴胺四聚体	$C_{40}H_{40}N_4O_{12}$	4.75	$[M+H]^+$	769.2728	769.2721	0.9	383.1223, 192.0660, 150.0556
17	N-乙酰多巴胺四聚体	$C_{40}H_{40}N_4O_{12}$	4.82	$[M+H]^+$	769.2724	769.2721	0.4	383.1234, 192.0670, 150.0560
18	N-乙酰多巴胺四聚体	$C_{40}H_{40}N_4O_{12}$	4.89	$[M+H]^+$	769.2725	769.2721	0.5	192.0661, 150.0560
19	N-乙酰多巴胺四聚体	$C_{40}H_{40}N_4O_{12}$	4.93	$[M+H]^+$	769.2721	769.2721	0.4	383.1229, 192.0660, 150.0560
20	N-乙酰多巴胺四聚体	$C_{40}H_{40}N_4O_{12}$	5.02	$[M+H]^+$	769.2720	769.2721	-0.1	383.1227, 192.0653, 150.0560
21	N-乙酰多巴胺四聚体	$C_{40}H_{40}N_4O_{12}$	5.09	$[M+H]^+$	769.2723	769.2721	0.3	192.0655, 150.0560
22	N-乙酰多巴胺四聚体	$C_{40}H_{40}N_4O_{12}$	5.15	$[M+H]^+$	769.2728	769.2721	0.9	192.0656, 150.0560
23	N-乙酰多巴胺四聚体	$C_{40}H_{40}N_4O_{12}$	5.23	$[M+H]^+$	769.2729	769.2721	1.0	383.1226, 192.0656, 150.0560

续表

编号	化合物	分子式	保留时间（min）	分子离子	检测质量数（Da）	理论质量数（Da）	误差（ppm）	碎片离子
24	N-乙酰多巴胺四聚体	$C_{40}H_{49}N_4O_{12}$	5.33	$[M+H]^+$	769.2726	769.2721	0.6	383.1223，192.0643，150.0560
25	N-乙酰多巴胺四聚体	$C_{40}H_{49}N_4O_{12}$	5.41	$[M+H]^+$	769.2729	769.2721	1.0	192.0647，150.0560
26	N-乙酰多巴胺五聚体	$C_{50}H_{49}N_5O_{15}$	5.61	$[M+H]^+$	960.3303	960.3303	0.0	598.1804，383.1232，214.0484，192.0657，150.0557
27	N-乙酰多巴胺五聚体	$C_{50}H_{49}N_5O_{15}$	5.67	$[M+H]^+$	960.3363	960.3303	-4.2	598.1816，383.1233，192.0650，150.0559
28	N-乙酰多巴胺五聚体	$C_{50}H_{49}N_5O_{15}$	5.79	$[M+H]^+$	960.3293	960.3303	-1.0	598.1813，383.1239，192.0666，150.0562
29	N-乙酰多巴胺五聚体	$C_{50}H_{49}N_5O_{15}$	5.85	$[M+H]^+$	960.3286	960.3303	-1.8	598.1819，192.0655
30	N-乙酰多巴胺五聚体	$C_{50}H_{49}N_5O_{15}$	5.89	$[M+H]^+$	960.3282	960.3303	-2.2	598.1823，383.1229，214.0492，192.0661，150.0552
31	N-乙酰多巴胺五聚体	$C_{50}H_{49}N_5O_{15}$	6.05	$[M+H]^+$	960.3298	960.3303	-0.5	598.1822，192.0654
32	N-乙酰多巴胺五聚体	$C_{50}H_{49}N_5O_{15}$	6.09	$[M+H]^+$	960.3303	960.3303	0.0	598.1829，383.1238，214.0499，192.0657，150.0552
33	N-乙酰多巴胺五聚体	$C_{50}H_{49}N_5O_{15}$	6.25	$[M+H]^+$	960.3273	960.3303	-3.1	598.1820，383.1234，214.0496，192.0652，150.0548
34	N-乙酰多巴胺五聚体	$C_{50}H_{49}N_5O_{15}$	6.30	$[M+H]^+$	960.3292	960.3303	-1.1	598.1811，383.1215，214.0482，192.0666，150.0542

a：与对照品比对后鉴定的化合物

（二）蝉蜕中乙酰多巴胺寡聚体的质谱裂解规律总结

1. 乙酰多巴胺二聚体类成分裂解规律

峰 1、峰 3 和峰 4 是一组在 *m/z* 387.1558～387.1561 处具有相同准分子离子峰的同分异构体，提示分子式为 $C_{20}H_{23}N_2O_6$。峰 1、峰 3 与 *N*-乙酰多巴胺二聚体 A 和 *N*-乙酰多巴胺二聚体 B 对照品的 RT、精确分子质量和质谱裂解规律相同。因此，将峰 1 和峰 3 分别鉴定为 *N*-乙酰多巴胺二聚体 A 和 *N*-乙酰多巴胺二聚体 B。以峰 1 为例，*m/z* 328.1185 处的碎片离子是由乙酰氨基与母离子裂解而生成，产生了 59 Da 的中性丢失。*m/z* 269.0808 处的碎片离子是由准分子离子连续丢失 2 个乙酰氨基所致。*m/z* 192.0661 碎片离子是由母离子丢失了二羟基苯基和一个侧链 $CH_2CH_2NHCOCH_3$ 生成。而 *m/z* 150.0558 比 *m/z* 192.0661 离子少了 42Da，对应丢失了一分子乙酰基。*m/z* 194.0813 碎片离子是由母离子丢失一分子的乙酰多巴胺生成。峰 4 的二级质谱图与峰 1 极为相似。因此，推测峰 4 为峰 1 或峰 3 的同分异构体。

2. 乙酰多巴胺二聚体侧链异构体类成分裂解规律

峰 5 的 [M+Na]$^+$ 峰和 [M+H]$^+$ 峰分别为 407.1213 和 385.1385。特征性碎片离子 *m/z* 192.0646 和 *m/z* 150.0550 表明该化合物具有乙酰多巴胺结构。与 *N*-乙酰多巴胺二聚体 A 的裂解碎片相比，峰 5 的准分子离子 *m/z* 385.1385 和丢失一分子乙酰氨基得到的碎片离子 *m/z* 326.0998 与峰 1 相比均少了 2 Da，推测其可能为乙酰多巴胺二聚体在侧链形成了双键的侧链异构体。

3. 乙酰多巴胺三聚体类成分裂解规律

峰 6～峰 12 和峰 14 为一组同分异构体，准分子离子峰为 *m/z* 578.2130～578.2146，提示分子式为 $C_{30}H_{32}N_3O_9$。以峰 6 为例，与对照品 *N*-乙酰多巴胺二聚体 A（峰 1）相比，峰 6 的准分子离子峰碎片离子比峰 1 多 191Da。特征性碎片离子 *m/z* 192.0662 是由母离子丢失一分子乙酰氨基哌氧环烷、二羟基苯基和侧链 $CH_2CH_2NHCOCH_3$ 产生，提示峰 6 具有乙酰多巴胺结构，且比峰 1 多一分子乙酰多巴胺。根据裂解规律特点，推断该化合物为乙酰多巴胺三聚体。其他 7 个峰的质谱裂解碎片与峰 6 相似，均为乙酰多巴胺三聚体异构体。

4. 乙酰多巴胺三聚体侧链异构体类成分裂解规律

峰 2、峰 13 和峰 15 的准分子离子峰为 *m/z* 576.1979～576.1992，提示分子式为 $C_{30}H_{30}N_3O_9$。以峰 2 为例，特征性碎片离子 *m/z* 192.0649 表明该化合物具有乙酰多巴胺结构单元。[M+H]$^+$ 峰与乙酰多巴胺三聚体的准分子离子峰（*m/z* 578.2146）相比少 2 Da，提示母核上可能比乙酰多巴胺三聚体多一个双键。碎片离子 *m/z* 517.1580 是由母离子失去一分子乙酰氨基而产生，推测母核比三聚体存在双键。进而推测该化合物为乙酰多巴胺三聚体的侧链双键异构体。

5. 乙酰多巴胺四聚体类成分裂解规律

峰 16～峰 25 为一组同分异构体，[M+H]$^+$ 峰为 *m/z* 769.2720～769.2729，提示分子式为 $C_{40}H_{41}N_4O_{12}$。以峰 16 为例，*m/z* 383.1223 碎片离子相对于 *m/z* 769.2728 分子离子峰，少了 386Da，提示丢失一分子二聚体结构单元。碎片离子 *m/z* 383.1223 继续丢失一分子乙酰氨

基哌氧环烷，生成 m/z 192.0660 的特征性碎片离子。根据其裂解规律，推断该化合物为乙酰多巴胺四聚体。其他 9 个峰的碎片离子的裂解规律与峰 16 相似，推断为峰 16 的同分异构体，均为乙酰多巴胺四聚体化合物。

6. 乙酰多巴胺五聚体类成分裂解规律

峰 26 ～峰 34 有相同的分子离子峰 m/z 960.3259 ～ 960.3303，提示分子式为 $C_{50}H_{49}N_5O_{15}$。以峰 26 为例，m/z 982.3115 和 m/z 960.3303 分别为 [M+Na]$^+$ 和 [M+H]$^+$ 峰。特征性碎片离子 m/z 192.0657 和 m/z 150.0557 提示该化合物属于乙酰多巴胺类化合物。碎片离子 m/z 767.2541 是由母离子丢失一分子乙酰多巴胺片段生成，进一步丢失一分子乙酰多巴胺片段生成碎片离子 m/z 576.1949，继续丢失一分子乙酰多巴胺，则产生特征碎片离子 m/z 385.1358。在 m/z 383.1222 处的碎片离子则由母离子丢失 2 个乙酰氨基哌氧环烷，1 个二羟基苯基和侧链 $CH_2CH_2NHCOCH_3$。根据聚合度的不同，鉴定峰 26 为乙酰多巴胺五聚体，峰 27 ～峰 34 为其同分异构体。

（三）不同基原蝉蜕乙酰多巴胺寡聚体的半定量分析

本研究对 N- 乙酰多巴胺二聚体 A 和 N- 乙酰多巴胺二聚体 B 进行了绝对定量。因其他结构寡聚体母核与二聚体 A、B 的结构相同，依据对照品乙酰多巴胺二聚体 A 的标准曲线对其他成分进行半定量。

1. 方法学考察

两种乙酰多巴胺二聚体均在线性范围内显示良好的线性（$R^2 > 0.9980$）；日内和日间精密度 RSD 分别小于 3.46%、4.96%；重复性 RSD 均低于 6.50%；稳定性 RSD 均不超过 5.28%；加样回收率在 88.14% ～ 93.13%；基质效应小于 12.19%，表明基质干扰较小。

方法学考察结果显示，所建立的 UPLC-Q-TOF-MS/MS 分析方法具有良好的线性、灵敏度、精密度、重复性、稳定性和准确度，且基质干扰较小，可用于中药蝉蜕的定量分析。

2. 定量结果

对已有对照品的 2 种成分进行定量。各批次蝉蜕定量结果见表 7-2。

3. 半定量结果

由于母核相同，依据对照品 N- 乙酰多巴胺二聚体 A 的标准曲线对其他不同聚合度的 N- 乙酰多巴胺寡聚体进行半定量。各个基原蝉蜕样本中总二聚体、二聚体侧链异构体、三聚体、三聚体侧链异构体、四聚体、五聚体半定量结果如图 7-8 所示，总乙酰多巴胺寡聚体的含量在山蝉中为 5.91mg/g，在黑蚱中为 3.87mg/g，在华南蚱蝉中为 3.76mg/g，在蟪蛄中为 1.58mg/g。山蝉、华南蚱蝉和蟪蛄中的聚体含量分别是黑蚱蝉的 152.71%、97.16%、40.83%，蟪蛄含量明显低于黑蚱。此外，山蝉（10.1：1.1：10.0：1.1：3.5：1.0）和华南蚱蝉（14.2：1.4：14.5：1.4：4.5：1.0）中二聚体、二聚体侧链异构体、三聚体、三聚体侧链异构体、四聚体、五聚体含量比与黑蚱（10.8：1.7：10.8：1.6：3.8：1.0）类似，而蟪蛄（40.5：4.6：30.6：4.4：6.6：1.0）与黑蚱相差较大。

表 7-2　四个基源蝉蜕样本中 N- 乙酰多巴胺二聚体 A 和 N- 乙酰多巴胺二聚体 B 的含量测定结果（n=3, mg/g）[2]

样品批号	基源	二聚体 A	二聚体 B	样品批号	基源	二聚体 A	二聚体 B	样品批号	基源	二聚体 A	二聚体 B
JSPACM-66-2-2	黑蚱	0.404	0.400	JSPACM-66-24	黑蚱	0.733	0.730	JSPACM-66-20-2	华南蚱蝉	0.804	0.748
JSPACM-66-3	黑蚱	0.363	0.388	JSPACM-66-28-2	黑蚱	0.727	0.798	JSPACM-66-28-1	华南蚱蝉	0.817	0.815
JSPACM-66-4	黑蚱	0.746	0.781	JSPACM-66-29	黑蚱	0.646	0.719	JSPACM-66-36	华南蚱蝉	0.496	0.504
JSPACM-66-5-2	黑蚱	0.577	0.597	JSPACM-66-39	黑蚱	0.575	0.606	JSPACM-66-38	华南蚱蝉	0.804	0.823
JSPACM-66-6-1	黑蚱	0.778	0.877	JSPACM-66-40	黑蚱	0.654	0.666	JSPACM-66-2-3	蟪蛄	0.412	0.419
JSPACM-66-8	黑蚱	0.825	0.824	JSPACM-66-42	黑蚱	0.387	0.408	JSPACM-66-22-3	蟪蛄	0.382	0.375
JSPACM-66-9	黑蚱	0.588	0.581	JSPACM-66-43	黑蚱	0.402	0.439	JSPACM-66-33-3	蟪蛄	0.377	0.417
JSPACM-66-10	黑蚱	0.972	0.960	JSPACM-66-7	山蝉	0.974	0.962	JSPACM-66-34	蟪蛄	0.096	0.102
JSPACM-66-11	黑蚱	0.779	0.762	JSPACM-66-14	山蝉	1.132	1.076				
JSPACM-66-12	黑蚱	0.580	0.595	JSPACM-66-20-1	山蝉	1.157	1.083				
JSPACM-66-13	黑蚱	0.444	0.433	JSPACM-66-25	山蝉	0.568	0.572				
JSPACM-66-15	黑蚱	0.755	0.767	JSPACM-66-26	山蝉	0.909	0.884				
JSPACM-66-16	黑蚱	0.510	0.522	JSPACM-66-27-1	山蝉	0.813	0.870				
JSPACM-66-17	黑蚱	0.634	0.601	JSPACM-66-30	山蝉	1.157	1.273				
JSPACM-66-18	黑蚱	0.582	0.560	JSPACM-66-32	山蝉	1.347	1.337				
JSPACM-66-19	黑蚱	0.519	0.519	JSPACM-66-33-2	山蝉	0.766	0.808				
JSPACM-66-21	黑蚱	0.602	0.596	JSPACM-66-2-1	华南蚱蝉	0.256	0.258				
JSPACM-66-22-2	黑蚱	0.667	0.649	JSPACM-66-5-1	华南蚱蝉	0.736	0.749				
JSPACM-66-23	黑蚱	0.603	0.593	JSPACM-66-6-2	华南蚱蝉	0.554	0.614				

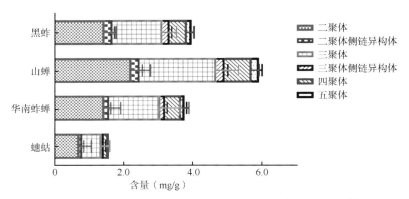

图 7-8　四个基源蝉蜕样品中各乙酰多巴胺聚体总量比较 [2]

本研究采用 UPLC-Q-TOF-MS/MS 技术对四个不同基源蝉蜕样本进行全成分表征和定量研究，评价多基源蝉蜕质量一致性。通过精确质量数和质谱裂解规律研究，推断蝉蜕小分子主要为乙酰多巴胺的寡聚体类成分，对不同类型的寡聚体裂解规律进行总结，共鉴定出 34 种乙酰多巴胺聚体类成分，包括 4 个乙酰多巴胺二聚体、11 个三聚体、10 个四聚体和 9 个五聚体；四个基源蝉蜕样品化学轮廓极为相似。山蝉、黑蚱和华南蚱蝉中乙酰多巴胺寡聚体含量较高，且山蝉、华南蚱蝉中不同类型乙酰多巴胺寡聚体的含量比例与黑蚱相近，表明以山蝉和华南蚱蝉为基源的蝉蜕可作为潜在的蝉蜕药材资源。而蟪蛄中乙酰多巴胺寡聚体含量和不同寡聚体比例与黑蚱差异较大，是否可以作为蝉蜕入药，还需进一步从药效等方面加以系统评估。

第三节　三个生态型肉苁蓉的品质变异及其潜在调控机制研究

肉苁蓉（*Cistanche deserticola*）是一种药食两用的荒漠寄生植物。为探究肉苁蓉对不同生态环境的响应，本研究采用转录组（RNA-seq）和代谢组（LC-ESI-MS/MS）技术分析三个生态型（盐碱地、草地和沙地）的肉苁蓉。代谢组共鉴定 578 个代谢产物，以 VIP > 0.5 和 FC > 2 为阈值筛选出三个生态型之间分别存在 218、209 和 215 个差异代谢物。肉苁蓉的主要活性成分苯乙醇苷类（phenylethanoid glycosides，PhGs）在盐碱地中高于另外两个生态型，其中 2′- 乙酰基毛蕊花糖苷（2′-acetylacteoside）可作为化学标志物区分三个生态型。RNA-Seq 结果显示，三个生态型共有 52 043 个 unigenes，分别有 947、632 和 97 个差异表达基因（DEGs）。将代谢组和转录组进行关联分析，鉴定与苯乙醇苷类（PhGs）生物合成相关的 12 个关键的 DEGs。其中 *PAL*、醛固酮 *H* 和 *GOT* 基因在盐碱地的表达量显著高于其他两个生态型。综上所述，盐碱地肉苁蓉的 PhGs 含量高于其他生态型，可能是 PhGs 生物合成基因响应盐碱胁迫，表达量上调导致。

一、样品处理与数据采集

（一）样品制备

新鲜肉苁蓉样品来自三种不同的生态型，分别为新疆艾比湖（盐碱地）、新疆图拉村（草原）和内蒙古阿拉善左旗（沙地）（图7-9）。标本存放于中国医学科学院北京药用植物研究所的植物标本室。将多汁的肉质茎组织清洗后切成小块，并立即在液氮中冷冻，在 –80℃下保存备用。

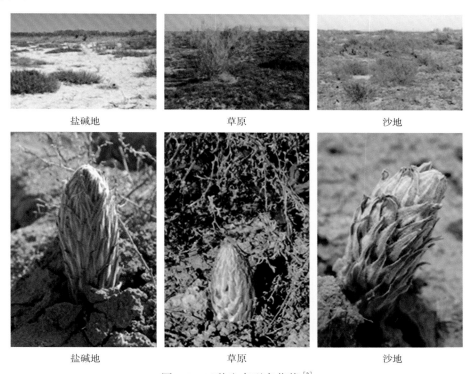

| 盐碱地 | 草原 | 沙地 |

| 盐碱地 | 草原 | 沙地 |

图7-9 三种生态型肉苁蓉[3]

（二）样品测量条件

数据采集仪器系统主要包括 Shim-pack UFLC SHIMADZU CBM30A 超高效液相色谱（岛津，日本）和 6500 QTRAP 质谱（Applied Biosystems 公司，美国）。液相色谱条件如下：

色谱柱：Waters ACQUITY UPLC HSS T3 C18 柱（100mm×2.1mm，1.8μm）。流动相：A 为乙腈（0.04% 乙酸），B 为超纯水（0.04% 乙酸）。洗脱梯度：0 ～ 11min，95% ～ 5% B；11 ～ 12min，5% B；12 ～ 12.1min，5% ～ 95% B；12.1 ～ 15min，95% B。流速 0.4ml/min；柱温 40℃；进样量 2μl。

质谱条件主要包括：ESI 源，源温度 500℃，离子喷雾电压 5500V，气帘气（curtain gas，CUR）25psi，碰撞诱导电离（collision-activated dissociation，CAD）参数设置为高。在三重四级杆（QQQ）中，每个离子对是根据优化的去簇电压（declustering potential，DP）和碰撞能量（collision energy，CE）进行扫描检测。

（三）数据处理

将通过 LC-MS 得到的质谱数据基于代谢物信息数据库 MWDB（迈维代谢有限公司自建数据库）中的代谢物二级质谱信息，定性并相对定量初级、次级代谢物。所有数据均由 Analyst 1.6.1 软件分析，采用多元统计分析建立相应的模型对实验所得的大量数据进行归纳分析，包括 PCA、PLS-DA 和 OPLS-DA。

二、代谢组学研究

（一）代谢谱分析

应用 UPLC-MS/MS 的总离子色谱图的正负离子模式，鉴定了 578 种代谢产物，其中初级代谢产物为 221 种，次级代谢产物为 357 种。这三种生态型中最丰富的代谢产物是核苷酸及其衍生物、氨基酸及其衍生物、脂肪酸、苯丙烷、植物激素、有机酸及其衍生物、羟基肉桂酰基衍生物和类黄酮等。脂质和氨基酸及其衍生物的差异代谢物占比最大。

PCA 的结果［图 7-10（a）］表明，三种生态型聚集在不同的区域，表明其代谢组分存在显著差异。来自盐碱地的样品主要集中在该图的左上方，表明主要成分 1（PC1）和 PC2 有助于样品的分离。草地样品主要集中在该图的右半部分，表明 PC2 对它们的影响很大。沙地中的样本与其他两组样本相距甚远。同时，在三种生态型的比较中观察到了 OPLS-DA 模型的高可预测性（Q^2）［图 7-10（c）］。

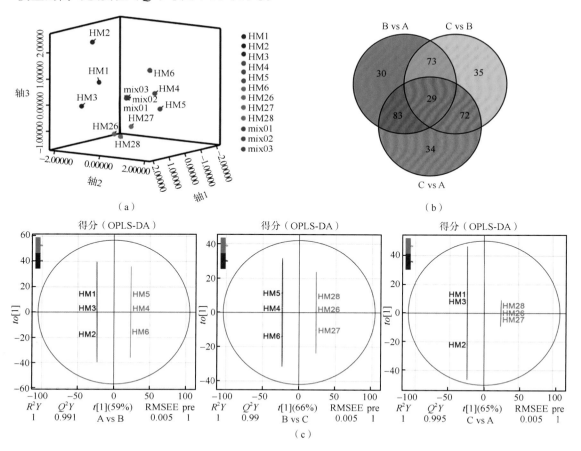

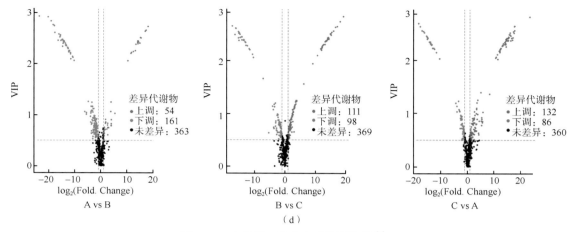

图 7-10　肉苁蓉三种生态型代谢物谱[3]

（a）PCA 得分图。HM1 ～ 3 是来自盐碱地的样品，HM4 ～ 6 是来自草地的样品，HM26 ～ 28 是来自沙地的样品，mix 01 ～ 03 是用于质量控制的样品；（b）代谢物韦恩图；（c）OPLS-DA 得分图；（d）火山图。A：盐碱地；B：草原；C：沙地

（二）差异代谢物分析

使用 SIMCA-P 软件对每个样品的质量峰强度进行归一化和 Pareto-scaled。进行了 PCA 和 OPLS-DA，并从 9 个样品（三个生态型 × 三个生物学重复）的数据中观察了三种生态型肉苁蓉的代谢物组成差异。以 VIP ≥ 0.5，FC ≥ 2 或 ≤ 0.5 为阈值筛选差异代谢物。

韦恩图［图 7-10（b）］和火山图［图 7-10（d）］展示差异代谢物筛选的结果，盐碱地和草地之间有 215 种差异代谢物（54 种上调，161 种下调），草地和沙地之间分别产生了209 种代谢产物（111 种上调和 98 种下调），沙地和盐碱地之间有 218 种差异代谢产物（132种上调和 86 种下调）。将三种生态型的差异代谢物映射到 KEGG 数据库。差异代谢物主要集中在"代谢途径"、"次生代谢产物的生物合成"等方面。

（三）转录组与代谢组关联分析

对代谢组和转录组数据进行联合分析，使用 R 的 cor 程序，筛选标准为皮尔逊相关系数> 0.8。分析苯乙醇类糖苷代谢物与其关键基因之间的相关性。代谢组和转录组的关联网络使用 Cytoscape（版本 3.7.0）可视化。

相关分析的结果表明，盐碱地中 *PAL*、*GOT* 和醛固酮 *H* 基因的上调是盐碱地中肉苁蓉品质最佳的潜在原因。2′- 乙酰基毛蕊花糖苷可以用作判断肉苁蓉的三种生态型的标志物。基于 KEGG 数据库构建了与 PhGs 生物合成相关的代谢途径图，并标记了该途径中三种生态型肉苁蓉的差异代谢物和 DEGs（图 7-11）。它主要包括三个 KEGG 途径："苯丙烷生物合成（Ko00940）"，"苯丙氨酸、酪氨酸和色氨酸生物合成（Ko00400）"和"酪氨酸代谢（Ko00350）"。图 7-12 表明，盐碱地沙肉苁蓉中的 *PAL*（EC：4.3.1.24；c123670_g1，c131638_g1）和 *GOT*（EC：2.6.1.1；c133601_g1）的表达明显高于沙地。与沙地相比 *CYP98A3*（EC：1.14.14.96；c129115_g1）基因下调。盐碱地和沙地相比，苯丙氨酸、对香豆酸和阿魏酸的含量上调。相反，酪氨酸和咖啡酸的含量下调。

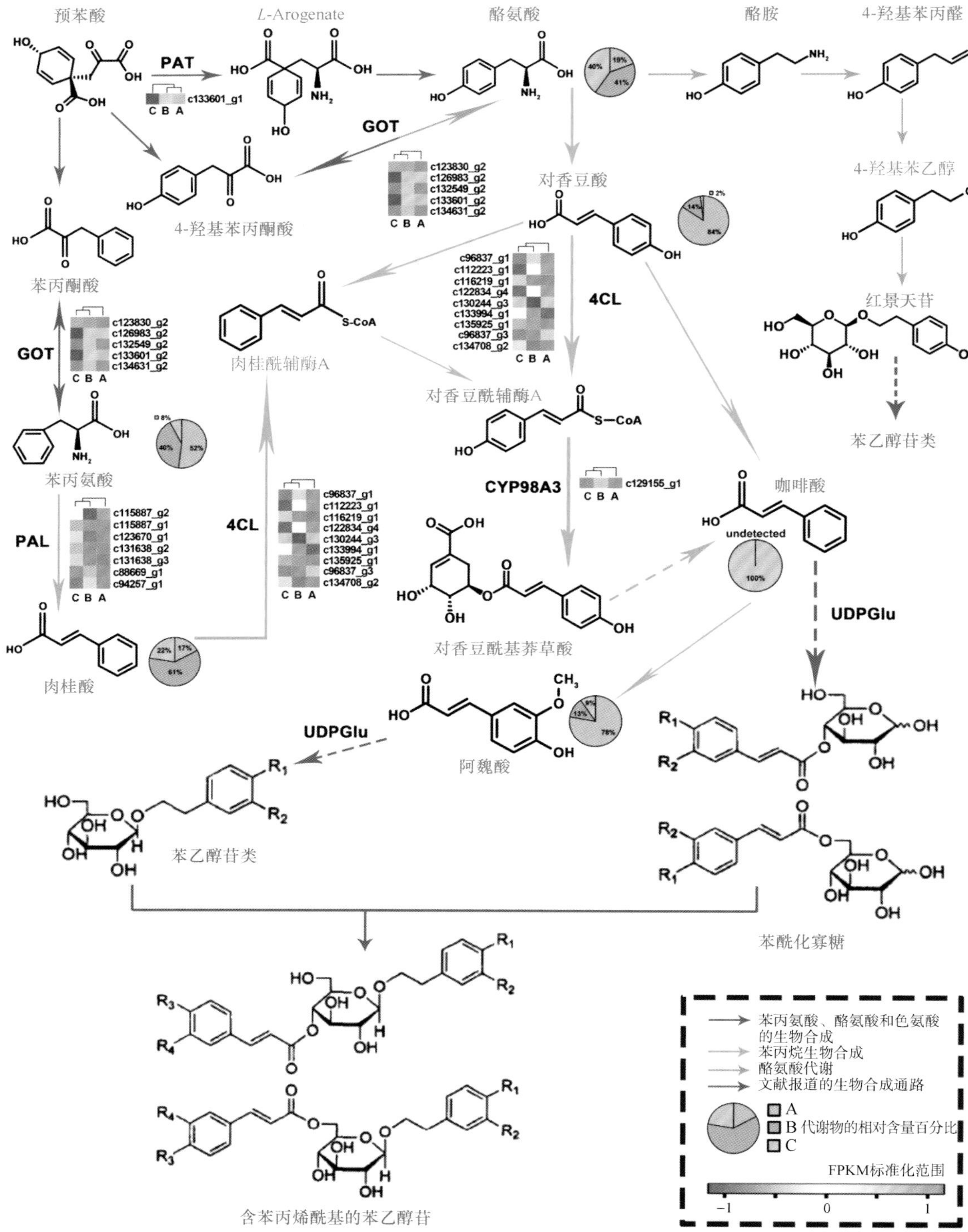

图 7-11　三种肉苁蓉肉质茎的 PhGs 生物合成途径和基因[3]

紫色箭头表示苯丙氨酸、酪氨酸和色氨酸的生物合成途径。粉色箭头代表苯丙烷的生物合成途径。蓝色箭头代表酪氨酸代谢途径。灰色箭头代表文献中的途径。苯丙氨酸氨裂合酶（*PAL*，EC：4.3.1.24），4- 香豆酸酯 -CoA 连接酶（*4CL*，EC：6.2.1.12），谷丙转氨酶（*GOT .PAT*，EC：2.6.1.1），*CYP98A3*（EC：1.14.14.96）。A：盐碱地；B：草地；C：沙地

韦恩图［图 7-10（b）］推断出盐碱地和沙地之间的代谢物差异最显著（218 种差异代谢物和 947 个 DEGs）。因此进行了两个生态型的 PhGs 相关差异代谢物与 DEGs 相关性分析。鉴定出具有强相关性的（皮尔逊相关系数＞0.8）代谢物和 DEGs。网络显示 74 个 DEGs 被分为两个簇（Ⅰ~Ⅱ），而 91 个差异代谢物则被分为两组（Ⅲ~Ⅳ）（图 7-12）。*PAL*（c123670_g1，簇Ⅲ）与 *N*-acetyl-5-hydroxytryptamine 等含量呈强正相关，而与 3-*O*-*p*-coumaroyl shikimic acid *O*-hexoside 的含量呈负相关。醛固酮 *H*（c117064_g1，簇Ⅳ）与 *N*-phenylacetyl-glycine 等的含量呈强正相关，而与 cyanidin 3-*O*-rutinoside（keracyanin）等的含量呈负相关。Cistanoside A（CdM1362，簇Ⅰ）与 c120146_g1、c132923_g1、c124443_g1 等具有很强的正相关性，与 c125353_g2、c116901_g5 等具有很强的负相关性。2′-乙酰基毛蕊花糖苷（CdM1365，簇Ⅱ）与 c137843_g1、c136998_g1 等具有强正相关性，与 c122068_g7、c99060_g1 等具有强负相关性。值得一提的是，在草地和沙地中，2′-乙酰基毛蕊花糖苷与 c111699_g1 基因呈负相关，与 c126768_g2 和 c115158_g1 基因呈正相关。

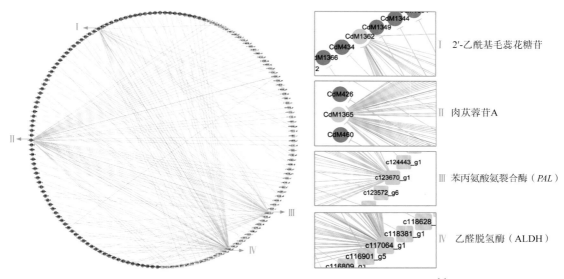

图 7-12　盐碱地和沙地之间的调控基因和代谢物的连接网络[3]

三、苯乙醇苷类分析

（一）实验方法

松果菊苷、毛蕊花糖苷、异毛蕊花糖苷、2′-乙酰基毛蕊花糖苷、肉苁蓉苷 A 标准品均采购自成都曼思特生物科技有限公司，质量分数均大于 95%。甲醇、乙腈、乙醇均采购自美国费希尔（Fisher）公司。

以乙腈（A）-0.2% 甲酸水（B）为流动相进行梯度洗脱：0~10min，10%~15% A；10~30min，15%~40% A。流速 1ml/min，吸收波长、进样量和柱温分别为 330nm、10μl、27℃。

分别精密称定 7 种苯乙醇苷标准品适量，置 2ml 容量瓶中并加甲醇溶液（50%）定容，制成松果菊苷（1.62mg/ml）、2′-乙酰基毛蕊花糖苷（1.52mg/ml）、毛蕊花糖苷（1.4mg/ml）、异毛蕊花糖苷（1.99mg/ml）、肉苁蓉苷 A（1.95mg/ml）的对照品储备液，密封置于 4℃保存备用。用 50% 甲醇溶液分别将对照品溶液稀释为 5～6 个浓度，制作标准曲线。

分别取肉苁蓉干燥肉质茎适量，用打粉机粉碎并过 65 目筛。精密称取约 1g 样品粉末，置于干燥锥形瓶中，加入 35ml 的 50% 甲醇溶液，加塞子称重后置于超声槽（180W，40kHz，30℃）中超声提取 40min，静置冷却到室温后用 50% 甲醇补足重量，摇匀，过滤，再用 0.22μm 疏水微孔滤膜过滤，即得样品溶液，密封置于 4℃保存备用。

（二）结果分析

结果表明，盐碱地中的肉苁蓉品质最好，并且盐碱地中 PhGs 生物合成的关键基因如 *PAL*、*GOT* 和醛固酮 *H* 的表达上调也具有一致性。同时，筛选了与 PhGs 相关的 12 个候选基因。总共检测到了 5 种最能代表肉苁蓉的 PhGs，包括松果菊苷、毛蕊花糖苷、异毛蕊花糖苷、2′-乙酰基毛蕊花糖苷和肉苁蓉苷 A（图 7-13）。盐碱地、草地和沙地中的这 5 种 PhGs 呈下降趋势。盐碱地和沙地之间的 PhGs 存在显著差异。盐碱地中 2′-乙酰基毛蕊花糖苷、异毛蕊花糖苷和毛蕊花糖苷的含量高于其他两个生态型。以上 3 种代谢物在沙地中含量最低。相反，沙地中的肉苁蓉中肉苁蓉苷 A 和毛蕊花糖苷的含量显著高于其他两种生态型。

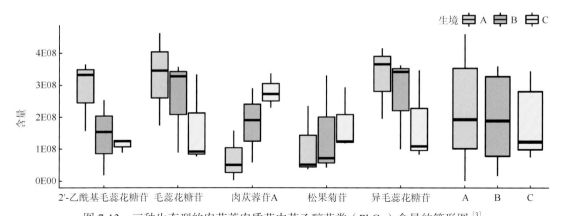

图 7-13　三种生态型的肉苁蓉肉质茎中苯乙醇苷类（PhGs）含量的箱形图[3]

上端和下端分别代表了三个生物重复样品中化合物含量的最大值和最小值，箱子的上端和下端分别代表其第 75 个百分位数和第 25 个百分位数。右边是总 PhGs 的箱形图。A：盐碱地；B：草原，C：沙地

第四节　不同盐胁迫下金银花的代谢组学研究

金银花为忍冬科植物忍冬 *Lonicera japonica* Thunb. 的干燥花蕾或带初开的花。收载于 2020 年版《中国药典》中，具有清热解毒、疏散风热的功效，用于痈肿疔疮、喉痹、丹毒、热毒血痢、风热感冒、温病发热等症。同时，近年来的临床实践也表明金银花具有对 SARS、H1N1 流感和 COVID-19 的预防作用。目前，中国除黑龙江、内蒙古、宁夏、青海、新疆、海南和西藏无自然生长的金银花外，其他各省均有分布；主要集中在山东、河南、陕西、河北、湖北等地。在全球气候变化的背景下，多种生物和非生物因素均可影响药用植物的生长；其中，土壤盐渍化是最常见的非生物因素。由于金银花较强的适应性，及其主产

区土壤盐渍化的加剧，盐胁迫下金银花的品质研究得到越来越多的关注。适度的盐胁迫可促进金银花活性成分（绿原酸和木犀草苷）的积累和合成，提高其药材品质，然而具体的作用机制仍需进一步的探索。由于中药活性成分的复杂性和认知的不全面，一种或几种成分不能完全代表中药的质量。因此，有必要系统研究盐胁迫下金银花中活性成分的合成，以选择最佳的生长环境，提高药材质量。代谢组学的方法已广泛应用于综合分析盐胁迫下药用植物的代谢产物和生物标志物。其中，LC-MS 被认为是代谢组学中最常用的方法之一。本研究采用基于高效液相 - 三重四极杆飞行时间质谱的代谢组学策略，将特征分子提取和多元统计分析应用于研究 4 个不同盐胁迫条件下金银花中代谢物的差异，鉴定 47 个差异代谢标志物，并分析盐胁迫对金银花中初生和次生代谢产物的代谢途径的影响，为盐胁迫下金银花的质量评价和药用价值的提升提供思路和参考。

一、样品处理与数据采集

（一）盐胁迫处理和样品制备

在南京中医药大学药用植物园（东经 118°57′1″，北纬 32°6′5″），将采集于河南省 2 年生的忍冬主根栽于含有约 25kg 干沙土的塑料桶中（高 50cm，上径 34cm，下径 26cm），盐胁迫处理前露天放置。盐处理开始时安装了一个挡雨棚，其他条件与露天环境基本相同。

设置 4 个不同浓度的盐溶液 0mmol/L（对照）、100mmol/L（低盐）、200mmol/L（中盐）和 300mmol/L（高盐）进行胁迫处理，每个浓度设 5 个重复。为了避免植物产生渗透应激反应，将盐水浓度逐渐递增，直到达到设定的盐浓度。胁迫处理以每 3 天每株 2L 的进度执行。整个胁迫期持续 35 天。

采收盐胁迫后 35 天的金银花样品（对照组和盐胁迫组），自然阴干；然后精确称量样品粉末 1.0g（过 50 目筛），用 40ml 70% 甲醇水（v/v）超声提取 45min，放置冷却至室温。然后转移至离心管，以 8050g 离心 10min，取上清液 4℃保存，0.22μm 微孔滤膜过滤，进行 HPLC-Triple TOF-MS/MS 分析。

（二）分析条件

安捷伦 ZORBAX SB-C18 色谱柱（250mm×4.6mm，5μm），柱温为 35℃；流速为 0.3ml/min；线性梯度洗脱系统：流动相 A 为 0.1% 甲酸水溶液，B 为乙腈；样品进样量为 1μl。优化洗脱程序如下：0 ~ 4min，2% B；4 ~ 5min，2% ~ 10% B；5 ~ 25min，10% ~ 18% B；25 ~ 29min，18% ~ 25% B；29 ~ 30min，25% ~ 44% B；30 ~ 33min，44% ~ 48% B；33 ~ 38min，48% ~ 72% B；38 ~ 41min，72% ~ 95% B。

AB SCIEX Triple TOF ^{TM} 5600 System-MS/MS 质谱仪进行正离子和负离子模式扫描，离子喷雾电压：4500/–4500V，源温度：550℃，雾化气气体 1：55psi，脱溶剂气气体 2：55psi，CUR：40psi，DP：100/–100V，碰撞电压：40/–40V。全扫描质量范围设置为 m/z 100 ~ 2000Da，子离子扫描范围设置为 m/z 50 ~ 1500Da。

（三）数据处理

使用 Analyst TF 1.6 软件进行质谱数据的获得。原始数据经 Marker View 1.2.1 软件预处理，去除同位素峰，使数据对齐；然后应用 PeakView 1.2 软件，根据 RT、m/z、标准化合物和在线资源 CNKI、PubMed、SciFinder、HMDB 比对 MS/MS 碎片离子，从而推断特征峰。用 SIMCA-P 软件采用 PCA 和 OPLS-DA 来阐明对照组和盐胁迫组样品间总代谢差异。得分图中的椭圆被定义为模型变化的 95% 置信区间；VIP 表示 OPLS-DA 分析的加权平方和，当 VIP > 1 时，可视为差异代谢物。利用 Heml 1.0 Heatmap Illustrator 软件对发生显著变化的代谢物进行样本层次聚类分析。

根据对照组和盐胁迫组之间发生显著变化的差异代谢产物在 MetaboAnalyst 4.0（http：//www.metaboanalyst.ca/）和 KEGG 网站，选择拟南芥为参考库，构建生物通路分析。

二、代谢组学研究

（一）盐胁迫组与对照组样品之间差异代谢物的鉴定和表征

通过前期实验发现，HPLC-Triple TOF-MS/MS 在金银花中共检出 300 个特征化合物，其中 79 个代谢物通过 RT、m/z 和二级质谱与标准品的比较得到鉴定和表征。根据不同的盐处理条件，PCA 可将金银花样本分为 4 组（图 7-14）；OPLS-DA 表明，在正、负离子模式下对照组与盐胁迫组均可完全分开（图 7-15A、B）；并筛选出 47 个差异代谢物。低盐胁迫组中各生物活性成分的相对含量（峰面积）高于其他组，表明金银花在低盐胁迫下的质量优于其他组。此外，在所有盐胁迫金银花中，苯丙素途径、单萜类生物合成、糖酵解、TCA 循环和生物碱生物合成途径均受到盐胁迫的干扰。

（二）盐胁迫下代谢物的变化

1. 低盐胁迫下代谢物的变化

与对照组相比，绿原酸、新绿原酸、1，3-O- 二咖啡酰奎宁酸、1，4-O- 二咖啡酰奎宁酸、异绿原酸 A 的相对含量在低盐组显著升高。低盐处理样品中奎宁酸、1，3-O- 二咖啡酰奎宁酸、1，4-O- 二咖啡酰奎宁酸、绿原酸、新绿原酸的相对含量分别增加了 1.15、2.1、2.21、1.3、1.0 倍。黄酮类化合物的相对含量变化也有明显差异。木犀草苷、槲皮素、木犀草素 -5-O-吡喃葡萄糖苷、木犀草素、黄槲寄生苷 B 的含量也分别提高了 1.28、1.78、0.95、1.07、1.15 倍。除了酚酸和黄酮类成分外，环烯醚萜类成分也是金银花中的活性成分。值得注意的是，在低盐处理的样品中，马钱苷、断马钱子苷、獐牙菜苦苷和断马钱子苷半缩醛内酯也呈上升趋势，分别增加了 1.81、1.05、1.04 和 3.87 倍。结果表明，低盐组金银花中莽草酸 - 苯丙素途径的代谢产物的相对含量高于其他组，低盐胁迫可促进金银花中代谢产物的积累。

2. 中盐胁迫下代谢物的变化

与对照组相比，中盐处理的样品中咖啡酸、绿原酸、1，3-O- 二咖啡酰奎宁酸和 1，4-O- 二咖啡酰奎宁酸的相对含量分别增加了 2.02、1.17、1.15 和 0.52 倍；中盐组黄酮类代谢物的主要成分，特别是黄酮类和黄烷醇化合物：木犀草素 -5-O- 吡喃葡萄糖苷、木犀草素、黄槲寄生苷 B 的相对含量增加较多，分别为 2.73、3.01 和 2.29 倍；金丝桃苷、染料木素也分别增加了 1.22 和 1.08 倍。但槲皮素的含量降低，槲皮素可能被用来合成其他类黄酮化合物以抵御盐胁迫。

3. 高盐胁迫下代谢物的变化

莽草酸 - 苯丙素途径的代谢产物，如咖啡酸、阿魏酸、奎宁酸、异绿原酸 A、异绿原酸 C、木犀草素 -5-O- 吡喃葡萄糖苷、忍冬苷、黄槲寄生苷 B、异槲皮苷和紫云英苷比对照组分别减少 1.18、0.92、1.23、1.71、0.49、4.25、3.67、0.81、1.05 和 1.71 倍。高盐处理样品中环烯醚萜类化合物莫诺苷、獐牙菜苷、马钱酸也同酚酸和黄酮的含量一样，呈下降趋势，分别降低了 1.08、1.01、0.77 倍；而 centauroside、断马钱子苷含量呈上升趋势，分别增加了 1.89 和 1.49 倍。目前为止，已从忍冬中发现了 30 多种环烯醚萜类化合物，环烯醚萜类化合物是 50 多个科植物中发现的一类重要的植物防御成分。本研究从不同盐胁迫下的金银花中鉴定出 15 种环烯醚萜类化合物。该结果为金银花中环烯醚萜类化合物的定性分析提供了参考。

（三）多元统计分析

1. PCA

PCA 是一种无监督的模式识别方法，可使原始数据在投影空间的各个维度的方差最大化。利用 SIMCA-P 软件对 300 个特征化合物进行 PCA，得到代谢物变化的总体描述。如 PCA 得分图所示（图 7-14），4 组不同盐胁迫组的样本完全分开，且同一胁迫条件的样品聚类较好。表明数据可获得具有代表性的低维特征空间。

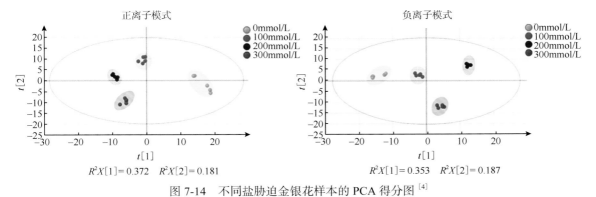

图 7-14　不同盐胁迫金银花样本的 PCA 得分图 [4]

2. OPLS-DA

与 PCA 不同，OPLS-DA 是有监督的模式，建立了代谢物表达量与分组关系之间的模型。为了更好地区分四组样品并筛选差异标志物，进行了 OPLS-DA；模型参数在：$R^2X=0.812$、$R^2Y=0.995$、$Q^2=0.906$（图 7-15A）；$R^2X=0.787$、$R^2Y=0.977$、$Q^2=0.832$（图 7-15B）。说明模型在正、负离子模式下是稳定的，具有较强的预测能力，对照组和不同盐胁迫组也可以完全分离。通过金银花质谱数据、标准品、相关文献资料和 VIP 评分变量重要性来鉴定和筛选差异代谢物。然后，分别对低盐组与对照组（图 7-15C、D）、中盐组与对照组（图 7-15E、F）、高盐组与对照组（图 7-15G、H）分别进行 OPLS-DA 分析，并基于 VIP 值筛选不同盐胁迫下的差异代谢产物（图 7-16）。

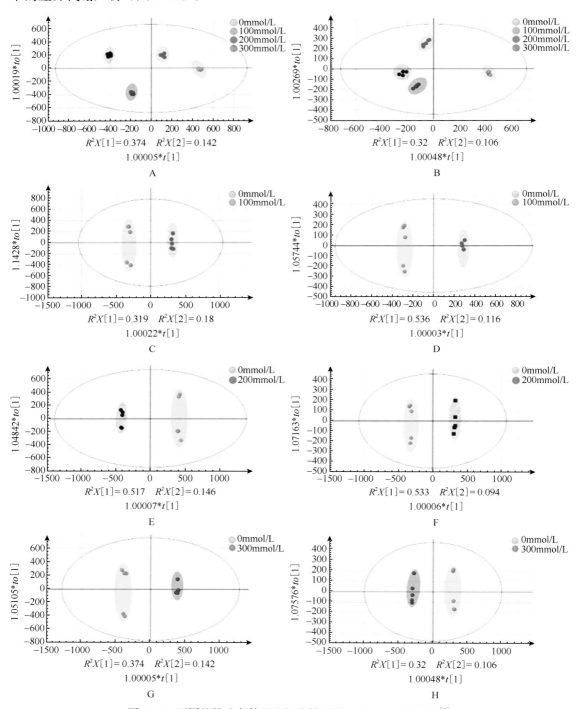

图 7-15　不同盐胁迫条件下金银花样品的 OPLS-DA 得分图[4]

负离子模式（A、C、E、G）和正离子模式（B、D、F、H）。A 和 B，4 个不同的组；C 和 D，低盐与对照；E 和 F，中盐与对照；G 和 H，高盐与对照；每种处理显示 95% 置信区域

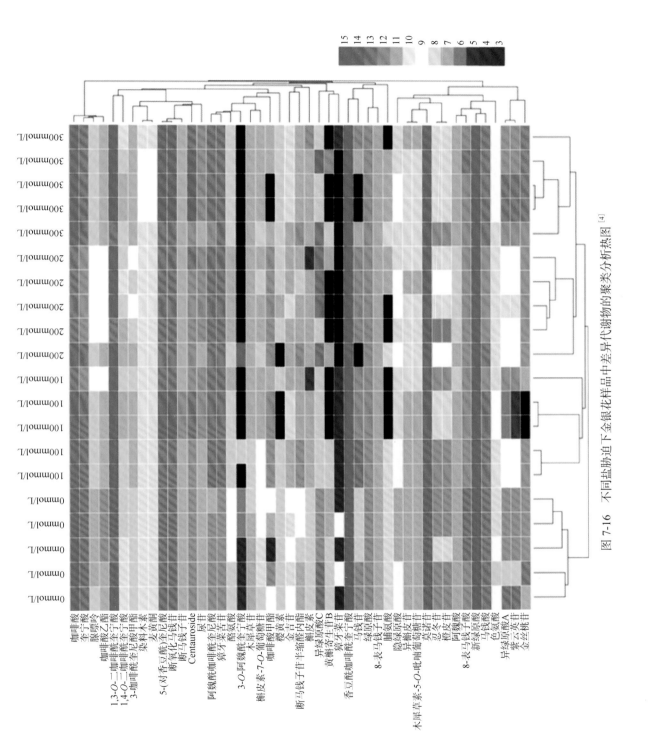

图 7-16　不同盐胁迫下金银花样品中差异代谢物的聚类分析热图 [4]

3. 层次聚类分析（HCA）和生物通路分析

在 OPLS-DA 的基础上，进行 HCA 和生物通路分析。HCA 与 PCA 相似，不需要预设数据分组信息，可进行大量数据的分类，揭示数据的内在结构和联系。对通过 VIP 值筛选出的 47 个差异代谢物进行 HCA 和代谢通路分析；HCA 结果如图 7-16 所示，4 个不同盐胁迫组依次分类。从蓝色到红色的变化表示代谢物的相对含量从低到高。47 个差异代谢物的代谢途径如图 7-17 所示，苯丙素生物合成途径、单萜类生物合成途径、糖酵解、三羧酸循环和生物碱生物合成途径

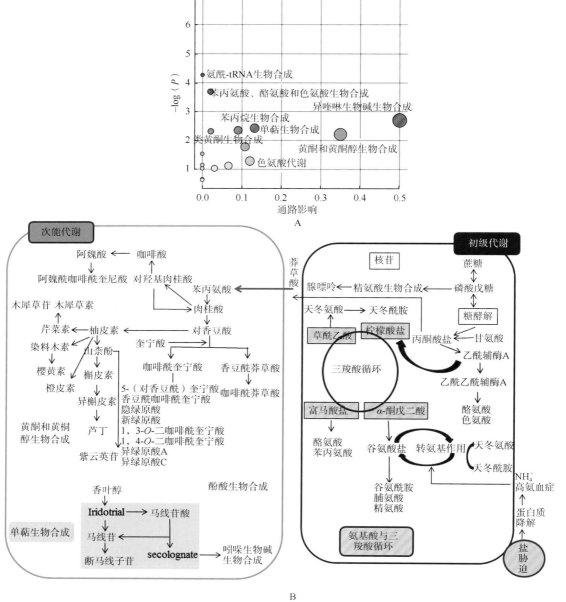

图 7-17　生物通路分析 [4]

A. 盐胁迫下金银花中发生显著变化的生物途径；B. 盐胁迫下金银花差异代谢产物的代谢途径

均受到干扰，这些变化表明盐胁迫对金银花的代谢过程产生显著影响。

LC-MS 代谢组学与多元统计分析相结合是区分不同盐胁迫下金银花的有效方法。根据化合物的一级、二级质谱数据、标准品比对、相关数据库和文献资料，共鉴定出 79 个代谢物。通过 OPLS-DA，各组样品均可完全区分，并筛选出 47 个差异标志物。低盐胁迫样品中各差异成分的相对含量（峰面积）高于中盐和高盐组。此外，结合代谢物合成通路分析发现，金银花中初生代谢和次生代谢（酚酸、黄酮和环烯醚萜类化合物的生物合成）途径均受到盐胁迫的干扰。结果表明，盐胁迫显著影响金银花的代谢过程，且低盐组金银花中差异成分的相对含量较高；基于代谢物整体水平变化的分析，可为金银花的盐胁迫响应和品质评价提供参考。

第五节　车前子及其盐制品的利尿作用研究

车前子为车前科植物车前 *Plantago asiatica* L. 或平车前 *P. depressa* Willd. 的干燥成熟种子，性寒，味甘，归肾、小肠、肝、肺经，具有清热利尿通淋、渗湿止泻、明目、祛痰的作用。生车前和盐车前是 2020 年版《中国药典》车前子两种最常见的商品规格。植物化学研究表明，苯乙醇苷和萜类化合物，尤其是京尼平苷酸、毛蕊花糖苷和异毛蕊花糖苷，是生车前和盐车前中最活跃的成分，根据中医理论，肾具有承载和调节人体水分代谢的作用，盐加工增加了生车前的水液代谢作用并改变了其作用方向，增强了入肾的作用，从而增强了其利尿功效。在本研究中，根据车前子和盐炙车前子的文献参考和初步实验，基于非靶向代谢组学方法，结合药理药效学实验，探讨了二者治疗生理盐水负荷大鼠模型的作用和机制。首先，测定尿排泄量和电解质排泄量，以探讨生前子和盐车前子的作用。其次，进行组织病理学检查以测试是否对肾脏具有损害性。再次，测量水通道蛋白 -2 和醛固酮的表达，以发现二者是否对这些物质产生影响。然后，建立了基于 UPLC-Q-TOF-MS 的代谢组学方法来鉴定和相对定量血清代谢物。最后，多变量数据和路径分析被用来阐释车前子利尿的机制及车前子盐炙的科学性。

一、样品处理与数据采集

（一）样品制备

生车前子饮片购自江西古汉精制中药饮片有限公司，经江西中医药大学龚千锋教授鉴定为车前科植物车前子 *Plantago asiatica* L. 的干燥成熟种子。

1. 盐车前子饮片制备

取净 100g 生车前子饮片，先以 150～180℃炒制 10min，之后均匀喷淋盐水 20ml（盐 2g 溶于 20ml 水中），再以 150～180℃炒制 15min，取出，放凉。

2. 提取物制备

各取生车前和盐车前适量，超微粉碎，过《中国药典》3 号筛，精密称定 250g，用 4 倍体积的 80% 乙醇回流提取 3 次，提取液过滤后回收溶剂至干，之后用生理盐水溶液混匀，分别制成含生药量 0.5g/ml 的给药溶液，阳性对照药呋塞米，配成 1mg/ml 的生理盐水溶液。

3. 生物分析样品制备

连续口服给药 8 天，最后一天，腹腔注射 10% 水合氯醛（0.3ml/100g）麻醉大鼠，通过腹主动脉的静脉穿刺收集血液样本。将血液样本静置 30min，并在 4℃下以 4000r/min 离心 10min 以分离血清，三等分后 −80℃储存以供分析。切除右肾并固定在 10% 多聚甲醛中用于病理切片观察。左肾取出后立即用低温生理盐水清洗并 −80℃储存以供 ELISA 分析。

4. 代谢产物分析样品制备

提取前，冷冻样品在 4℃解冻。将 100μl 血浆样品与 600μl 甲醇混合，涡旋 2min，以 4000r/min 离心 15min 以除去蛋白质沉淀。将上清液在氮气下蒸发至干，用 100μl 甲醇复溶，并于 4℃下以 14 000r/min 离心 10min，以 0.22μm 微孔滤膜过滤，上清液转移用于 UPLC-Q-TOF/MS 分析。

（二）样品测量条件

ACQUITY UPLC H-Class 超高效液相色谱仪（Waters，美国），配备二极管阵列检测器和 Empower 3 色谱工作站，色谱柱为 Waters ACQUITY UPLC C18（100mm×2.1mm，1.7μm），柱温 30℃，流速 0.4ml/min，进样量为 2μl，检测波长为 254nm。流动相 A 为甲醇，B 为 0.1% 甲酸溶液，梯度程序如下：0 ～ 1min，5% ～ 10% A；1 ～ 2min，10% ～ 20% A；2 ～ 10min，20% ～ 35% A；10 ～ 18min，35% ～ 50% A；18 ～ 19min，50% A；19 ～ 20min，5% A。

Triple TOF 5600 质谱仪（AB Sciex，美国）。质量扫描范围为 100 ～ 1500Da。参数设置如下：离子喷雾电压，5500/−4500V；干燥气体，N_2；源温度，500℃；雾化气气体 1，50psi；脱溶剂气气体 2，50psi；CUR，40psi；DP，100/−100V；碰撞电压，35/−35eV；碰撞能量扩散，15eV。

（三）数据处理

UPLC-Q-TOF/MS 系统收集的原始数据被输入 PCA 分析软件。在此之前，进行色谱峰的校准和标准化。RT 范围为 1 ～ 34min，质量扫描范围为 100 ～ 1000Da，质量偏差为 0.05Da，峰强度阈值为 100psi。提取离子的强度通过总峰面积法标准化。选择具有显著差异（$P < 0.05$）的变量，将这些筛选出的离子信息保存在 Excel 文本中，导入 Simca 14.1 版本用于 PCA 和 OPLS-DA，并进一步筛选出 VIP > 1 的变量，通过搜索 HMDB、METLIN 和 SMPD 数据库寻找生物标志物。

二、代谢组学研究

（一）大鼠血清的 PCA 和 OPLS-DA

PCA 图显示，所建立的分析方法稳定性良好，测试样品之间的差异主要来自样品中代谢物的差异，而不是分析方法（QC）的误差（图 7-18A、C）。在负离子模式下，数学模型用 5 个主成分解释了所有组中 54.5% 的变量，虽然各组的聚类不明显，但在 PCA 得分图中显示了各组的总体趋势。对照组与模型组明显分离，生车前与盐车前组远离模型组聚类（图 7-18B）。在正离子模式下，数学模型用 3 个主成分解释了所有组中 65.3% 的变量，

PCA 得分图显示模型组与对照组不同，对照组、生车前组、盐车前组倾向于聚集在底部（图 7-18D）。OPLS-DA 表明所构建的模型并未出现过拟合，同时模型准确率较高，正负离子模型下，R^2X 和 Q^2 均大于 0.5（图 7-19）。

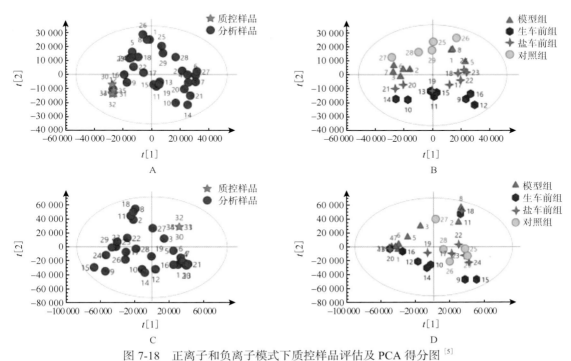

图 7-18　正离子和负离子模式下质控样品评估及 PCA 得分图 [5]

A. 负离子模式下质控样品评估；B. 负离子模式下所有样本的 PCA 得分图；C. 正离子模式下质控样品评估；D. 正离子模式下所有样本的 PCA 得分图

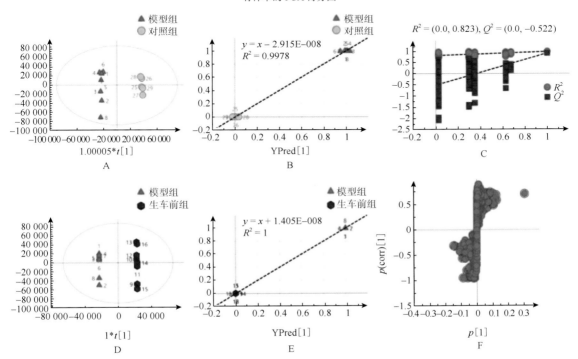

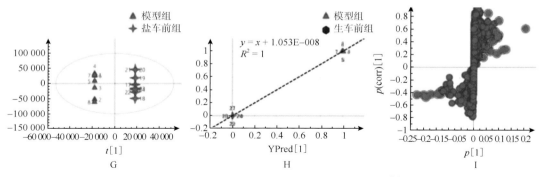

图 7-19　负离子模式下 OPLS-DA 分析图[5]

A. 对照组 vs 模型组的得分图；B. 观察图 vs 预测图（对照组和模型组）；C. 排列检验（对照组和模型组）；D. 生车前组 vs 模型组的得分图；E. 观察图 vs 预测图（生车前组和模型组）；F. 生车前组和模型组的 S-plot 图；G. 盐车前组 vs 模型组的得分图；H. 观察图 vs 预测图（生车前组和模型组）；I. 盐车前和模型组的 S-plot 图

（二）特征代谢物的鉴定

下载代谢物的 2D 分子结构，随后，将相关的 UPLC-Q-TOF/MS 数据信息导入 peakview1.2 版本，比较相应的 m/z 和 RT，将二级质谱信息与化学结构进行比较识别生物标志物，使用在线数据库 MetaboAnalyst 进行生物标志物途径分析。

共检测到 30 个口服生车前和盐车前的生物标志物。生车前组和盐车前组在治疗后大鼠体内均显示出与盐水负荷模型相关的相似特征代谢物。这一结果表明，生车前组和盐车前组产生利尿作用的机制可能与这些代谢产物有关。此外，对常见代谢物进行了多重 t 检验。热图（图 7-20）描绘了 30 种代谢物的不同分布模式。除了共同的特征代谢物之外，如亚油酸、棕榈油酸、溶血磷脂酰胆碱、1-lyso-2-arachidonoyl-phosphatidate、linolenelaidic acid 是车前子的差异代谢物。值得注意的是，二氢鞘氨醇和磷酸神经鞘氨醇是盐车前的代谢产物，与模型组相比显著增加（图 7-21）。这些结果表明，生车前组和盐车前组可能调节不同的代谢网络产生利尿作用。

（三）代谢途径分析

为研究生车前和盐车前在盐水负荷大鼠中的潜在作用机制，应用 MetaboAnalyst 4.0 对 30 种差异表达的代谢物进行通路富集分析。结果表明，这些代谢物主要与以下 9 种代谢途径有关（影响值图中除亚油酸代谢、鞘脂代谢、乙醚脂质代谢 > 0.1 外，其余 6 种 > 0、< 0.1）。如图 7-22 所示，亚油酸代谢影响值为 1.0、鞘脂代谢影响值为 0.179、乙醚脂质代谢影响值为 0.229。此外，生车前主要通过调节乙醚脂质代谢途径［LysoPC（P-18：0）］在盐水负荷大鼠中起作用。盐车前对生理盐水诱导模型大鼠亚油酸代谢途径（亚油酸）和鞘脂代谢途径（磷酸神经鞘氨醇）的影响大于对乙醚脂质代谢途径的影响。

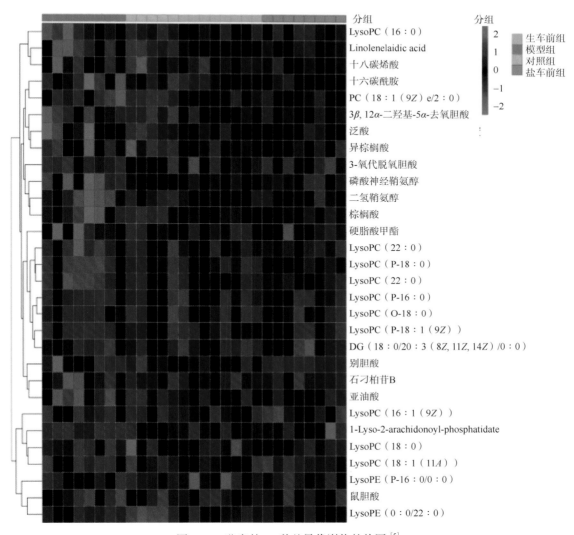

图 7-20　鉴定的 30 种差异代谢物的热图[5]

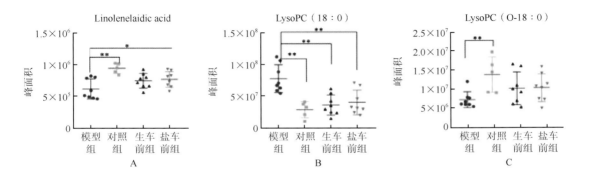

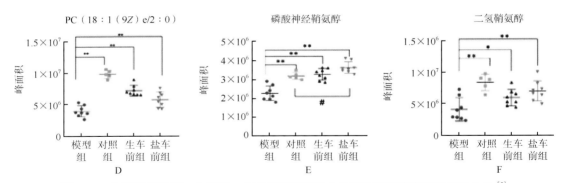

图 7-21　与模型组比较，生车前、盐车前和对照组中共同的特征代谢物的相对含量[5]

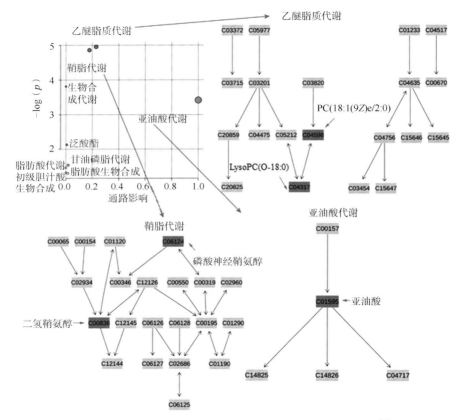

图 7-22　口服生车前和盐车前的盐水负荷大鼠的通路分析[5]

第六节　酒蒸女贞子整体化学转化与关键标志物研究

中药炮制可以增强疗效或降低毒性。目前关于中药炮制研究的方法通常只关注少数几种标志物，比较片面，未能揭示所涉及的整体化学转化。本文提出了一种将增强型多组分表征、非靶向代谢组学与质谱成像（MSI）技术相结合的策略，将炮制介导的化学转化可视化，并确定酒制女贞子的相关标志物。开发了基于超高效液相色谱/四极杆 - 静电场轨道阱质谱的极性切换（正负模式）、包括母离子列表的数据依赖采集方法，通过单次进样分析可以同时进行女贞子中 158 种成分靶向／非靶向表征。通过 PCA 揭示了女贞子在不同蒸制时间（0～12h）的整体、连续和随时间变化的化学成分转化路径。模式识别化学计量学可以揭示 20 种标志物，其中 8 种成分与橄榄苦苷元（用作内标）的峰面积比可用于鉴别女贞子炮制品（包括市售与实验室自制）。炮制后女贞子中 4 种标志物（10- 羟基木犀榄苷二甲酯、8-demethyl-7-ketoliganin、榄香醇酸、红景天苷）含量呈上升趋势，而另外 4 种标志物（新女贞子苷／异构体、毛蕊花糖苷／异构体、木犀草素和 nuzhenal A）含量降低。MSI 呈现化学成分在果皮的空间分布，并展示了由非靶向代谢组学方法得出的四个主要标志物相一致的变化趋势。与传统方法相比，这种综合研究策略从宏观角度为中药炮制机制研究提供了更具说服力的数据。

一、样品处理与数据采集

（一）样品制备

将 25g 女贞子样品浸入 20ml 用水稀释成 50% 的酒（v/v）中 12h。将其分成 36 个子样品（用纱布覆盖），然后进一步用水蒸煮。在 2h、4h、6h、8h、10h、12h 的时间点，取 6 个处理过的女贞子在室温下冷却，并在 50℃下进一步干燥。将干燥的样品粉碎成细粉，以制备用于 LC-MS 分析的测试溶液。

精密称取女贞子样品 200.0mg，溶解在 20ml 50% 甲醇水溶液（v/v）中，涡旋振荡 2min，然后在超声辅助下于 40℃水浴中提取 30min。随后将获得的提取物以 14 000r/min 离心 10min，上清液作为测试溶液（浓度等于 10mg/ml）。通过混合等体积样品的测试溶液制备 QC 样品（QC1）进行多组分表征，而另一 QC 样品（QC2）包含全部 42 批次女贞子中相同体积的样品（生女贞子：6 批；酒炮制的女贞子：36 批），旨在监测非靶向代谢组学实验中的系统稳定性。

（二）分析条件

在 Ultimate 3000 UPLC 系统上记录了用于多组分表征和非靶向代谢组学的高分辨率 MS 数据，该系统与 Q-Exactive™ Q-Orbitrap 质谱仪联用，该质谱仪配备了加热的 ESI 源。使用反相 HSS T3 色谱柱（100mm×2.1mm，1.8μm）进行色谱分离，柱温为 25℃，流动相为 0.1% 甲酸水（A）– 乙腈（B），流速为 0.4ml/min，梯度洗脱程序如下：1～13.5min，1%～30%（B）；13.5～14min，30%～32%（B）；14～14.5min，32%～45%（B）；14.5～16.5min，45%～64%（B）；16.5～21.5min，64%～100%（B）；21.5～24min，100%（B）。进样量：5μl。在 Q-Orbitrap 质谱仪上可以实现单次进样分析中 ESI⁻ 和 ESI⁺ 之间的极性切换。离子源参数设置如下：电喷雾电压，3.0/–2.8kV；源温度为 350℃；鞘气（N₂）速率：40arb；辅助气体（N₂）速率：10arb；吹扫气（N₂）速率：0arb；探头加热器温度为 400℃。两种 ESI 模式下的源内诱导解离均被禁用。在对生的和经过加工的女贞子进行多组分表征时，通过 HCD 建立了包含母离子列表（PIL）的 Full MS/dd-MS² （Top N）方法。设置 10/20/40V 的同步归一化碰撞能量（NCE），隔离宽度设置为 4.0Da。在全扫描 MS¹ 中以

70 000 的分辨率记录了 *m/z* 100 ～ 1500Da 的质谱数据，在 MS^2 中以 17 500 的分辨率记录了动态质量范围的质谱数据。MS^1 和 MS^2 的 AGC（自动增益控制）目标值分别为 $1e^6$ 和 $1e^5$。设置排除时间 10s 以启用动态排除（DE）并记录更多共洗脱的次要离子的碎片信息。在 dd-MS^2 设置中也启用了"If idle-pick others"功能，当在全扫描 MS^1 数据中没有目标质荷比时，可以同时记录较高响应的非目标质荷比的 MS^2 信息。PIL 的获得是基于以前关于女贞子的植物化学报告。这些数据库涉及 Web of Science（www.webofknowledge.com）、CNKI（www.cnki.net）、ChemSpider（www.chemspider.com）、PubChem（http：//pubchem.ncbi.nlm.nih.gov）和 ChemicalBook（www.chemicalbook.com）并搜集了相关化合物 NMR 数据的文献。通过 Xcalibur 4.0 软件（Thermo Fisher Scientific）计算了与所有已知化合物相对应的去质子化的（$[M–H]^-$）和质子化的（$[M+H]^+$）的理论 *m/z* 值。

用 iMScope TRIO 对经过炮制后的女贞子潜在标志物进行 MSI 分析。MSI 数据由 iM-Scope 仪器记录（日本京都市岛津市），它整合了离子阱 / 四极杆 - 飞行时间高分辨率质谱仪（IT-TOF）、光学显微镜、基质辅助激光解吸电离系统（MALDI）。通过明胶包埋（浓度：0.1g/ml）和川本切片制备女贞子（厚度：40μm）的切片。冷冻切片机在 –20℃下运行。用升华法涂覆基质 9- 氨基吖啶（9-aminoacridine）。iMScope 系统的操作程序与最近的报告基本一致。在进行数据采集之前，嵌入式光学显微镜可以帮助选择感兴趣的区域。使用操纵杆和 XYZ 平台（配置有导电玻璃载玻片）（日本神奈川县 Kohzu Precision）来控制焦点和观察点。然后用二极管泵浦的 355nm Nd：YAG 激光器（日本岛津市）的聚焦光束照射组织切片，其参数如下：频率为 500Hz；激光强度为 25.0；脉冲宽度为 5ns。在 IT-TOF 仪器上设置的关键参数如下：离子极性为负离子模式；质量范围 *m/z* 150 ～ 1100Da；采样电压 –3.5kV；检测器电压为 1.9kV。采用 Imaging MS Solution V ersion 1.12.26 软件（Shimadzu）在线控制 iM Scope 仪器进行数据采集，离线可视化基于非靶向代谢组学研究发现的潜在加工相关标志物。

（三）数据处理

用 Xcalibur 软件进行有关多组分数据的分析表征。非靶向代谢组学数据（生品和炮制品的正、负离子模式下全扫描 MS^1 数据）的处理是由 Compound Discover 2.0（Thermo Fisher Scientific）完成的，包括峰比对、峰选择、30% 过滤规则（通过 QC 数据集去除显示 RSD > 30% 的值）并进行归一化处理。使用 SIMCA-P 14.1 软件（Umetrics，Umea，Sweden）进行 PCA，对未经炮制和经过炮制的女贞子在 0 ～ 12h 内的整体的化学变化进行可视化。利用 OPLS-DA 在生药材和 12h 蒸制女贞子产品之间进行最大程度的分组，同时探索在这项工作中有重要意义且 VIP > 2.0 的潜在标志物。

二、代谢组学研究

为了表征女贞子中的多组分，扩大 DDA 覆盖范围，除了启用动态排除之外，我们于 Full MS/dd-MS^2（top-N）设置 PIL。此外，由于 Orbitrap 的 Frontier 变换功能，我们在多组分表征和非靶向代谢组学实验中的单次运行分析中就可以在 ESI⁻ 和 ESI⁺ 之间进行极性切换，以获取更多的代谢物信息，同时提高分析效率。

（一）生品和酒制女贞子 HCD-MS^2 数据的多组分鉴定

建立了完整的 MS/PIL/dd-MS^2 方法对女贞子生品和炮制品进行全面的分析和多组分识别。女贞子的母离子列表是根据以前的植物化学文献创建的。汇总了 164 篇文献，总结了从女贞子中分离出的 152 种化合物（涉及 66 个环烯醚萜类化合物，17 个苯乙醇类化合物，20 个黄酮类化合物，48 个三萜类化合物和 1 个其他类）。这些已知化合物与 84 个分子式一致，因此将 168 个 m/z 值（涉及每个分子式的去质子化和质子化形式）导入 Xcalibur 软件中，以在线触发 DDA 中的 MS^2 采集。

通过分析 QC1 的 ESI$^+$ 和 ESI$^-$ 的 HCD-MS^2 数据，对女贞子进行了深入的多组分表征。多种方法，如参考化合物比较（如 t_R、MS 和 MS^2 信息）、元素组成分析（化学元素：C $\leqslant$ 60、H $\leqslant$ 100，O $\leqslant$ 60；质量偏差：5ppm）、裂解途径分析，并利用女贞子的自建数据库和文献等进行搜索，以解释所获得的 HCD-MS^2 数据以实现结构阐释。第一步，对 26 种参比化合物的裂解行为进行了比较研究，这可以帮助从经过炮制和女贞子生品中初步鉴定未知化合物。最初对 ESI$^-$ 模式 HCD-MS^2 数据进行了多组分表征分析，而将 ESI$^+$ 模式下的数据作为补充数据。结果，确证或初步确定了 158 个成分，包括基于 ESI$^-$ 模式确定的 137 个和基于 ESI$^+$ 模式确定的 21 个。

1. 苯乙醇

苯乙醇及其糖苷是女贞子中一类典型的生物活性成分，通常带有酪醇或羟基酪醇的亚结构。本研究从女贞子中鉴定出 20 种苯乙醇类化合物，其特征离子（DPI）为 m/z 137.06/135.05（ESI$^+$/ESI$^-$）或 121.07/119.05（ESI$^+$/ESI$^-$）。这些 HCD 特征碎片可以从标准品毛蕊花糖苷的 HCD-MS^2 光谱中得到证明（t_R 10.96min）；在负离子模式下 m/z 623.1995 可以推断分子式为 $C_{29}H_{36}O_{15}$。多种碎片离子包括 m/z 461.1711［M–caffeoyl–H］$^-$；基于 HRMS 数据的中性丢失（NL）可以证明在毛蕊花糖苷中咖啡酰基取代基的消除，而不是 Glc 取代基的消除，分别为 162.0528、299.4880（［红景天苷 –H］$^-$）和 179.0343（［caffeoyl + H$_2$O–H］$^-$，而不是［Glc + H$_2$O–H］$^-$），因此化合物被鉴定为毛蕊花糖苷。未知苯乙醇成分的结构解析，化合物（t_R 6.39min，m/z 431.1561［M–H］$^-$）通过与先前报道的数据进行比较，可以将该化合物初步定性为 osmanthuside H 或者其异构体，特征碎片 m/z 431.1561［M–H］$^-$，299.1139［M–H–pentose］$^-$ 和 149.0445［pentose+H$_2$O–H］$^-$）。以类似的方式，鉴定了女贞子中的 16 种苯乙醇成分，其中 3 种和标准品经过对比后鉴定为羟基酪醇、红景天苷、毛蕊花糖苷。

2. 环烯醚萜

在生物活性成分中，已知环烯醚萜类化合物，特别是裂环环烯醚萜苷是女贞子的特征成分。借助 11 种参考化合物的裂解途径分析，共鉴定或初步鉴定了 97 种环烯醚萜类化合物。中性丢失（NL）分别为 32.02Da（CH$_3$OH），162.05Da（Glc），母离子 m/z 299.11（去质子化的苯乙醇糖苷；PEG），135.04（去质子化的二羟基苯乙烯；DHS）和 119.04（去质子化的羟基苯乙烯；HS），环烯醚萜环上交叉切割片段是女贞子中环烯醚萜类最常见的特征。其中，通过与标准化合物进行比较，分别确定了化合物（t_R 14.29min，$C_{48}H_{64}O_{27}$）和（t_R 14.94min，$C_{48}H_{64}O_{27}$），分别为女贞苷 G13 和齐墩果女贞苷。以未知化合物（t_R 6.07min，

[M–H]⁻ m/z 433.0989）的结构解析为例，不同的产物离子 m/z 271.0461［M–H–Glc］⁻，221.0087 ［M–H–Glc–H₂O–CH₃OH］⁻，209.0451［M–H–Glc–H₂O–CO₂］⁻和 177.0185［M–H–Glc–H₂O–CO₂–CH₃OH］⁻，可以帮助鉴定该化合物为 10- 羟基木犀榄苷二甲酯。

3. 黄酮

共有 16 个类黄酮在负离子模式下从女贞子中鉴别出来。这些类黄酮母离子的 HCD-MS² 具有以下特征：①产生的母离子主要形式为［M–H］⁻；②中性丢失附着糖基，形成去质子化的类黄酮苷元产物离子；③通过典型的 Ret Diels-Alder（RDA）裂解以及中性损失如 CO₂、CO 和 H₂O 等使糖苷配基骨架进一步碎裂。对于标准化合物木犀草素 -O- 葡萄糖苷（t_R 12.88min），HCD-MS² 谱图给出的母离子［M–H］⁻ m/z 447.0938，丢失一个葡萄糖分子得到［M–H–Glc］⁻ m/z 285.0406。暂时将未知化合物（t_R 12.20min；C₂₁H₂₀O₁₀）表征为 apigenin-7-O-glucoside。［M–2H–Glc］⁻ m/z 268.0379 是从母离子 m/z 431.0962 脱离的［Y₀–H］⁻的产物离子。最终，从女贞子中总共鉴定出 16 种黄酮类化合物，其中 4 种与标准品进行了比较鉴定，包括化合物木犀草素 -O- 葡萄糖苷、木犀草素、槲皮素、芹菜素。

4. 三萜类

三萜类化合物及其皂苷，是女贞子中的另一种生物活性成分。在女贞子中鉴定或初步鉴定了 21 种三萜成分，ESI⁻ 模式下鉴定了 12 种，ESI⁺ 模式下鉴定了 9 种。其中，通过与标准品比较鉴定出化合物熊果酸 / 油酸等。例如，在 ESI⁺ 模式下，标准品熊果酸 / 油酸（t_R 21.36min；共流出）在 m/z 457.2339 处给出了质子化的母离子，在 HCD-MS² 裂解后，该离子由于中性消除了 HCOOH，因此易于在 m/z 411.3629 处生成产物离子。值得注意的是，用于阐明结构的三萜类化合物前体解离的碎片通常罕见，并且那些 m/z < 250 的片段很难分配。未知化合物（t_R 19.11min；C₃₀H₄₆O₃），该化合物质子化的母离子 m/z 455.3555。HCD-MS² 光谱显示，［M+H–HCOOH］⁺ m/z 409.3464 和［M+H–HCOOH–H₂O］⁺ m/z 391.3383，据此，该化合物初步定性为 3- 氧代 -12- 烯 -28- 齐墩果酸。

5. 其他

除了上述四类成分外，一种蒽醌（t_R 17.07min）、两种酚酸（t_R 4.96min；t_R 6.22min）和一种化合物（t_R 0.75min）是在女贞子中表征得到的，需要强调的是由于没有足够的标准化合物，虽然开发的 PIL（包括 DDA 方法）已检测到许多成分，但仅靠 MS 信息无法表征。

（二）通过 PCA 可视化不同炮制时间处理女贞子的化学转化轨迹

非靶向代谢组学是中药质量控制的有力工具，能全面评估整个代谢组的差异。无监督的 PCA 模型可以通过得分图使不同组之间的总体差异可视化。基于 UPLC/Q-Orbitrap 在 ESI⁻ 和 ESI⁺ 模式下获得的高分辨率 MS¹ 数据，利用 PCA 探索了经过不同时间（2 ~ 12h）炮制品和生品之间的化学成分的变化。分析了 42 批次女贞子样品的代谢物，代表性样品如图 7-23 所示。随着炮制时间的增加，女贞子的表面颜色趋于变黑。由 Compound Discover 软件处理的多批次代谢组学数据生成了代谢特征列表，该列表由 ESI⁺ 模式下的 756 个离子和 ESI⁻ 模式下的 905 个离子组成。两种 ESI 模式下 QC 样本（紧密聚类）的 PCA 得分图都可以表明数据质量良好。根据 ESI⁻ 和 ESI⁺ 数据，分别代表女贞子生品组和六组炮制品的七个不同簇得到了很好的分离，这可能表明酒蒸煮导致女贞子发生了明显的化学转化。此外，不同蒸煮时间的女贞子样品的连续簇提供了清晰的转化路径，在此基础上我们可以证明时间依赖性的化学转化。在下一步中，分析了女贞子生品和 12h 蒸煮样品之间的代谢差异，以探索与处理相关的标志物，区分女贞子生品和炮制品。

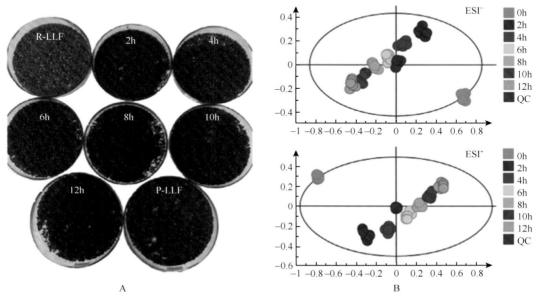

图 7-23 比较生品和不同炮制时间处理的女贞子[6]

A. 代表性样品的光学照片；B. PCA 得分图。P-LLF：商业购买的炮制女贞子；R-LLF：生品女贞子

（三）通过 OPLS-DA 发现经过炮制女贞子的潜在相关标志物

OPLS-DA 模式识别可以用来区分不同的组别，同时可以揭示主要的组成成分。根据 ESI⁻ 和 ESI⁺ 数据建立的 OPLS-DA 模型被进一步用于比较女贞子生品和经 12h 炮制的女贞子（图 7-24）。在两种 ESI 模式的得分图中这两组有明显的区分，表明用酒炮制 12h 的女贞子经历了显著的化学转化。置换检验（200 次）可能表明 OPLS-DA 模型未过度拟合，这可用于基于 VIP 图探索与处理相关的标记。通过将 VIP 阈值设置为 2.0，在 ESI⁻ 模式下检测了 42 个差异化代谢特征，在 ESI⁺ 模式下检测了 38 个差异化代谢特征。通过热图直观地体现了生品女贞子和经 12h 炮制女贞子之间这些差异成分的含量差异。根据多组分表征结果，在这些差异成分中，我们能够鉴定出总共 20 种潜在标志物。在探索可靠的化学标志物时，可以将峰面积比而不是绝对值视为更可靠的指标，通过这种方式，可以部分消除在不同条件下（例如，使用不同的 MS 仪器或由不同的实验室测定）检测到的这些差异成分的响应变化。我们选择橄榄苦苷元（t_R 16.21min，m/z 377.1245）作为内标，因为它的丰度高而且在女贞子生品和经加工女贞子的变化幅度相对较小（尽管它也被标记为潜在标志物）。进一步计算了其他 19 个标志物与橄榄苦苷元的相对峰面积值。除了这些女贞子生品和经炮制的女贞子外，商业购买的女贞子生品和经炮制样品也在范围之内。当将峰面积比作为指标应用于那些商业购

买的样品时，变异范围会大大拓宽，甚至生品和炮制品之间某些潜在标志物的变异化范围也会重叠。这可能是由于不同产地女贞子（和用于制备加工样品的原料）之间潜在标志物的含量差异较大，以及不同工厂差异化的加工技术所致。在仅考虑这些互不重叠的变异范围的情况下，最终得出以下结论：无论样品是商业购买还是自己加工，都可以选择 8 个主要标志物（包括 10- 羟基木犀榄苷二甲酯，新女贞子苷 / 异构体，8-demethyl-7-ketoliganin，榄香醇酸，毛蕊花糖苷 / 异构体，木犀草素，红景天苷，nuzhenal A）与内标物的峰面积比作为区分女贞子生品和炮制品的标志物。

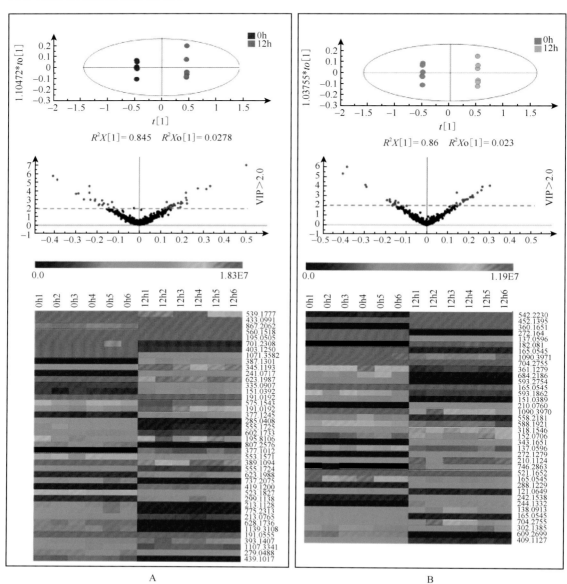

图 7-24　生品和酒蒸 12 小时的女贞子的 OPLS-DA 用于发现潜在标志物[6]

A. 负离子模式下得分图、VIP 图和热图；B. 正离子模式下得分图、VIP 图和热图

（四）通过 MSI 可视化和定位标志化合物

通过使用配备 MALDI 离子源的 iMScope TRIO 仪器，在 ESI⁻ 模式下进行 MSI 实验，对女贞子中感兴趣的成分进行原位成像。女贞子果实的纵截面图如图 7-25 所示，其中观察到了果皮（外表皮、中果皮和内胚层）和胚乳的清晰边界，并绘制了 9 种典型离子的空间分布。另一方面，通过非靶向代谢组学发现的 8 个主要标志物，我们进一步分析了其在女贞子生品和经过 4h、8h 和 12h 处理后的女贞子炮制品中这 4 个成分（10- 羟基木犀榄苷二甲酯、新女贞子苷 / 异构体、榄香醇酸、毛蕊花糖苷 / 异构体）。根据直观的颜色变化（从蓝色到红色），主要可以得出以下结论：①未加工果实的外果皮和中果皮富含 10- 羟基木犀榄苷二甲酯，而且随着蒸煮时间的延长（4 ～ 12h）中间区域（胚乳）10- 羟基木犀榄苷二甲酯的含量增多；②新女贞子苷 / 异构体分布在果实的皮中，随着蒸煮时间的延长，其含量降低。③榄香醇酸分布较广，经加工后其含量增加，并在蒸煮 12h 后在胚乳中达到最大值。④毛蕊花糖苷 / 异构体主要在未加工果实的胚乳中含量丰富；用酒蒸煮后其含量显著降低，并且在处理 12h 的样品

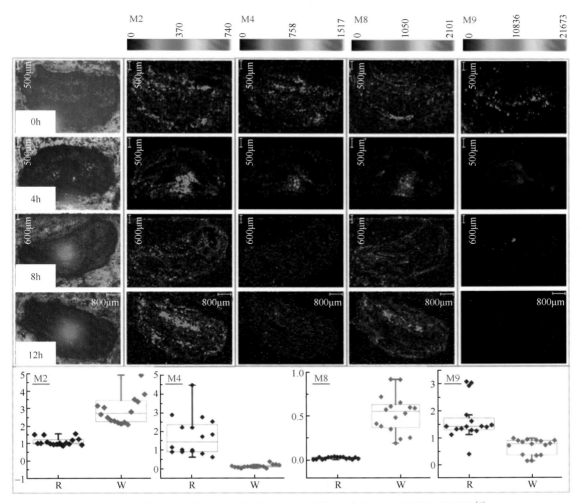

图 7-25　与女贞子加工处理相关的四个主要标志物的 MSI 分析和箱型图[6]

（M2：*m/z* 433.11、M4：*m/z* 701.23、M8：*m/z* 241.07、M9：*m/z* 623.19）。R：生品女贞子；W：酒蒸 12h 的女贞子

中几乎无法检测到。这些趋势总体上与非靶向代谢组学实验获得的结果一致。值得注意的是，我们强调 MSI 反映的代谢物变化趋势应指所有异构体（而不是 LC-MS 表征的单一组分），MSI 分析的样品数量（仅分析了几个女贞子果实）少于多批次代谢组学研究。它们可能导致 MSI 结果与代谢组学结果之间某些标志物的变化趋势不一致。在下一步中，我们将做更多的工作来比较通过基于代谢组学和 MSI 获得直接输注质谱（DIMS）得到的结果。

当前工作中以女贞子为例，建立了系统的多组分表征、非靶向代谢组学和 MSI 多种分析技术作为揭示整体化学转化和中药炮制相关标志物的策略。快速的极性切换和包含 PIL 的 DDA 方法的启用在综合代谢物表征中被证明是有效的，从女贞子中确证或鉴定了 158 个组分。用 PCA 观察到酒蒸煮女贞子明显的化学转化且具有时间依赖性，并且通过模式识别 OPLS-DA 鉴定了 20 种潜在标志物。特别地，8 个标志物与橄榄苦苷元的峰面积比可以提供可靠的信息用于区分女贞子生品和其炮制产品。MSI 可视化了感兴趣的代谢物的空间分布，并提供了直接的证据来支持与炮制相关的标志物的发现。总之，多种分析技术的结合提供了一种实用而有力的工具，有助于理解中药炮制的基本机制。

参 考 文 献

[1] Cao M，Liu Y，Jiang W，et al. UPLC/MS-based untargeted metabolomics reveals the changes of metabolites profile of Salvia miltiorrhiza bunge during Sweating processing[J]. Scientific Reports，2020，10（1）：19524.

[2] Cao XC，Zhang XY，Xu JD，et al. Quality consistency evaluation on four origins of Cicadae Periostracum by ultra-performance liquid chromatography coupled with quadrupole/time-of-flight mass spectrometry analysis[J]. Journal of Pharmaceutical and Biomedical Analysis，2020，179：112974.

[3] Sun X，Li L，Pei J，et al. Metabolome and transcriptome profiling reveals quality variation and underlying regulation of three ecotypes for Cistanche deserticola[J]. Plant Molecular Biology，2020，102（3）：253-269.

[4] Cai Z，Chen H，Chen J，et al. Metabolomics characterizes the metabolic changes of Lonicerae Japonicae Flos under different salt stresses[J]. PLoS One，2020，15（12）：e0243111.

[5] Li C，Wen R，Liu W，et al. Diuretic Effect and Metabolomics Analysis of Crude and Salt-Processed Plantaginis Semen[J]. Frontiers in Pharmacology，2020，11：563157.

[6] Li M，Wang X，Han L，et al. Integration of multicomponent characterization，untargeted metabolomics and mass spectrometry imaging to unveil the holistic chemical transformations and key markers associated with wine steaming of Ligustri Lucidi Fructus[J]. Journal of Chromatography A，2020，1624：461228.

（孔　玲　关　瑜　邢世海　李松林　毛　茜　黄林芳　孙　晓　刘训红　于　欢　杨文志）